DICTIONNAIRE

DES DROGUES

SIMPLES ET COMPOSÉES.

OLA — SMI

IMPRIMERIE DE HUZARD-COURCIER,
rue du Jardinet, n° 12.

DICTIONNAIRE
DES DROGUES

SIMPLES ET COMPOSÉES,

ou

DICTIONNAIRE

D'HISTOIRE NATURELLE MÉDICALE,

DE PHARMACOLOGIE

ET DE CHIMIE PHARMACEUTIQUE.

PAR A. CHEVALLIER,

Pharmacien Chimiste, Professeur particulier de Chimie médicale et
pharmaceutique, Membre adjoint de l'Académie royale de Médecine,
Membre de l'Académie royale des Sciences de Bordeaux, des Sociétés
de Chimie médicale et de Pharmacie de Paris, etc., etc.;

A. RICHARD,

Docteur en Médecine, Agrégé à la Faculté de Médecine de Paris, Membre
de l'Académie royale de Médecine, des Sociétés d'Histoire naturelle
et de Chimie médicale de Paris, etc.,

ET J.-A. GUILLEMIN,

Membre de la Société d'Histoire naturelle de Paris.

TOME QUATRIÈME.

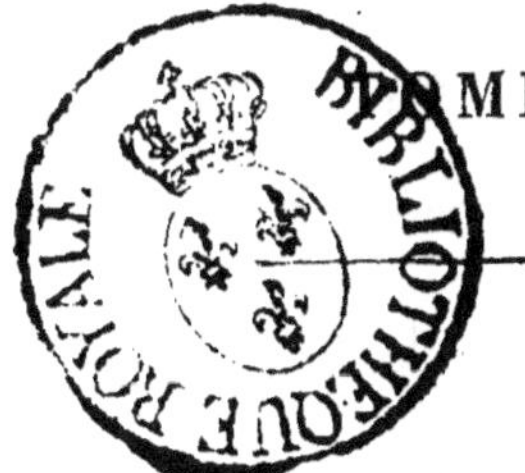

PARIS;

CHEZ BÉCHET JEUNE, ex-Libraire de l'Académie royale
de Médecine, place de l'École de Médecine, n° 4.

BRUXELLES,

AU DÉPÔT GÉNÉRAL DE LA LIBRAIRIE MÉDICALE FRANÇAISE.

1829

NOUVEAU
DICTIONNAIRE
DES DROGUES,
DE PHARMACOLOGIE
ET DE CHIMIE PHARMACEUTIQUE.

O

OPACITÉ. On a désigné sous ce nom la propriété que possèdent certains corps, de ne pas se laisser traverser par la lumière.

OPÉRATIONS. On donne ce nom aux diverses manipulations faites par le pharmacien ou par le chimiste, dans le but de préparer un médicament, de déterminer des combinaisons, d'obtenir la séparation des principes, d'un ou de plusieurs corps. La dissolution, la distillation, l'évaporation, la fusion, la macération, la précipitation, la pulvérisation, la sublimation, la trituration, etc., sont des opérations.

OPIACÉS. On donne le nom d'opiacés aux médicamens qui contiennent de l'opium.

OPIAT. Ce mot a été employé comme synonyme d'*électuaire* et de *confection*. Les auteurs du nouveau *Codex* ont réservé ce nom, comme l'avaient fait les anciens, pour désigner des préparations analogues aux électuaires, mais qui contiennent de l'opium, et ils ont rangé dans les électuaires les produits qui portaient le nom d'opiat ; de ce nombre sont *l'opiat* *dentifrice*, *l'opiat fébrifuge*, *l'opiat mésentérique*, *l'opiat soufré*, *l'opiat de Salomon*, etc., etc.   (A. C.)

OPIAT DENTIFRICE. *V*. ÉLECTUAIRE DENTIFRICE, t. II, p. 358.

OPIAT FÉBRIFUGE. *V*. ÉLECTUAIRE DE QUINQUINA, t. II, p. 363.

OPIAT MÉSENTÉRIQUE. *V*. ÉLECTUAIRE D'ALOÈS, DE MURIATE, DE MERCURE ET DE FER.

OPIAT SOUFRÉ. *V*. ÉLECTUAIRE SOUFRÉ.

OPIAT DE SALOMON. *V*. ÉLECTUAIRE DE SALOMON, t. II, p. 371.

OPIAT SOMNIFÈRE. *V*. ÉLECTUAIRE DIT PHILONIUM ROMANUM, t. II, p. 371.

OPIUM. Suc épaissi obtenu par incision des capsules du PAVOT SOMNIFÈRE (*Papaver somniferum*, L.), plante indigène des contrées orientales, où, dès l'antiquité la plus reculée, elle fut l'objet d'une culture très importante. *V*. PAVOT. Les anciens Grecs connaissaient l'opium et savaient fort bien l'administrer; il est plusieurs fois question, dans Homère, de cette précieuse substance, et quelques commentateurs ont avancé que le fameux *Népenthes* de ce grand poète était, sinon l'opium lui-même, du moins un breuvage dont celui-ci constituait un des principaux ingrédiens. Cette opinion, quoi qu'on en ait dit, est aussi probable que toutes celles qui lui ont été substituées. *V*. NÉPENTHES. Le mot *opium* ou *opion* est d'origine grecque; il dérive d'ὄπος, qui veut dire suc. Les anciens habitans de l'Inde et les Arabes le nommaient *affium*, *affioun* ou *affion*, dénomination qui s'est perpétuée chez tous les Musulmans, sauf de légers changemens qui ne tiennent qu'à la manière d'orthographier la prononciation de ces différens peuples. Ainsi, chez les Turcs, l'opium est généralement nommé *affioni*.

Toutes les parties du pavot somnifère contiennent un suc opaque, blanc-laiteux, d'une odeur nauséeuse, d'une saveur amère et qui abonde surtout dans le péricarpe. C'est ce suc propre que l'on extrait au moyen d'incisions pratiquées aux

capsules, à une certaine époque de la végétation, ordinairement après la chute des pétales, un peu avant la maturité des
graines, et lorsque la capsule prend une teinte blanchâtre.

Depuis un temps immémorial, la récolte de l'opium se pratique, dans l'Orient, suivant un procédé auquel on n'a fait
subir presque aucune modification (1). Les plants de pavots
convenablement espacés reçoivent des arrosemens fréquens
jusqu'au moment de la floraison; on cesse d'arroser lorsque
la capsule commence à se développer. Alors, on exécute les
incisions avec un instrument qui a deux pointes aiguës; elles
se font de bas en haut, et ne pénètrent pas dans l'intérieur de
la capsule. C'est après le coucher du soleil que l'on fait cette
opération; la rosée de la nuit facilite l'exsudation du suc qui
est recueilli le matin avec une petite racloire, et déposé dans
des pots que l'on expose au soleil, et que l'on remue de temps
en temps jusqu'à ce que le suc se soit épaissi. On en forme
alors des gâteaux que l'on expose sur des plats de terre pour
en achever la dessication; puis on enveloppe l'opium dans des
feuilles de pavot, de tabac, ou de quelques espèces de
Rumex.

Ce procédé, généralement suivi dans les contrées orientales,
dans la Perse et dans l'Inde, serait sans doute susceptible de
perfectionnement, soit sous le rapport des moyens d'extraction, soit dans le choix des produits. On pourrait, imagi-
ner des moyens plus expéditifs et plus économiques; il serait
convenable de séparer avec soin les larmes que fournissent les
incisions faites aux époques successives de la maturité des cap-

----

(1) Presque tous les auteurs de matière médicale affirment que la plus grande
quantité de l'opium du commerce s'obtient en pilant les capsules vertes et la
partie supérieure des tiges du pavot somnifère, pour en extraire le suc, que
l'on fait ensuite évaporer lentement jusqu'à siccité. C'est à cet extrait du suc de
pavots que les anciens donnaient le nom de *meconium.* Un tel procédé ne peut
fournir qu'un opium très impur, peu odorant et souvent sophistiqué avec des
extraits d'une foule d'autres plantes. Nous croyons donc inutile de donner des
détails sur ce mode de préparation, et nous ne traiterons ici que du procédé
à l'aide duquel on obtient le véritable opium.

sules (1); de cette manière, on obtiendrait diverses qualités d'opium qui auraient des valeurs relatives entre elles et proportionnelles à la quantité de principes actifs qu'elles renfermeraient. Mais la routine ayant encore plus d'empire chez les Orientaux que chez les autres peuples, il est probable qu'ils ne changeront pas la moindre chose à leur procédé, qui est à peu près le même qu'au temps de Dioscoride. S'il y a quelques améliorations à espérer dans l'extraction de l'opium, on les obtiendra sans doute en France et en Angleterre, où des essais assez fructueux ont été tentés sur les pavots somnifères qu'on y cultive avec la plus grande facilité. Nous reviendrons sur ce sujet qui intéresse vivement l'Agriculture et l'Économie industrielle de l'Europe, après que nous aurons exposé les caractères et les propriétés de l'opium exotique, tel qu'on le trouve dans le commerce.

On en distingue deux sortes principales, connues sous les noms d'*opium de Turquie* ou *du Levant*, et d'*opium de l'Inde*. La première est celle dont on consomme le plus en France. Elle nous est apportée, par la voie de Marseille, de l'Orient, de la Perse et de l'Égypte. Les Anglais tirent de l'Inde, et particulièrement du Bengale, la majeure partie de leur opium. D'après Blumenbach, on en exporte annuellement de cette dernière contrée plus de six cent mille livres pesant. A Malwa, suivant Malcolm, on en récolte environ 350,000 livres, dont 210 mille sont pour l'exportation.

L'opium de Turquie a une odeur particulière, forte, nauséeuse, narcotique, une saveur amère accompagnée d'acrimonie et de chaleur. Lorsqu'on le mâche, il irrite l'intérieur de la bouche au point que les personnes qui n'y sont point accoutumées éprouvent de l'inflammation dans cette partie. Sa couleur est d'un brun rouge ou fauve ; sa texture compacte, uniforme ;

---

(1) Les Persans, suivant Kæmpfer, ont soin de séparer l'opium provenant des premières incisions, et cet opium, d'un jaune pâle, porte chez eux le nom de *gobaar*; ils le préfèrent de beaucoup à celui qui est obtenu des cueillettes subséquentes.

sa densité, 1,336. Quand il est humecté, il raie le papier en un trait interrompu et d'un brun clair. On le vend en pains ou masses irrégulières arrondies, dont l'intérieur est d'abord ordinairement mou et tenace; par une longue exposition à l'air, il devient dur et même cassant sous le marteau; il offre alors une cassure brillante, d'une couleur d'autant plus brune qu'il a subi plus long-temps l'action de l'air, et il se réduit facilement en une poudre d'un jaune brun que la moindre chaleur suffit pour réaggréger. Il s'enflamme facilement lorsqu'on l'approche d'une bougie. Il se dissout en partie dans l'eau, l'alcool, l'éther, le vin, le vinaigre et les autres acides végétaux. Lorsqu'on le malaxe dans l'eau chaude, 5 parties sur 12 sont dissoutes, 6 restent en suspension, et une partie seulement est insoluble. Celle-ci est visqueuse, analogue au caoutchouc selon les uns, à la cire ou au gluten selon les autres. L'action de l'alcool et de l'éther sur cette substance insoluble a démontré que c'était un composé de gluten uni à de la résine et à des sels particuliers.

L'opium de l'Inde a une odeur empyreumatique moins forte et moins vireuse que celle de l'opium de Turquie. Sa saveur est plus amère et moins âcre; sa couleur plus noire; sa texture moins plastique, quoiqu'il ait de la ténacité et qu'ordinairement il soit très mou. Trituré avec l'eau, il s'en dissout environ les deux tiers, et cet opium ne laisse pas, comme celui de Turquie, de résidu glutineux. Cette sorte est moins estimée que l'autre, et en effet son énergie est de beaucoup moindre.

Dans les anciennes Pharmacopées, on recommandait surtout l'opium de Thèbes (*Opium Thebaicum*), parce que le meilleur opium était censé provenir des environs de l'antique Thèbes dans la Haute-Égypte. Aujourd'hui, on se sert encore de la même expression pour désigner la meilleure qualité d'opium, quel que soit le pays d'où on la tire.

L'opium est souvent sophistiqué avec des substances étrangères inertes ou même nuisibles. On dit que celui de l'Inde contient quelquefois moitié de son poids d'huile de sésame, du cachou , des cendres , des feuilles sèches de pavot, et jusqu'à de la bouse de vache. Les falsificateurs y introduisent encore l'extrait aqueux des capsules de pavot, les extraits de chéli-doine, de laitue vireuse , de réglisse, quelquefois de la gomme arabique , de l'aloès , du sable , et une foule d'autres matières qui en augmentent le poids. On doit rejeter celui qui est très mou ou gras , ou léger et friable , ou d'une couleur noire fon-cée , ou mêlé d'impuretés. Il y a encore d'autres signes aux-quels on peut reconnaître l'impureté de l'opium ; mais ces signes ne peuvent être exprimés par des mots, et l'on en ac-quiert la connaissance par l'inspection fréquente de l'opium du commerce.

Aucune substance végétale, si ce n'est peut-être le quinquina, n'a autant occupé les chimistes que l'opium. Nous allons résu-mer succinctement leurs travaux, renvoyant pour de plus amples renseignemens et pour éviter des répétitions inutiles, aux articles qui traitent spécialement des principes immédiats que l'on a découverts récemment.

La solution aqueuse des deux sortes d'opium du commerce rougit le papier de tournesol, ne précipite pas par l'alcool, forme au contraire divers précipités par les carbonates de po-tasse et de soude, par l'ammoniaque, les solutions de deuto-chlorure et de per-nitrate de mercure , d'acétate de plomb, de nitrate d'argent, de sulfates de cuivre, de zinc et de fer. L'in-fusion de noix de galles y détermine un précipité qui , selon le docteur Duncan , a l'aspect de celui produit par la cinchonine, et semble être différent de celui produit par la gélatine. L'acé-tate de baryte ne fait éprouver aucun changement à la solution de l'opium de Turquie, tandis qu'il occasione un précipité co-pieux dans la solution d'opium de l'Inde. L'une et l'autre de ces sortes, et surtout la dernière , sont précipitées par l'acide oxalique. On voit déjà, par ces faits, que l'opium de Turquie diffère chimiquement de celui de l'Inde , 1°. en ce qu'il con-tient une substance glutineuse dont celui-ci paraît entièrement privé ; 2°. en ce que l'action des sels de baryte dénote la pré-sence de divers sulfates dans l'opium de l'Inde , et leur absence dans celui de Turquie (1). On en peut aussi conclure (et l'on s'en est tenu pendant long-temps à ces simples conclusions), que l'opium contient une matière extractive, de la gomme, de la résine, une substance analogue au caoutchouc ou au gluten, une matière huileuse volatile, et divers sels à base de chaux et de potasse. Mais la connaissance de ces diverses matières n'apprenait presque rien sur le mode d'action de l'opium, et l'on disputait vainement pour savoir quel était celui de ces principes auquel ce médicament devait, tantôt ses propriétés simplement sédatives, tantôt ses effets narcotiques. Baumé, par exemple, persuadé, peut-être avec raison, que le narcotisme était dû à une huile volatile fort ténace et intimement adhérente.à la résine, prescrivait de préparer l'extrait d'opium par une digestion de plusieurs mois; mais ce procédé ne servait qu'à introduire dans l'extrait d'opium une grande quantité de sels minéraux résultant de l'eau évaporée. Enfin, il était réservé aux chimistes nos contemporains de pousser l'analyse chimique de l'opium jusqu'à ses derniers principes.

En 1804, M. Derosne, ayant traité à plusieurs reprises l'opium par l'eau froide et fait évaporer la solution, obtint un précipité de *matière cristalline,* dont il détermina également la formation en traitant la solution aqueuse par le carbonate de potasse. Ce fut cette substance qui pendant quelque temps reçut le nom de *sel de Derosne,* auquel M. Robiquet substitua celui de *narcotine.*

A peu près à la même époque, M. Séguin publia une excellente analyse de l'opium, dont voici les résultats : 1°. de l'acide acétique ; 2°. une substance alcaline, sur la nature de laquelle M. Séguin ne s'est pourtant point prononcé et qu'il obtint en versant de l'ammoniaque dans la solution aqueuse d'opium ; 3°. un acide particulier ; 4°. une matière insoluble dans l'eau, mais soluble dans l'alcool, les acides et les alcalis,

(1) L'action beaucoup moins énergique de l'opium de l'Inde tend en outre à prouver qu'il contient moins de morphine ; ce qu'une analyse comparative pourrait démontrer.

et que M. Séguin a nommée principe amer et insoluble de
l'opium ; 5°. une substance soluble dans l'eau et dans l'alcool,
nommée principe amer soluble ; 6°. une matière huileuse ;
7°. une substance amilacée ; 8°. des débris végétaux et de
l'eau.

M. Sertuerner, pharmacien à Eimbeck en Hanovre, paraît
avoir publié, dès 1803, ses découvertes sur les principes constituans de l'opium ; mais elles ne fixèrent point l'attention des
chimistes (1). Quatorze ans après, reprenant ses anciens travaux,
il publia un mémoire sur l'opium, qui fut inséré dans les Ann.
allemandes de Chimie de Gilbert, pour 1817, et traduit peu
de temps après dans les Annales de MM. Gay-Lussac et Arago.
Ce qu'il y avait de plus important dans ce mémoire, c'était
l'annonce d'une nouvelle base salifiable, obtenue de la même
manière que celle de M. Séguin, mais dont M. Sertuerner détermina le premier la nature alcaline. Il lui imposa le nom de
morphine, et il nomma *acide méconique* l'acide particulier
avec lequel elle est combinée dans l'opium, de manière à former deux sels, un sous-méconate peu soluble, et un méconate
acide très soluble dans l'eau. M. Sertuerner crut que le sel de
Derosne était un méconate de morphine ; mais M. Robiquet,
dans un travail subséquent sur l'opium, prouva que ce sel
était une substance cristalline d'une nature particulière, pour
laquelle il proposa le nom de *narcotine*. Ce savant chimiste
donna en outre un meilleur procédé pour obtenir la morphine.
Vinrent ensuite les procédés de Thomson, et de M. Hottot (2).
Enfin, M. Robinet, appliquant à l'opium un nouveau mode

---

(1) Il n'entre nullement dans nos idées de vouloir contester aux chimistes
qui se sont occupés de l'opium la priorité de leurs découvertes. C'est une af-
faire personnelle dans laquelle nous ne devons point nous immiscer ; notre
but étant de donner une histoire abrégée des faits dont la science s'est enri-
chie depuis quelque temps. Ainsi, nous nous bornerons à les exposer dans
l'ordre chronologique et suivant les époques où ils sont devenus en quelque
sorte vulgaires, et où ils ont été adoptés par tous les chimistes.

(2) M. Henry fils a indiqué un procédé pour obtenir la morphine sans employer l'alcool. *V.* MORPHINE.

d'analyse par le moyen des solutions salines, est parvenu à isoler d'une manière plus parfaite qu'on ne l'avait fait jusqu'alors les divers principes de l'opium. Il annonça, dans ses premiers essais, un acide nouveau (acide codéique), différent du méconique, et, ainsi que ce dernier, combiné avec la morphine ; mais MM. Robiquet, Pelletier, et M. Robinet lui-même, reconnurent bientôt que le *codéate de morphine* n'était autre chose que de l'hydro-chlorate de morphine produit par la décomposition de l'hydro-chlorate de soude lorsque l'on traite l'opium par la solution de ce sel.

Au résumé, les nouvelles découvertes sur l'opium ont amené la connaissance de son principe sédatif qui paraît être la morphine (1). Quant à la narcotine, son action, d'après les expériences de M. Bally, est assez faible sur l'homme, lorsqu'on l'administre pure, ce qui tient probablement à ce qu'elle est peu soluble ; mais elle cause des vertiges et d'autres accidens nerveux, quand on la donne à une dose un peu considérable, dissoute dans de l'eau acidulée. *V.* pour plus de détails les articles Morphine et Narcotine.

On avait cru que le principe odorant et nauséeux de l'opium avait un effet narcotique. Les expériences de M. Orfila ont complètement détruit cette opinion. En effet, il a donné à des animaux et à l'homme une forte dose d'eau distillée et cohobée plusieurs fois sur de l'opium, sans produire le plus léger symptôme de narcotisme. L'odeur vireuse de l'opium n'est pas plus dangereuse que les autres odeurs fortes qui produisent souvent, chez certaines personnes, une céphalalgie violente.

Nous ne nous étendrons pas sur les propriétés médicales de l'opium, dont tout le monde connaît la *vertu dormitive.* Nous ne chercherons donc pas à décider s'il est directement sédatif,

(1) M. le docteur Dronsart a lu à l'Académie de Médecine (séance du 13 juin 1826) un mémoire fort étendu sur l'opium, dans lequel il s'est attaché à démontrer que la narcotine est le principe réellement sédatif de l'opium ; que la morphine, au contraire, produit les accidens cérébraux. Nous nous bornerons à indiquer cette discussion médicale, qui serait déplacée dans notre ouvrage, où nous devons exprimer l'opinion la plus universellement admise.

ou s'il commence par stimuler, et alors si ses effets sédatifs
sont purement la conséquence de l'excitation primitive. Ses
effets seulement doivent nous occuper dans ce Dictionnaire, et,
sous ce rapport, nous ferons observer que c'est un des plus
puissans agens dont l'art, non pas de guérir, mais de soulager
les maux de l'espèce humaine, puisse faire usage. Le célèbre
Sydenham disait souvent que sans opium il renoncerait à la
Médecine. En effet, ce médicament précieux est employé sous
toutes les formes par les médecins, indépendamment des sels
de morphine, qui depuis quelque temps sont fréquemment
prescrits. L'extrait aqueux ordinaire (*Laudanum opiatum*
des anciennes Pharmacopées) est la préparation la plus usitée.
On a proposé divers modes de préparation pour cet extrait,
les uns par longue digestion, d'autres par fermentation avec
de la bière, du suc de coing, etc., mais ces divers procédés
ne changeaient rien aux principes véritablement actifs, et les
extraits que l'on en obtenait agissaient tous à peu près uniformément, c'est-à-dire depuis la dose d'un demi-grain jusqu'à
celle de 2 ou 3 grains que l'on pouvait augmenter graduellement jusqu'à une énorme quantité (1). M. Robiquet a cherché
à séparer la narcotine, au moyen de l'éther qui dissout celle-
ci : l'extrait ainsi privé de narcotine devait être plus calmant ;
mais la pratique n'a pas confirmé à cet égard les vues théo-
riques ; d'ailleurs l'extrait d'opium préparé suivant le procédé
de M. Robiquet n'est pas complètement dépouillé de narcotine.

On fait aussi un usage fréquent des solutions aqueuses, ou
vineuses d'opium ; telles sont principalement : la *teinture d'o-
pium*, le *laudanum liquide de Sydenham*, la *solution aqueuse
d'opium du docteur Chaussier*, et les *gouttes de Rousseau* ou
vin d'opium par fermentation, *les gouttes anglaises ou gouttes
noires (Black drops)* ; enfin, le *sirop d'opium* remplace en

---

(1) On n'emploie plus guère à l'intérieur l'opium brut, à cause de son
peu d'homogénéité ; d'ailleurs sa dose est un peu moindre que celle de l'extrait aqueux.

grande partie aujourd'hui le sirop diacode que l'on préparait
avec les têtes de pavot. Nous ne donnons pas ici la liste excessivement nombreuse de toutes les drogues composées dans lesquelles entre l'opium ; il suffit de dire qu'il y est associé à
des substances très actives qui doivent en modifier considérablement les propriétés. Ainsi la thériaque, le diascordium, la poudre de Dower, ne peuvent être considérés comme
des préparations où l'opium ait uniquement conservé ses vertus sédatives.

Chez les Orientaux, et surtout chez les Musulmans auxquels
leur religion interdit l'usage des liqueurs spiritueuses, l'opium
tient lieu de celles-ci. Ils en consomment une grande quantité
non-seulement en nature, à une dose très élevée qu'ils peuvent
prendre impunément par suite de l'habitude, mais encore ils
le mêlent avec des sirops et des sortes de confitures, afin de
le rendre plus agréable au goût ; ils en font encore des pastilles
et des losanges avec du sucre ; en un mot, l'opium est pour
ces peuples une substance éminemment excitante, diffusible,
qui produit sur eux des effets analogues à ceux que les boissons alcooliques produisent sur les Européens. On dit que les
Chinois, ainsi que les habitans des îles de l'Archipel indien,
fument de l'opium en guise de tabac.

On s'est beaucoup occupé dans ces dernières années, tant en
Angleterre qu'en France, de la fabrication d'un opium indigène avec les capsules du *Papaver somniferum* et du *Papaver
orientale*, que l'on cultive d'ailleurs en grand, soit pour leurs
graines oléagineuses, soit comme plantes d'ornement. Les résultats en sont déjà assez décisifs pour faire espérer que nous
pourrons un jour, sinon nous affranchir totalement d'un tribut
assez considérable que nous payons à l'étranger, du moins en
diminuer notablement la valeur. En 1817, la Société d'Encouragement de Londres a décerné une médaille d'or à M. John
Young, pour une nouvelle méthode de cultiver le pavot somnifère et de recueillir l'opium sur les capsules vertes sans diminuer la récolte des semences. Cette méthode consiste à choisir
les variétés qui fournissent les plus grosses têtes ou capsules, à

les planter dans des champs de pommes de terre, de manière à
ce que les plants soient convenablement espacés, et à inciser
les capsules suivant le procédé des Orientaux. Les calculs de
M. Young, sur la quantité des produits et les bénéfices qu'ils
procurent paraîtront sans doute exagérés, car on aura peine à
croire qu'un demi-hectare cultivé à sa manière en pommes de
terre et en pavots, donne des produits dont le bénéfice net soit
de 2400 fr. Mais en supposant que cette valeur soit double
de ce qu'elle est réellement, elle offre encore assez d'avantages
aux agriculteurs pour les engager à répéter les expériences de
M. Young. L'opium ainsi obtenu par incisions se rapproche
beaucoup de celui qui nous est fourni par le commerce, et si
ce n'était la différence des climats, qui doit nécessairement apporter aussi quelques modifications dans les principes des sucs
des végétaux, nous oserions même assurer que l'opium indigène obtenu par incisions est supérieur à l'exotique, à cause
des plus grands soins que les Européens mettent dans sa préparation. En effet, c'est d'après la quantité de morphine contenue dans les diverses sortes d'opium qu'on peut en estimer
la valeur ; or, du bon opium du commerce, analysé par M. Petit de Corbeil, lui a donné 8 pour 100 de morphine, tandis
que de l'opium obtenu par incisions des capsules du pavot
somnifère cultivé aux environs de Provins, a fourni 16 à 18
pour 100, résultat annoncé antérieurement par M. Cayen-
tou (1).

M. Vauquelin, en 1818, a reconnu le premier la présence de
la morphine dans les pavots indigènes. M. Peschier de Genève
(*Journal de Pharmacie de Trommsdorf*, 1820) et M. Ricart
Duprat de Toulouse (*Journal de Pharmacie*, 1823), ont de
nouveau annoncé l'existence de ce principe dans les capsules de

---

(1) **A** la vérité, M. Dublanc (*Journal de Chimie médicale*, janvier
1827, p. 5) n'a trouvé dans de l'opium indigène obtenu par incision, que 2
pour 100 de morphine ; mais comme il n'a pas préparé lui-même cet opium,
on peut présumer qu'il ne l'aura pas été avec autant de soins et de la même
manière que celui dont M. Petit a donné le résultat analytique.

pavot somnifère. M. Tilloy de Dijon, par une heureuse et utile application de ces données chimiques, a préparé en grand de la morphine avec les capsules sèches de pavot somnifère privées de leurs graines. Enfin, M. Petit de Corbeil, dans un mémoire sur le pavot oriental (*Journ. de Pharm.* , mars 1827), a indiqué la préparation d'un extrait aqueux ou alcoolique avec les feuilles, les tiges et les capsules vertes de ce pavot, et il a présenté l'analyse de cet extrait. Il en résulte que cet extrait contient à peu près les mêmes principes que l'opium exotique, mais en moindre quantité, qu'il y a peu de résine, et rien de la substance glutineuse analogue au caoutchouc. Une once et demie d'extrait aqueux a fourni 10 grains de morphine.

Il est donc suffisamment constaté par les divers travaux que nous venons de citer, ainsi que par ceux de MM. Thomas Arnott, Ball, Loiseleur Deslongchamps, Lainé, Monticelli, Cowley et Stames, que l'extraction de l'opium et de la morphine peut se faire en grand et avec avantage dans nos climats, nonobstant les observations contraires à cet égard de M. Dublanc qui, à la suite d'un mémoire sur plusieurs extraits de pavots indigènes employés en Médecine (*Journal de Chimie médicale*, janvier 1827), a conclu que l'on ne pouvait retirer avec quelque avantage des pavots indigènes la morphine, quel que soit le procédé d'extraction, et quelles que soient les modifications qui pourraient résulter, soit de la maturation, soit du degré de température sous lequel celle-ci puisse avoir lieu sous nôtre latitude. Ces conclusions nous paraissent un peu trop sévères, eu égard au petit nombre et à la nature des expériences rapportées par M. Dublanc. Il serait plus rationnel de répéter les travaux de M. Tilloy, sur une aussi grande échelle, c'est-à-dire dans des proportions aussi grandes que celles qui lui ont servi à obtenir la quantité de morphine qu'il dit avoir livrée au commerce.

Mais si la préparation de l'opium indigène nous semble lucrative pour les agriculteurs, une autre question non moins importante se présente; c'est celle du procédé auquel on doit donner la préférence. La méthode usitée en Orient devrat-elle être suivie, c'est-à-dire obtiendra-t-on le suc laiteux du pavot somnifère ou oriental par des incisions faites aux capsules avant leur entière maturité; ou préparera-t-on des extraits aqueux ou alcooliques, avec les feuilles, les tiges et les capsules vertes; ou enfin se bornera-t-on à faire des extraits avec les capsules sèches, et à en extraire la morphine? Ces questions ne peuvent être résolues *à priori;* car il faudrait évaluer au moyen de calculs rigoureux les quantités d'opium obtenues par chaque procédé, ainsi que les frais d'exploitation; ce serait seulement après avoir comparé ces diverses quantités, que l'on pourrait se décider pour la préférence à accorder à celui qui offrirait l'opium le plus pur en même temps que le moins coûteux. Cependant, il nous semble que l'inspissation à une chaleur douce du suc laiteux de pavot doit fournir un produit beaucoup plus analogue à l'opium que celui qui est le résultat du traitement par l'alcool et par l'eau des capsules sèches, ou que l'extrait des feuilles et des capsules vertes pilées et soumises à la presse.   (G...N.)

OPOBALSAMUM. Nom ancien du baume de la Mecque, qui est une véritable térébenthine ou résine fluide. *V*. Résine de la Mecque.   (A. R.)

OPODELDOCH (BAUME). *V*. Savon de moelle de boeuf ammoniacal et camphré.

OPOPANAX. Gomme-résine produite par le *Pastinaca Opopanax,* L. — Rich. Bot. méd., t. II, p. 479, grande plante herbacée vivace, de la famille des Ombellifères et de la Pentandrie Digynie. Cette plante croît dans toutes les contrées qui avoisinent la Méditerranée, mais elle ne fournit de la gomme-résine en quantité notable, ou du moins on n'extrait celle-ci que dans l'Asie-Mineure et dans les pays les plus chauds de l'Orient. A cet effet, on pratique des incisions profondes à la partie inférieure de la tige, et il en découle un suc laiteux qui se solidifie à l'air.

L'opopanax du commerce est en larmes irrégulières, opaques, grasses, légères, rougeâtres extérieurement, d'un jaune marbré de rouge à l'intérieur; d'une odeur forte aromatique qui se rapproche de celle de l'ache et de la myrrhe, et d'une saveur âcre et amère. On le distingue facilement de la myrrhe, avec laquelle il offre quelques ressemblances, à sa légèreté, son opacité, sa cassure et son odeur d'ombellifère. M. Pelletier (*Annales de Chimie*, v. LXXXIX, p. 90) a fait l'analyse chimique de l'opopanax, et en a retiré les principes suivans : résine, 42,0 ; gomme, 33,4 ; amidon, 4,2 ; extractif et acide malique, 4,4 ; ligneux, 9,8 ; cire, 0,3 ; huile volatile et perte, 3,9 ; total, 100.

L'opopanax fait partie de plusieurs anciennes préparations pharmaceutiques et particulièrement de la thériaque. Il est tonique et excitant, comme la plupart des autres sucs gommo-résineux tirés des Ombellifères ; mais son usage est aujourd'hui complètement abandonné.   (A. R.)

OR. Corps combustible simple métallique, qui existe dans la nature, et dont l'histoire se perd dans la nuit des temps. Il semble avoir été connu dès le commencement du monde ; ses propriétés et sa rareté l'ont fait considérer comme le plus précieux des métaux. L'or n'existe jamais qu'à l'état natif ; on le trouve en combinaison avec l'argent, le cuivre, le fer ; quelquefois il est cristallisé en cubes, en octaèdres, qui forment de petits groupes dendritiques. La plupart du temps, on le trouve en petites lames répandues sur diverses gangues, en paillettes isolées ou en grains dont les plus gros portent le nom de *pepites*. Seul, il ne forme jamais de mine, mais il se rencontre, tantôt d'une manière perceptible, tantôt d'une manière cachée, mêlé à des sulfures d'argent, de fer, de plomb. Les mines les plus considérables consistent en des filons de sulfure d'argent aurifère qui existent dans des terrains intermédiaires, et qui, dans les différens lieux où ils se rencontrent, occupent la même position. Parmi les mines qui sont des exemples de ce mode de gissement, on cite les mines de Hongrie, du Mexique, celles du Pérou, de la Transylvanie. L'or se rencontre encore dans des sables qui sont très répandus à la surface de la terre, et qui partout paraissent appartenir à une formation d'une époque moderne. Ces sables se trouvent en grande quantité au

Brésil ; l'or en fait partie, et il en est de même du platine et du diamant. Des sables analogues existent au Chili, au Pérou, au Mexique, à la Nouvelle-Grenade. En Europe, ce métal se rencontre en moins grande quantité dans des sables aurifères qui sont entraînés par les torrens, les rivières, les ruisseaux, qui détachent des parcelles d'or qui sont ensuite déposées avec les sables qui ont été entraînés. Plusieurs de nos rivières roulent de l'or, mais en petite quantité ; de ce nombre sont l'Arriège, le Cèze et le Rhône (1).

L'or est exploité de plusieurs manières. Lorsqu'il s'agit des sables aurifères, on procède au lavage et à la séparation du métal, des parties terreuses auxquelles il est mêlé. Quelquefois les minerais qui contiennent de l'or sont traités par la fusion, mais le plus souvent on agit par amalgamation ; on traite le minerai par le mercure, on sépare l'amalgame, et l'on en extrait l'or par distillation : le mercure se volatilise, l'or reste dans le vase où l'on a opéré. La quantité d'or exploitée annuellement a été évaluée à 17,291 kilogrammes pour les mines de l'Amérique méridionale, et à 1,400 kilogrammes pour toute l'Europe. Sur ces 1,400 kilogrammes, 1,250 proviennent des mines de la Hongrie et de la Transylvanie.

L'or pur est d'une couleur jaune orangée ; il n'a ni odeur ni saveur ; il est brillant, son éclat est très marqué. L'acier, l'argent, le mercure et le platine sont les seuls métaux qui soient plus brillans que lui. Il est plus mou que l'argent, et il peut être rayé par des corps de peu de dureté. Son poids spécifique, qui est très considérable, a été porté à 19,257. Lewis a reconnu que lorsqu'il était écroui, ce poids pouvait s'élever à 19,361. Ce métal est le plus ductile et le plus malléable de tous les corps ; on le réduit en feuilles de moins de 0^m,00009 d'épaisseur ; on en fait des fils très fins. On a vu, par le calcul, que 31 gram.

---

(1) On a depuis peu découvert une mine d'or en Bourgogne ; des essais faits sur des échantillons apportés à Paris ont fourni de ce métal ; mais la personne qui m'avait remis ces échantillons et qui devait en apporter d'autres pour continuer les premiers essais ne s'est plus représentée (juin 1827). (A. C.)

d'or pourraient recouvrir un fil d'or d'une longueur de plus de 200 myriamètres. La ténacité de l'or est considérable, quoique moins grande que celle de l'argent, du fer et du platine. Un fil de 2 millimètres de diamètre peut supporter un poids de plus de 68 kilogram. sans se rompre (Sickingen). L'or est fusible à 32° du pyromètre; lorsqu'il est fondu, il devient d'un vert bleuâtre clair; il se dilate par la fusion; quoique fixe, lorsqu'on le soumet à une très forte chaleur, il s'en volatilise de petites quantités. Homberg, Macquer, Lavoisier, ont constaté ce fait. L'or qui a éprouvé la fusion est susceptible de cristalliser. Tillet et Mongez obtinrent ce métal sous forme de pyramide quadrangulaire. L'or ne s'unit pas avec l'oxigène ni à froid ni à l'aide de la chaleur; on est cependant parvenu à l'oxider en exposant des feuilles de ce métal à l'action d'une forte décharge électrique. L'or, dans ce cas, perd de son brillant, il se transforme en une poudre purpurine qui a été considérée comme un oxide d'or. L'opinion des chimistes sur ce point est différente: les uns regardent cette poudre comme de l'or divisé, d'autres comme de l'or oxidé. Van-Marum et Thomson sont pour l'affirmative, et la raison que ce dernier chimiste donne dans son Système des connaissances chimiques paraît concluante. L'or s'allie à presque tous les métaux; il s'unit au phosphore, au soufre, au chlore, à l'iode; mais il ne forme pas de combinaison avec l'azote, le bore, le carbone, ni avec l'hydrogène.

Les usages de l'or sont nombreux. Il est le signe représentatif de l'industrie; on en fait des ustensiles, des vases, des ornemens. Divisé ou dissous dans des liqueurs appropriées (l'acide hydro-chloro-nitrique), précipité de ses dissolutions par l'étain ou par le fer, il est employé dans les arts pour recouvrir et dorer les métaux, la porcelaine. Dissous dans les acides, amené à l'état salin et mêlé à d'autres sels, il a été employé comme antisyphilitique, par le docteur Chrestien d'abord, puis par d'autres praticiens, qui en ont obtenu de bons résultats.

L'or métallique et très divisé nous a paru avoir aussi une certaine action sur l'économie animale; nous sommes porté à émettre cette opinion, puisque des expériences **nous** ont démontré que des préparations faites avec le chlorure d'or, préparations dans lesquelles le métal avait été réduit, furent administrées avec succès dans des cas de syphilis. Le chlorure d'or est la préparation la plus employée. *V*. Chlorure d'or.

(A. C.)

OR FULMINANT, *Ammoniure d'or*. On a donné le nom d'or fulminant à un composé obtenu avec l'or; on le prépare de la manière suivante : on verse de l'ammoniaque liquide dans une solution de chlorure d'or; il y a décomposition, l'ammoniure se précipite sous forme de flocons jaunes; on recueille ce produit sur un filtre, et on le met à sécher à une douce chaleur. L'ammoniure d'or peut encore s'obtenir en mettant en contact l'oxide d'or avec l'ammoniaque, puis laissant évaporer; mais le premier procédé est le plus suivi. L'ammoniure d'or est solide, sans odeur, sans saveur; il est plus pesant que l'eau, il n'éprouve point d'altération par le contact de l'air; exposé à l'action d'une température assez élevée, il se décompose subitement avec détonation; il y a formation d'eau, dégagement d'azote et réduction de l'oxide métallique. On a conclu de ces faits que l'hydrogène de l'ammoniaque se combine avec l'oxigène de l'oxide d'or, forme de l'eau, tandis que l'azote se dégage. La détonation est attribuée à la conversion instantanée de l'azote et de l'eau en gaz, qui, occupant un volume considérable, ébranlent les molécules de l'air et les font entrer en vibration. (A. C.)

OR DE JUDÉE. *V*. Persulfure d'étain.

OR DE MANHEIM. On a donné ce nom à un alliage de cuivre et de zinc, dans les proportions de 20 à 40 de zinc et 80 à 60 de cuivre. Cet alliage prend les noms de *cuivre jaune*, de *laiton*, de *similor*, *d'alliage du prince Robert*, de *cuivre blanc*, de *cuivre chinois*. (A. C.)

OR DE MONNAIE. On donne ce nom à un alliage d'une partie de cuivre et de 9 parties d'or. Cet alliage est employé pour faire les pièces d'or employées comme monnaie.

OR MOSAIQUE. *V*. Deuto-sulfure d'étain.

OR MUSSIF. Synonyme d'*or mosaïque*.

OR VERT. Alliage de 708 parties d'or pur avec 292 parties d'argent fin.

ORANGE et ORANGETTES. *V.* ORANGER.

ORANGEADE. On a donné ce nom à une boisson préparée avec les oranges ; cette boisson a de l'analogie avec la limonade simple. On prend une ou deux oranges de bonne qualité, on les roule entre les mains, on les coupe transversalement, on met les morceaux dans un vase convenable, on verse dessus 1 litre d'eau de fontaine froide ou chaude (2 liv.) ; on ajoute du sucre, 64 gram. (2 onces). On laisse en macération pendant quelques heures. Cette boisson est rafraîchissante. Quelques personnes remplacent le sucre par le sirop de gomme à la dose de 3 onces. (A. C.)

ORANGER. *Citrus Aurantium*, L.— Rich. Bot. méd., t. II, p. 694. (Famille des Aurantiacées ou Hespéridées. Polyadelphie Icosandrie, L.) Ce bel arbre est originaire de la Chine et des Indes orientales ; mais sa culture dans les contrées les plus méridionales de l'Europe remonte au-delà des temps historiques. En effet, les pommes d'or du fameux jardin des Hespérides n'étaient autre chose que des oranges. La culture de l'oranger paraît avoir été introduite sur les bords orientaux de la Méditerranée à l'époque où les Grecs et les Macédoniens communiquèrent avec l'Inde, par leurs conquêtes dans l'Asie-Mineure. Lorsque les Portugais, en doublant le cap de Bonne-Espérance, eurent découvert un nouveau passage aux Indes orientales et à la Chine, ils en rapportèrent une variété d'oranger qui se multiplia avec succès dans leur pays devenu célèbre depuis ce temps pour ses bonnes oranges ; mais il n'est pas exact de dire que tous les orangers cultivés dans le midi de l'Europe sont venus par la voie du Portugal.

L'oranger a le tronc lisse, cylindrique, ramifié souvent dès sa base. La croissance de son bois est excessivement lente, et conséquemment il offre une densité considérable. Façonnées par la taille, ses branches forment une cime arrondie d'une grande élégance. Ses feuilles sont alternes, ovales, pointues,

2..

entières, glabres et luisantes sur leurs deux faces, parsemées de
points translucides qui sont autant de petites vésicules pleines
d'huile volatile. Le pétiole offre une articulation au point de
l'insertion de la feuille, et il est bordé d'une aile foliacée, ce
qui a fait considérer les feuilles d'oranger comme composées
de deux jointes bout à bout; c'est à cette disposition particulière que l'on donne le nom de feuilles lomentacées. Les
fleurs sont grandes, blanches ou légèrement lavées de rose en
dehors, disposées à l'extrémité des rameaux en bouquets peu
fournis et exhalant une odeur des plus suaves. Le calice est
presque plane, à cinq dents; la corolle formée de cinq pétales
sessiles, elliptiques-allongés, obtus, épais et munis d'un grand
nombre de vésicules transparentes; les étamines, au nombre
d'environ vingt, moitié plus courtes que la corolle, rapprochées latéralement les unes des autres, et réunies par la base
en plusieurs faisceaux égaux. Le fruit, connu de tout le monde
sous le nom d'*orange*, est globuleux, un peu aplati à la base
et au sommet, recouvert d'une écorce jaune à la maturité,
épaisse et rugueuse extérieurement, renfermant à l'intérieur
une masse succulente, blanche-jaunâtre, quelquefois rouge,
qui se divise en un nombre variable de parties distinctes et facilement séparables les unes des autres. Chacune de ces portions se compose d'un grand nombre de petits utricules pédi-
cellés groupés en divers sens et pleins d'un suc légèrement sucré et aigrelet.

Toutes les parties superficielles de l'oranger sont parsemées de
glandes vésiculaires remplies d'une huile volatile que l'on peut
facilement extraire, soit par la distillation, soit même par la
simple expression. Les fleurs surtout servent à préparer une
eau distillée très fréquemment employée en Médecine comme
antispasmodique, et dans l'art culinaire comme condiment
agréable. L'huile volatile, que l'on obtient en même temps que
l'eau distillée, porte le nom de *néroli*; mais il s'en faut de
beaucoup que cette huile volatile offre la suavité du parfum
qui caractérise la fleur d'oranger. *V*. Eau de fleurs d'oranger et
Néroli. Les feuilles fraîches ou sèches, à raison de leur saveur

amère et de leur odeur aromatique, servent aussi à des usages médicaux; on les emploie en infusion théiforme, comme calmantes et diaphorétiques.

Les écorces d'oranges sont criblées de vaisseaux propres utriculaires, pleins d'une huile volatile si abondante qu'on peut l'extraire par simple expression, et qui est vulgairement nommée *essence de Portugal;* elles sont amères, fortement aromatiques, et jouissent d'une action tonique très prononcée. Leurs propriétés se conservent en partie après la dessication, et l'on en prépare une poudre et un sirop qui sont souvent usités en Médecine. La liqueur de table connue sous le nom de *curaçao*, a l'écorce d'orange pour principal aromate. La saveur du suc de l'orange est acidule avant la complète maturité, et peut remplacer le suc de citron dans ses usages économiques et médicaux; mais lorsque le fruit est bien mûr, l'acide citrique y existe en moindre quantité, et il y est remplacé par le principe sucré, au point que certaines oranges, celles de Malte par exemple, sont fort douces, et que leur suc est susceptible de fermentation alcoolique. Le vin que l'on obtient ainsi a une saveur agréable, mais il n'est pas de longue garde.

On emploie le suc d'orange comme tempérant et rafraîchissant; les boissons dites *orangeades* que l'on en prépare sont fort analogues aux limonades, et se prescrivent dans les mêmes cas. *V.* Orangeade.

Par la culture, l'oranger a produit un grand nombre de variétés, remarquables surtout par la grosseur, la forme, et la saveur de leurs fruits. On fait usage, dans quelques préparations pharmaceutiques, des oranges amères ou *bigarades*, *V.* ce mot.

On nomme *orangettes*, les petites oranges recueillies avant qu'elles aient atteint la grosseur d'une cerise; elles servent à préparer une teinture amère, très aromatique et stomachique. En France, elles sont principalement destinées à la fabrication d'une sorte de pois à cautère que plusieurs personnes préfèrent à ceux d'iris. (G...n.)

ORCANETTE. On désigne sous ce nom les racines rouges-brunes de quelques espèces de Borraginées, et particulièrement celles du grémil tinctorial, *Lithospermum tinctorium*, L.

Cette plante est commune dans les localités sablonneuses de l'Europe méridionale; elle a des feuilles analogues à celles de la buglosse, et des fleurs bleues ou purpurines. Sa racine est en général de la grosseur du doigt, composée d'une écorce brune, ridée et d'un rouge violet foncé à l'intérieur; le corps ligneux est rougeâtre à sa circonférence, blanc au centre. Cette racine est inodore et presque insipide.

La matière colorante de l'orcanette, dont la nature chimique a été examinée par M. Pelletier (1), est insoluble dans l'eau, soluble dans l'alcool, l'éther, les huiles et tous les corps gras, auxquels elle communique une belle couleur rouge. On s'en sert en Pharmacie pour colorer les pommades et les onguens; elle est aussi employée pour donner une teinte rose aux liqueurs de table. Avec les alcalis, la matière colorante de l'orcanette forme des combinaisons d'un bleu superbe; précipitée de sa dissolution alcoolique par les sels métalliques, on obtient des laques diversement colorées, qui n'ont pas encore pu être utilisées, vu le peu de fixité de ces couleurs.

Parmi les autres Borraginées dont les racines contiennent un principe colorant semblable à celui de la vraie orcanette, nous citerons l'*Anchusa tinctoria*, L., et l'*Onosma echioïdes* qui croissent dans les pays méridionaux et orientaux de l'Europe. La vipérine (*Echium vulgare*, L.), belle plante à fleurs bleues-rougeâtres, excessivement commune sur les vieux murs et dans les endroits incultes de toute l'Europe, est pourvue de racines rouges qui pourraient être avantageusement substituées à l'orcanette du midi.

Lémery donnait le nom d'*orcanette de Constantinople* aux feuilles et aux racines du *Lawsonia inermis*, L., que les Orientaux emploient fréquemment pour teindre en brun

---

(1) Bulletin de Pharmacie, 1814, p. 445.

rougeâtre, et qu'ils nomment *alhenna* ou *alkanna*. *V*. HENNÉ
ORIENTAL.   (G...N.)

ORCHIDÉES. *Orchideæ.* Famille naturelle de plantes monocotylédones à étamines épigynes, composée de végétaux
herbacés dont les fleurs offrent une structure très singulière.
Il en est qui imitent la forme des araignées, des abeilles et
d'autres insectes.

Le calice ou périanthe est adhérent par sa base avec l'ovaire,
et divisé supérieurement en six segmens, dont trois extérieurs
et trois intérieurs ; de ces derniers, l'inférieur est généralement
le plus grand et le plus variable dans ses formes ; il a reçu le
nom de *labelle* ou *tablier*. Dans le genre *Orchis*, le périanthe
se termine souvent à sa base par un cornet plus ou moins long
que l'on nomme *éperon*. Les étamines sont soudées avec le
pistil en une colonne qui est désignée par les botanistes sous
le nom de *gynostème;* il n'y a ordinairement qu'une seule anthère terminale, par suite de l'avortement des deux étamines
latérales, et le pollen contenu dans l'anthère est sous forme
de petites masses pédicellées. Le fruit est une sorte de capsule,
quelquefois charnue intérieurement, à une seule loge, s'ouvrant en trois valves, et contenant des graines excessivement
petites. La racine des Orchidées est fibreuse, accompagnée
souvent d'un ou deux tubercules blancs, charnus, ovoïdes,
arrondis, ou plus ou moins divisés. Ces tubercules, dans le
genre *Orchis,* sont composés en grande partie de fécule amilacée et de mucilage. On les récolte dans les contrées orientales,
et on les dessèche pour en former le *salep*. *V*. ce mot.

Les gousses ou capsules pulpeuses de différentes espèces
d'Orchidées parasites, sur les troncs des arbres, dans les climats intropicaux et surtout dans le Mexique, sont imprégnées
d'une odeur balsamique très suave. Elles sont connues dans le
commerce de la Droguerie sous le nom de *vanille*. *V*. ce mot.
                                            (G...N.)

ORCHIS. Genre principal de la famille des Orchidées, composé d'un grand nombre d'espèces herbacées, dont la plupart
croissent en Europe dans les bois et les prairies. Ce sont des

plantes remarquables par la singularité, l'élégance et la couleur vive et variée de leurs fleurs. Leur racine est pourvue d'un bulbe solide, plein de fécule et de mucilage ; ce bulbe est remplacé annuellement par un autre placé latéralement, et au sommet duquel naît la nouvelle tige, de sorte que les Orchis font chaque année un mouvement progressif. Les bulbes desséchés de plusieurs espèces d'Orchis (*O. mascula, O. morio*, etc.), très communes non-seulement en Orient, mais encore dans toute l'Europe, se vendent sous le nom de *salep*. *V.* ce mot. (G...N.)

ORDONNANCE. Se dit en général de tout ce que le médecin prescrit au malade, soit comme médicament, soit comme régime. Le mot ordonnance est souvent employé comme synonyme de formule ou prescription adressée au pharmacien pour la préparation des médicamens magistraux. Les précautions que doit prendre le praticien qui formule, sont les suivantes : 1°. il doit écrire lisiblement la formule, qui doit, autant que possible, être exempte d'abréviations ; 2°. faire avec soin les signes pondériques, exprimant les quantités des diverses substances à employer ; 3°. indiquer autant que possible le *modus faciendi* ; 4°. donner des détails sur la manière dont le médicament doit être administré. La négligence apportée dans la manière d'écrire une formule, celle mise dans l'expression des quantités, pourraient donner lieu à des erreurs ou tout au moins embarrasser le pharmacien, qui dans ce cas doit prendre des explications près du signataire de l'ordonnance. (A. C.)

OREILLE. Les anciens, qui cherchaient à établir des ressemblances le plus souvent très grossières entre les plantes et diverses parties des animaux, ont appliqué le nom d'oreille à quelques végétaux vulgaires. Ainsi l'on nommait autrefois :

OREILLE D'ANE, la grande consoude (*Symphytum officinale*, L.);

OREILLE D'HOMME, le cabaret (*Asarum europæum*, L.);

OREILLE D'OURS, une espèce de primevère, fréquemment cultivée dans les jardins;

Oreille de souris, les diverses espèces de *Myosotis*, plantes communes dans les champs et remarquables par leurs jolies fleurs bleues. On leur attribuait des vertus médicales.

(G...n.)

ORGE. *Hordeum vulgare*, L.—Rich. Bot. méd., v. I, p. 64. (Famille des Graminées. Triandrie Digynie, L.) Cette plante, dont on ne sait pas avec certitude quelle est la patrie originaire, se cultive maintenant dans toute l'Europe; elle est tellement connue de tout le monde, que nous nous dispenserons de la décrire. Faisons seulement remarquer la différence générique et principale du genre Orge et de celui des Fromens : dans ceux-ci, il n'y a jamais qu'un seul épillet multiflore à chaque dent de l'axe de l'épi; dans les orges, au contraire, il y a constamment trois épillets uniflores à chaque dent de l'axe. L'orge est cultivée principalement dans les pays de montagnes et du nord, où le froment ne peut mûrir, à raison de la brièveté des étés, et elle réussit dans les plus mauvais terrains. La variété la plus répandue dans le nord, parce qu'elle est la plus hâtive, est celle que l'on nomme *orge nue* ou *orge céleste*. Le grain d'orge est ovoïde, jaunâtre, comme tronqué à son sommet, marqué d'un sillon longitudinal. Le pain préparé avec sa farine est plus noir, plus lourd et moins nourrissant que ceux de froment et de seigle.

Selon Proust, l'orge contient : résine jaune, 1 partie; extrait gommeux sucré, 9 p.; gluten, 3 p.; amidon, 32 p.; et hordéine, 55 p. Cette dernière substance est rude au toucher, ressemblant à de la sciure de bois, et, d'après les nouvelles observations de M. Raspail, n'est autre chose que le son ou les débris des parties glumacées qui entourent le grain d'orge, et qui ont été divisées par la mouture; c'est elle qui rend le pain d'orge grossier. En revanche, la petite quantité de gluten contenu dans l'orge fait que cette céréale est très propre à l'extraction de l'amidon. Divers chimistes se sont encore occupés de l'examen chimique de l'orge. Einhoff a reconnu que la graine, avant sa maturité, contenait : 1°. un principe amer insoluble dans l'alcool, précipitable par le chlore, l'alun, les sels d'étain,

2,63 ; 2°. sucre incristallisable, 6,55 ; 3°. amidon, 14,58 ; 4°. fibre ligneuse, 0,62 ; 5°. gluten, 1,77 ; 6°. albumine avec phosphate de chaux, 0,45 ; 7°. une enveloppe verte contenant de l'amidon coloré et de la matière extractive, 15,97 ; 8°. eau, 52,09 ; 9°. perte, 6,34. Le même chimiste a trouvé dans la graine mûre : farine, 70,05 ; enveloppe, 18,75 ; eau ; 11,2. La farine est formée : 1°. de sucre non cristallisable, 5,21 ; 2°. de gomme, 4,62 ; 3°. d'amidon, 67,18 ; 4°. amidon, gluten et fibres réunis, 7,29 ; 5°. gluten, 3,52 ; 6°. albumine, 1,15; 7°. phosphate de chaux avec de l'albumine, 0,24; 8°. eau, 9,37. Fourcroy et M. Vauquelin ont reconnu que la farine d'orge contient, outre les principes cités plus haut, une huile épaisse, brune-verdâtre, ayant l'odeur et la saveur du phlegme, et que l'on extrait par l'alcool, et de plus un peu d'acide acétique. Selon Proust, la farine d'orge germée contient : 1°. résine jaune, 1 ; 2°. sucre, 15 ; 3°. gluten, 1 ; 4°. amidon, 56 ; 5°. hordéine, 12. Einhoff s'est assuré que l'orge torréfiée ne présente pas d'amidon, mais une matière semblable au charbon, une matière animale et des traces d'acide phosphorique.

Les tiges d'orge, avant leur maturité, contiennent un principe amer, 2,33; fibre ligneuse, 9,5; amidon vert, 2,45; albumine, 0,7 ; phosphate acide de potasse, 0,44 ; eau, 82,81 ; perte, 1,17. Les tiges mûres : principe amer en partie soluble dans l'alcool, 15,68; fibre ligneuse, albumine concrétée et cire végétale jaune, 70,31 ; silice que l'on peut extraire par l'eau, 0,71; eau, 10,94; perte, 0,66. (Einhoff, *Journal de Gehl.*, t. VI, p. 62, t. II, p. 376.)

On fait un grand usage de l'orge dans la fabrication de la bière. Ce que l'on nomme *malt* est de l'orge germée et desséchée que les brasseurs emploient pour préparer cette boisson vineuse. *V.* Bière.

Dès le temps d'Hippocrate, l'orge a été usitée en Médecine. Le grain non mondé de son enveloppe sert à préparer des gargarismes et des tisanes rafraîchissantes. Le mot πτίσανη signifiait, chez les Grecs, la décoction d'orge ainsi que l'orge mondé, et on l'a ensuite étendu aux décoctions aqueuses de diverses plantes. L'*orge mondé* est celui qui a été privé de sa première pellicule. L'*orge perlé* est tout-à-fait écorcée, arrondie et polie au moyen de procédés particuliers. Elle ne contient alors point d'hordéine ; l'amidon et les principes muqueux sucrés y sont au contraire très abondans, et c'est dans ces principes que résident les propriétés tempérantes de la décoction d'orge qui est fréquemment prescrite dans les cas d'inflammation. On l'acidule quelquefois avec du jus de citron, et on l'édulcore avec un sirop approprié. En Allemagne, on fait un grand usage d'orge mondé ou de gruau d'orge, dans les potages, à la place du riz ou de la semoule. La décoction de malt a été recommandée par les médecins anglais contre les maladies antiscorbutiques et scrofuleuses.   (G...N.)

ORGEAT. On se sert de ce mot pour désigner, 1°. le *sirop d'amandes du Codex* (*V.* ce mot) ; 2°. une boisson agréable préparée avec ce sirop mêlé à l'eau ; 3°. le lait d'amandes édulcoré et aromatisé. Les habitans du midi de la France préparent l'orgeat de la manière suivante : on prend 64 grammes (2 onces) d'amandes douces fraîches, privées de leur pellicule, 64 grammes d'amandes fraîches provenant des noyaux d'abricots ; on pile ces amandes dans un mortier de marbre en y ajoutant une petite quantité d'eau ; lorsque les amandes sont réduites en une pâte bien homogène, on divise dans de l'eau commune bien claire, une pinte (2 livres) ; on passe avec expression, puis on ajoute du sucre blanc ou du sirop jusqu'à ce que cette liqueur soit assez sucrée. Cet orgeat, qui est adoucissant et calmant, a une saveur agréable tout autre que celle de l'*orgeat* préparé avec le sirop. Quelquefois on rafraîchit ce liquide au point de le glacer. Cette boisson est des plus agréables.
                    (A. C.)

ORIGAN VULGAIRE. *Origanum vulgare,* L. —Rich. Bot. méd., t. I, p. 266. (Famille des Labiées. Didynamie Gymnospermie, L.) Plante extrêmement commune dans les bois et sur les pelouses, où elle fleurit pendant la plus grande partie de l'été. Ses tiges sont un peu ligneuses à la base, dressées, hautes d'environ 1 pied, velues, rougeâtres, et rameuses dans la partie supérieure. Ses feuilles sont opposées, velues, petites, entières, à peu près cordiformes, et d'un vert foncé. Les fleurs sont rougeâtres ou d'un blanc couleur de chair, disposées en petits capitules pédonculés et rapprochés en tête de manière à constituer, par leur réunion, une sorte de panicule très serrée. Dans ces capitules, chaque fleur est accompagnée d'une bractée ovale et de couleur rouge. Le calice est très court, à cinq dents égales, non garni de poils intérieurement; la corolle offre un tube grêle, long, cylindrique, terminé par deux lèvres dont la supérieure est plane et fendue, l'inférieure à trois lobes, celui du milieu presque rond et le plus grand.

L'origan est doué d'une odeur aromatique, analogue à celle du serpolet, et surtout fort sensible lorsqu'on froisse la plante entre les doigts. Cette plante, de même que la plupart des autres Labiées, contient en abondance une huile volatile, d'où dépendent ses propriétés toniques et excitantes. On faisait autrefois un grand usage de ses sommités fleuries, que l'on prescrivait en infusion théiforme comme diaphorétique, emménagogue, en un mot, dans tous les cas où l'emploi des excitans était indiqué. On les a aussi employées en lotions, fumigations et bains, contre les rhumatismes chroniques, la paralysie; mais nous ne croyons pas que, dans ces affections, l'origan ait eu un succès constaté. On le fait entrer dans quelques préparations officinales, telles que le sirop d'armoise, l'alcool vulnéraire, etc.

Le dictame de Crète et la marjolaine sont des plantes qui appartiennent au genre Origan. *V.* DICTAME et MARJOLAINE.

(A. R.)

ORME ou ORMEAU. *Ulmus campestris*, L. — Rich. Bot. méd., t. 1, p. 192. (Famille des Amentacées, Juss. Ulmacées, Rich. Pentandrie Digynie, L.) Arbre indigène des forêts d'Europe et cultivé pour l'ornement des promenades publiques, des boulevarts et des grandes routes. Placé dans un terrain convenable, il atteint les plus grandes dimensions. Ses feuilles sont alternes, ovales, acuminées, doublement dentées, rudes au toucher et légèrement tomenteuses à la face inférieure. Les fleurs, qui s'épanouissent avant les feuilles, et dès les premiers jours du printemps, sont disposées par paquets serrés et d'un rouge très foncé ; il leur succède des fruits planes, membraneux, réticulés, obcordiformes, entiers sur leurs bords et glabres.

L'écorce intérieure ou le liber des jeunes branches de l'orme est désignée dans les officines sous le nom d'*écorce d'orme pyramidal.* Elle est divisée en lanières rougeâtres, fibreuses, d'une saveur mucilagineuse, légèrement amère et astringente. La teinture d'iode y dénote la présence de l'amidon. Cette écorce a joui, pendant quelque temps, d'une réputation usurpée contre les maladies chroniques de la peau, le scorbut, les scrofules, etc. On l'administrait, soit en décoction à la dose de 2 ou 3 onces pour 2 livres d'eau, soit en poudre, en extrait, etc.

Le bois d'orme est fréquemment employé dans les ouvrages de charronnage, principalement pour faire des moyeux de roue ; on en fabrique aussi des vis de pressoir, des pieds de mortiers, et généralement tous les ustensiles et instrumens qui exigent de la solidité. Les excroissances qui naissent sur les vieux pieds et qui sont une maladie de l'arbre, sont composées intérieurement de fibres entrelacées en tous sens, fort dures et susceptibles d'un beau poli, ce qui les rend propres à la confection de jolis meubles remarquables par le grand nombre de leurs veines et de leurs nœuds.

L'analyse de la sève de l'orme prise au mois de mai, a été faite par M. Vauquelin ; il y a trouvé un principe végétal, 0,102 ; acétate de potasse, 0,889 ; carbonate de chaux dissous par l'acide carbonique en excès, 0,076 ; eau, 98,933. Celle prise au mois de novembre a fourni : principe végétal, 0,013 ; acétate de potasse, 0,329 ; carbonate de chaux, 0,05 ; eau, 199,108. Une concrétion formée sur le tronc de l'orme a fourni à l'analyse : 1°. écorce, 28 ; 2°. carbonate de potasse, 39 ; 3°. carbonate de chaux, 32 ; 4°. carbonate de magnésie, 1.

(A. R.)

OROBE PRINTANIER. *Orobus vernus,* L. (Famille des

Légumineuses. Diadelphie Décandrie, L.) Cette espèce d'orobe croît en abondance dans les contrées montueuses de l'Europe méridionale. Elle se distingue de ses congénères par ses feuilles grandes, ovales, pointues et très glabres, accompagnées de stipules grandes et entières. Ses fleurs sont bleuâtres ou purpurines, et elles font un charmant effet dans les bois des montagnes. Ses graines faisaient partie des *quatre résolutives* des anciennes pharmacopées ; mais on leur substitue sans inconvénient celles de la vesce (*Vicia sativa,* L.) qui sont plus faciles à se procurer. (A. R.)

ORONGE. On donne ce nom à plusieurs espèces de champignons appartenans au genre *Amanita* de Persoon, qui se distingue du genre *Agaricus,* auquel on le réunissait autrefois, par son pédicule ordinairement renflé à la base, et surtout par la présence d'une bourse ou *volva* qui enveloppe plus ou moins complètement le champignon avant son entier développement. La plupart des oronges étant vénéneuses, il importe beaucoup de savoir les distinguer facilement de l'espèce comestible, qui est très recherchée des gourmets. Nous donnons ici les descriptions succinctes de cette dernière espèce, ainsi que des oronges dangereuses.

ORONGE VRAIE. *Amanita aurantiaca ,* Persoon, Champign. comest., 174, tab. 1. *Agaricus aurantiacus,* Bulliard, tab. 120. C'est un champignon qui croît dans les bois, en automne, surtout dans les départemens méridionaux de la France. Il y est connu vulgairement sous les noms de *jaserand, dorade, jaune d'œuf, cadran ,* etc. Sa forme est d'abord celle d'un œuf, parce qu'alors son volva blanc le recouvre en totalité ; cette enveloppe se rompt au sommet en plusieurs lobes, et le champignon se développe rapidement. Le chapeau est convexe, d'une belle couleur rouge-orangée, glabre, strié, large de 4 à 5 pouces, souvent incisé à son bord ; ses lames sont inégales, épaisses et jaunes. Le pédicule est cylindrique, plein, jaune, portant un collier membraneux et rabattu.

ORONGE FAUSSE, *Amanita muscaria,* Pers., loc. cit. *Agaricus muscarius ,* L. et D.C. , Fl. fr. *Agarius pseudo-aurantiacus ,*

Bull., tab. 122. Orf., Leç. de Méd. lég., tab. 14, fig. 1, vulgairement nommé Agaric aux mouches. Ce champignon abonde, en automne, dans les bois de l'Europe tempérée. Il est extrêmement vénéneux, et il offre une telle ressemblance pour la couleur et le port avec l'oronge vraie, qu'il a souvent causé de funestes méprises. On le distingue aux caractères suivans : son volva ne recouvre jamais le champignon en totalité ; le chapeau est marqué de plaques jaunâtres et irrégulières ; le pédicule et les lames sont blanches et non jaunes comme dans l'oronge vraie.

ORONGE CIGUE VERTE. *Amanita viridis*, Pers., loc. cit. *Agaricus bulbosus*, Bull., tab. 2 et 108. Orfila, loc. cit., tab. 15, f. 3. Ce champignon croît en automne, dans les lieux ombragés. Son chapeau est d'un vert foncé, souvent lisse et sans taches écailleuses. Son pédicule a 3 ou 4 pouces de hauteur, renflé à sa base qui est enveloppée d'un volva ; le collier est membraneux, souvent rabattu. On rapporte comme simples variétés à cette espèce : 1°. l'ORONGE CIGUE BLANCHE de Paulet, *Agaricus bulbosus vernus*, Bull.—Orfila, l. c., tab. 15, f. 1. Elle est blanche dans toutes ses parties. 2°. L'ORONGE CIGUE JAUNATRE, *Amanita citrina*, Pers.—Orfila, l. c., tab. 15, f. 2. Son chapeau est d'un jaune citron, souvent tacheté de brun ; le pédicule long de 3 à 4 pouces. L'AMANITE VÉNÉNEUSE, *Amanita venenosa*, dont M. Orfila a donné une bonne figure, tab. 14, est considérée comme de la même espèce que celles qui viennent d'être énumérées. La saveur des oronges ciguës est âcre et nauséabonde. Leur ressemblance avec le champignon de couche a donné lieu à beaucoup d'empoisonnemens.

C'est encore au même genre de champignons que se rapportent plusieurs espèces décrites par Paulet sous le nom d'*Hypophyllum*. Comme elles sont peu connues, M. Orfila les a fait figurer avec soin dans l'atlas de ses Leçons de Médecine légale. Elles nous semblent des variétés plus ou moins caractérisées de l'amanite vénéneuse, et nous nous contenterons d'en présenter ici l'indication. L'ORONGE CROIX DE MALTE, *Hypophyllum crux melitensis*, Paulet et Orfila, tab. 16, f. 1, se

reconnaît à son chapeau fendu en plusieurs lobes rayonnans.
—L'Oronge souris, *Hypophyllum anguineum*, Paulet et Orfila,
tab. 16, f. 2.—L'Oronge peaussiere de Picardie, *Hypophyllum
pellitum*, Paulet et Orfila, tab. 16, f. 3.—L'Oronge dartreuse,
Hypophyllum maculatum, Paulet et Orfila, tab. 16, f. 4.—
L'Oronge blanche ou citronnée, *Hypophyllum albo-citrinum*,
Paulet et Orfila, tab. 17, f. 1. — L'Oronge a pointe de trois-
quarts, *Hypophyllum tricuspidatum*, Paulet et Orfila, tab. 17,
f. 2.—L'Oronge a rape, *Hypophyllum Rapula,* Paulet et Orfila
tab. 17, f. 3.   (A. R.)

ORPIMENT NATIF. *V.* Sulfure d'arsenic jaune natif.

ORPIMENT FAUX. *V.* Oxide d'arsenic sulfuré jaune.

ORPIN. *Sedum.* Genre de la famille des Crassulacées et de la
Décandrie Pentagynie, L., composé d'un grand nombre d'espèces, pour la plupart herbacées, à feuilles éparses, cylindroïdes et succulentes, rarement opposées ou verticillées, à fleurs
de diverses couleurs, disposées en grappes ou en corymbes.
Quelques-unes sont très communes en Europe, sur les vieux
murs, les rochers et dans les localités stériles. Nous ne mentionnerons ici que celles qui ont quelques usages médicaux.

L'Orpin acre ou brulant, *Sedum acre*, L.—Bulliard, Herb.
de la France, tab. 30, vulgairement nommé *vermiculaire
brûlante, pain d'oiseau,* etc., croît abondamment sur les vieux
murs. Ses tiges, hautes seulement de 3 à 4 pouces, naissent
en touffes, et sont garnies de feuilles ovales, cylindroïdes,
charnues, d'un vert clair et imbriquées. Les fleurs sont d'un
beau jaune de soufre, et rassemblées au sommet des tiges.
Toutes les parties de cette plante, et surtout ses feuilles, contiennent un suc caustique. On prescrivait autrefois ce suc,
comme émétique, purgatif et antiscorbutique; mais, depuis
long-temps, on a renoncé à un tel remède qui peut causer de
graves accidens inflammatoires, et qu'il est d'ailleurs facile de
remplacer par une foule d'autres substances d'une action drastique ou vomitive aussi certaine et moins corrosive. Quelques
médecins allemands prescrivaient l'orpin âcre en infusion dans
de la bière. Appliqué à l'extérieur, il agit à la manière des

végétaux corrosifs, et on l'emploie pour ronger les verrues, les cors et autres excroissances.

L'Orpin a fleurs blanches, *Sedum album*, L., connu vulgairement sous les noms de *petite joubarbe* et de *trique-madame*, est doué de propriétés moins actives que celles de la précédente espèce, car ses feuilles passent pour rafraîchissantes et légèrement astringentes. On les mange en salade dans quelques cantons de la France. Cette plante croît dans les lieux pierreux, secs et exposés au soleil. Ses tiges sont longues, un peu ligneuses, rameuses, garnies de feuilles oblongues, obtuses, cylindroïdes ; ses fleurs sont blanches, et forment une cime rameuse.

L'Orpin reprise, *Sedum Telephium*, L. — D.C. Plantes grasses, tab. 92, vulgairement nommé *joubarbe des vignes, grassette, herbe à la coupure, herbe aux charpentiers*, etc. Cette plante croît spontanément dans les vignes et à l'ombre des taillis en plusieurs contrées d'Europe ; on la cultive dans quelques jardins comme plante d'agrément. De sa racine vivace s'élèvent plusieurs tiges glabres, légèrement rameuses au sommet, hautes d'un pied et plus, garnies de feuilles sessiles, éparses ou opposées, dentées sur leurs bords et un peu succulentes. Les fleurs, de couleur rougeâtre ou blanche, forment d'agréables corymbes au sommet de la tige et de ses ramifications.

Les anciens médecins faisaient beaucoup d'usage de cette espèce, soit à l'extérieur pour cicatriser les plaies, soit à l'intérieur comme astringente dans la dyssenterie et l'hémoptysie. Elle entrait dans la composition de l'eau vulnéraire, et l'on en préparait une eau distillée dénuée de toute propriété quelconque, puisque la plante est absolument inodore. Ses noms vulgaires d'*herbe aux coupures* et d'*herbe aux charpentiers*, indiquent l'usage que le peuple en fait encore aujourd'hui pour la guérison des blessures ; et quelle que soit l'opinion que l'on se forme sur le mode d'action de ce topique, il paraît que l'expérience a prononcé dans une foule de cas en sa faveur.

(G...n.)

ORSEILLE. *Pigmentum Roccella,* officin. Substance tinctoriale obtenue de diverses espèces de lichens, et particulièrement de ceux qui appartiennent au genre *Roccella* des lichénographes modernes. Le *Roccella tinctoria,* Acharius, *Lichen Roccella,* L., est l'espèce que l'on emploie le plus abondamment pour la fabrication de cette substance. Ce lichen est fort commun sur les rochers élevés des côtes de la Méditerranée et de l'Océan ; mais on en tire la majeure partie des îles Canaries et du Cap-Vert. L'orseille de ces îles est généralement plus estimée, et contient, en effet, une plus grande quantité de matière colorante.

Le *Roccella tinctoria* est un lichen dur, comme ligneux, d'un cendré bleuâtre ou quelquefois un peu rougeâtre, blanc dans sa coupe transversale, composé d'une sorte de tige solide, cylindrique, rameuse dès sa base, glabre, dichotome, à rameaux radiciformes, solides, recourbés, et munis de tubercules blanchâtres, latéraux, alternes, un peu aplatis. Ce lichen n'a pas d'odeur; sa saveur est un peu salée et âcre. Il ne fournit de la couleur qu'autant que l'on y ajoute un alcali qui fait développer celle-ci. Voici le procédé le plus généralement suivi : on pulvérise grossièrement le lichen, et l'on en fait une pâte avec de l'urine ; celle-ci, par sa putréfaction, développe beaucoup d'ammoniaque, qui agit alors sur la substance colorante ; on augmente son action, soit par l'addition de nouvelle urine, soit par celle d'un alcali quelconque, comme la soude ou la potasse. Il en résulte une sorte de pâte que l'on fait sécher et qui se vend dans le commerce sous le nom d'*orseille.* Elle a une couleur rouge-violette très foncée, une odeur forte et désagréable ; on y voit des débris presque entiers de la plante ; sa surface est parsemée d'un grand nombre de points blancs qui paraissent dus à un sel ammoniacal efflorescent. L'orseille communique à l'eau une couleur rouge plus ou moins foncée, dont on avive et varie les nuances par l'addition des alcalis. Cette couleur se fixe facilement sur les tissus, mais elle a peu de solidité. La consommation de l'orseille étant très considérable dans l'art de la teinture, celle qui provient des îles

Canaries et du Cap-Vert a beaucoup augmenté de valeur dans ces dernières années. On pourrait avantageusement la remplacer par les lichens tinctoriaux qui croissent en Europe. Ainsi, non-seulement les espèces de *Roccella* (*R. fucopsis, R. phycopsis*, etc.) que l'on trouve en abondance sur les côtes de la Bretagne, de la Normandie et du golfe de Gascogne, mais encore le *Gyrophora pustulenta* et plusieurs autres lichens crustacés et foliacés qui couvrent les rochers des montagnes en diverses contrées d'Europe, pourraient fournir d'excellente orseille. Des essais tentés à cet égard par d'habiles teinturiers permettent d'espérer les plus avantageux résultats. Nous avons, conjointement avec notre collaborateur M. Chevallier, fait des expériences sur ce sujet qui intéresse vivement l'industrie, et nous attendons pour les publier que nous ayons déterminé la valeur relative des lichens tinctoriaux, valeur basée sur la quantité proportionnelle de couleur que fournit chaque espèce dont nous exposerons alors avec soin l'histoire naturelle et chimique.

La parelle d'Auvergne est une espèce d'orseille produite par un lichen crustacé fort abondant sur les rochers des montagnes d'Auvergne. On lui donne quelquefois le nom d'Orseille terrestre. Nous en parlerons à l'article Parelle. *V*. ce mot.

(G...n.)

ORTHOPTÈRES. Sixième ordre de la classe des Insectes dans la méthode de M. Latreille. *V*. Insectes.

ORTIE. *Urtica urens*, L. — Rich. Bot. méd., t. I, p. 203. (Famille des Urticées. Monoecie Tétrandrie, L.) Cette petite plante annuelle et herbacée infeste, pendant tout l'été, les jardins et les lieux cultivés. Sa tige s'élève à peine à 1 pied de hauteur ; elle porte des feuilles ovales profondément dentées, et d'un vert terne. Ses fleurs sont petites, verdâtres, monoïques, et forment des espèces de petites grappes dans l'aisselle des feuilles supérieures. Les tiges et les feuilles de cette plante sont couvertes de poils dont la piqûre est suivie immédiatement d'une démangeaison très incommode. A cette première impression succède une sorte de tuméfaction blanche au centre de la-

3..

quelle est la piqûre. Ces effets sont produits par l'introduction dans les vaisseaux capillaires du derme, d'un suc vénéneux contenu dans une petite glande sur laquelle repose le poil de l'ortie ; ce poil, ayant une pointe très acérée, pénètre facilement dans les tissus animaux, s'y rompt et laisse écouler le fluide caustique, au moyen du canal dont il est creusé et qui est le prolongement de la cavité glandulaire. Lorsque la plante est desséchée, elle ne cause aucun accident, ce qui prouve que le poil n'est point vénéneux par lui-même, et qu'il joue seulement le rôle d'un conduit excrétoire. La douleur causée par la piqûre de l'ortie brûlante et de l'ortie dioïque (*Urtica dioica*, L.), autre espèce non moins commune dans nos climats, n'est que passagère ; elle se dissipe ordinairement sans qu'il soit besoin d'y faire quelques applications, ou bien l'on se contente d'asperger la piqûre avec de l'eau froide, ou mieux avec de l'eau dans laquelle on met un peu d'ammoniaque, de vinaigre ou d'eau de Cologne. Mais les orties des pays chauds, et particulièrement celles de l'Inde orientale, contiennent un suc tellement âcre et caustique, qu'il cause des douleurs atroces à ceux qui ont le malheur d'en être piqués ; en un mot, leur action est comparable à celle du venin des serpens. (*V.* à cet égard la notice publiée dans les Mémoires du Muséum d'Histoire naturelle, t. VI, p. 359, par Leschenault de la Tour.)

L'urtication, ou l'irritation produite par les orties de nos climats, était un moyen dérivatif fort usité autrefois en Médecine ; mais on n'en fait plus d'usage depuis que l'expérience et la théorie ont appris à régler convenablement l'emploi des vésicatoires et des sinapismes. L'ortie brûlante était encore employée en infusion ou en décoction, comme astringente, dans les hémorrhagies, la dyssenterie, les fleurs blanches, etc. ; elle ne sert plus aujourd'hui à cet usage. Les akènes ou fausses graines de l'ortie dioïque ont été vantés comme purgatifs et vermifuges. Mélangés avec l'avoine, ces akènes sont excitans pour les chevaux, ce qui les fait employer par les maquignons pour donner un air vif à leurs bêtes. On dit aussi que les poules auxquelles on en fait avaler pondent plus souvent. Les feuilles de cette même ortie sont un fourrage usité dans le nord de l'Europe, particulièrement en Suède, où on la cultive en grand ; on prétend que les vaches qui en mangent fournissent un lait très abondant en crème et qui donne un beurre jaune et très agréable. Les mêmes feuilles, vertes et hachées, forment la base d'une pâtée avec laquelle on nourrit la volaille. C'est avec le même hachis que l'on colore quelquefois diverses liqueurs alcooliques, par exemple, l'extrait d'absinthe ; il suffit d'en placer une petite quantité dans le récipient pendant la distillation. Enfin, pour terminer l'indication des usages économiques auxquels on a fait servir des plantes en apparence aussi inutiles que les orties, nous ajouterons que leurs fibres sont assez résistantes pour être soumises au rouissage et converties en fils et tissus comme celles du chanvre et du lin. Dans le nord de l'empire russe, on emploie surtout sous ce rapport l'*Urtica cannabina*, L., qui a des tiges beaucoup plus fortes que les espèces de nos pays. (G...N.)

ORTIE BLANCHE. Nom vulgaire et officinal du *Lamium album*, L. — Rich. Bot. méd., t. I, p. 259. Cette plante, excessivement commune dans les lieux stériles, appartient à la famille des Labiées et à la Didynamie Gymnospermie. Sa tige droite, simple, carrée, légèrement velue, est garnie de feuilles qui ressemblent à celles de l'ortie dioïque, c'est-à-dire presque cordiformes, aiguës, et profondément dentées. Les fleurs forment des verticilles très garnis dans les aisselles des feuilles supérieures ; elles sont blanches, grandes, sessiles, bilabiées, la lèvre supérieure en forme de voûte sous laquelle sont cachées les étamines, l'inférieure trilobée. Les fleurs d'ortie blanche ont une saveur amère, une odeur légèrement aromatique, peu agréable. Elles étaient autrefois employées en infusion comme astringentes et toniques, dans les diarrhées, les leucorrhées, les scrofules. On faisait aussi usage de la plante entière ; aujourd'hui cette plante est presque totalement négligée par les médecins. (A. R.)

ORVALE. Les anciens donnaient ce nom à une espèce de

sauge (*Salvia Sclarea*, L.). *V*. Sauge. C'est aussi le nom vulgaire d'une autre belle plante de la famille des Labiées (*Lamium Orvala*, L. ; *O. lamioides*, D.C., Fl. franç.), qui croît dans les lieux ombragés des montagnes de l'Italie et d'autres parties de l'Europe méridionale. Elle a de grands rapports avec les diverses espèces de *Lamium*, genre auquel appartient l'ortie blanche, usitée quelquefois en Médecine. Ses fleurs sont grandes, rougeâtres et disposées en bouquets axillaires. En certains pays, le peuple fait usage de ses graines pour enlever les petits corps étrangers qui, par accident, se sont introduits entre le globe de l'œil et les paupières. Les graines d'orvale, arrondies et luisantes, y glissent sans occasioner de douleur, et les petits corps irritans s'y attachent avec facilité, probablement à raison de la viscosité du tégument des graines.   (G...n.)

ORVIÉTAN. *V*. Électuaire dit Orviétan, t. II, p. 370.

ORYZA SATIVA. *V*. Riz.

OS. On a donné ce nom aux parties solides et dures qui forment la charpente du corps des animaux des classes supérieures. Ces parties sont considérées comme un tissu plus ou moins dense, formé de cellules dont les cavités contiennent du phosphate de chaux, du carbonate calcaire, une petite quantité de phosphate de magnésie, des traces d'alumine, de silice, d'oxides de fer et de manganèse. Le tissu cellulaire est composé de graisse et de gélatine.

Les travaux faits sur les os sont des plus nombreux, et l'on compte parmi les chimistes qui s'en sont occupés, Beccher, Berzélius, Bouillon-Lagrange, Brande, Chevreul, Fourcroy, Gay-Lussac, Hatchett, John, Lassaigne, Morichini, Pepys, Proust, Thénard, Vauquelin, Vogel, Vollaston. Les os sont des corps solides blancs, inodores, insipides ; ils sont flexibles chez les enfans, très durs chez les sujets âgés. Exposés à l'air, enfouis dans la terre, ils se décomposent en partie; ils finissent par s'exfolier et par se réduire en poussière. Soumis à la distillation, ils donnent des produits analogues à ceux que l'on obtient de la décomposition des matières animales, en laissant pour résidu un charbon plus ou moins noir auquel on a donné le nom de Noir animal. (*V.* ce mot.) Chauffés assez long-temps avec le contact de l'air , ils laissent un résidu qui fut d'abord appelé *terre animale, terre des os.*

Scheèle, en 1771 , annonça dans sa Dissertation sur le spath fluor , que ce résidu était du phosphate de chaux. Cette découverte fut attribuée à John, qui , cependant, ne l'annonça pas lui-même. Après cette découverte vinrent celles du phosphate de magnésie , de l'alumine , de la silice , des oxides de fer et de manganèse , dues à Fourcroy et à M. Vauquelin ; elles avaient été précédées de celle de l'existence du carbonate calcaire, qui remonte à une époque très éloignée. Les os, traités par l'eau bouillante à la pression ordinaire , fournissent à ce liquide une partie de la matière animale qu'ils contiennent. La dissolution est plus considérable lorsqu'ils sont divisés, et plus encore si l'on agit à l'aide d'une forte pression, et dans la *marmite de Papin :* dans ce dernier cas, toute la matière organique est dissoute ; les sels, dépouillés de cette matière , deviennent friables , ils se réduisent même en poudre , celle-ci se divise dans la partie liquide. Mis en contact avec les acides faibles (l'acide hydro-chlorique par exemple), ces acides dissolvent facilement le carbonate et le phosphate de chaux , le phosphate de magnésie ; les os se ramollissent , deviennent peu à peu demi-transparens et flexibles. C'est en agissant de cette manière que l'on obtient la matière animale pure qui , lorsqu'elle est lavée et traitée convenablement, fournit la Gélatine. (*V.* ce mot, t. II, p. 626.)

La proportion des différens principes constitutifs des os n'est pas la même dans les os des divers animaux ; elle est variable dans le même individu pris aux diverses époques de la vie et de sa force : en général, la substance cellulaire est très abondante lorsqu'il est jeune ; elle l'est beaucoup moins lorsqu'il est d'un âge avancé. C'est en raison de ces diverses proportions que les os, d'abord comme cartilagineux , se raffermissent, deviennent fermes, solides, et plus susceptibles d'éprouver la rupture.

L'analyse des os de bœuf, faite par MM. Fourcroy et Vauquelin, a fourni les résultats suivans : 1°. tissu cellulaire, 5o ;
2°. phosphate de chaux, 37 ; 3°. carbonate de chaux, 10 ;
4°. phosphate de magnésie, 1,3 ; alumine, silice, oxides de
fer et de manganèse, des traces. Il paraît démontré que la
composition des os des animaux parvenus à l'âge adulte est
à peu de chose près la même. Outre ces principes, quelques
auteurs ont signalé dans les os d'autres substances ; ainsi Proust
signala des traces de soude (1) et de sulfate de chaux dans des
os fossiles ; Wiegleb indiqua la présence de l'ammoniaque
dans les os de veau ; Melandri, Fourcroy et Chaptal, celle de
l'oxide de cuivre dans les os fossiles colorés, *turquoises ;* Bouillon-Lagrange indiqua la présence du phosphate de fer dans ces os
ainsi colorés (2) ; M. Chevreul et Proust constatèrent la présence
du fluate de chaux dans des os fossiles ; Berzélius trouva ce sel
dans des os brûlés (3) ; le même chimiste a encore reconnu dans
des os de bœuf, de la soude et de l'hydro-chlorate de soude ;
John a signalé du sulfate de chaux dans les os du même animal. Des discussions se sont élevées sur la présence ou non du
fluate de chaux dans les os frais, sur celle du phosphate de
magnésie dans les os humains. Ces discussions pourraient bien
n'être pas des plus faciles à terminer, si la nature des alimens,
celle du sol que l'on habite a une influence sur les os. C'est ce
que prétendent quelques chimistes ; nous ne nous permettrons
pas de prononcer sur une question qui a été agitée par des
hommes du plus grand mérite, il est à remarquer que ces savans
ont obtenu de leurs analyses des résultats qui présentent des
différences qu'il n'est pas facile d'expliquer.

Les os sont employés à divers usages : brûlés, ils fournissent

---

(1) La présence de la soude a été annoncée par Richard et Jean fils.

(2) La coloration des turquoises paraîtrait être due, selon ces chimistes,
à la présence de l'oxide de cuivre. M. Bouillon-Lagrange pense que cette
coloration est due à la présence du phosphate de fer.

3) Morichini est le premier qui ait annoncé la présence du fluate de chaux
dans les os fossiles.

le phosphate de chaux duquel on extrait de l'acide phosphorique et du phosphore. Calcinés à blanc, porphyrisés et lavés, ils servent à préparer une poudre et des trochisques anti-acides. A l'état naturel lorsqu'ils sont broyés, ils donnent un engrais d'une longue durée; brûlés en vase clos, ils fournissent le noir animal, destiné à remplacer le noir d'ivoire employé pour la peinture et aussi à décolorer les sirops. Les os divisés ou privés par les acides du phosphate de chaux, et traités convenablement par l'eau, fournissent de la gélatine pour les arts, ou qui est mise en usage comme aliment. Distillés, ils fournissent : 1°. l'huile animale employée dans l'art vétérinaire; 2°. le sous-carbonate d'ammoniaque employé à la préparation de l'hydro-chlorate de la même base (le sel ammoniac). Calcinés, ils servent à la fabrication des coupelles.

(A. C.)

OS CALCINÉS, *Os brûlés en blancheur.* Ce sont les os qui, par leur exposition à l'action de l'air et de la chaleur, sont débarrassés des matières organiques. Ces os doivent être entièrement blancs. On les réduit en poudre, on les lave, on les porphyrise, ensuite on les réduit en trochisques que l'on fait sécher et que l'on conserve pour s'en servir au besoin.

(A. C.)

OS CHARBONNÉS. *V.* Charbon animal.

OSEILLE DE BUCHERON. Un des noms vulgaires de l'*Oxalis Acetosella,* plante très commune dans les bois montueux de l'Europe, et surtout en Suisse et en Souabe, où elle sert à fabriquer le sel d'oseille. *V.* Oxalate de potasse et Surelle acide.

(A. R.)

OSEILLE DES JARDINS ou GRANDE OSEILLE. *Rumex Acetosa,* L. — Rich. Bot. méd., t. I, p. 163. (Famille des Polygonées. Hexandrie Trigynie, L.) Cette plante croît naturellement dans les prés, et on la cultive dans tous les jardins pour des usages culinaires. Sa racine est vivace, rampante, et d'un rouge brun; elle donne naissance à une tige herbacée dressée, haute d'un pied et plus, glabre et cannelée longitudinalement. Les feuilles radicales sont portées sur des pétioles garnis à leur base d'expansions membraneuses ; elles sont molles, ovales, très obtuses et sagittées ; celles de la tige sont embrassantes et très aiguës. Les fleurs sont petites, verdâtres, un peu rougeâtres sur les bords, disposées en une panicule rameuse et terminale.

La racine d'oseille est inodore et d'une saveur astringente. On l'employait autrefois en décoction comme rafraîchissante. Les feuilles ont une saveur acidule assez agréable, et sont journellement en usage comme alimens. On en prépare des sucs d'herbes, ainsi que des bouillons rafraîchissans que l'on administre dans les fièvres bilieuses ou dans les inflammations légères du tube intestinal. Elles contiennent beaucoup de suroxalate de potasse ; c'était de ces feuilles et de celles de plusieurs autres espèces à feuilles aigrelettes (*Rumex scutatus, Acetosella, crispus,* etc.) qui croissent abondamment dans les champs, que l'on retirait autrefois ce sel si fréquemment employé dans les arts sous le nom de *sel d'oseille ;* mais aujourd'hui la majeure partie de celui que l'on trouve dans le commerce est extrait de l'*Oxalis acetosella,* petite plante de la famille des Oxalidées. *V.* Oxalate de potasse et Surelle acide.

Il paraîtrait, d'après plusieurs expériences du docteur Missa, que les feuilles d'oseille ont la propriété de neutraliser en quelque sorte et de faire cesser subitement les premiers accidens produits par les végétaux âcres. Cette propriété a été constatée par le docteur Missa sur lui-même, quant à l'âcreté des feuilles d'*Arum;* il faudrait l'expérimenter avec attention sur les plantes âcres appartenantes à d'autres familles, telles que les Euphorbiacées, les Apocynées, etc.

On a aussi remarqué, et M. Laugier le premier, que l'oseille employée comme aliment pourrait, dans quelques circonstances, donner lieu à l'augmentation des calculs d'oxalate de chaux dans la vessie. Ces observations ont depuis été confirmées par M. Magendie. *V.* Calculs, t. Ier, p. 520.

(A. R.)

OSMAZOME. Rouelle et Thouvenel furent les premiers qui firent mention de cette substance, à laquelle M. Thénard donna le nom d'osmazome. Elle existe dans la chair musculaire, le sérum du sang, la matière blanche du cerveau, peut-être dans toutes les sécrétions animales. M. Vauquelin l'a trouvée dans les *Agaricus campestris, Theogallus, bulbosus et muscarius;* MM. Chevallier et Lassaigne, dans le *Chenopodium vulvaria;* MM. Payen et Chevallier, dans la matière jaune du houblon; M. Morin, dans l'*Amomum zinziber,* le *Galanga,* etc., etc. On la retire ordinairement de la fibre musculaire, en agissant de la manière suivante : on divise la chair musculaire du bœuf en petits morceaux, on la met ensuite pendant deux heures avec trois fois son poids d'eau, en ayant soin de malaxer de temps en temps ; on décante l'eau de ce premier lavage, on en remet de nouvelle; on malaxe, on décante, on répète une troisième fois l'opération. On réunit les eaux de lavage, on les fait évaporer dans une capsule de porcelaine. Lorsque la chaleur est assez forte pour que l'albumine soit coagulée, on filtre de nouveau, on prend la liqueur filtrée et on la fait évaporer jusqu'en consistance sirupeuse. On traite cet extrait, qui contient l'osmazome et les sels, par de l'alcool qui dissout ce principe et laisse ces sels ; on filtre ensuite, et l'on fait évaporer à une douce chaleur pour obtenir l'osmazome presque pure.

Ce produit jouit des propriétés suivantes : il est d'une couleur jaune-brunâtre, d'une odeur et d'une saveur analogues à celles du bouillon; il est soluble dans l'alcool et dans l'eau ; sa solution aqueuse ne se réduit point en gelée ; par l'évaporation, elle laisse un extrait qui est l'osmazome. Cette solution additionnée d'infusion de noix de galles, fournit un précipité abondant; elle est aussi précipitée par le nitrate de mercure et par le nitrate et l'acétate de plomb.

Exposée à l'action de la chaleur, l'osmazome se fond, se boursoufle, se décompose en donnant des produits analogues à ceux que l'on obtient de la décomposition des matières végéto-animales, en laissant un charbon volumineux alcalin, et qui contient du sous-carbonate de soude.

L'osmazome est ordonnée par quelques praticiens, comme matière alimentaire d'une facile digestion, et propre à ranimer les forces. Cette manière de la considérer a donné lieu à la préparation de quelques médicamens nouveaux dans lesquels on la fait entrer ; elle fait partie d'un chocolat médicamenteux ; elle est quelquefois introduite dans des sirops. L'étude de ses propriétés médicales est encore à faire, et les résultats d'un travail sur ce sujet seraient d'un haut intérêt.

Des travaux faits sur ce principe par M. Collard de Martigny ont démontré à ce jeune chimiste : 1°. que la solution aqueuse d'osmazome étendue n'est pas précipitée par une petite quantité de teinture d'iode ; 2°. qu'au contraire, la solution concentrée précipite abondamment en jaune citron ; 3°. que le précipité est insoluble dans un excès d'alcool, dans l'éther, dans l'acide sulfurique étendu : qu'il se redissout au contraire rapidement par l'addition de quelques gouttes d'eau ; 4°. que l'ammoniaque en excès décolore ce précipité sans le dissoudre : il perd alors sa solubilité dans l'eau, et devient au contraire très soluble dans l'acide sulfurique concentré. ·

D'après quelques recherches encore incomplètes, M. Collard regarde l'osmazome comme formée par l'union d'une huile et d'une matière animale particulière. (A. C.)

OSMITES CAMPHORINA. Plante de la famille des Synanthérées et de la Syngénésie frustranée, L., décrite et figurée par Lamarck, Illustr., tab. 865, f. 1 ; Séba Mus., t. I, tab. 90, f. 2. Les médecins du cap de Bonne-Espérance, où cette plante croît spontanément, lui attribuent de grandes propriétés. Elle a une saveur piquante et une odeur forte, analogue au camphre. Thunberg dit qu'on l'applique en sachets sur les parties enflammées, particulièrement sur l'estomac dans les coliques. Cet auteur assure même l'avoir employée avec succès dans l'apoplexie et la paralysie ; mais nous doutons beaucoup de son efficacité en pareil cas. On en prépare une teinture qui est usitée sous le nom d'esprit de pâquerette, contre la toux et l'aphonie. Comme cette plante est assez rare, on lui substitue l'*Osmites astericoïdes*, espèce plus commune dans le pays, qui lui ressemble et par ses formes et par ses propriétés, qui, cependant, sont moins énergiques. (G...N.)

OSMIUM. Corps combustible simple, découvert en 1803 par M. Tenant, qui lui donna ce nom à cause de l'odeur piquante et particulière de son oxide. Divers chimistes se sont occupés de ce métal ; de ce nombre sont Fourcroy, MM. Vauquelin, Wollaston , Laugier , Henry. L'osmium, jusqu'à présent, n'a été trouvé que dans la mine de platine , il y est combiné avec l'irridium. Cette combinaison se présente sous la forme de petits grains très durs , brillans, cassans, d'un poids spécifique de 19,5.

Nous ne rapporterons pas ici le procédé à suivre pour obtenir ce métal, nous renverrons aux travaux publiés sur ce sujet, et surtout à ceux de MM. Fourcroy et Vauquelin. (*V.* les *Annales de Chimie,* tomes XLVIII, XLIX, L, LII, LXI, LXXIX et LXXXIX.) Les propriétés de ce métal ne sont pas bien connues, par la raison que l'on n'est point parvenu, jusqu'à présent, à le fondre, et qu'il n'a été obtenu qu'en poudre ou en petites masses très friables. On ne sait s'il est ductile ou cassant, quel est son poids spécifique, sa dureté. Les auteurs lui donnent une couleur grise qui varie d'intensité et un brillant métallique. Chauffé à l'air, il s'oxide, s'évapore en répandant l'odeur piquante qui lui est particulière , et que Fourcroy et M. Vauquelin ont comparée à celle du chlore. Les acides n'ont pas d'action sur ce métal ; la potasse, à l'aide de la chaleur , le convertit en une dissolution de couleur jaune. Ce métal et son oxide ne sont pas employés ; il est probable que l'on aurait de plus grands détails sur l'osmium, s'il était plus abondamment répandu dans la nature. (A. C.)

OSMONDE ROYALE. *Osmunda regalis ,* L. — Rich. Bot. méd. , t. I, p. 42. — Lamarck, Illustr., tab. 865, f. 2. Vulgairement *Fougère royale* et *Fougère fleurie.* C'est une des plus belles fougères qui croissent dans nos climats. Elle se plaît dans les lieux marécageux et ombragés ; on la trouve en touffes serrées, dans les bois de Montmorency et d'autres localités des environs de Paris. Sa racine ou souche souterraine est rampante, composée de fibres allongées, d'un brun foncé. Ses frondes sont grandes, hautes d'environ 1 mètre, bipinnées, à folioles glabres, ovales, obtuses, comme tronquées à leur base, marquées sur leur face inférieure de nervures très apparentes. Les organes de la fructification forment une grappe rameuse et terminale à l'extrémité de la fronde. On employait autrefois les racines d'osmonde royale contre les maladies scrofuleuses. Elles avaient entièrement perdu leur réputation médicale, lorsque M. le docteur Aubert de Genève a essayé de la réhabiliter en publiant, dans le Journal général de Médecine, pour 1813, plusieurs observations de guérison d'affection rachitique par l'usage de l'extrait d'osmonde royale, à la dose de 3 à 4 gros par jour.   (A. R.)

OSTÉOCOLLE. Le nom d'ostéocolle a été donné à la variété de chaux carbonatée connue sous le nom de *chaux carbonatée, concrétionnée, incrustante,* Haüy. Ce sel en solution dans les eaux, se dépose sur les corps étrangers plongés dans les eaux dites *pétrifiantes* (exemple, la belle fontaine de Saint-Allyre, à Clermont en Auvergne). Le nom d'ostéocolle a été donné à ces incrustations à cause de la propriété gratuite qu'on leur a attribuée, lorsqu'elles étaient prises à l'intérieur, de favoriser la formation du cal dans les fractures. Ce produit est maintenant inusité.   (A. C.)

OSTREA EDULIS. *V.* Huitre.

OURS. *Ursus Arctos,* L. Mammifère de la famille des Carnivores et de la tribu des Plantigrades, habitant les hautes montagnes de l'Europe, particulièrement les Alpes, les Pyrénées, les montagnes de la Norwége, de la Pologne, de la Hongrie, de la Thrace, etc. Chacun a pu observer cet animal, sinon en liberté, du moins enchaîné et promené de ville en ville comme un objet de curiosité. En conséquence, nous ne dirons rien, ni de ses formes épaisses, ni de sa **force** prodigieuse, ni de ses allures bizarres, ni de ses habitudes qui indiquent un instinct fort développé et au-dessus de celui des autres brutes. Nous ferons seulement remarquer que, malgré la supériorité de sa force, il n'attaque les autres animaux que lorsqu'il est pressé par la faim, parce que l'organisation de son tube digestif le rend plutôt frugivore ou omnivore que carnivore. On peut le nourrir exclusivement de pain, de fruits et de racines ; il aime beaucoup le miel, les fruits acides, tels que les baies d'épine-vinette, et les fourmis, probablement à cause de leur acide. L'ours provoqué ou pressé par la faim devient un animal fort dangereux ; il cherche à étouffer son ennemi entre ses bras, et le déchire avec ses griffes, mais dans le combat il se sert peu de ses dents. Il est naturellement triste et sauvage, et mène une vie solitaire dans les lieux les plus retirés des chaînes de montagnes, où il se fait une hutte de branchages garnie intérieurement de mousse, dans le cas où il ne trouve point de caverne naturelle. Pendant les hivers rigoureux, il tombe dans un sommeil léthargique ; quand l'hiver est doux, il ne dort pas dans sa retraite, mais la quantité de graisse qu'il a accumulée pendant la belle saison lui rend l'abstinence possible et même nécessaire. C'est cette graisse que l'on employait beaucoup autrefois en Pharmacie, comme nervale et fortifiante. Elle est un peu jaunâtre, d'une consistance demi-fluide, et d'une odeur faible particulière. Les médecins ont, depuis long-temps, abandonné l'usage de cette graisse, parce que, d'un côté, il n'y a rien de moins positif que ses propriétés, et de l'autre, qu'elle est presque toujours falsifiée avec d'autres graisses qu'il est impossible de distinguer. La peau de l'ours fournit une excellente fourrure, et sa chair est très bonne à manger. (G...N.)

OURSINE D'AFRIQUE. *Arctopus echinatus*, L. — Lamck., Illustr., tab. 855. (Famille des Ombellifères. Pentandric Digynie, L.) Cette plante, dont les formes sont très singulières, et qu'il serait très difficile d'ailleurs de faire connaître ici par une description, croît dans les localités sablonneuses et les plaines de l'Afrique australe, surtout aux environs du cap de Bonne-Espérance. Thunberg (*Voyage*, vol. I, p. 163) dit qu'elle est imprégnée d'une résine blanche, et qu'elle est usitée en décoction comme dépurative dans les maladies syphilitiques. (G...N.)

OUTREMER, *Lazulite*, *Lapis lazuli*, *Pierre d'azur.* Le lazulite est une pierre recherchée par sa belle couleur bleu d'azur ; elle se convertit en un émail gris ou blanc par l'action de la chaleur à l'aide du chalumeau ; elle est décolorée par les acides puissans, et forme avec eux une gelée épaisse due à de la silice. Soumise à l'analyse, elle a donné à MM. Clément et Desormes les résultats suivans : sur 100 parties, 1°. silice, 34 ; 2°. alumine, 33 ; 3°. soufre, 3 ; 4°. soude, 22. D'autres analyses ont donné des résultats différens ; ainsi l'on a dit que la soude était remplacée par la potasse. M. Vauquelin croit que cette pierre contient de l'oxide de fer.

M. Tassaert a obtenu, dans un four à soude, une matière bleue pareille à l'outremer. Ce produit, examiné par M. Vauquelin, lui a donné des résultats analogues à ceux qu'il avait obtenus de l'outremer. Il était composé d'alumine, de silice, de soude, de sulfate de chaux, d'oxide de fer et de soufre. Le lazulite de M. Tassaert offre les mêmes phénomènes que le naturel ; sa couleur est détruite par les acides forts, elle n'éprouve aucune altération par la solution de potasse bouillante, etc.

Le lieu où se trouve le lazulite n'est pas bien connu ; on croit qu'il appartient à des terrains anciens, en se basant sur les substances qui l'accompagnent. Les plus beaux échantillons viennent de la Chine, de la grande Bucharie, de la Perse. On en extrait le *bleu d'outremer,* en agissant de la manière suivante : on fait rougir le lazulite ; lorsqu'il est rouge, on le jette dans l'eau pour le fendiller et le rendre moins dur ; on le pulvérise, on le mêle exactement avec un mastic formé de résine, de cire et d'huile de lin cuite ; on met la pâte qui résulte de ce mélange dans un linge, on le pétrit dans l'eau chaude à plusieurs reprises ; la première eau est ordinairement sale, on la jette, la deuxième donne un bleu de première qualité, la troisième donne un bleu moins précieux, la quatrième en donne encore un moins coloré, enfin, on continue jusqu'à ce que l'on n'obtienne plus de coloration. Les dernières parties que l'on obtient sont très pâles, on leur donne le nom de *cendres d'outremer.* Le prix élevé de l'outremer a donné lieu à des recherches sur les moyens à employer pour obtenir ce produit de toutes pièces. Un prix a même été proposé par la Société d'Encouragement. Ces essais paraissent devoir fournir de bons résultats ; déjà M. Gay-Lussac a annoncé à l'Académie royale des Sciences, dans sa séance du 21 janvier, que M. Guimet était parvenu à faire de l'outremer de toutes pièces d'après les données fournies par l'analyse de MM. Clément et Desormes : l'outremer de M. Guimet est même plus riche en couleur et plus éclatant que ne l'est le produit naturel. L'auteur de cette découverte a déjà livré au commerce du *bleu d'outremer factice* à 25 francs l'once , le naturel valant 55 fr. (A. C.)

OXACIDES. *V.* ACIDES.

OXALATES. On a donné ce nom aux sels qui résultent de l'union de l'acide oxalique avec les bases salifiables. Ces sels sont décomposables, comme les sels végétaux, par l'action du feu ; mais comme l'acide oxalique contient beaucoup d'oxigène, il n'y a presque jamais de charbon mis à nu : de sorte qu'on obtient du sous-carbonate , si l'oxalate appartient à la seconde section, et du métal ou de l'oxide, s'il appartient aux autres. Les oxalates solubles mêlés à l'eau de chaux ou aux solutions des sels de chaux , donnent lieu à un précipité blanc nacré insoluble dans l'eau , soluble dans l'acide nitrique. Ce précipité calciné laisse pour résidu du carbonate ou de l'oxide de calcium, suivant que le degré de chaleur qu'on lui fait subir est plus ou moins élevé, plus ou moins long-temps continué. Les oxalates qui se rencontrent dans la nature sont au nombre de quatre : celui de chaux , celui de potasse avec excès d'acide, et ceux de soude et de fer.

L'acide oxalique se combine avec les bases salifiables en quatre proportions, de sorte qu'il en résulte des sous-oxalates, des oxalates neutres , des oxalates acidules , et des oxalates acides. La quantité de base étant la même, les quantités d'acide sont entre elles comme les nombres 1 , 2 , 4 et 8. Il en résulte que les oxalates neutres contiennent deux fois autant d'acide que les sous-oxalates , la moitié moins que les oxalates acidules , et le quart seulement de la quantité d'acide contenu dans les oxalates acides (Wollaston). Par cette raison, on a donné le nom de *bi-oxalates* aux sels acidules, et celui de *quadroxalates* aux oxalates acides. Ces quatre espèces de sels existent, mais ils n'ont point pour base le même oxide. On en rencontre le plus souvent deux. Le protoxide de potassium en forme trois. Les oxalates sont peu usités ; celui d'ammoniaque est employé comme réactif ; l'oxalate acidule de potasse, auquel on donne le nom vulgaire de sel d'oseille, est employé pour enlever les taches d'encre, pour aviver la couleur du carthame. Nous ne nous occuperons que de ces sels qui peuvent avoir quelque utilité.   ·   (A. C.)

OXALATE D'AMMONIAQUE. Résultat de la combinaison de l'acide oxalique avec l'ammoniaque, dans les proportions de 1oo d'acide et de 47,679 de base. Il se prépare de la manière suivante : on sature une solution d'acide oxalique pur par de l'ammoniaque liquide pure ou par du sous-carbonate d'ammoniaque ; on fait chauffer pendant quelques instans, on filtre, on fait ensuite évaporer jusqu'à ce que l'on aperçoive des cristaux ; ensuite on laisse refroidir. Lorsque la cristallisation est opérée, on lave le sel obtenu avec un peu d'eau distillée ; on met à égoutter, on le fait dessécher sur du papier, on le conserve dans des flacons fermés.

Si, lors de la préparation de ce sel, on avait employé de l'a—cide ou de l'alcali qui ne fût pas entièrement pur et privé de substances étrangères, pour obtenir l'oxalate blanc, on le fait passer, lorsqu'il est liquide, sur du charbon animal lavé, on filtre et l'on fait évaporer. Le plus souvent, on n'a besoin de pratiquer cette opération qu'une seule fois, quelquefois on la répète de nouveau ; il vaut mieux cependant employer l'a—cide et l'alcali purs.

L'oxalate d'ammoniaque cristallise en prismes tétraèdres terminés par des sommets dièdres. Souvent les arètes latérales du prisme sont tronquées de manière à le rendre hexaèdre ou octaèdre ; sa saveur est amère, désagréable, ayant quelque analogie avec celle de l'hydro-chlorate d'ammoniaque. A la température de 16° centigrades, 1oo parties d'eau dissolvent

4,5 de ce sel. Il est soluble dans l'alcool. Exposé à l'air, ses cristaux ne s'altèrent pas. Soumis à l'action de la chaleur, il se fond, perd de l'eau, se décompose en partie en fournissant du sous-carbonate d'ammoniaque et un peu d'huile ; une partie de l'oxalate d'ammoniaque non décomposé se sublime et se dépose sur les parois du vase distillatoire. Traité par les acides sulfurique et hydro-chlorique, il passe à l'état d'oxalate acidule.

L'oxalate d'ammoniaque est employé comme réactif pour reconnaître la présence de la chaux, avec laquelle il forme un sel insoluble dans l'eau, l'oxalate de chaux. (*V*. le *Traité des Réactifs*, 3ᵉ édition.) Il y a aussi un *bi-oxalate* ou *oxalate acidule* d'ammoniaque qui s'obtient en combinant l'ammoniaque à deux fois autant d'acide qu'il en est nécessaire pour la saturation de la base ; ce sel est moins soluble que le précédent. (A. C.)

OXALATE DE POTASSE. Ce sel comprend trois espèces : l'*oxalate neutre*, le *bi-oxalate* et le *quadroxalate*.

L'*oxalate neutre* s'obtient en neutralisant l'acide oxalique ou un oxalate plus acide par la potasse. Il est très soluble dans l'eau, cristallisant très difficilement ; soumis à l'action de la chaleur, il se décompose en donnant des produits analogues à ceux qui résultent de la décomposition des matières végétales, en laissant pour résidu du sous-carbonate de potasse. Les acides hydro-chlorique, nitrique ou sulfurique, etc., mis en contact avec lui, lui enlèvent une certaine quantité de base, et le font passer à l'état de quadroxalate. Si l'opération se fait avec une liqueur assez concentrée, le nouvel oxalate se précipite sous forme de petits cristaux.

Le *bi-oxalate*, oxalate acidule de potasse, sel d'oseille, existe tout formé dans plusieurs plantes, et particulièrement dans l'*Oxalis acetosella* (l'oseille sauvage), dans les feuilles des diverses rhubarbes, dans le *Rumex acetosa*. Il est connu dans le commerce sous le nom de *sel d'oseille* ; il est vendu en Angleterre sous le nom de *sel de citron*. Divers chimistes se sont occupés du bi-oxalate de potasse. Duclos en fait mention dans les Mémoires de l'Académie française ; Margraff reconnut le premier et prouva qu'il contenait de la potasse ; Scheèle ensuite reconnut que l'acide qui le formait était l'acide oxalique ; Winzel, Wiegleb, Wollaston, le soumirent aussi à diverses expériences.

Ce sel nous vient encore en partie de l'étranger, et on l'extrait, en Suisse et en Allemagne, de l'*Oxalis* et du *Rumex*. Voici le procédé : on pile ces plantes ; on fait macérer les plantes pilées pendant quelques jours ; on exprime le suc, on porte le marc à la presse. Lorsque les eaux qui le tiennent en solution sont réunies, on les met en contact avec de l'argile, et l'on agite par intervalle, continuant cette opération pendant deux jours. Au bout de ce laps de temps, on décante le liquide clair, et l'on fait évaporer dans une chaudière ; quand l'évaporation est convenablement opérée, la cristallisation se fait par refroidissement. On recueille les cristaux qui sont colorés, on les dissout dans l'eau ; on fait cristalliser de nouveau. 500 grammes (1 livre) de plante fournissent 4 grammes (1 gros) de sel. Ce sel est fabriqué par un grand nombre de personnes qui en fabriquent une livre et plus ; il est ensuite réuni pour être vendu en masse.

Le sel d'oseille peut se préparer de toute pièce, et en 1827, à l'exposition, MM. Cartier et Grieux, et la compagnie Ador et Bonnaire, avaient exposé de ce sel ainsi préparé, destiné à être livré au commerce. Ces échantillons très beaux étaient sans doute préparés d'après le procédé publié par Scheèle (*Crell's Annals*, t. I, p. 107), et qui consiste à verser peu à peu de la potasse dans une solution aqueuse saturée d'acide oxalique : aussitôt que cette addition d'alcali se trouve être en quantité convenable, le sel cristallise ; on doit avoir soin de ne pas excéder de beaucoup la quantité d'alcali nécessaire ; sans cela il n'y aurait pas de cristallisation.

Ce sel est en parallélépipèdes opaques. Sa saveur est acide, piquante, un peu amère ; il est soluble dans environ dix fois son poids d'eau bouillante ; il est beaucoup moins soluble dans l'eau froide ; il ne s'altère pas par son exposition au contact de l'air ; exposé à l'action de la chaleur, il se décompose et fournit du sous-carbonate de potasse pour résidu. Selon Wollaston, cet oxalate contient le double de la proportion d'acide existante dans l'oxalate de potasse.

Le quadroxalate de potasse n'est pas employé ; il s'obtient en combinant la potasse avec deux fois autant d'acide que le bi-oxalate. On l'obtient aussi en faisant réagir les acides nitrique et hydro-chlorique sur le bi-oxalate de potasse. Ces acides enlèvent à ce sel une partie de sa base. (Wollaston.)

Le bi-oxalate de potasse, le sel d'oseille, est employé pour préparer des limonades, des pastilles rafraîchissantes. On s'en sert dans les arts pour enlever les taches d'encre ou de rouille. Selon quelques auteurs, il agit mieux lorsqu'on met le sel dans une cuillère d'étain, et lorsqu'on s'aide de la chaleur (1). Il est aussi employé pour aviver la couleur du carthame, et pour extraire l'acide oxalique. Il peut, au besoin, servir de réactif pour faire reconnaître la présence de la chaux.

Les proportions des oxalates de potasse ont été déterminées de la manière suivante :

Oxalate neutre.		Bi-oxalate.		Quadroxalate.	
1 atome acide..	4,5	2 atomes acide..	9	4 atomes acide..	18
1 atome potasse.	6	1 atome potasse.	6	1 atome potasse.	6
1 atome eau....	1,125	2 atomes eau...	2,250	7 atomes eau...	7,875
	11,625		17,25		31,875

Thomson dit avoir obtenu un autre oxalate contenant 8 atomes d'acide oxalique, 1 atome de potasse et 6 atomes d'eau.   (A. C.)

OXALATE DE POTASSE ET DE PROTOXIDE D'ANTIMOINE. Ce sel a été découvert par M. Lassaigne, professeur à l'École vétérinaire d'Alfort, qui l'obtint en traitant par l'eau parties égales de verre d'antimoine porphyrisé et de quadroxalate de potasse, faisant bouillir pendant plusieurs heures,

----

(1) L'acide oxalique agit mieux que le sel d'oseille ; il est donc préférable pour cet emploi.

filtrant, faisant rapprocher les liqueurs pour obtenir des cristaux; purifiant ensuite le sel par des cristallisations successives.

Ce sel pur est en aiguilles blanches qui, en se réunissant,
présentent une surface étoilée ; il est plus soluble à chaud qu'à
froid ; sa solubilité dans l'eau froide est plus grande que
celle de l'émétique. En effet, l'expérience a démontré que
100 parties d'eau à 9° dissolvent 10,51 de ce sel, tandis que la
même quantité d'eau à 15° n'en dissout que 7,1 d'émétique.
Ce sel est toujours acide ; privé de l'eau interposée entre ses
cristaux, il retient encore 20,19 d'eau pour 100. Des expériences physiologiques faites sur des chiens, ont fait reconnaître à M. Lassaigne que ce sel jouissait de la propriété
émétique, mais que cette propriété était plus faible que dans
le tartre stibié; ce chimiste a aussi reconnu que cet oxalate
était vénéneux pour ces animaux, mais à de plus hautes doses.
L'auteur se propose de faire de nouvelles expériences. (*Journ.
de Chim méd.*, t. III, p. 278.)   (A. C.)

OXALATE DE SOUDE. On connaît deux oxalates, l'oxalate
neutre et le bi-oxalate, mais ces sels ne sont pas employés ; il
en est de même d'un grand nombre d'autres.   (A. C.)

OXALIDÉES et OXALIS ACETOSELLA. Les botanistes
modernes ont érigé en une petite famille distincte des Géraniacées, le genre *Oxalis* qui avait été placé à la suite de celles-
ci par M. De Jussieu. Les Oxalidées se distinguent essentiellement des Géraniacées par leur fruit capsulaire à cinq valves et
contenant plusieurs graines enveloppées d'un arille et pourvues
d'un embryon placé au centre d'un endosperme charnu. Parmi
les nombreuses espèces d'*Oxalis*, il en est une, indigène des
contrées montueuses de l'Europe, qui offre beaucoup d'intérêt,
en ce qu'elle sert à préparer le sel d'oseille. *V*. Oxalate de potasse et Surelle acide.   (A. R.)

OXALIQUE. *V*. Acide oxalique.

OXI-CHLORURES. Ce nom a été donné par M. Gay-Lussac
aux combinaisons qui résultent de la combinaison du chlore
avec les oxides.   (A. C.)

OXICRAT. On a donné ce nom à l'eau acidulée avec le vinaigre. La quantité de vinaigre à ajouter à l'eau doit être en quantité convenable pour que ce mélange soit d'une acidité agréable. Cette boisson est rafraîchissante et antiseptique ; elle devient astringente lorsque l'on y ajoute une plus grande quantité de vinaigre. L'oxicrat était donné comme boisson habituelle, à la plus grande partie des blessés russes restés en France et traités dans les hôpitaux de Paris.

(A. C.)

OXIDATION. Elle s'opère lorsqu'un corps combustible placé dans des circonstances convenables s'unit à l'oxigène et donne naissance à une nouvelle combinaison, un oxide.

(A. C.)

OXIDES. On a donné ce nom à des corps qui résultent de l'union de l'oxigène avec les corps combustibles ; ces combinés ne rougissent pas le papier de tournesol et n'ont aucune saveur acide. L'oxigène, en s'unissant en diverses proportions avec le même corps combustible, donne naissance à plusieurs oxides. On indique ces divers degrés d'oxidation par les épithètes de proto, de deuto et de trito qui, jointes au mot oxide, servent à remplacer les mots d'oxide au *minimum*, au *medium*, au *maximum*, employés anciennement. Les oxides peuvent être divisés en deux grandes sections, la première renfermant les oxides résultans de la combinaison de l'oxigène avec les métaux, la deuxième comprenant les oxides non métalliques, ceux qui proviennent de la combinaison de l'oxigène avec les corps combustibles simples non métalliques.

Les oxides métalliques ont été connus avant les métaux, et les anciens leur avaient donné le nom de chaux ou de terres métalliques. Ceux qui suivaient la méthode de Staalh les regardaient comme des métaux dépouillés d'une substance imaginaire, le phlogistique. Presque tous les chimistes des diverses époques se sont occupés de ces corps, et les travaux qui ont été publiés sur eux sont très nombreux. Parmi ces travaux, on distingue ceux de Lavoisier, de Davy et de Berzelius. M. Davy a démontré, par un grand nombre d'expériences, que les *terres et les alcalis* étaient des oxides métalliques, et cette opinion est généralement adoptée. Berzelius, à une époque plus récente, compléta l'histoire des oxides, en démontrant d'une manière positive que les proportions diverses d'oxigène constituant les oxides étaient soumises à des lois invariables. Les oxides métalliques sont tous solides, cassans ; réduits en poudre, ils ont un aspect terne ; ils sont presque tous inodores, presque tous insipides ; le plus grand nombre est coloré, d'un poids spécifique plus grand que celui de l'eau. Ils n'exercent aucune action sur la couleur bleue du tournesol, quelques-uns colorent en vert la teinture de mauve, font passer au rouge la couleur jaune du curcuma, bleuissent la teinture de tournesol rougie par les acides. Soumis à l'action du calorique, les oxides se conduisent de diverses manières. Ceux de la première section ne changent pas de nature ; d'autres, qui font partie de la cinquième et de la sixième, se réduisent facilement ; ceux de la deuxième, troisième et quatrième ne sont point désoxidés ; quelques-uns, par cette opération, absorbent de nouveau de l'oxigène et passent à l'état d'oxides plus oxigénés ; d'autres, au contraire, perdent une portion d'oxigène et passent à l'état d'oxides moins oxigénés. Il y a des oxides volatils, l'oxide d'arsenic, celui d'osmium ; d'autres sont infusibles à toutes les températures. En traitant des oxides qui, à cause de leur emploi, doivent faire partie de cet ouvrage, nous donnerons des détails sur les propriétés de ces corps, sur leur préparation et sur leur composition. Nous n'avons pas pu nous étendre davantage sur ces corps, nous renvoyons aux articles spéciaux qui en traitent.

(A. C.)

OXIDE D'ALUMINIUM. *V.* ALUMINE, t. Ier, p. 274.

OXIDES D'ANTIMOINE. Les chimistes ne sont pas d'accord sur le nombre d'oxides que l'on peut obtenir par l'union de l'oxigène avec l'antimoine : quelques-uns d'entre eux, ainsi que Proust, en ont admis deux ; M. Berzelius en a signalé quatre ; M. Thénard, qui pense que cette différence d'opinion tient à la difficulté d'obtenir ces oxides purs, n'en compte que trois, le *protoxide*, le *deutoxide* et le *tritoxide*.   (A. C.)

PROTOXIDE D'ANTIMOINE. Ce produit s'obtient : 1°. en exposant l'antimoine métallique à l'action de la chaleur; 2°. en se servant de l'acide hydro-chlorique et du sous-carbonate de potasse. Dans le premier cas, on met du métal dans un creuset de terre, on place le creuset dans un fourneau à réverbère ; on le fait joindre par les bords avec un second creuset renversé, qui lui-même entre à frottement par son fond dans un troisième ; on établit un courant d'air en ménageant un jour entre les deux creusets et en pratiquant un trou dans le fond des deux derniers. L'appareil étant disposé, on allume du feu dans le fourneau, et l'on porte l'antimoine au rouge : le métal se volatilise, s'oxide, l'oxide va se condenser dans les creusets supérieurs, où il se dépose en poudre et en petits cristaux. L'oxide ainsi obtenu est connu sous le nom de *fleurs argentines antimoniales, fleurs d'antimoine;* il est blanc. Pour obtenir l'oxide d'antimoine par l'acide, on fait dissoudre le métal dans l'acide hydro-chlorique, on étend d'eau la solution ; il se forme un précipité blanc qui est du sous-hydro-chlorate, ou du protoxide retenant de l'acide hydro-chlorique; une partie de l'oxide reste en dissolution dans l'acide ; on recueille le précipité sur un filtre, on l'enlève du filtre, on le fait chauffer avec du sous-carbonate de potasse qui s'empare de l'acide et qui met l'oxide à nu ; on jette celui-ci sur un filtre, on le lave et on le fait sécher, on le réduit en poudre et on le conserve. Il est blanc, tirant quelquefois sur le gris ; chauffé au rouge-brun, il entre en fusion; il donne lieu à un liquide qui, à cette température, répand des fumées épaisses, et qui, à une température plus basse, se prend en une masse cristalline blanche qui a une analogie de forme avec l'asbeste.

L'oxide obtenu par ces deux procédés est le même. M. Thénard a reconnu qu'ils étaient formés d'antimoine, 100, et d'oxigène, 18,5 (M. Berzelius porte la quantité d'oxigène à 18,6). Cet oxide était anciennement employé comme sudorifique. On le donne encore à l'état pulvérulent et mêlé à du sucre ou à des poudres inertes ; la dose ordinaire est de 6 à 12 décigrammes (12 à 24 grains).

LE DEUTOXIDE n'est pas employé ; il s'obtient en traitant de l'antimoine métallique réduit en poudre par de l'acide nitrique affaibli, chauffant, décantant la liqueur acide, et la remplaçant par de l'acide nitrique pur et concentré, faisant évaporer à siccité, et chauffant le résidu jusqu'au rouge. Cet oxide est blanc ; il est indécomposable à une haute température, insoluble dans l'eau, réductible par la pile ; il est formé de 26,07 d'oxigène et de 100 de métal (Thénard), ou de 24,8, selon Berzélius.

LE TRITOXIDE s'obtient en mêlant le métal avec un excès d'oxide rouge de mercure, chauffant le mélange dans un creuset, l'exposant ensuite à une chaleur rouge. On le prépare aussi en projetant dans un creuset de l'antimoine, 1 partie, et du nitre, 6 parties. *V.* ACIDE ANTIMONIQUE, t. Ier, p. 43. Suivant M. Berzelius, l'oxide d'antimoine préparé par ce dernier moyen est hydraté ; soumis à l'action de la chaleur, on ne peut le dessécher sans lui faire perdre une portion de son oxigène.

Cet oxide est administré comme diaphorétique à la dose de 5 à 20 décigrammes (10 à 40 grains).   (A. C.)

OXIDE D'ANTIMOINE, *Matière-perlée de Kerkringius.* On obtient cet oxide en précipitant par l'acide acétique l'oxide d'antimoine tenu en solution dans des liqueurs d'où l'on a séparé l'antimoine diaphorétique provenant de la déflagration du métal à l'aide du nitre. Ce précipité est très blanc ; on le recueille sur un filtre, on le lave à plusieurs reprises, on le fait sécher, et on l'enferme convenablement.   (A. C.)

OXIDE D'ANTIMOINE OBTENU DU DEUTO-CHLORURE PAR L'EAU, *Poudre d'Algaroth.* Ce produit, regardé comme un sous-hydro-chlorate d'antimoine, s'obtient en précipitant du beurre d'antimoine liquide par l'eau bouillante, recueillant le précipité, le lavant à grande eau, le faisant sécher et le conservant dans un vase de verre. Ce produit est considéré comme étant émétique ; on le donne à la dose de 5 centigram. à 2 décigram. et demi (1 à 5 grains) ; à de plus hautes doses, il est vénéneux.   (A. C.)

OXIDE D'ANTIMOINE SULFURÉ, *Oxide vitreux conte-*

nant du sulfure d'antimoine , Verre d'antimoine. On obtient
ce produit employé à la préparation de l'émétique, en calcinant dans un creuset de terre l'oxide qui provient de la calcination du sulfure d'antimoine. Cet oxide s'obtient directement
de la manière suivante : on fait chauffer, dans un vase à large
surface et avec le contact de l'air, du sulfure d'antimoine, en
ayant soin de renouveler les surfaces de temps en temps; la plus
grande partie du soufre contenu dans le sulfure brûle en donnant lieu à de l'acide sulfureux qui se dégage, et à de l'oxide gris
d'antimoine retenant encore du sulfure. On recueille cet oxide,
on le met dans un creuset de Hesse, et l'on pousse fortement
le feu : l'oxide d'antimoine se fond ; il réagit sur une partie de
la silice du creuset, en dissout une portion, et se convertit
en une matière vitreuse de couleur hyacinthe. On peut activer
la réduction en matière vitreuse, en ajoutant une petite quantité de silice porphyrisée; quand l'oxide est bien fondu et bien
vitreux, on le coule sur une table de marbre, on le divise en
morceaux que l'on enferme dans une boîte. M. Vauquelin est
le premier qui ait reconnu que l'apparence vitreuse du sulfure
d'antimoine était due à de la silice. Selon ce savant, ce produit
contient depuis 8 jusqu'à 12 pour 100 de cet oxide. Des essais
analytiques faits depuis sur 1000 parties de verre d'antimoine
ont donné pour résultats : 1°. silice, 0,45 ; 2°. peroxide de
fer, 0,32 ; 3°. sulfure d'antimoine, 0,19 ; 4°. peroxide d'antimoine, 9,14. Cet oxide se trouve en grande quantité dans le
commerce et à bas prix, cependant il est utile que le pharmacien puisse le préparer au besoin.   (A. C.)

OXIDE D'ARSENIC. *V.* Acide arsénieux.

OXIDE DE BARIUM. *V.* Baryte.

OXIDE DE BISMUTH. S'obtient comme l'oxide d'antimoine, en précipitant la solution nitrique acide de bismuth
par l'eau, recueillant le précipité sur un filtre, le traitant par
le sous-carbonate de potasse pour en séparer de l'acide qu'il
retient, jetant sur un filtre, lavant à grande eau, faisant ensuite sécher. Si, au lieu de traiter le précipité par le sous-carbonate de potasse, on lave seulement le précipité, et qu'on

le fasse sécher, on a le produit connu **sous** les divers noms d'*oxide de bismuth obtenu par la précipitation du nitrate acide*, d'*oxide de bismuth retenant de l'acide nitrique*, *de magistère de bismuth, de blanc de fard, de blanc de perles*. Cadet de Gassicourt a fait la remarque que l'on obtenait le magistère de bismuth supérieur en beauté, lorsque l'on versait la solution nitrique dans l'eau, au lieu de verser l'eau dans la dissolution acide. On prépare le blanc de fard en faisant dissoudre le bismuth dans l'acide nitrique à 32, en laissant reposer la solution, la tirant à clair, la versant dans une terrine d'eau contenant 25 fois autant d'eau qu'il y a de dissolution, laissant reposer le précipité, décantant la liqueur surnageante, ajoutant de l'eau, répétant le lavage par décantation, puis jetant sur un filtre, terminant ensuite l'épuisement à l'aide de l'eau à 100°, faisant sécher, et le conservant, après l'avoir porphyrisé, dans des vases de verre bien fermés.

Cette préparation, que Bucholz a reconnue pour un composé d'oxide de bismuth contenant de l'acide nitrique, est d'un beau blanc; on l'employait comme *cosmétique*. (*V.* ce mot.) En Thérapeutique, il est employé comme antispasmodique, sédatif; on le donne mêlé à du sucre ou suspendu dans un véhicule: la dose est de 1 à 6 décigrammes et plus (2 à 12 grains), répétant deux ou trois fois par jour.   (A. C.)

OXIDE DE CALCIUM. *V.* Chaux, t. II, p. 42.

OXIDE CASÉEUX. Ce produit existe dans les vieux fromages; il se forme par la décomposition spontanée du gluten et de la matière caséeuse. On obtient l'oxide caséeux en traitant la matière qui résulte de la fermentation du lait caillé par l'eau chaude, faisant évaporer la solution aqueuse jusqu'en consistance de sirop, traitant par l'alcool pour enlever les sels ammoniacaux, lavant le résidu à l'eau froide pour le dépouiller de la gomme, et séparant le résidu insoluble qui est l'oxide caséeux. Il est blanc, spongieux, tendre, insipide, onctueux au toucher, et surnageant l'eau. Lorsque l'on chauffe lentement l'oxide caséeux, il se divise en deux parties, l'une qui se sublime en grande partie sans se décomposer; l'autre se décompose, fournit un peu d'eau, de l'ammoniaque, de l'huile jaune ayant une odeur alliacée, laissant pour résidu un charbon très léger. Ce produit brûle facilement avec flamme; il est peu soluble dans l'eau à 60°, soluble dans la potasse sans se saponifier, très peu soluble dans l'alcool bouillant. (*V.* le travail de Proust consigné dans le t. X des *Ann. de Chimie et de Phys.*, p. 40.)   (A. C.)

OXIDE DE CHROME, *Protoxide.* Il y a deux oxides de chrôme; mais nous ne parlerons que du protoxide, qui n'est pas employé en Médecine, mais dans les arts pour colorer en vert les fonds sur porcelaine, pour préparer des cristaux dont la couleur imite celle de l'émeraude. Ces verres sont destinés pour la bijouterie, etc.

On obtient cet oxide par plusieurs procédés; deux sont particulièrement suivis. Le premier de ces procédés consiste à introduire le chrômate de mercure dans une cornue de grès, à adapter à son col un nouet de linge qui doit plonger dans l'eau, à placer la cornue dans un fourneau, et à porter la chaleur au rouge. Par cette opération, le chrômate de mercure est décomposé; il résulte de cette décomposition, 1°. de l'oxide de chrôme fixe qui reste dans la panse de la cornue; 2°. du mercure métallique qui se volatilise et vient se condenser dans l'eau; 3°. de l'oxigène qui se dégage. Le second procédé, dû à M. Lassaigne, consiste à chauffer jusqu'au rouge dans un creuset de terre fermé un mélange de chrômate de potasse et de soufre fait à portions égales. Il y a production de sulfate et de sulfure de potasse. On lave à l'eau bouillante, et l'on obtient pour résidu de l'oxide de chrôme que l'on recueille sur un filtre et qu'on lave à l'eau bouillante; après plusieurs lavages, l'oxide peut être considéré comme pur. L'oxide vert de chrôme est formé de 100 de métal et de 42,633 d'oxigène (Berzelius). Il y a aussi un deutoxide de chrôme, mais il n'est pas employé.

(A. C.)

OXIDE DE COBALT. Les oxides de cobalt sont employés dans les arts pour colorer en bleu le verre et les émaux. L'oxide pur s'obtient en calcinant l'oxalate pur de cobalt obtenu par le procédé de M. Laugier ; que nous avons décrit à l'article Cobalt, t. II, p. 159. (A. C.)

OXIDES DE CUIVRE. On connaît plusieurs oxides de cuivre: le deutoxide étant employé dans l'analyse des matières végétales, nous avons cru devoir indiquer son mode de préparation. On fait une solution de deuto-sulfate de cuivre, on la filtre ; lorsqu'elle est filtrée, on y ajoute une solution de potasse ou de soude ; le sulfate de cuivre est décomposé, son acide s'unit à la potasse et à la soude, forme un sulfate soluble ; l'oxide se précipite, on le recueille sur un filtre, on le lave à grande eau, on le fait sécher ; lorsqu'il est sec, on le détache du filtre et on le fait chauffer dans un creuset. Cet oxide, qui contient 25 d'oxigène sur 100 de métal (Proust), est d'un noir brunâtre ; il est sans action sur l'air et sur le gaz oxigène. Soumis à l'action de la chaleur, il entre en fusion au-dessus de la chaleur rouge, attire l'acide carbonique de l'air, et se transforme en sous-carbonate de cuivre. On employait autrefois l'oxide de cuivre comme anti-épileptique, émétique et purgatif. Ce médicament n'est plus guère usité.

(A. C.)

OXIDE CYSTIQUE. On a donné ce nom à un produit formé de 36,2 de carbone, de 34 d'azote, de 17 d'oxigène, et de 12,8 d'hydrogène (Lassaigne).

L'oxide cystique a été découvert par M. Wollaston dans les calculs urinaires. Il a depuis été trouvé par M. Lassaigne, mêlé à du phosphate et à de l'oxalate de chaux , dans un calcul extrait de la vessie d'un chien. Cet oxide est jaunâtre, brillant, présentant des cristaux informes ; son action sur le tournesol est presque nulle. L'oxide cystique n'est pas soluble dans l'eau , l'alcool, les acides tartrique, citrique et acétique, dans le carbonate neutre d'ammoniaque ; il est soluble, au contraire, dans les acides nitrique, sulfurique, phosphorique, oxalique, hydro-chlorique, et plus particulièrement dans ce dernier. Ces dissolutions fournissent des cristaux en aiguilles ; ces cristaux isolés se dissolvent bien dans l'eau. Il est soluble dans les dissolutions alcalines, et la combinaison qui résulte de cette solution cristallise. Ces cristaux n'ont pu être examinés par M. Wollaston, qui n'en obtint qu'une très petite quantité. Soumis à l'action du feu dans une cornue, il fournit du sous-carbonate d'ammoniaque, de l'huile liquide, de l'huile concrète fétide, du charbon spongieux. C'est en raison de la propriété que possède ce corps, et parce qu'on le trouve dans la vessie, que M. Wollaston lui a donné le nom d'oxide cystique. (*V*. le travail de M. Wollaston, *Ann. de Chimie*, t. LXXVI, p. 22, et celui de M. Lassaigne, *Ann. de Chim. et de Phys.*, t. XXIII, p. 328.)

(A. C.)

OXIDE DE FER. On connaît trois oxides de fer, le proto, le deuto et le tritoxide. Selon quelques chimistes, il y a seulement deux oxides. Quelques-uns de ces combinés sont employés dans l'art pharmaceutique, mais ils sont préparés par des procédés particuliers. Les oxides de fer employés sont : l'oxide noir hydraté, préparé à l'eau, le même oxide préparé avec l'acide acétique, l'oxide rouge préparé par le procédé de M. Vauquelin. (A. C.)

OXIDE DE FER NOIR, *Éthiops martial*, *Deutoxide de fer*. Cet oxide peut se préparer par divers procédés. Lémery fils, Fourcroy, Trusson, Croharé, MM. Gay-Lussac, Vauquelin, Fabroni, Bouillon-Lagrange, Josse, Cavezali, Robiquet, Guibourt, s'en sont occupés. Le travail le plus récent est dû à M. Guibourt; il fait partie des Mémoires de ce chimiste, qui sont insérés dans le Journal de Pharmacie.

Ce pharmacien a conclu d'un grand nombre d'essais pratiques, que le procédé suivant était le plus convenable : on prend de la limaille de fer très fine et très pure, on la place dans une terrine, on la lave à grande eau, à plusieurs reprises, et jusqu'à ce que l'eau qui en sort soit tout-à-fait limpide. On abandonne alors la limaille humide au contact de l'air, et quand l'oxidation commence, on la facilite en remuant la masse avec une spatule, ajoutant de temps en temps de petites quantités d'eau pour tenir la limaille constamment humide. Au bout de quatre à cinq jours, on lave le fer pour en séparer l'oxide qui est entraîné par les eaux de lavage; on laisse déposer, on décante le liquide, on verse l'oxide sur le filtre quand il est égoutté, on le presse et on le fait sécher à l'étuve : le fer qui ne s'était pas oxidé fournit, par le même moyen, de nouvel oxide que l'on sépare de la même manière au bout de quelques jours. Lors de l'oxidation du fer, l'eau est décomposée, son oxigène se porte sur le métal, l'hydrogène se dégage. MM. Austin et Vauquelin ont remarqué que lors de l'oxidation du fer, il y avait formation d'ammoniaque. Plus tard, dans un Mémoire lu à l'Académie royale de Médecine, j'ai démontré : 1°. que la formation de l'ammoniaque a toujours lieu par la combinaison d'une partie de l'hydrogène qui se dégage avec de l'azote de l'air atmosphérique; 2°. que les oxides de fer naturel contiennent de l'ammoniaque. Ces faits ont depuis été confirmés par M. Collard de Martigny, qui a vérifié des inductions que nous avions pu tirer des faits précédens, et qui démontraient la possibilité d'obtenir une formation d'ammoniaque lors de la combinaison de l'oxigène avec les métaux, les végétaux et les animaux. L'oxide de fer obtenu par le procédé que nous venons de décrire est d'une belle couleur noire; il salit le papier et les mains; il est soluble sans effervescence dans les acides; chauffé dans une cornue, il perd une certaine quantité d'eau qui ne s'était pas volatilisée pendant sa dessication. On a aussi donné un procédé pour obtenir un oxide noir de fer à l'aide de l'acide acétique; mais l'oxide ainsi obtenu est un mélange de charbon et d'oxide de fer. Pour l'obtenir, on prend du sous-carbonate de fer sec obtenu de la précipitation du sulfate de fer par le sous-carbonate de soude; on l'humecte en le mêlant avec de l'acide acétique, dans les proportions de 3 parties d'acide acétique pour 8 parties d'oxide; lorsque le mélange est bien homogène, on l'introduit dans une cornue de grès lutée, on adapte au col de la cornue un tube de sûreté, et l'on soumet à l'action de la chaleur. L'acide acétique se divise en deux parties, l'une qui se volatilise, l'autre qui se décompose : la première passe à la distillation, l'autre donne des produits analogues à ceux qui résultent de la décomposition des matières végétales, en laissant dans la panse de la cornue de l'oxide de fer retenant une petite quantité de charbon. Le praticien ne doit employer l'oxide de fer ainsi préparé, de même que celui obtenu en employant les batitures de fer, en les calcinant après les avoir humectées avec une certaine quantité d'huile (procédé de M. Save), et retenant du charbon, que dans les cas où il jugerait convenable d'administrer de l'oxide de fer mêlé à un peu de charbon.

L'oxide de fer peut aussi être préparé par le procédé indiqué par M. Vauquelin, qui consiste à mêler 2 parties de fer porphyrisé et 1 partie d'oxide de fer rouge. Lorsque le mélange est bien homogène, on le met dans un creuset de Hesse ; on ajuste un couvercle, on lute, on place le creuset sur un *fromage*, on l'entoure de charbon, on chauffe ensuite pendant deux heures, on laisse tomber le feu, on retire le creuset : quand il est refroidi, on retire l'oxide qui doit être homogène dans toutes ses parties et d'une belle couleur noire ; c'est le deutoxide. Selon M. Gay-Lussac, ce deutoxide contient 37,8 d'oxigène, et 100 de fer, ou 39,31 d'oxigène, selon Berzelius.

L'oxide de fer noir préparé par l'eau et celui préparé par l'acide acétique sont employés en Thérapeutique comme toniques, astringents, apéritifs, dans les maladies chroniques, les hémorrhagies passives, l'aménorrhée, la chlorose, la leucorrhée ; la dose est de 5 décigrammes à 4 grammes (10 grains à 1 gros), une ou deux fois le jour. (A. C.)

OXIDE DE FER ROUGE, *Colcothar, Tritoxide de fer.* On l'obtient par la décomposition du sulfate de fer, en agissant de la manière suivante : on introduit dans un creuset de Hesse du sulfate de fer desséché au blanc, on recouvre le creuset d'un couvercle, et l'on chauffe fortement pendant une heure. L'acide sulfurique cède une partie de son oxigène à l'oxide du sulfate, et le fait passer à un état d'oxidation plus avancé ; l'acide, qui a cédé une partie de son oxigène, passe à l'état d'acide sulfureux qui se dégage ; on laisse refroidir le creuset, on le retire du feu, on enlève le résidu, on le réduit en poudre, et on le jette dans de l'eau ; on le lave à plusieurs reprises ; on jette le résidu insoluble sur un filtre, et on le lave à l'eau bouillante. On continue les lavages jusqu'à ce que l'eau qui passe sur l'oxide de fer n'ait plus de saveur ni ne précipite plus l'eau de baryte, ou la solution des sels barytiques; on laisse égoutter le filtre ; on le presse pour en faire sortir les dernières portions d'eau ; on porte ensuite à l'étuve pour faire sécher. Quand l'oxide est sec, on le réduit en poudre que l'on passe au tamis, on conserve cet oxide dans des boîtes de bois ou dans des flacons fermés. On peut encore obtenir le tritoxide de fer, 1°. en calcinant le fer avec le contact de l'air ; 2°. en faisant subir la même opération aux *batitures* ou *écailles* qui se détachent lorsqu'on a fait rougir le fer et qu'on le soumet au battage ; 3°. en décomposant les sels de fer par la potasse, la soude ou l'ammoniaque ; 4°. en calcinant le carbonate ou le nitrate de fer ; 5°. en traitant le fer par l'acide nitrique.

Cet oxide est d'une couleur rouge tirant sur le violet ; il est fusible à un degré de température moindre que celle exigée par le fer ; il est réduit à l'aide de la pile ; il n'est pas attirable à l'aimant, peu soluble dans l'eau ; exposé au contact de l'air atmosphérique, il s'empare d'une portion de l'acide carbonique contenu dans cet air. Le tritoxide de fer est formé de 100 parties de métal et de 42,31 d'oxigène, ou de 44,224, selon Berzélius. L'oxide de fer rouge non lavé, ou bien le résidu de la calcination, est employé comme styptique, à l'extérieur, et en poudre ; on l'applique sur les ulcères atoniques ; on le fait entrer dans quelques emplâtres. L'oxide lavé sert dans les arts au polissage des métaux et à celui des glaces.

(A. C.)

OXIDE D'HYDROGÈNE. *V*. Eau.

OXIDE D'HYDROGÈNE DEUTOXIDÉ. *V*. Eau oxigénée.

OXIDE HYDRO-SULFURÉ D'ANTIMOINE. *V*. Sulfure d'antimoine hydraté.

OXIDE DE LITHIUM. *V*. Lithine.

OXIDE DE MAGNÉSIUM. *V*. Magnésie.

OXIDE DE MANGANÈSE. Les oxides de manganèse sont

au nombre de quatre ; mais ces oxides n'étant pas employés dans l'art médical, nous ne nous occuperons que de l'oxide naturel, le peroxide employé dans nos laboratoires pour préparer le chlore. Ce peroxide est répandu en grande quantité dans la nature ; on lui a donné le nom de *magnésie noire*, de *savon des verriers*. On le trouve à Saint-Diez (Vosges), à Thiviers (Dordogne), à Saint-Jean de Gardonenque , à la Romanèche (Saône - et - Loire), dans la Moselle, à Semur (Côte-d'Or), en Saxe, au Hartz, en Bohême, dans le Piémont, dans le Devonshire, etc. Plusieurs des oxides de ces différentes mines contiennent de l'oxide de barium, d'autres sont mêlés d'oxide de manganèse moins oxidé, d'oxide de fer, etc. Depuis peu MM. Vauquelin, Laugier et Chevallier ont reconnu dans des oxides de manganèse la présence de l'acide tungstique.

Le peroxide de manganèse naturel se présente quelquefois sous forme d'aiguilles brillantes, d'autres fois sous celle de stalactites , et très souvent en masses compactes douées de l'éclat métallique , ou en masses ternes d'une couleur qui varie du brun au noir. Dans le premier état (en cristaux), il est pur ; dans tous les autres, il est plus ou moins impur et mélangé d'oxide de fer , de carbonate de chaux, de matières argileuses ; il forme alors des dépôts. L'oxide de manganèse est employé, comme nous l'avons dit, pour obtenir le chlore, pour fournir le manganèse : dans ce dernier cas, on chauffe fortement dans un creuset brasqué de l'oxide pur mêlé avec du noir de fumée et de l'huile. Cet oxide est aussi employé dans les verreries pour blanchir la masse vitreuse ; il agit en se désoxidant et en fournissant de l'oxigène qui aide à la combustion des matières charbonnées qui coloraient le verre. On doit, lorsqu'on l'emploie, avoir soin de le faire avec précaution ; s'il y en avait en excès, il pourrait donner lieu à une coloration violette Ce dernier emploi lui avait acquis la dénomination de savon des verriers. L'oxide de manganèse est formé de 100 de métal et de 56,215 d'oxigène.

L'oxide de manganèse, suivant qu'il est plus ou moins pur,

donnant lieu à la production d'une plus ou moins grande quantité de chlore, ce fait doit attirer l'attention des fabricans sur le choix de l'oxide qu'ils emploient; ils peuvent aussi faire des essais comparatifs pour reconnaître la quantité de chlore produit par un poids déterminé d'oxide, et cela, en recueillant le chlore dans de l'eau distillée, et en essayant l'eau chargée de chlore par une solution d'indigo faite dans des proportions déterminées.   (A. C.)

OXIDES DE MERCURE. Les produits qui résultent de l'union de l'oxigène avec le mercure, et qui sont employés en Pharmacie, sont : l'*oxide noir*, l'*oxide rouge* préparé par la chaleur, l'*oxide rouge* préparé par l'acide nitrique. On a aussi donné le nom d'*oxide gris* au résidu obtenu par précipitation de la dissolution nitrique à l'aide des sous-carbonates d'ammoniaque, celui d'*oxide sulfurique de mercure* au turbith minéral, et celui d'*oxide nitrique* au turbith nitreux. *V*. NITRATE DE MERCURE.   (A. C.)

OXIDE NOIR DE MERCURE. Cet oxide, qui est obtenu de la décomposition du nitrate de potasse, d'après les expériences de M. Guibourt, n'est pas un protoxide, mais un mélange de mercure et d'oxide rouge. Parmi les expériences qui appuient l'opinion de notre collègue, on doit remarquer celle qui consiste à laver le précipité, à le faire sécher et à le comprimer entre deux corps durs; ce produit, par la pression, laisse alors échapper du mercure. L'oxide noir s'obtient de la manière suivante : on prend du proto-nitrate de mercure, on le fait dissoudre dans de l'eau distillée légèrement acidulée; on filtre cette solution, on y ajoute successivement et par petites portions de la solution de potasse jusqu'à ce qu'il ne se forme plus de précipité. On laisse déposer, on décante le liquide; on remet sur le dépôt une nouvelle quantité d'eau. Quand on a lavé à plusieurs reprises le précipité, on le jette sur un filtre, on termine le lavage, on met le filtre a égoutter, on le porte ensuite à l'étuve; quand il est sec, on le réduit en poudre fine, on introduit cette poudre dans un flacon bien bouché, et on le conserve à l'abri des rayons lumineux. Cette prépara-

tion, d'après M. Berzelius, contient : mercure, 100 ; oxigène, 3,95. Il est employé comme les autres produits mercuriels ; la dose est de 5 centigram. à 2 décigram. (1 à 4 grains) ;
on le fait entrer dans des pommades à la dose de 4 à 8 gram.
(1 à 2 gros).

OXIDE NOIR DE MERCURE, *Mercure soluble d'Hahne-
man, Sous-proto-nitrate ammoniacal.* Divers procédés ont été
indiqués pour obtenir ce produit. Ces procédés sont dus à
Scheèle, Bessenhirtz, Bucholz, Moscati, Moretti, enfin à
M. Guibourt. Le procédé de ce dernier a quelque analogie
avec celui de Scheèle modifié par Bucholz. (*V. Bulletin de
Pharmacie*, t. II, p. 498.) On prend 4 parties d'acide nitrique pur marquant 35°, 6 parties de mercure distillé ; on
introduit le métal dans un ballon, on y ajoute l'acide, on
fait chauffer doucement, puis on porte à l'ébullition ; on entretient à cette température pendant une heure, ou jusqu'à ce
que la dissolution ait une couleur jaune, et qu'il se soit formé
un dépôt de sous-proto-nitrate, résultant de la réaction du
métal en excès sur l'acide du nitrate, cette précipitation indiquant qu'il n'y a pas de deuto-nitrate dans la liqueur, et que
le proto-nitrate est sans excès d'acide. On retire le ballon du
feu, on l'agite jusqu'à ce que le sel ne puisse cristalliser en
masse ; on verse le tout dans un mortier ou dans une capsule
de porcelaine ; on triture pour mêler le sel au mercure qui
ne s'est pas dissous ; on rince le ballon avec de l'eau distillée,
et l'on verse cette eau sur le sel ; aussitôt la liqueur devient
blanche par la décomposition du proto-nitrate neutre qui s'y
trouve, et par la précipitation du sous-nitrate qui, divisé par
l'eau, est blanc au lieu d'être jaune ; on ajoute au liquide
quelques gouttes d'acide nitrique, et l'on triture pendant
quelque temps afin de dissoudre le plus de sel possible. On
laisse déposer, on décante ; on remet dans le mortier de l'eau
et un peu d'acide ; on triture de nouveau, on laisse déposer,
on décante ; on répète les lavages et les décantations jusqu'à ce
que tout le sel soit dissous. On remet alors les liqueurs dans
un bocal à large ouverture ; on y verse goutte à goutte de

l'ammoniaque étendue d'une certaine quantité d'eau ; on agite de temps en temps avec un tube de verre, et on laisse reposer pour examiner la liqueur et la couleur du précipité. Le précipité doit toujours être noir, et la liqueur ne doit pas ramener au bleu le papier de tournesol rougi par les acides. Si l'on arrivait à ce point de saturation, et que le papier fût rougi, il faudrait ajouter un peu de proto-nitrate acide de mercure, et cesser toute addition d'ammoniaque. Lorsque la précipitation est opérée, on laisse le liquide en repos ; le précipité se dépose au fond du vase ; on décante le liquide clair ; on lave à plusieurs eaux et par décantation ; on jette enfin le précipité sur un filtre, on le lave de nouveau, on le laisse égoutter, on l'exprime dans du papier gris, et on le fait sécher dans une étuve médiocrement chauffée ; quand il est sec, on le réduit en poudre et on l'enferme dans un flacon placé à l'abri des rayons lumineux. La formule de M. Guibourt fournissant de bons résultats, elle doit être suivie. Nous dirons cependant un mot des autres procédés mis en usage.

Procédé de Bessenhirtz. *Arch. des apoth.*, n°. 4, p. 294. On introduit, dans une cornue à long col, 2 parties de mercure pur, 2 parties d'acide nitrique du poids spécifique de 125, mêlé à 2 parties d'eau distillée ; on chauffe le tout pendant 24 heures ; on ajoute à la liqueur, après cet espace de temps, 20 parties d'eau distillée ; on obtient un précipité jaunâtre (du sous – proto – nitrate de mercure) que l'on met de côté. On ajoute au liquide filtré, 2 parties d'alcali volatil du poids spécifique de 0,98 étendu de 8 parties d'eau. Cette addition détermine la précipitation du produit ; on le recueille sur un filtre, on le lave, et on le fait sécher comme nous l'avons dit. Le procédé de Bucholz, décrit dans l'Annuaire de Berlin, consiste à traiter 500 grammes (1 livre) de proto-chlorure de mercure par 1 kilogramme (2 livres) de lessive de potasse tenant en solution 500 grammes (1 livre) d'oxide de potassium. On agite à froid pendant une demi-heure, on décante, on lave le précipité pour séparer l'hydro-chlorate de potasse ; on fait sécher. Le procédé de Moscati consiste à exposer pendant une demi-heure à une douce chaleur , 128 grammes (4 onces) de léssive caustique dite des savonniers , avec 16 gram. (4 gros) de mercure doux , à agiter de temps en temps , à filtrer , puis à laver et à faire sécher. M. Moretti prépare un sulfate de mercure qu'il décompose par un solutum de soude ou de potasse. Tous ces procédés pouvant donner des combinés variables par leur nature , nous pensons comme M. Brandes, qu'il serait de la plus grande utilité que tous les pharmaciens s'entendissent pour suivre le même procédé. Nous pensons qu'il serait raisonnable, dans ce cas, d'accorder la préférence à celui décrit par M. Guibourt.

Le mercure soluble est employé dans les mêmes cas et aux mêmes doses que le précédent.   (A. C.)

OXIDE ROUGE DE MERCURE PRÉPARÉ PAR LA CHALEUR , *Précipité* per se. Le précipité *per se* , l'oxide rouge de mercure, est connu depuis long-temps ; mais sa nature était inconnue et des alchimistes qui le préparaient, et de Boyle lui-même. Ce dernier obtenait ce produit en se servant d'un vase formé d'un flacon plat à sa surface inférieure, il fermait ce flacon avec un tube cylindrique allongé percé d'un très petit trou dans son milieu (on a donné le nom d'*enfer de Boyle* à cet appareil). Il fallait , par ce moyen, plusieurs mois pour obtenir de très petites quantités de cet oxide (1); cependant, comme quelques médecins le demandent encore préparé de la sorte et sans acide , on emploie le procédé suivant : on introduit dans un matras à fond plat et dont le col est très allongé , du mercure en assez grande quantité pour que ce métal puisse recouvrir le fond du matras et le dépasser en hauteur de quelques millimètres. On fait fondre le col du ballon à la lampe d'émailleur, on le tire en pointe de manière à obtenir à l'extrémité supérieure, un tube capillaire que l'on coupe pour établir une communication de l'intérieur de l'appareil avec l'air du dehors. M. Bouillon-Lagrange , à qui la

---

(1) Nous avons vu , à Paris, plus de 20 livres d'oxide préparé à l'aide de cet appareil.

Chimie doit de nombreux travaux, a recommandé de percer la boule du matras, et d'adapter à l'ouverture pratiquée un tube recourbé, plongeant dans l'air atmosphérique; il a émis l'opinion que le renouvellement de l'air devenant plus facile, l'oxidation du métal se faisait plus vivement. Lorsque l'appareil est disposé, on le place dans un bain de sable, et on le chauffe de manière à ce que le mercure soit presque en ébullition; le métal s'élève en vapeurs, mais celles-ci se condensent et retombent sans cesse. En se condensant ainsi, le métal en contact avec l'oxigène de l'air atmosphérique, s'y combine et forme de l'oxide. Après quelques jours d'un feu entretenu continuellement, on aperçoit des molécules rouges qui augmentent peu à peu de volume et recouvrent la surface du métal. Quelquefois une certaine quantité d'oxide se sublime et se condense à la partie supérieure, formant tube qui termine le matras. La conduite du feu est à considérer, car si l'on dépassait le degré de chaleur nécessaire à l'oxidation du métal, on pourrait réduire l'oxide déjà formé; quand l'oxidation a été continuée pendant quelque temps, et qu'il y a dans le matras une certaine quantité d'oxide, on le sépare du métal à l'aide d'un tissu et par pression. Lorsque l'oxidation du mercure s'est opérée lentement au degré de chaleur convenable, on obtient des cristaux transparens d'une belle couleur de rubis; le plus souvent ces cristaux sont des octaèdres ou des pyramides quadrangulaires allongées. Cet oxide ainsi préparé contient 7,9 d'oxigène sur 100 de métal. On en fait l'analyse en chauffant dans une petite cornue munie d'un tube recourbé dont le bout va plonger sous une cloche pleine d'eau. On recueille d'un côté le gaz dégagé, de l'autre le mercure ramené à l'état métallique. On pèse le métal, on mesure le gaz et l'on examine sa nature. Le mercure obtenu suffirait pour indiquer la quantité d'oxigène avec laquelle il était combiné, et qui s'est dégagée. L'oxide rouge de mercure ainsi préparé est alcalin, il rétablit la couleur du papier de tournesol rougi par les acides; sa saveur est mercurielle, ce qu'il est facile d'expliquer, puisque cet oxide est soluble dans l'eau en quantité assez considérable pour pouvoir être constatée. L'oxide rouge de mercure est âcre, violemment purgatif et émétique à la dose de 2 décigram. (4 grains); quelquefois même à cette dose il est vénéneux et agit comme poison. On en fait peu d'usage à l'intérieur, si ce n'est à de très faibles doses, 1 à 3 centigrammes (un quart ou un demi-grain), contre les maladies vénériennes. A l'extérieur, il est employé comme escarotique; on le mêle quelquefois à des onguens et particulièrement au basilicum. Ce produit est employé dans la fabrication de l'encre, on le mêle avec celle-ci pour empêcher qu'elle ne se moisisse.

L'oxide rouge de mercure doit être conservé dans un flacon de verre fermé; on place ce vase dans un endroit obscur, ou bien on recouvre le flacon de papier bleu ou noir.

(A. C.)

OXIDE ROUGE DE MERCURE, *Peroxide de mercure préparé par l'acide nitrique.* La difficulté de se procurer une grande quantité d'oxide rouge de mercure a dû faire chercher des moyens de l'obtenir par des procédés moins longs et moins dispendieux que celui que nous venons de rapporter.

Pour l'obtenir plus facilement, on a recours à la calcination du nitrate ; mais ce procédé ne fournit pas constamment un oxide d'une belle nuance rouge, et souvent ce produit varie dans sa texture. L'un de nos plus savans chimistes, M. Gay-Lussac, a reconnu que les variétés dans le grain et dans la couleur dépendent de l'état cristallin du nitrate que l'on a employé. Si l'on prend du sel bien broyé, on obtient un oxide jaune orangé en poudre; si l'oxide provient de la calcination de cristaux volumineux et denses, on obtient un oxide d'une couleur orange foncé, si le nitrate est en petits grains cristallins, l'oxide est cristallisé et d'un rouge orangé. La quantité et la pureté du métal et de l'acide employés, le degré de chaleur apporté à la calcination, doivent aussi influer sur la beauté du produit.

Pour obtenir le précipité rouge par le procédé décrit dans le *Codex*, on introduit dans un matras à fond plat 160 parties de mercure revivifié du cinabre ; on y ajoute 180 parties d'acide nitrique privé d'acide hydro-chlorique, et marquant 32.° à l'aréomètre. On met le matras (ou les matras, si l'on fait plusieurs opérations à la fois) sur un bain de sable placé sous une cheminée tirant bien ; on recouvre ce vase jusqu'au col, et l'on chauffe doucement, afin de faciliter la dissolution. Quand cette dissolution est opérée, on augmente le feu jusqu'à ce que l'on ne remarque plus de vapeurs nitreuses, et qu'il y ait dégagement de gaz oxigène ; ce que l'on reconnaît à ce qu'une allumette plongée dans le gaz qui se dégage, brûle avec une flamme très vive ; si on l'éteint et qu'on la plonge de nouveau, elle est promptement rallumée. On ferme alors le matras, et on le laisse refroidir lentement dans le bain de sable ; lorsqu'il est froid, on l'enlève pour en retirer l'oxide obtenu.

Le procédé suivant a été décrit par M. Payssé, qui a suivi les travaux des fabricans hollandais, qui obtiennent ce produit d'une grande beauté et en grande quantité à la fois.

On prend 50 parties de mercure pur et exempt de toute autre substance métallique ; on l'introduit dans une cornue à fond plat, on le met en contact avec 70 parties d'acide nitrique pesant 34 à 38°. On fait dissoudre le métal dans l'acide en facilitant la dissolution au moyen d'une douce chaleur, plaçant pour cela la cornue dans un bain de sable, et la recouvrant convenablement de ce corps. A la cornue est adapté un récipient qui peut servir à recueillir une partie de l'acide qui n'agit pas sur le métal, et qui peut être employé à une autre opération. Quand la dissolution est opérée, on continue l'évaporation dans la cornue. Lorsque les vapeurs nitreuses, commençant à se manifester, annoncent la décomposition du nitrate mercuriel, on retire le récipient, et l'on fait usage d'une température constante et modérée, de manière à entretenir le dégagement du gaz. Vers la fin de l'opération, lorsque le gaz nitreux ne se dégage plus qu'en petite quantité, on élève un peu la température, et l'on entretient alors la chaleur jusqu'à ce qu'il y ait dégagement d'oxigène. On cesse le feu, on bouche le col de la cornue, et on laisse refroidir lentement l'oxide qui reste dans le vase distillatoire.

Si, malgré toutes les précautions que nous venons d'indiquer, la masse que l'on obtient n'était pas brillante, et ne présentait pas l'aspect cristallin que l'on recherche, il faudrait la réduire en poudre grossière, l'introduire dans un vaisseau de verre, au fond duquel on aurait mis un peu d'acide nitrique en quantité convenable pour l'imprégner seulement, et chauffer cette masse au bain de sable pendant une heure ou deux. Cette opération suffit pour faire prendre à l'oxide la couleur rouge et brillante et la forme cristalline que l'on désire. M. Payssé insiste sur la pureté de l'acide nitrique, sur le degré de l'acide, sur l'évaporation de la liqueur à une chaleur modérée dans un vaisseau dont le fond soit suffisamment évasé pour que la masse de nitrate de mercure présente beaucoup de surface, et puisse facilement être échauffée sur tous les points à la fois; enfin il exige que la chaleur soit augmentée graduellement à mesure que la décomposition du nitrate avance (1).

D'autres procédés que ceux que nous venons de décrire peuvent fournir du peroxide de mercure; le suivant est dû à Brugnatelli : ce procédé étant peu connu, nous avons cru devoir le rapporter ici. On prend 1 partie de nitrate de mercure pur, on verse sur ce sel 3 parties d'eau distillée bouillante. Une petite quantité de sel se dissout, le reste se convertit en une poudre blanche concrète. Cet oxide, traité de nouveau par 5 à 6 parties d'eau chaude, acquiert une couleur écarlate, et se convertit en précipité rouge. On le jette sur un filtre, et on le lave. On le dessèche convenablement pour le serrer dans un flacon placé à l'abri de la lumière.

Quelques fabricans, poussés par la cupidité, falsifient l'oxide rouge de mercure par des substances d'une moindre valeur, de la brique pilée, de l'oxide rouge de plomb, et

____

(1) Il est de toute nécessité, pour obtenir un produit d'une belle couleur rouge, que l'oxide refroidisse lentement, le matras étant fermé

d'autres matières de vil prix. Le pharmacien doit, s'il n'a pas préparé lui-même cet oxide, le soumettre à l'examen chimique. Cet examen est d'autant plus facile, que l'oxide rouge se décompose et que le mercure est volatil. Si l'on voulait déterminer la quantité de matières qui servent à la falsification, on prend 25 grammes d'oxide, on les place dans une capsule de porcelaine très mince, et l'on soumet à l'action du feu. S'il y a un résidu, on le pèse, et le poids indique la quantité des substances étrangères que l'on y avait ajoutées. On peut reconnaître, par d'autres expériences, la nature des substances qui avaient servi à falsifier cet oxide.

(A. C.)

OXIDE DE NICKEL. *V*. Nickel.

OXIDES DE PLOMB. Le pharmacien ne prépare pas les oxides de plomb qu'il emploie ; il les achète, et doit leur faire subir quelques opérations pour les rendre propres aux usages auxquels il les destine. Ces oxides sont maintenant au nombre de quatre depuis que M. Labillardière (1) a reconnu un deuxième oxide de plomb, oxide formé de 100 de métal, et de 9,655 d'oxigène. Les oxides seraient au nombre de cinq en admettant l'oxide gris considéré par M. Berzelius comme un véritable oxide. Ces oxides sont le protoxide, oxide jaune, le *massicot* ou la *litharge* ; le deuxième, le *minium cristallisé* ; le troisième, le *minium* ; le quatrième, l'*oxide puce*. Deux de ces oxides sont employés en Pharmacie : ce sont le protoxide, la *litharge* ; le deuxième, le *minium*. (A. C.)

PROTOXIDE DE PLOMB, *Litharge, Massicot*. Cet oxide s'obtient des travaux en grand que l'on fait subir à l'or et à l'argent pour les purifier, ou bien il provient directement de l'oxidation que l'on fait subir au plomb pour le convertir en litharge. La couleur de cet oxide varie du jaune pâle au jaune rougeâtre. Ces nuances de couleur ont fait donner à ces litharges le nom

---

(1) Notice sur l'oxide rouge de plomb ou minium, par M. Houton Labillardière, publiée dans le précis des travaux de l'Académie de Rouen, pour 1827, p. 56.

de *litharge d'or* (la litharge rouge), et de *litharge d'argent* (la litharge jaune). Ces variétés de couleur proviennent du refroidissement plus ou moins vif ou plus ou moins lent qu'é - prouve la litharge lorsqu'on la prépare.

Le pharmacien doit choisir la litharge exempte de corps étrangers organiques, de débris de matières végétales et de cuivre. Pour s'assurer de la présence ou non du cuivre, on traite la litharge par l'acide nitrique, et l'on essaie la dissolution par les réactifs, qui indiquent la présence du cuivre. L'hydro-cya- nate de potasse, qui, avec les solutions de plomb, donne un précipité blanc, en donne un marron si cet oxide contient de ce métal. On doit alors ne pas l'employer ou ne le faire que pour des opérations où le cuivre ne pourrait nuire. Le pro- toxide de plomb est composé de 100 de plomb et de 7,725 d'oxigène. Il entre dans la préparation des emplâtres, sert à préparer l'extrait et le sel de saturne *V*. Acétate de plomb.

(A. C.)

DEUTOXIDE DE PLOMB, *Minium*, *Oxide rouge*. Le deu- toxide s'obtient en exposant le plomb ou le protoxide à l'ac- tion de la chaleur. On emploie ordinairement l'oxide, on agit de la manière suivante : on prend du massicot réduit en poudre fine, on le met dans des caisses en fer, on place celles- ci sur l'aire d'un fourneau construit convenablement; on chauffe presque jusqu'au rouge, on laisse tomber la chaleur en tenant l'ouverture fermée; au bout de 24 à 36 heures, on retire ces caisses du four. On passe l'oxide à travers un crible de fer très fin, en prenant les précautions conve- nables pour ne pas respirer la poudre qui s'élève et qui est vénéneuse, on le met ensuite dans des barils pour le livrer au commerce.

Le minium doit être examiné, pour reconnaître s'il est à l'état de pureté, et s'il n'a pas été falsifié par de la brique pi- lée, comme cela arrive quelquefois. A cet effet, on le traite par l'acide hydro-chlorique, qui dissout l'oxide de plomb et qui laisse pour résidu la brique insoluble. L'acide nitreux, obtenu en faisant absorber du deutoxide d'azote par l'acide nitrique à

32°, peut servir avec avantage pour reconnaître la pureté du deutoxide de plomb. Il ramène celui-ci à l'état de protoxide, formé par la désoxidation du minium, qui se dissout entièrement dans l'acide nitrique (Lassaigne). Si l'on a opéré sur une quantité donnée, on détermine quelles sont les proportions du mélange. D'après M. Berzelius, le deutoxide de plomb est formé de 100 de plomb et de 11,587 d'oxigène. Cet oxide est employé à l'extérieur pour détruire la vermine; on le fait entrer dans des emplâtres, dans des pommades.

(A. C.)

OXIDE DE POTASSIUM, *Potasse*, *Pierre à cautère*, *Potasse à l'alcool*, *Hydrate de protoxide de potassium*. On appelle *potasse* un produit que l'on trouve dans le commerce, qui provient de la lixiviation des cendres de bois, plantes, etc. Mais ce produit, nommé improprement *potasse*, est une combinaison de l'oxide de potassium en excès avec de l'acide carbonique, par conséquent un sous-carbonate de potasse. Ce sous-carbonate est mêlé à différens sels. *V.* POTASSE.

Berthollet est le premier qui ait donné un procédé pour obtenir l'oxide de potassium à l'état de pureté. Ce procédé est le suivant : on prend parties égales de potasse du commerce (1) et de chaux vive délitée. On met ces deux substances dans une bassine de fer, et l'on y ajoute huit ou dix fois autant d'eau que le poids total de la masse. Ou fait bouillir pendant 2 ou 3 heures ; on laisse déposer, et l'on examine si la potasse est entièrement décarbonatée. Si elle est à l'état d'oxide seulement, elle ne précipite pas l'eau de chaux, effet qui a lieu si la liqueur contient encore de l'acide carbonique. Si elle en contient, il faut faire bouillir de nouveau le liquide avec une nouvelle quantité de chaux que l'on y ajoute. Quand la liqueur ne précipite plus l'eau de chaux, on filtre le plus vite possible, on lave le résidu à l'eau bouillante jusqu'à ce que l'eau qui

---

(1) Il est plus convenable de traiter le sous-carbonate de potasse, que l'on obtient en décomposant le tartrate acide de potasse par le nitrate de la même base.

en sort soit insipide. On réunit toutes les liqueurs, et l'on évapore le plus promptement possible jusqu'à ce que la liqueur soit à peu près réduite au poids de la potasse employée. On laisse refroidir jusqu'au lendemain, en ayant soin de bien couvrir la capsule. On trouve sur les parois du vase des cristaux (1), on décante la partie liquide, et l'on fait évaporer à siccité; on fond ensuite la matière dans un creuset; on chauffe fortement. Dès qu'elle est bien en fusion, on la coule sur une plaque de marbre que l'on a eu soin d'huiler légèrement, et qui a ensuite été essuyée avec du papier joseph. Lorsque la potasse est assez refroidie pour que l'on puisse la toucher sans se brûler, on la casse en morceaux, on l'introduit dans un flacon de verre bien sec, on bouche avec soin.

Ce produit ainsi obtenu est la *pierre à cautère* (2). Quelquefois, pour s'en servir plus commodément, on réduit cette préparation en petits bâtons ou cylindres. A cet effet, au lieu de couler l'oxide fondu sur une table de marbre, on le coule dans un moule de métal nommé *lingotière*, où il prend la forme cylindrique. On a soin d'avance de faire chauffer la lingotière, et d'en huiler légèrement les parois intérieures.

L'oxide ainsi obtenu est assez pur pour être employé à divers usages pharmaceutiques; mais il ne le serait pas assez pour des opérations analytiques; il contient encore des sels de potasse, des sulfates, des hydro-chlorates, etc. Il faut lui faire subir une nouvelle purification.

On prend la potasse caustique en plaques (*pierre à cautère*), ou mieux encore la potasse qui n'a pas été fondue dans un creuset pour l'avoir solide, et qui est en consistance sirupeuse. On verse dessus de l'alcool à 36° quatre fois autant qu'il y a de potasse; on agite avec une spatule d'argent, pour opérer

---

(1) Ces cristaux sont des sels, mêlés à la potasse; ils varient selon la nature de la potasse employée.

(2) Il est souvent inutile de se servir de creuset pour obtenir la potasse caustique. On peut l'amener dans le vase évaporatoire au point de fusion nécessaire pour la couler.

la division de la masse. Lorsque le mélange est bien intime, on coule le tout dans un vase de verre de forme cylindrique ; on remue plusieurs fois pendant le jour, pour faciliter la dissolution de la potasse. Quand on croit que la dissolution est opérée, on laisse en repos. Si l'on examine la liqueur, on voit qu'elle se partage en trois couches bien distinctes. La première, rouge et plus légère, est l'alcool tenant l'oxide ; la seconde, qui est aqueuse, contient de la potasse et des sels en solution ; enfin la troisième est formée de corps solides, et composée de sels insolubles dans l'alcool, qui, ne trouvant pas assez d'eau pour se dissoudre, se sont précipités au fond du vase. On décante avec précaution, au moyen d'un siphon, la couche liquide alcoolique, et l'on cesse de faire agir le siphon lorsqu'on est près d'atteindre la couche aqueuse. On ajoute une nouvelle quantité d'alcool à la place de celui que l'on a enlevé, on agite de nouveau pendant la journée, enfin l'on décante. Le lendemain, on réunit les deux liqueurs, on les introduit dans une cornue de verre munie d'une allonge et d'un ballon. On place la cornue sur un triangle, et l'on procède à la distillation, en ayant soin de bien rafraîchir le ballon. Quand on a recueilli les deux tiers de l'alcool employé, on verse le reste du liquide de la cornue dans une bassine d'argent, et l'on fait évaporer. Le liquide se recouvre d'une pellicule ayant une apparence huileuse : on l'enlève au moyen d'une cuillère d'argent. Lorsque la matière est chauffée presqu'au rouge, on la coule en plaques minces sur un marbre ou dans une bassine d'argent très sèche. Lorsqu'elle est solidifiée, on la casse, et on l'enferme dans des flacons bien bouchés. Nous croyons devoir dire ici un mot de ce qui se passe dans les opérations que nous venons de rapporter.

La potasse du commerce étant, comme nous l'avons dit, un sous-carbonate de potasse mêlé de différens sels, on la traite par la chaux pour lui enlever l'acide carbonique, avec lequel cette dernière se combine, et forme un carbonate de chaux insoluble. On obtient l'oxide de potassium débarrassé de l'acide carbonique ; mais comme la potasse du commerce est toujours mêlée de sels, tels que le muriate, le sulfate de potasse, etc., ces sels restent dissous, et se trouvent réunis à l'oxide de potassium dans la *pierre à cautère :* c'est pour les séparer de celle-ci qu'on la traite par l'alcool. L'oxide de potassium étant soluble dans l'alcool, tandis que les sels ne le sont pas, il se trouve séparé de ceux-ci, qui restent dans le liquide aqueux, ou qui se précipitent au fond du vase.

La potasse préparée à l'alcool retient, malgré la chaleur qu'on lui a fait subir, une certaine quantité d'eau. C'est un hydrate d'oxide de potassium. D'après M. Berzelius, le protoxide de potassium contient 20,409 d'oxigène sur 100 de métal. MM. Gay-Lussac et Thénard ont trouvé qu'il était formé de 100 de métal et de 10,925 d'oxigène.

Les caractères de cet oxide sont d'être d'une couleur blanchâtre, d'une saveur âcre, caustique, urineuse. Exposé à l'air, il en attire l'humidité, et se réduit en un liquide onctueux susceptible de détruire l'épiderme.

La dissolution de cet oxide, à l'état de pureté, précipite, par le muriate de platine, en jaune ; elle ramène au bleu le papier de tournesol rougi, verdit le sirop de violettes, brunit le papier de curcuma. Cet oxide est un poison, contre lequel on donne avec succès les boissons acidulées.

L'oxide de potassium impur, *la pierre à cautère,* est employé comme caustique ; on s'en sert pour pratiquer des cautères, ouvrir des furoncles, des bubons. A l'état liquide, on le donne dissous dans l'eau, à la dose de quelques gouttes, comme anti-acide, contre le rachitis, la goutte. Plus concentré, on l'a recommandé comme un caustique propre à guérir les plaies causées par la morsure de la vipère, des autres animaux venimeux ou même enragés.

Il y a un deuxième oxide de potassium ; mais il n'est pas employé. (A. C.)

OXIDE DE SILICIUM. *V.* SILICE.

OXIDE DE SODIUM, *Soude caustique, Soude à l'alcool, Hydrate de protoxide de sodium.* On désigne par le nom de *soude* une matière impure que l'on trouve dans le commerce, et qui est le résultat de la combustion des plantes marines, le *salsola soda*, les *fucus*, les *varecs*. On obtient encore la soude de la décomposition du sulfate de soude par le carbonate de chaux et le charbon, à l'aide de la chaleur. Cette substance est toujours impure et combinée avec de l'acide carbonique et des corps étrangers. *V.* Soude.

Pour obtenir la soude à l'état de pureté, on prend le sous-carbonate de soude cristallisé, on lui fait subir des opérations semblables à celles que nous venons de décrire à l'article potasse, et l'on obtient par les mêmes procédés la soude à la *chaux* et à l'*alcool*.

Cet oxide exige, d'après MM. Thénard et Gay-Lussac, pour passer à l'état de protoxide, 33,995 d'oxigène pour 100 ; et 34,372, d'après M. Berzelius.

Ainsi que la potasse, la soude verdit le sirop de violettes, brunit la couleur du curcuma, ramène au bleu le papier de tournesol rougi par les acides. Elle diffère cependant de celle-ci en ce qu'elle ne précipite pas le muriate de platine, et qu'exposée à l'air, elle en attire d'abord l'humidité, et se dessèche ensuite. Cet effet est dû à ce que l'hydrate de sodium, qui d'abord attire cette humidité, passe à l'état de carbonate de soude, qui est efflorescent. Ses combinaisons avec les acides donnent des sels bien différens de ceux de potasse. Prise à l'intérieur et en dissolution concentrée, la soude agit comme poison : les boissons acidules sont les remèdes à administrer dans les cas d'empoisonnement par cet oxide. Comme la potasse, la soude retient, après qu'elle a été fondue, une certaine quantité d'eau. (A. C.)

OXIDE DE STRONTIANE. *V.* Strontiane.

OXIDE DE ZINC, *Protoxide de zinc, Fleurs de zinc, Pompholix, Nihil album, Laine ou coton philosophique.* Cet oxide s'obtient de la manière suivante : on met dans un fourneau placé en plein air (1) un creuset de Hesse, en prenant soin que

---

(1) En agissant en plein air, on risque moins de s'incommoder en respirant des vapeurs qui produisent sur la gorge une irritation quelquefois très persistante.

l'ouverture soit un peu inclinée. On entoure ce creuset de charbons incandescens. On met dans ce vase du zinc métallique, on chauffe fortement, en ayant soin de tenir le creuset fermé. Lorsque le zinc est rouge, on lève le creuset, et l'on agite ; le métal s'allume subitement en présentant une flamme d'un blanc verdâtre, accompagnée de flocons ; on ferme alors le creuset à moitié, pour que le zinc puisse brûler sans se volatiliser. Il se forme dans le creuset de l'oxide blanc de zinc, que l'on recueille au moyen d'une cuillère de fer. Lorsque le métal est recouvert d'une couche d'oxide sous forme de flocons volumineux, on l'enlève avec précaution pour ne pas la briser, et ne pas prendre de métal. Cette couche étant séparée, on recouvre à moitié le creuset : une portion du métal se volatilise de nouveau, absorbe l'oxigène, forme une nouvelle couche, que l'on enlève de la même manière. On répète cette opération jusqu'à ce qu'il n'y ait plus de métal dans le creuset.

L'oxide de zinc doit être d'une blancheur semblable à celle de la neige, léger et exempt de métal. Cet oxide est fixe. Lorsque l'on a préparé une grande quantité d'oxide de zinc, on obtient, outre des flocons légers, une poudre blanche. Cette poudre blanche, qui n'est autre chose que l'oxide en poudre plus fine mêlée d'un peu de métal, peut être employée aux usages pharmaceutiques. Pour le rendre convenable à cet usage, on lui fait subir l'opération suivante : on prend cet oxide, on le met dans une terrine, on verse dessus une petite quantité d'eau pour le convertir en bouillie. On agite avec la main pour bien diviser la masse, on étend d'une nouvelle quantité d'eau. Quand le mélange est bien homogène, on verse le tout sur un tamis de crin très serré, placé sur une terrine, et on lave. L'oxide passe à l'aide de l'eau, et les petits grains métalliques restent sur le tamis. Lorsque le tout est passé, on laisse reposer le liquide ; l'oxide de zinc se précipite au fond du vase. On décante l'eau, et l'on jette l'oxide sur un filtre. Lorsqu'il est égoutté, on le presse entre deux papiers, on le porte à l'étuve. Cet oxide séché, réduit en poudre et passé au tamis, est préférable à l'oxide non lavé.

6..

Le protoxide de zinc est composé de 24,777 d'oxigène et de 100 de métal. Il est employé comme astringent, antispasmodique, émétique, sédatif; on le donne dans les cas d'épilepsie, de chorée, d'hystérie, dans les affections nerveuses. La dose est de 3 à 6 décigrammes (6 à 12 grains), deux ou trois fois par jour. Uni à l'axonge (2 parties d'axonge sur 1 d'oxide), il forme une pommade employée contre les excoriations et les crevasses.

L'oxide de zinc peut aussi être obtenu du sulfate par précipitation : pour cela, on fait dissoudre dans l'eau distillée du sulfate de zinc pur ; on précipite par de la potasse en quantité convenable pour décomposer tout le sel ; on recueille le précipité sur un filtre, on le lave à grande eau, on le fait sécher et on le réduit en poudre. Ce produit, qui selon nous est préférable au précédent, est employé aux mêmes doses et dans des cas analogues.   (A. C.)

OXIGÈNE, *Air déphlogistiqué* (1), *Air du feu* (2), *Air vital, Air pur, Air éminemment respirable.* L'oxigène est un gaz incolore, inodore, insipide, invisible, d'une pesanteur de 1,1026, le poids de l'air atmosphérique étant pris pour unité : comprimé dans un tube de verre, il s'échauffe et devient lumineux. Il est inaltérable, et ne change pas de nature par tous les moyens connus, il doit donc être considéré comme un corps simple ; des essais faits sur ce gaz dans le but de l'obtenir à l'état liquide ont été inutiles. L'oxigène sert à entretenir la respiration et la vie. Si l'on plonge dans l'air atmosphérique une bougie allumée, elle ne brûle que jusqu'à ce qu'il n'y a plus ou presque plus d'oxigène dans cet air ; il en est de même lorsqu'on plonge un animal dans un vase contenant de l'air atmosphérique : cet animal est suffoqué lorsque l'oxigène vient à manquer dans le mélange. En Chimie, il joue un grand rôle; il fait partie des substances animales ; c'est un des principes constituans des oxides et des oxacides ; mêlé à l'azote et à des traces d'acide carbonique, il forme l'air atmosphérique;

---

(1) Priestley. (2) Scheële.

combiné à l'hydrogène dans les proportions de 1 volume d'oxigène et de 2 volumes d'hydrogène, en poids de 89,90 d'oxigène et de 11,10 d'hydrogène, il donne naissance à l'eau ; en d'autres proportions et avec une plus grande quantité d'oxigène, il forme l'eau oxigénée. En général, il s'unit à tous les corps connus et donne lieu par cette union à des produits nombreux.

Le gaz oxigène, quoiqu'un des agens qui jouent le plus grand rôle en Chimie, n'est connu que depuis 1774. Sa découverte est due à Priestley ; elle fut faite presqu'en même temps par Scheèle. Lavoisier étudia ensuite les combinaisons de l'oxigène, et depuis, des travaux nombreux firent connaître et les propriétés de l'oxigène et celles de ses combinaisons.

L'action du gaz oxigène sur l'économie animale est bien démontrée. Il est le seul gaz propre à entretenir la vie des animaux ; mais pour cela, il faut qu'il soit mêlé avec l'azote, et qu'il constitue un mélange analogue à l'air atmosphérique. L'oxigène pur paraît produire une grande excitation dans les organes pulmonaires, excitation dangereuse et qui serait susceptible de causer des accidens. Quelques essais sur l'action de l'oxigène dans l'économie animale ont été faits par divers auteurs. Parmi ces observations, plusieurs ont été publiées dans les journaux scientifiques ou dans des ouvrages particuliers ; de ce nombre sont : 1°. celles de M. Grille, pharmacien de première classe, employé à Mâcon en 1799, qui reconnut que les ouvriers employés à l'exploitation d'une mine de manganèse étaient exempts de la galle, et que ceux qui avaient contracté cette maladie et venaient travailler avec les ouvriers étaient guéris de cette maladie par le contact de l'oxigène qui se dégage lorsqu'on s'occupe de l'exploitation : M. Grille a remarqué que les habits des mineurs travaillant dans cette mine étaient sensiblement décolorés ; 2°. son emploi contre le tétanos, par M. Saladin ; 3°. des essais dans les cas de phthisie faits par un grand nombre de médecins, etc., etc.

L'oxigène peut s'obtenir par plusieurs procédés : 1°. en chauffant peu à peu, et fortement ensuite, de l'oxide de manganèse introduit dans une cornue de grès, à laquelle on adapte un tube propre à recueillir les gaz, laissant dégager les premières portions qui sont mêlées à de l'air atmosphérique contenu dans la cornue et d'un peu d'acide carbonique provenant des carbonates que contient l'oxide employé ; on cesse l'opération lorsqu'il n'y a plus de dégagement de gaz ; 2°. en traitant l'oxide de manganèse par l'acide sulfurique, et chauffant le mélange que l'on introduit dans un appareil semblable à celui qui sert à fournir l'oxigène de l'oxide de manganèse par l'action de la chaleur ; 3°. en décomposant à une douce chaleur le chlorate de potasse, se servant d'une petite cornue et recueillant le gaz comme il a été dit, en ayant soin de rejeter les premières portions ; 4°. en décomposant de la même manière l'oxide d'argent ; 5°. en faisant passer des feuilles dans une cloche pleine d'eau, et exposant au soleil, l'oxigène se dégage des nervures et va se réunir à la partie supérieure de la cloche ; 6°. en faisant dissoudre dans l'eau le résidu de la décomposition du nitrate de potasse, opérée dans une cornue à l'aide de la chaleur. L'oxigène qui se dégage dans ce cas est composé de 95 pour 100 d'oxigène. (Robert Bridges et Richard Philips.) Lorsqu'on veut se procurer de l'oxigène pur, on emploie, ou le chlorate, ou l'oxide d'argent : lorsqu'on emploie les autres produits désignés plus haut, ce gaz peut être mêlé de quelques substances étrangères. L'oxigène pourrait sans doute être mis en usage comme un précieux médicament ; mais nous pensons que pour arriver à ces résultats, il faudrait faire une étude suivie de l'emploi de ce gaz et des modifications nécessaires à son emploi.   (A. C.)

OXYCÈDRE. *Juniperus Oxycedrus*, L. Espèce de genévrier qui croît dans le midi de l'Europe, et dont le tronc laisse exsuder une résine odorante. Son bois rougeâtre et odorant passe pour sudorifique ; il fournit, par la distillation, une huile pyrogénée très odorante, et connue dans la droguerie sous le nom d'huile de cade. *V*. ce mot.   (A. R.)

OXYMEL SIMPLE. *V*. Mellite acide simple, t. III, p. 456.

OXYMEL COLCHIQUE. *V*. Mellite acide avec le colchique, t. III, p. 456.

OXYMEL SCILLITIQUE. *V*. Mellite acide avec la scille, t. III, p. 456.

OXYRRHODIN. Nom donné au vinaigre rosat.

OXYSACCHARUM. On a donné ce nom à un mélange de sucre et de vinaigre. Les anciens y mêlaient du verre d'antimoine ou de la scille. Dans le premier cas, l'oxysaccharum était appelé *oxisaccharum vomitivum*, dans l'autre, *oxisaccharum scilliticum*.   (A. C.)

OXYTRIPHYLLUM. Nom officinal ancien de l'*Oxalis acetosella*. *V*. Surelle acide.

P

PACHYDERMES. Septième ordre de la classe des Mammifères, renfermant les animaux dont les doigts sont recouverts d'un ou de plusieurs sabots ; exemples : l'éléphant, le cochon, le cheval, le bœuf, etc. *V*. Mammifères.   (G...n.)

PÆONIA OFFICINALIS. *V*. Pivoine.

PAILLE. On nomme ainsi les chaumes desséchés de diverses Graminées, et particulièrement des Céréales, telles que le blé, le seigle, l'orge, le riz, le maïs, l'avoine, etc.

La paille est employée à de nombreux usages domestiques, trop connus pour que nous croyions nécessaire de les énumérer ici. Nous rappellerons seulement, pour faire juger de son importance, qu'elle sert de couverture aux habitations rustiques, de litière aux animaux domestiques, et qu'elle est la base des engrais destinés à fumer les terres. Comme objet d'art, elle offre aussi beaucoup d'intérêt; on en tresse des tissus avec lesquels on fait des chapeaux. C'est principalement en Italie, entre Pise et Florence, qu'on se livre à cette fabrication qui rapporte d'immenses bénéfices. On emploie à cet effet une variété de froment à épi blanc, glabre et sans barbe, que l'on sème très dru, afin que les tiges, serrées les unes contre les autres, s'allongent et s'étiolent. Quand l'épi a fleuri, et que la paille est bien blanche, on la coupe rez terre. Pour la fabrication des chapeaux communs, on fait sécher les pailles au soleil, en ayant soin de les garantir de la pluie. Quand on veut avoir des pailles très fines et très blanches, on choisit les brins les plus fins, et quand-ils ont été séchés au soleil, on les place dans une pièce où le jour ne pénètre pas, et on les range avec soin. La différence entre les pailles d'Italie et celles de Suisse, c'est que dans le premier de ces pays, on emploie les brins entiers, tandis que dans le second, on les fend dans toute leur longueur.

Il importe beaucoup de connaître les terrains convenables à la culture du blé dont la paille doit servir à la confection des chapeaux. Si le sol est argileux et ferrugineux, la paille est sujette à être tachetée ; elle est cassante et rude lorsque le sol est sablonneux. On attribue les taches à l'absorption de l'oxide de fer contenu dans le sol ; et la consistance cassante et rude, à l'absorption de la silice. Il est certain que les cendres de paille contiennent beaucoup de cette dernière substance, qui abonde surtout dans les nœuds des chaumes. La paille venue dans un terrain calcaire ou crayeux a la souplesse et la ténacité convenables pour la fabrication des objets tressés, et l'aspect luisant qui les fait rechercher. On blanchit d'ailleurs par la vapeur du soufre les pailles trop foncées en couleur. Plusieurs autres espèces de Graminées fournissent des pailles que l'on peut tresser avec facilité et qui sont en même temps solides et très blanches ; telle est surtout la paille de riz.

Enfin, on a employé la paille pour la préparation du papier. A cet effet, après avoir réduit en pâte les chiffons de tissus de paille, on en extrait la matière colorante et les substances étrangères, en la faisant bouillir avec du lait de chaux ou avec une eau alcaline ; on lave à grande eau ; on soumet la pâte à l'action d'un hydro-sulfate composé de 4 parties de chaux vive et d'une de soufre, en dissolution dans 8 pintes d'eau, pour enlever les matières mucilagineuses et siliceuses. On lave aussitôt à grande eau, et l'on travaille la pâte par les moyens ordinaires. (G...x.)

PAIN. Le pain est un aliment des plus salubres, et qui sert à la nourriture de la plupart des peuples de l'Europe, et de quelques-uns de ceux du Nouveau-Monde. Ce produit, dont nous ne parlerons ici que pour faire connaître les adultérations qu'on lui fait subir, se prépare en mêlant ensemble de la farine, de l'eau et du levain (ou de la levûre de bière), dans les proportions de 150 parties de farine et de 100 parties d'eau qui sert à faire ou à délayer le levain et au pétrissage. Lorsque la masse est préparée, on l'abandonne à elle-même de manière à ce qu'elle subisse un certain degré de fermentation, que l'on arrête ensuite en portant cette pâte au four, et en l'exposant à une vive chaleur qui lui fait perdre une portion de l'eau qu'elle contient. Dans cette opération, cette pâte perd un peu plus du septième de son poids; on a calculé, d'après un grand nombre d'expériences, que le pain revient à 5 centimes (1 sou) la liv. lorsque le sac de farine du poids de 325 livres coûte 20 francs, et à 10 centimes lorsque ce sac a été payé 40 francs. La farine de froment est la plus convenable pour la préparation du pain. Cette farine contient le plus de gluten; le mélange qui en résulte est susceptible d'éprouver la fermentation et de fournir une pâte et un pain plus léger et plus facile à digérer.

M. Accum, dans un traité sur les sophistications des alimens, a fait connaître les fraudes qui se commettent en Angleterre dans la préparation du pain : il dit que les boulangers de Londres emploient de la farine de qualité inférieure, et que pour obtenir de beau pain avec cette farine, ils emploient l'alun à des doses assez élevées, par exemple à celle de 1 kilogramme (2 livres) pour 127 kilogrammes (254 livres) de farine. Il cite encore l'usage que l'on fait du sous-carbonate d'ammoniaque pour produire, avec une farine détériorée et aigrie, du pain léger et poreux (1). L'auteur cite encore le pain obtenu avec de la farine mêlée de plâtre et d'argile

---

(1) Le pain *dit anglais*, que l'on fabrique à Paris et qui est blanc et très poreux, est préparé avec de la bonne farine et du sous-carbonate d'ammoniaque. Ce sel se volatilisant pendant la cuisson, il n'en résulte aucun inconvénient pour ceux qui s'en servent comme aliment.

blanche, *la terre de pipe*. Les procédés suivans sont indiqués pour faire reconnaître l'adultération du pain par les substances que nous avons citées. Si le pain contient de l'alun : on l'émiette lorsqu'il est rassis, on le met pendant quelque temps en contact avec de l'eau distillée, puis on passe avec expression pour séparer le liquide ; celui-ci doit ensuite être filtré, divisé en deux parties, enfin essayé par le muriate de baryte, qui démontre ou non la présence de l'acide sulfurique, et par l'ammoniaque, qui démontre ou non la présence de l'alumine. Du pain exempt d'alun, traité de la sorte, ne fournit pas de précipité. On reconnaît la falsification au moyen des terres et du plâtre, en incinérant le pain à l'aide d'une forte chaleur et faisant chauffer le résidu avec du nitrate d'ammoniaque, soumettant ensuite à l'examen le résidu obtenu de cette opération, pour en connaître la nature.

M. Davy a recommandé l'addition du carbonate de magnésie, comme pouvant améliorer la nature du pain fabriqué avec de la farine de mauvaise qualité. Les doses auxquelles ce sous-carbonate doit être mêlé à la farine sont de 1 à 3 grammes pour 500 grammes (1 livre) de farine. D'après divers praticiens, l'emploi de l'alun dans la fabrication du pain est une fraude qui peut être pernicieuse à la santé; selon quelques-uns, il peut donner lieu à une disposition calculeuse dans les organes urinaires, ils regardent cette fraude comme devant être prévue par les lois et punie d'une manière sévère.   (A. C.)

PAIN AZIME. On donne ce nom à une préparation qui est usitée particulièrement pour envelopper des électuaires, des pilules, afin de prendre plus aisément ces préparations et avec moins de dégoût. Le pain azime est tout-à-fait analogue à la pâte avec laquelle on fait les *pains à cacheter ;* il s'obtient de la manière suivante : on prend de la farine très belle, on la délaie avec une certaine quantité d'eau, de manière à en faire une bouillie claire; lorsque la bouillie est préparée, on fait chauffer un moule ou *gauffrier* dont les parois sont gravées peu profondément; lorsque le gauffrier est convenablement chauffé, on l'ouvre et l'on verse sur l'une des surfaces une cuillerée de la pâte liquide, on ferme promptement le moule, on le place sur le feu, puis on retourne ; on retire ensuite le *gauffrier* de dessus le feu, et l'on en sort le pain que l'on découpe avec des moules tranchans, lorsqu'il est froid.

Le point essentiel à considérer lorsqu'on fait cette opération, est la conduite du feu. Le gauffrier ne doit être ni trop chauffé ni trop peu ; s'il était trop chauffé, le pain azime, qui n'a qu'un millimètre environ d'épaisseur, prendrait une couleur jaunâtre au lieu de la belle couleur blanche qu'il doit avoir. Si le moule n'était pas assez chauffé, le pain n'aurait pas la consistance convenable. Cette opération, qui n'a rien de difficile, est pratiquée par une foule de gens qui ont acquis, par la pratique, toute la dextérité nécessaire.   (A. C.)

PAIN DE CASSAVE. Ce pain sert d'aliment principal à des peuples de l'Amérique. Il se prépare en prenant la *farine de cassave* (qui est un mélange d'amidon, de fibre végétale et d'une petite quantité de matière extractive), en couvrant de cette farine humide un disque de fer chaud, et en ajoutant successivement plusieurs couches jusqu'à ce que l'on ait obtenu des galettes d'une certaine épaisseur. Nous avons mangé de ce pain qui avait été apporté, tout préparé, de l'Amérique, il ne nous a pas paru désagréable ; on assure que cette préparation est très nourrissante. La plante qui fournit la fécule employée à faire le pain de cassave est le *Jatropha manihot*, L., *Janipha manihot* de Kunth. *V.* ces mots et surtout Cassave, t. Ier, p. 606.   (A. C.)

PAIN D'ÉPICE. Le pain d'épice était connu des anciens. Son usage paraît nous être venu d'Asie, et on lit dans Athénée qu'il se faisait à Rhodes un pain assaisonné de miel d'un goût très agréable, que l'on mangeait avec délices après les repas. Les Grecs nommaient ce produit *mélilates*. Le nom de *pain d'épices* paraît avoir été donné à ce produit par les modernes, parce qu'il est préparé avec de la farine de seigle assaisonnée d'épices que l'on pétrit avec du miel et quelquefois avec de la mélasse. Plusieurs sortes de miels sont employés à cette fabrication ; mais le plus beau est fait avec la meilleure qualité, encore faut-il, avant de l'employer, qu'il ait bouilli et qu'il soit bien clarifié.

Nous ne nous étendrons pas sur la fabrication du pain d'épices ; nous indiquerons cependant, en peu de mots, les quantités de substances à employer. Ces quantités sont d'une partie de farine de seigle sur deux parties de miel. On prend le miel écumé et encore chaud, on y mêle la farine à l'aide d'une spatule ; lorsque le mélange est fait, on le place dans des sébiles de bois, afin qu'il ne coule pas ; lorsqu'il est refroidi, on le pétrit fortement avec les mains jusqu'à ce que le mélange soit parfait et que la pâte soit bien blanche ; on ajoute alors une petite quantité de sucre en poudre, du néroli, de l'écorce de citron ; on pétrit de nouveau, puis on lui donne des formes différentes, soit en le coupant, soit en y imprimant des figures au moyen de moules ou de planches de bois gravées, et on le fait cuire ; pour cela, on chauffe le four, au point de faire noircir sur-le-champ une poignée de farine que l'on y jette, on nettoie l'âtre, puis on y introduit promptement le pain d'épices, en ayant soin de l'espacer convenablement. Lorsque la fournée est cuite, ce que l'on aperçoit à la seule inspection, on le retire du four ; on le laisse à demi refroidir, on le brosse, puis on passe dessus une éponge trempée dans des jaunes d'œufs battus ensemble, afin de rehausser la couleur : le reste de chaleur que le produit conserve suffit pour dissiper l'humidité. Lorsqu'on veut couvrir la surface du pain d'épices de petites dragées, on les répand dessus après avoir passé le jaune d'œuf et on les enfonce en appuyant dessus avec le bout du doigt. Le *pain d'épices* est quelquefois additionné de substances purgatives et vermifuges ; de là les *pains d'épices* purgatifs ou vermifuges, dont les formules sont très variées. Nous avons vu employer avec succès ceux préparés d'après les formules suivantes :

Pâte à pain d'épice. 32 gram. (1 once)	Pâte à pain d'épice. 32 gram. (1 once)
Poudre de jalap... 3 décig. (6 grains)	Poudre de jalap... 4 décig. (8 grains)
— de scammonée. 2 décig. (4 grains)	— de semen contra 6 gram. (1 gros ½)
Pour un pain d'épice purgatif.	*Pour un pain d'épice vermifuge.*

Une foule d'autres formules sont journellement exécutées par les fabricans de pain d'épices et par des pharmaciens, qui ont chacun la leur.   (A. C.)

PAIN DE COUCOU. Un des noms vulgaires de l'*Oxalis Acetosella*, L. *V*. SURELLE ACIDE.

PAIN D'OISEAU. Un des noms vulgaires du *Sedum acre*, L. *V*. ORPIN ACRE.

PAIN DE POURCEAU. Un des synonymes vulgaires du *Cyclamen Europeum*, L. *V*. CYCLAMEN.

PAIN DE SAINT-JEAN. Le fruit du caroubier. (*Ceratonia Siliqua*, L.)

PAIN DE SINGE. On nomme ainsi, au Sénégal, le fruit du baobab. (*Adansonia digitata*, L.)

PALLADIUM. Corps simple combustible métallique, découvert en 1803 par M. Wollaston qui en fit connaître d'abord les propriétés sans indiquer que cette découverte lui était due, ni quelle était la mine d'où il avait extrait ce métal. M. Chenevix, plus tard, chercha à reconnaître si c'était un composé de platine et de mercure ; mais ces essais furent sans succès et confirmèrent l'existence du palladium. M. Chenevix fit ensuite connaître qu'il était l'auteur de la découverte de ce métal qu'il avait extrait du platine. Le palladium et ses combinaisons furent étudiées par MM. Vauquelin et Berzelius, et leurs travaux sur ce sujet furent publiés dans les *Ann. de Chimie*, t. LXXXVIII, p. 167, et dans les *Annals of philosophy*, t. III, p. 354. Le procédé suivi par M. Wollaston est le suivant : on fait dissoudre le platine brut dans l'acide hydro-chloro-nitrique ; et dans cette dissolution, dont on a séparé l'excès d'acide par la chaleur, on verse, par gouttes, du cyanure de mercure. Cette addition détermine la précipitation d'une matière pulvérulente d'une couleur blanche-jaunâtre pâle. Ce précipité, lavé, séché et exposé à une forte chaleur, laisse une matière blanche qui est le palladium ; si l'on chauffe ce produit avec du soufre et du borate de soude, on peut obtenir un bouton métallique capable de supporter l'action du marteau ou de passer au laminoir.

Le palladium est blanc; lorsqu'il est poli, il a une grande ressemblance avec le platine; il est plus dur que le fer forgé, d'un poids spécifique qui varie selon l'état dans lequel il se présente. Lorsqu'il est fondu complètement, ce poids est de 11,871; non entièrement fondu, il ne pèse que 10,972. M. Wollaston l'a trouvé de 11,3 à 11,8. Ce métal est peu élastique, mais il est aussi malléable que le platine; sa cassure est fibreuse et présente une apparence cristalline. Il est inalté-rable à l'air, ne se fond qu'à un très haut degré de chaleur. M. Vauquelin a déterminé sa fusion à l'aide d'un courant de gaz oxigène; cette fusion fut suivie d'une combustion avec production d'étincelles brillantes. Le palladium se combine à l'oxigène, au soufre; il s'allie avec plusieurs métaux. Ce métal est peu connu, parce qu'il est très rare; il n'a pas encore d'usage.

(A. C.)

PALMA-CHRISTI. *V.* Ricin.

PALME. Le nom de palme (*Palma*) désignait dans l'anti-quité le dattier dont les branches étaient le symbole de la gloire; aussi les triomphateurs en tous genres portaient à la main des palmes, et c'était la plus grande récompense que pût ambitionner celui qui avait rendu de grands services à la pa-trie. Lors de l'introduction du christianisme, les saints qui mouraient dans les supplices en témoignage de la foi, avaient, disait-on, cueilli les *palmes du martyre;* voilà pourquoi, dans les tableaux d'église, on les peint avec des branches de dattier à la main. Sur les côtes de la Méditerranée, où croît abon-damment le dattier, comme, par exemple, dans le royaume de Murcie, en Espagne, on fait un commerce assez considérable de palmes que l'on porte dans les processions, et que l'on pend au grillage des croisées et aux balcons, après qu'elles ont été bénites; c'est, selon les prêtres espagnols, le meilleur paratonnerre et surtout le moyen le plus efficace pour chasser le diable.

Le nom de palme est appliqué, dans les colonies, à une foule de palmiers fort différens; il a été donné spécialement à l'*Elœis guineensis*, dont le fruit fournit l'Huile de palme. *V.* ce mot, t. III, p. 120.

(G...n.)

PALMIERS. *Palmæ*. Famille de plantes monocotylédones à étamines périgynes, composée d'arbres ou d'arbustes remarquables sous plusieurs rapports. La plupart sont de grands arbres dont le tronc cylindrique s'élance à une hauteur qui surpasse quelquefois 100 pieds; quelques-uns sont, au contraire, de petits arbustes, quelquefois même dépourvus de tige, et dont toutes les feuilles partent d'une sorte de plateau qui surmonte la racine. En général, le port de ces végétaux offre une si grande élégance, que Linné leur conférait le titre de Princes du règne végétal, et qu'on les considère comme les plus beaux ornemens des régions intertropicales; car c'est entre les tropiques que la plupart des palmiers ont leur berceau. Une seule espèce (*Chamærops humilis*) croît dans les localités les plus chaudes de l'Europe méditerranéenne. Quelques-unes, en petit nombre, sont cultivées hors des tropiques, mais toujours sous des climats très chauds. Ainsi, le dattier est naturalisé dans tout le nord de l'Afrique, ainsi qu'en plusieurs contrées de l'Orient et de l'Europe méridionale, qui appartiennent à la même région botanique.

C'est sur le bois des palmiers que l'on reconnaît, avec la plus grande évidence, l'organisation propre aux plantes monocotylédones. *Voyez* ce mot, tome III, page 495. Leurs feuilles naissent toujours au sommet de la tige; elles sont généralement très grandes, pétiolées, ordinairement pinnées ou digitées, à folioles roides et coriaces. Les fleurs sont tantôt hermaphrodites, tantôt dioïques ou polygames, formant de vastes grappes rameuses, désignées sous le nom de *régimes ;* elles sont renfermées, avant leur épanouissement, dans de grandes spathes coriaces et quelquefois ligneuses. Les parties de la fleur sont presque toujours sur le système ternaire , c'est-à-dire que le périanthe est à six divisions, dont trois intérieures et trois extérieures. Les étamines sont au nombre de six et quelquefois de trois ou d'un multiple de trois. Le pistil est formé de trois ovaires distincts ou soudés entre eux plus ou moins complètement. Le fruit est une drupe charnue ou fibreuse et coriace, contenant un noyau osseux , à une ou trois

loges monospermes, quelquefois renfermant un liquide mucilagineux qui se convertit en une amande blanche (endosperme)
d'une saveur très agréable, dans laquelle est un petit embryon.

Jusqu'à ces derniers temps, les palmiers étaient fort incom-
plètement connus sous le rapport botanique. M. Martius de
Munich, pendant un séjour de plusieurs années au Brésil, y a fait
une étude particulière de cette belle famille. Le magnifique ouvrage qu'il publie en ce moment (1) fait suffisamment connaître les palmiers du Brésil. On y trouve, non-seulement une
foule de détails sur leur organisation, mais encore des renseignemens très intéressans sur leurs usages économiques et médicaux. Il serait vivement à désirer que l'on entreprît sur le
même modèle l'histoire des palmiers de l'Inde et de l'Afrique.

Les palmiers sont de la plus haute importance pour les habitans des contrées où ils croissent; ils leur fournissent, non-
seulement des alimens sains et agréables, mais encore la plupart des substances nécessaires aux usages de la vie chez ces
peuples à peine civilisés. Ainsi les drupes du dattier, du cocotier, de plusieurs espèces d'*Elate*, d'*Areca*, etc., sont la principale nourriture d'un grand nombre de peuplades indiennes,
américaines ou africaines. Le bourgeon qui termine le stipe
du chou palmiste (*Areca oleracea*) se mange cru ; sa saveur
est analogue à celle de l'artichaut. Le cocotier, indépendamment de son fruit, fournit quelques substances utiles, par
exemple une bourre fibreuse qui entoure les noyaux et dont
on fait des cordages et des nattes, des filets et des tissus.
D'autres produisent d'excellens bois pour la construction des
habitations, et des feuilles larges et solides pour la couverture
de celles-ci. La sève d'un grand nombre d'espèces est sucrée,
fermentescible, et donne une liqueur vineuse.

La fécule amilacée à laquelle on donne le nom de *sagou*, se
retire de diverses espèces de palmiers, et particulièrement du
Sagus farinifera, et du *Phœnix farinacea*. Le *Calamus ro-*

---

(1) *Historia Palmarum Brasiliæ*, in-folio avec planches coloriées. Paris,
Renouard.

tang, petite espèce de palmier qui a le port d'une graminée, donne une substance astringente résineuse, qui est une sorte de sang-dragon. Les fruits de certains palmiers (particulièrement l'*Elais guineensis*) contiennent une huile fixe nommée *huile de palme*. Pour plus de détails, nous renvoyons à chacun des articles particuliers qui traitent de ces divers palmiers ou des objets utiles qu'ils fournissent.   (A. R.)

PALMIPÈDES. En Zoologie, on donne ce nom aux animaux dont les pieds sont palmés, c'est-à-dire chez lesquels les doigts sont réunis entre eux par une membrane. Ainsi, les loutres, les castors, etc., parmi les Mammifères ; les crocodiles, les tortues, les grenouilles, etc., parmi les Reptiles ; les canards, les cormorans, les mouettes, etc., parmi les Oiseaux, sont palmipèdes. Ces animaux sont essentiellement aquatiques.

Le nom de PALMIPÈDES a été employé particulièrement pour désigner un ordre de la classe des Oiseaux. *V.* ce mot.

(G.. N.)

PANACÉE. Le mot *panacée*, qui signifie *remède universel*, a été appliqué à plusieurs médicamens. Ainsi, on a donné le nom de *panacée mercurielle* au proto-chlorure de mercure sublimé, celui de *panacée anglaise* au carbonate de magnésie mêlé de carbonate de chaux, *panacée* de *Glauber* au sulfate de soude.   (A. C.)

PANAIS. *Pastinaca sativa,* L. — Rich. Bot. méd., t. II, p. 478. (Famille des Ombellifères. Pentandrie Digynie, L.) Cette plante est commune, à l'état sauvage, dans les champs, ainsi que dans les lieux incultes, le long des haies et des chemins de toute l'Europe. Sa tige cylindrique et cannelée s'élève à plus d'un mètre, et porte des feuilles un peu velues, simplement ailées, à folioles larges, lobées et incisées. Les fleurs sont jaunes, petites, régulières, et disposées en une ombelle très étalée, dépourvue d'involucre général. Par la culture, cette plante change un peu de physionomie ; ses folioles deviennent plus larges, plus découpées, et perdent leur villosité. La racine du panais cultivé est fusiforme, aromatique, douce et charnue. On l'emploie fréquemment comme alimentaire, et pour donner du goût aux bouillons de viande. Sa culture est à peu près la même que celle de la carotte; mais il faut espacer davantage les plants, parce que la tige est haute et très étalée. La racine de la plante sauvage est fibreuse, comme ligneuse, et très âcre; elle ressemble à celles de la grande ciguë et de la ciguë vireuse, mais elle en diffère essentiellement par l'odeur et les propriétés. Le panais sauvage est doué d'une odeur forte, et contient un suc propre tellement âcre, que lorsqu'on arrache la plante dans les champs où elle pullule, ce suc fait venir, aux mains et aux bras des sarcleurs, des pustules qui causent une vive démangeaison, et se terminent par des croûtes.　　　　　　　　　　　　(G...N.)

PANAX QUINQUEFOLIUM. *V.* Ginseng.

PANCHYMAGOGUE. Nom donné par les anciens aux médicamens purgatifs auxquels ils attribuaient la propriété d'évacuer toutes les humeurs.　　　　　　　　　(A. C.)

PANIC. *Panicum.* Genre de la famille des Graminées et de la Triandrie Digynie, composé d'un nombre très considérable d'espèces qui croissent dans toutes les régions du globe, mais qui sont surtout très communes sous les tropiques. Leurs fleurs sont généralement fort petites, disposées tantôt en épis simples, géminés ou digités, tantôt en panicules plus ou moins ramifiées. Une des deux plantes dont la tige rampante est usitée sous le nom de chiendent, avait été placée dans le genre *Panicum;* mais elle forme maintenant un genre particulier et nommé *Cynodon. V.* Chiendent. Parmi les diverses espèces de panics cultivées comme plantes d'utilité, nous en ferons connaître deux qui offrent le plus d'intérêt.

Le Panic Millet. *Panicum miliaceum,* L. On connaît généralement cette graminée sous les noms de *mil* et de *millet.* Elle est annuelle et originaire de l'Inde; mais on la cultive dans presque toutes les contrées de l'Europe, de l'Asie et de l'Afrique. Son chaume s'élève jusqu'à environ 1 mètre; il est noueux, velu, garni de feuilles très longues, larges, velues à leur gaîne, et marquées d'une nervure médiane presque blanche. Les fleurs sont petites et disposées en une grande panicule. Les fruits sont globuleux, luisans, d'une couleur jaune, et servent à nourrir la volaille et les diverses espèces d'oiseaux de volière. Par la fermentation, les habitans de quelques contrées de la Tartarie en retirent une liqueur alcoolique. Ils les réduisent aussi en farine, et en préparent des galettes qui sont un de leurs principaux alimens. Il ne faut pas confondre cette espèce avec le *mil des petits oiseaux*, qui est le *Panicum italicum*, L., cultivé abondamment en certains pays, dans les champs plantés en même temps de pommes de terre, de haricots, et en général de carêmages. Les fleurs de cette dernière espèce forment un gros épi composé, dont on garnit les cages des petits oiseaux.

Le Panic élevé ou Grand panic, *Panicum maximum*, Jacq. (*Icon. rar.*.I, tab. 13), est cultivé dans les Antilles sous le nom d'*herbe de Guinée*, parce qu'on le croit originaire de cette contrée d'Afrique (1). C'est une Graminée vivace dont les tiges sont noueuses, droites et élevées de plus d'un mètre ; elles ont des feuilles linéaires, glabres, ciliées à l'entrée de leur gaîne. Les fleurs sont petites, et constituent une verte panicule terminale et étalée. Cette plante fournit un des meilleurs et des plus abondans fourrages. Comme elle craint le froid, on ne peut espérer de la naturaliser en France que dans les départemens méridionaux.   (G...n.)

PANICAUT DES CHAMPS. *Eryngium campestre*, L. — Rich. Bot. méd., t. II, p. 484. (Famille des Ombellifères. Pentandrie Digynie, L.) Cette plante, connue sous le nom vulgaire de *chardon roland* ou plutôt *chardon roulant*, croît abondamment dans les lieux incultes des régions chaudes et tempérées de l'Europe. Sa racine est perpendiculaire, très longue, cylindrique, blanche en dedans, brune au dehors et parsemée de quelques tubercules. La tige se divise en rameaux

---

(1) D'après Swartz, l'herbe de Guinée est une espèce de panic différente du *P. maximum* de Jacquin ; il l'a nommée *P. polygamum*, à cause de ses fleurs polygames. Persoon a changé le nom spécifique en celui de *Jumentorum*, à cause de son emploi comme fourrage.

épars, étalés, et plusieurs fois dichotomes. Les feuilles radicales sont marquées de pétioles engaînans, divisées profondément en trois lobes pinnatifides et épineux ; les feuilles caulinaires sont plus petites et moins incisées ; enfin les feuilles florales sont verticillées par trois. Les fleurs sont blanches, disposées en capitules arrondis, et accompagnées d'involucres composés de six à sept folioles vertes, épineuses et du double plus longues que les capitules.

La racine de chardon roland, à l'état frais, est à peu près grosse comme le doigt, blanche, succulente, et fort longue. Desséchée, elle est grise extérieurement, marquée de fortes aspérités disposées en anneaux, et présente souvent à sa partie supérieure des poils rudes qui sont les vestiges pétiolaires des anciennes feuilles ; à l'intérieur, elle est jaunâtre, d'un tissu spongieux, d'une saveur douceâtre mélangée d'un peu d'amertume, et d'une odeur un peu aromatique qu'elle perd par la décoction dans l'eau. C'est après l'avoir fait ainsi cuire, qu'en certains pays les pauvres habitans des campagnes s'en nourrissent. Les anciens attribuaient à cette racine des propriétés diurétiques très actives, et même ils la regardaient comme aphrodisiaque. Ces vertus n'ont été justifiées ni par de bonnes observations, ni par l'intensité de la saveur et de l'odeur de cette racine, qui sont très faibles. (G...N.)

PANICULE. *Panicula.* Terme de Botanique qui sert à désigner un mode d'inflorescence dont la famille des Graminées offre de nombreux exemples. C'est un assemblage de fleurs portées sur des pédoncules rameux, d'autant plus longs qu'ils sont plus inférieurs. (A. R.)

PANTAGOGUE. Synonyme de *panchymagogue.*

PAPAVER RHOEAS. *V.* Coquelicot.

PAPAVER SOMNIFERUM et P. ORIENTALE. *V.* Pavot.

PAPAVÉRACÉES. *Papaveraceæ.* Famille naturelle de plantes dicotylédones, polypétales, à étamines hypogynes, ayant pour type le genre Pavot (*Papaver*) qui lui a donné son nom. Elle se compose de plantes herbacées annuelles ou vivaces, à feuilles alternes et pleines d'un suc laiteux, blanc, jaune ou

orangé. Les fleurs sont terminales ou axillaires, quelquefois
très grandes et diversement colorées ; leur calice est caduc ; la
corolle chiffonnée durant la préfloraison ; les étamines sont
nombreuses ; le fruit est une capsule arrondie surmontée d'un
stigmate rayonné sessile (pavot), ou une capsule en forme de
silique très allongée (chélidoine), renfermant un grand nombre
de graines.

On a séparé de la famille des Papavéracées, le genre
Fumeterre (*Fumaria*) qui forme maintenant un petit groupe
sous le nom de Fumariacées. Cette séparation, indiquée par
quelques différences dans les organes floraux, résulte également-
ment d'une diversité dans le mode d'action des Fumariacées.
V. ce mot. Les Papavéracées sont plus ou moins âcres, vi-
reuses et narcotiques, propriétés qu'elles doivent au suc
propre qui découle de leurs diverses parties lorsque l'on
y fait des incisions. C'est ainsi que l'on obtient l'*opium*
des capsules du *Papaver somniferum*. Le suc de la chélidoine
est tellement caustique, qu'on l'emploie pour ronger les verrues et autres excroissances de la peau. Dans la sanguinaire du
Canada, le suc de la racine est émétique et drastique. Les
graines des Papavéracées ne possèdent pas les propriétés actives
des autres parties ; la plupart fournissent une huile douce et
comestible. *V*. pour plus de détails, les articles Chélidoine,
Coquelicot, Huile d'oeillette, Opium, Pavot, et Sanguinaire
du Canada.   (A. R.)

PAPAYER. *Carica Papaya*, L. *Papaya communis*, Lamck.
Illustr. gen., tab. 821. Arbre originaire de l'Inde orientale,
et aujourd'hui naturalisé dans toutes les contrées chaudes du
nouveau continent. Il appartient à la famille des Passiflorées et
à la Dioecie Décandrie, L. Son tronc simple et épais s'élève à
une hauteur d'environ 20 pieds ; il est couronné au sommet de
feuilles très grandes, profondément partagées en sept ou neuf
lobes sinueux et découpés. Les fleurs sont dioïques, blanchâtres, d'une odeur assez agréable, et forment des grappes
axillaires. Les fruits, que l'on nomme *papayes*, sont très gros,
jaunâtres, pulpeux intérieurement, d'une saveur aromatique

et assez agréable. On les mange, soit crus comme des melons, soit cuits et cueillis avant leur maturité.

Le suc laiteux de la tige du papayer est en grande réputation, à l'Ile-de-France, comme anthelmintique, principalement contre le tœnia. Mais il a été administré sans succès par le célèbre Corvisart, qui en avait fait venir plusieurs bouteilles, et depuis ce temps aucune expérience nouvelle n'a éclairé les praticiens à cet égard. On ne doit néanmoins tirer aucune conclusion définitive des essais négatifs du docteur Corvisart, parce que, malgré les soins apportés dans la conservation du suc du papayer, ses propriétés peuvent avoir été altérées par le temps et le transport.

Le suc du papayer, analysé par MM. Vauquelin et Cadet de Gassicourt (*Annales de Chimie*, t. XLIX, p. 295), a donné de l'eau, un peu de graisse, et une grande quantité de matière animale qui possède toutes les propriétés de l'albumine, si ce n'est qu'après la dessiccation elle est toujours très soluble dans l'eau, tandis que l'albumine y devient insoluble.

(A. R.)

PAPIER A CAUTÈRE. On nomme ainsi diverses préparations qui s'obtiennent en étendant sur des feuilles de papier, de même qu'on le fait pour le sparadrap, un emplâtre simple ou composé, laissant sécher ces feuilles, puis les divisant, à l'aide d'un emporte-pièce, en feuilles de 3 pouces 5 lig. de longueur, et de 2 pouces 4 lignes de largeur, renfermant ensuite 100 de ces feuilles dans une boîte carrée.

Les préparations suivantes ont été indiquées pour être étendues sur le papier : 1°. l'emplâtre diapalme auquel on ajoute un peu d'huile d'amandes douces; 2°. le diachylon gommé; 3°. le mélange fait avec cire jaune et poix résine, de chaque, 128 grammes (4 onces); térébenthine de Venise, 64 gramm. (2 onces); baume du Pérou, 4 grammes (1 gros); 4°. celui préparé avec la cire jaune, 2 parties et 4 parties d'une huile narcotique préparée en faisant macérer des plantes narcotiques avec de l'huile d'amandes douces. 5°. Avec un autre mélange préparé avec : blanc de baleine, 192 grammes (6 onces); cire blanche, 16o grammes (5 onces); huile d'amandes douces, 468 grammes (15 onces); on donne au papier préparé avec ce dernier mélange le nom de *papier anglais pour les cautères*. 6°. Enfin avec le mélange suivant : cire blanche et térébenthine pure, de chaque, 48 gram. (1 once 4 gros); blanc de baleine, 32 gramm. (1 once). On fait liquéfier et l'on étend. Le papier recouvert de ce produit est connu sous le nom de *papier ciré*.

PAPIERS RÉACTIFS. On a donné ce nom à du papier imprégné d'une matière colorante végétale susceptible de changer de couleur par les acides et par les alcalis. Les papiers ainsi préparés qui sont les plus employés, sont ceux qu'on a imprégnés avec les teintures de dalhia, de mauves, de choux rouges, de curcuma, de tournesol, de violettes, avec l'acétate de plomb, etc., etc. Les premiers sont employés pour faire reconnaître la présence des acides et des alcalis; le dernier est mis en usage pour indiquer la présence ou non de l'acide hydro-sulfurique.

PAPIER DE MAUVES. Ce papier se prépare soit en écrasant les pétales récentes de la mauve sauvage (*Malva sylvestris*) sur du papier, de manière à recouvrir ce tissu d'une couleur bleue, ou bien encore en mettant ces pétales avec de l'alcool, faisant chauffer, filtrant, faisant évaporer, traitant le résidu par l'eau, filtrant et étendant la teinture qui résulte de cette opération sur du papier, laissant sécher ce papier, qui verdit avec les alcalis et rougit avec les acides. Il en est de même des papiers réactifs que l'on prépare par les mêmes procédés avec les pétales du dalhia, de la violette, de la mauve rose, etc. Le pharmacien peut, au besoin, préparer des papiers réactifs avec la matière colorante de la plupart des fleurs, en ayant soin d'examiner d'avance de quelle manière réagissent les acides et les alcalis sur la matière colorante des pétales.

PAPIER DE TOURNESOL. On prépare ce papier en soumettant à l'action de l'eau froide, du tournesol en pain réduit en poudre, laissant macérer pendant 12 heures, filtrant le liquide coloré, étendant ensuite cette liqueur (connue sous le nom de teinture de tournesol), à l'aide d'un pinceau, sur des feuilles de papier, laissant sécher, donnant plusieurs couches selon que l'on veut obtenir un papier plus ou moins coloré. Ce papier est employé pour reconnaître la présence des acides en solution dans un liquide. Il est susceptible de prendre une couleur rouge lorsqu'il est en contact avec ces combinés; cette couleur rouge est plus ou moins foncée, selon que l'acide est en plus ou en moins grande quantité dans le liquide examiné. On fait subir au papier bleu une modification dans le but de le rendre propre à apprécier la présence des alcalis; cette modification consiste à fairer rougir ce papier de la manière suivante : lorsque l'on a préparé le papier bleu de tournesol et que ce papier est sec, on le plonge dans une terrine contenant de l'eau légèrement acide que l'on prépare en mêlant exactement à 12 pintes d'eau 6 gouttes d'acide sulfurique à 66°; on laisse tremper le papier jusqu'à ce qu'il ait acquis une couleur rouge : lorsqu'il a subi ce changement, on le retire, on le plonge dans de l'eau distillée, on l'y laisse séjourner pendant quelques minutes, on le retire ensuite, et on l'étend pour qu'il puisse sécher. Le papier de *tournesol rougi* est un des plus précieux réactifs pour faire reconnaître la présence des alcalis. Il n'est pas sujet, comme la plupart des autres papiers, à changer de couleur, et même à se décolorer entièrement; il est vrai de dire qu'il n'est pas aussi sensible, mais il l'est assez pour que l'on puisse s'en servir pour un grand nombre d'expériences.

LE PAPIER DE CURCUMA est jaune ; il rougit lorsqu'il est mis en contact avec les solutions alcalines. On l'obtient en étendant sur du papier, à l'aide du pinceau, la teinture aqueuse préparée avec le curcuma. Mais on préfère à ce papier le papier de tournesol rougi.　　　　　(A. C.)

PAPIER VÉSICATOIRE. Ce papier est peu employé. J'en ai préparé d'après la formule suivante : cire blanche, 4 gram. (1 gros); huile d'amandes douces, 12 grammes (3 gros); teinture alcoolique de cantharides, 2 grammes (demi-gros). On fait fondre la cire dans l'huile, on ajoute la teinture alcoolique, on agite pour opérer le dégagement de l'alcool ; on étend ensuite le mélange fondu sur du papier. Le papier qui s'applique sur les vésicatoires et qui sert à remplacer la pommade, est de la même longueur et largeur que le papier à cautère ; il doit ensuite être coupé de manière à recouvrir la partie du vésicatoire qui est à vif. (A. C.)

PAPILIONACÉES. *Papilionaceæ.* On nomme ainsi un grand groupe de la famille des Légumineuses, où les fleurs ont la corolle irrégulière et papilionacée. Toutes les Légumineuses de nos climats appartiennent à ce groupe. *V.* Légumineuses.

(A. R.)

PARATODO. M. Guibourt (*Histoire des Drogues simples*, t. I, p. 402) a décrit sous ce nom deux écorces apportées du Brésil, mais sur l'histoire naturelle desquelles on manque de renseignemens. L'une de ces écorces est large, peu cintrée, épaisse de deux lignes non compris l'épiderme, légère, à cassure grenue, jaunâtre et marbrée ; la partie interne est recouverte d'une légère pellicule blanchâtre. L'épiderme est épais d'une ligne à une ligne et demie, profondément rugueux ou crevassé, facile à séparer de l'écorce proprement dite ; il est d'un gris foncé à l'extérieur, d'un vert jaunâtre à l'intérieur, et paraît formé de couches concentriques nombreuses et très serrées. L'écorce se broie facilement sous la dent et a une saveur très amère.

L'autre écorce est large, plus compacte que la précédente, épaisse de 3 lignes au plus, à cassure un peu rougeâtre, marbrée et grenue, excepté à la partie interne, qui est formée de quelques lames minces, très fibreuses et d'un gris foncé. L'épiderme est épais d'une ligne, adhérent à l'écorce, rugueux et crevassé, d'une couleur orangée, d'une texture semblable à celle du liége, et ayant comme lui les fibres perpendiculaires à celles de l'écorce. La saveur de cette écorce est excessivement amère.

Les écorces de paratodo n'ont pas encore été employées en Europe.

L'analyse d'une des écorces de paratodo, faite par M. Henry, lui a fourni : 1°. un principe amer particulier ; 2°. une résine ;

3°. une matière grasse ; 4°. une matière colorante particulière; 5°. de l'amidon ; 6°. de l'acétate de potasse ; 7°. des sels de chaux et de magnésie ; 8°. du ligneux. (*Journal de Pharmacie* , t. IX, p. 410.)   (G...n.).

PARÉGORIQUE. Synonyme d'anodin.

PAREIRA BRAVA. Nom officinal d'une racine fournie par le *Cissampelos Pareira*, Lam., *Illustr. gen.*, tab. 830, et D.C., *Syst. veget.*, t. I, p. 533. (Famille des Ménispermées. Dioecie Monadelphie, L.) C'est un des arbrisseaux grimpans auxquels les voyageurs donnent vulgairement le nom de lianes; il croît au Brésil, au Mexique et dans les Antilles. Pison et Marcgrave (1), qui l'ont décrit sous le nom de *caapeba*, ont vanté son suc contre les morsures des serpens. Sa racine est très fibreuse, dure, tortueuse, de 1 à 2 pouces de diamètre; elle est brune extérieurement, d'un gris jaunâtre à l'intérieur, offrant dans sa coupe transversale un grand nombre de couches concentriques traversées par de nombreux rayons rectilignes. Elle est inodore; sa saveur est amère avec un arrière-goût douceâtre. Analysée par M. Feneulle (*Journal de Pharmacie*, septembre 1821), cette racine n'a rien offert de remarquable; il y a trouvé : une résine molle, un principe jaune amer, un autre principe brun, de la fécule, une matière animalisée, du malate acide de chaux, du nitrate de potasse, de l'hydrochlorate d'ammoniaque, et quelques autres sels minéraux. D'après le témoignage d'un grand nombre de praticiens, la racine de pareïra brava exerce quelque action sur la sécrétion rénale, et doit être regardée comme un médicament diurétique. On l'administre en décoction à la dose d'une demi-once pour une livre d'eau. Mais il s'en faut de beaucoup qu'elle mérite les éloges qu'on lui a prodigués autrefois; car les anciens médecins sont allés jusqu'à la considérer comme un excellent lithrontriptique.

On a confondu avec les racines du *Cissampelos Pareira*, celles de quelques autres Ménispermées, comme, par exemple,

______

(1) *Hist. Bras.* 24. ic.

celles de l'*Abuta rufescens*, Aubl., plante indigène de la Guiane.
Il est difficile de les distinguer, parce que toutes ces racines
appartiennent à des espèces fort semblables, soit sous le rapport botanique, soit sous celui de leurs propriétés. Les
tiges sarmenteuses de l'*Abuta rufescens* sont employées en décoction par les habitans de la Guiane, contre les obstructions
du foie.   (G...N.)

PARELLE. On donne ce nom et celui d'*orseille de terre* ou
d'*Auvergne*, à une préparation tinctoriale faite avec un lichen
que l'on trouve abondamment dans les contrées montagneuses
de l'Europe, particulièrement en Auvergne, en Provence, en
Languedoc, aux environs de Lyon et en Roussillon. C'est le
Lichen Parellus, L., *Patellaria Parella*, D.C., Flore franç.,
et Hoffmann, *Lich.*, tab. 12, f. 3, *Lecanora Parella*, Achar.
Il se présente sous forme de croûtes blanches ou grises portant
de petites scutelles blanches ; elles adhèrent fortement aux rochers, d'où on les détache en raclant ; elles se brisent alors,
et on les rassemble en tas qui paraissent composés d'autant de
terre que de croûte végétale. Il s'y trouve encore beaucoup de
substances étrangères qui en augmentent le poids et en altèrent la valeur. L'abondance de ce lichen supplée à sa qualité ; la récolte en devient même facile et assez productive pour
les pauvres habitans de l'Auvergne et du Limousin. Avant d'a-
voir subi de préparation, la parelle est de deux sortes dans le
commerce, l'une blanche et l'autre grise ; cette dernière est
préférée. Nous avons parlé, à l'art. ORSEILLE, du procédé à
l'aide duquel on fait développer la couleur rouge de cette
substance tinctoriale ; c'est à peu près le même pour la parelle.
On remplit à moitié une caisse oblongue de parelle pulvérisée
et autant que possible mondée de ses impuretés ; on humecte
la poudre du lichen avec de l'urine en putréfaction ; de temps
en temps on renouvelle cet arrosement et l'on retourne la pâte.
Au bout de dix à douze jours, on retire la matière qui a pris
une couleur violette, et l'on en fait des pains.

La parelle ne fournit pas, à beaucoup près, autant de matière colorante que l'orseille des Canaries ; aussi sa valeur est

beaucoup moindre et en rapport avec ses effets. Plusieurs lichens crustacés, dont les formes et les principes chimiques sont presque les mêmes que dans le *Lecanora Parella*, sont aussi employés à des usages tinctoriaux dans les pays où ils se trouvent abondamment. Ainsi le *lichen tartareus*, L., ou *Lecanora tartarea*, Ach., est recueilli en Suède et en Norwège, d'où on en exporte de grandes masses en Écosse, en Angleterre et en Hollande.   (G...N.)

PARENCHYME. Ce terme est fréquemment employé pour désigner les parties molles et presqu'entièrement composées de tissu cellulaire dans les corps organisés, et surtout dans les végétaux. On désigne spécialement sous le nom de parenchyme, la partie charnue des fruits.   (A. R.)

PARIÉTAIRE. *Parietaria officinalis*, L. — Rich. Bot. méd., t. I, p. 198. Bulliard, Herb. de la France, tab. 199. (Famille des Urticées. Tétrandrie Monogynie, L.) Cette plante est extrêmement commune dans toute l'Europe ; elle se plaît particulièrement dans les lieux humides et dans les fentes des murailles. On la connaît sous les noms vulgaires de percemuraille, cassepierre, herbe de Notre-Dame, etc. Elle pousse des tiges cylindriques, rougeâtres, légèrement velues, succulentes, rameuses inférieurement, garnies dans toute leur longueur de feuilles alternes, pétiolées, ovales, acuminées, un peu luisantes en dessus, velues et marquées de nervures en dessous. Ses fleurs sont petites, peu apparentes, réunies par pelotons presque sessiles, dans les aisselles des feuilles, le long des tiges et des rameaux. Elles sont polygames, c'est-à-dire que l'on trouve deux fleurs hermaphrodites et une fleur femelle renfermées dans un involucre plane à plusieurs divisions profondes. Les filets des étamines sont reployés dans le périgone, et se détendent brusquement lorsqu'on les touche, ou plutôt lorsqu'on ouvre la fleur avec une épingle. C'est donc un simple phénomène d'élasticité et non pas d'irritabilité comme on le croit ordinairement. Les feuilles et les tiges de la pariétaire sont remplies d'un suc salé qui contient une quantité assez considérable de nitrate de potasse ; c'est à ce sel qu'elles doivent la vertu diurétique qu'on leur a reconnue depuis long-temps. On l'a vantée dans les suppressions d'urine, et dans la colique néphrétique, après que l'inflammation est un peu diminuée. On emploie la plante fraîche ou sèche en décoction légère dans de l'eau. Le suc est administré à la dose d'une à deux onces

Certains agriculteurs sont persuadés qu'étendue sur des tas de blé, la pariétaire éloigne les charançons. (G...N.)

PARIGLINE, *Parilline*. Substance particulière découverte en 1823 par M. Galileo Palotta, dans la salsepareille. Le procédé suivant a été indiqué pour l'obtenir (1) : on coupe la salsepareille, on l'écrase à l'aide d'un pilon, on la met en contact avec de l'eau commune, dans la proportion d'une partie de racine sur 6 parties d'eau à 100°. On ferme le vase pour maintenir la température. Au bout de huit heures d'infusion, on passe la liqueur à travers une toile, on verse sur le marc une nouvelle quantité (6 parties) d'eau bouillante, on laisse infuser une deuxième fois pendant le même espace de temps; on réunit les deux infusions qui sont d'une couleur ambrée foncée, et qui ont un goût amer et nauséabond. On y verse du lait de chaux en assez grande quantité pour que la liqueur devienne légèrement alcaline ; la liqueur, de jaune qu'elle était, devient brune; il y a précipitation d'une substance de couleur grise. On recueille ce précipité sur une toile très serrée, on le mèle lorsqu'il est encore humide avec de l'eau saturée d'acide carbonique, puis on le fait sécher au soleil; on le réduit ensuite en une poudre fine, on le traite dans un matras par l'alcool à 40°; on fait bouillir pendant deux heures, on filtre la solution alcoolique, on traite de nouveau le résidu par l'alcool, et l'on répète une deuxième fois l'opération. On réunit les solutions alcooliques, on les introduit dans une cornue de verre, on procède à la distillation que l'on continue jusqu'à ce qu'on s'aperçoive que le liquide se trouble sensiblement ; on arrête l'opération, on démonte l'appareil, on verse le résidu dans une capsule, et

____

(1) Journal de Pharmacie, novembre 1824.

on l'abandonne à lui-même ; peu de temps après, on remarque qu'une substance blanche se précipite et s'attache aux parois de la capsule. On sépare le liquide surnageant, on place ensuite le vase dans une étuve chauffée à 25° Réaumur ; lorsque la masse est suffisamment desséchée, on recueille le produit sec, et on le conserve dans un vase convenable. Cette substance est de la *parigline impure ;* à cet état, elle est solide, compacte, légèrement déliquescente ; elle peut être purifiée à l'aide du charbon, comme on le fait pour des produits analogues. La *parigline pure* est d'une saveur amère austère légèrement astringente et nauséeuse, son odeur est particulière ; elle est insoluble dans l'eau froide, peu soluble dans l'eau chaude, peu soluble dans l'alcool déflegmé à froid, très soluble dans l'alcool bouillant. Lorsqu'elle est impure, elle est insoluble dans l'eau froide, mais elle est soluble dans l'alcool concentré à la température ordinaire, et à une température plus élevée. Ce produit est légèrement alcalin ; soumis à l'action des acides, il présente les phénomènes suivans : l'acide sulfurique concentré le décompose, le même acide affaibli s'y combine et donne naissance à un sulfate ; les autres acides se combinent à la parigline, et il en résulte des sels. Soumise à l'action de la chaleur, la parigline, à une température qui n'excède pas 100° Réaumur, se fond, devient noire, se décompose en partie en conservant encore de l'amertume ; à une température plus élevée, elle se décompose entièrement et de la même manière que le font les substances non azotées. D'après divers essais faits par M. Pallota, la parigline est un débilitant qui agit en affaiblissant l'activité vitale ; son action a lieu en raison de la dose que l'on a prise. Le même auteur dit qu'elle jouit tout-à-la-fois de la propriété d'irriter et de débiliter.

Les premiers détails sur la parigline que nous publiâmes dans notre Manuel du Pharmacien, donnèrent lieu à des expériences qui, faites en Belgique, ne réussirent pas, selon ce que nous mande notre correspondant. Cependant M. Planche, à cette époque, avait obtenu des produits analogues à ceux indiqués par M. Pallotta. (A. C.)

PARTHENIUM. Un des noms anciens de la matricaire officinale. *V* ce mot. Linné l'a employé de nouveau pour un genre de Synanthérées qui a pour type une plante d'Amérique cultivée aujourd'hui dans les jardins de botanique.   (G...N.)

PAS D'ANE. Synonyme vulgaire du tussilage officinal. *V*. ce mot.

PASSERAGE. Ancien nom français des plantes qui composent le genre *Lepidium* de la famille des Crucifères. Parmi les espèces de ce genre, la passerage cultivée ou cresson alénois (*Lepidium sativum*, L.) et la passerage à feuilles larges (*L. latifolium*) qui jouissent de propriétés stimulantes et antiscorbutiques, sont employées en Médecine. *V*. CRESSON ALÉNOIS.

(A. R.)

PASSEREAUX. Nom du second ordre de la classe des Oiseaux. *V*. ce mot.

PASSIFLORÉES. Famille naturelle de plantes dicotylédones, polypétales, à étamine spérigynes, ayant pour type le genre *Passiflora*, dont plusieurs espèces sont cultivées dans les jardins. Ce sont ordinairement des arbustes à tiges sarmenteuses, munies de vrilles et de feuilles alternes simples ou lobées. Leurs fleurs sont en général grandes, ornées des plus vives couleurs, et présentant une structure fort singulière. Le nom de *Passiflora* ou de *fleur de la Passion*, est tiré de la ressemblance que l'on a cru trouver entre les diverses parties de la fleur et les instrumens de la passion de J.-C. Un grand nombre de Passiflores sont, indépendamment de leur élégance, remarquables par leurs fruits charnus ou pulpeux intérieurement, et d'un goût agréable. Dans les régions chaudes, où ces fruits croissent spontanément, les fruits des *Passiflora incarnata, quadrangularis, cærulea*, etc., sont comestibles et passent pour rafraîchissans.

Le papayer (*Carica papaya*, L.) nous semble devoir être placé parmi les Passiflorées. *V*. PAPAYER.   (A. R.)

PASTEL. *Isatis tinctoria*, L. — Lamck., III., tab. 554, f. 1. (Famille des Crucifères. Tétradynamie siliculeuse, L.) Cette plante, nommée vulgairement *guède* ou *vouède*, croît spontanément dans les localités pierreuses de l'Europe, depuis l'Espagne et la Sicile jusqu'aux confins de la mer Baltique. De sa racine dure et pivotante, s'élève une tige droite, lisse, haute de plus d'un mètre, rameuse dans sa partie supérieure. Les feuilles sont un peu glauques; les radicales pétiolées, les supérieures sessiles, prolongées à la base en deux oreillettes. Les fleurs sont d'un beau jaune, très nombreuses, petites, portées sur des pédicelles filiformes et disposées en une panicule très garnie. Les silicules sont pendantes, glabres, amincies à la base, spatulées au sommet, environ trois fois plus longues que larges; elles noircissent ordinairement à la maturité. Le pastel varie selon la nature du terrain; ses feuilles deviennent plus larges par la culture; elles sont étroites et hérissées de quelques poils sur les individus qui croissent dans les localités pierreuses; enfin, dans une variété, les silicules sont de la moitié plus petites et noircissent davantage.

Avant de faire connaître les usages du pastel comme plante tinctoriale, il nous semble utile de dire quelques mots sur sa culture. Quoique cette plante croisse spontanément dans le sol le plus ingrat, il est néanmoins avantageux, lorsque l'on se propose d'en extraire le principe colorant, de la semer dans une terre substantielle et profonde, ni argileuse ni trop humide. A cet effet on prépare convenablement, par un labour profond et des engrais, le terrain avant l'hiver; on lui fait subir un second labour quelque temps avant les semailles qui se font ordinairement au mois de février. En Italie, on sème dès l'automne, et l'on obtient ainsi une ou même deux récoltes de plus. On sème clair, et au mois d'avril lorsque les pieds de pastel ont acquis une certaine force, on les sarcle, et on les éclaircit en arrachant les plus faibles. Quand la végétation des feuilles est dans sa plus grande vigueur, c'est-à-dire à l'époque où elles ont pris une légère teinte violette sur les bords, on les coupe immédiatement, sans attendre, comme on le faisait autrefois, que ces feuilles commencent à se faner et à jaunir; on fait, pendant la belle saison, quatre ou cinq coupes de feuilles, selon la chaleur du climat et la fertilité du sol. On doit choisir, pour chaque récolte, un temps sec, et éviter l'humidité autant que possible, surtout l'humidité chaude qui détermine promptement la fermentation des feuilles, à moins que l'on ne veuille en extraire immédiatement le principe colorant; dans ce cas, on les met, à mesure qu'on les cueille, dans des paniers d'osier, pour les laver et enlever la poussière ou la terre qui pourrait y adhérer. Les feuilles du pastel sont souvent sujettes à être rongées par plusieurs espèces d'altises que les cultivateurs nomment *négrils* ou *puces*; il n'y a d'autre moyen de détruire ces insectes que de répandre sur les feuilles, des cendres ou mieux de la chaux vive. Elles sont aussi attaquées par des cryptogames parasites, probablement du genre des *Uredo*; pour empêcher la propagation de cette maladie, on arrache soigneusement les feuilles où se développent ces sortes de pustules jaunes.

La saveur des feuilles de l'*Isatis tinctoria* est amère, âcre, piquante, en un mot, analogue à celle de la plupart des autres Crucifères. On les a employées autrefois, soit en cataplasmes comme résolutives, soit en infusion comme propres à guérir les fièvres intermittentes, mais aujourd'hui leur usage médical est entièrement abandonné.

Le suc des feuilles de pastel, analysé par M. Chevreul (*Ann. de Chim.*, t. LXVIII, p. 284), a fourni les principes suivans: une substance azotée analogue à celles des autres Crucifères, se coagulant par la chaleur; de la chlorophylle résineuse; de l'indigo; de la cire; du gluten; une substance azotée, colorée en rouge par la combinaison d'un acide avec un principe bleu; une huile volatile; de l'ammoniaque; du soufre; une matière gommeuse; du sucre incristallisable; un principe colorant jaune; une matière azotée différente de celle qui se coagule par la chaleur; des acides acétique et hydro-chlorique; du ligneux; et un grand nombre de sels.

Le pastel sert à la teinture en bleu depuis une époque fort reculée. On en faisait un objet important de culture et d'industrie, avant que l'on ne connût l'indigo des colonies. On le cultivait en grand, particulièrement dans le Languedoc, la Normandie, la marche d'Ancône en Italie, et la Thuringe en Allemagne. L'abondance et la qualité supérieure de l'indigo exotique firent tomber cette branche d'industrie, et depuis long-temps l'on n'employait plus le pastel que dans les teintures communes.

Pendant les longues guerres de la révolution française et du règne de Napoléon, le commerce maritime ayant été complètement ruiné, on fut forcé de recourir aux substances indigènes pour remplacer les drogues exotiques ; mais les efforts des chimistes et des manufacturiers ne furent pas couronnés d'un succès complet. Ils obtinrent à la vérité, du pastel, un indigo assez semblable à celui des *Indigofera*, mais sa quantité n'était pas proportionnelle à la dépense que les manipulations exigeaient, ou n'offraient pas de grands bénéfices. Voici au surplus quelques détails sur les procédés les plus simples et les plus économiques, procédés qui d'ailleurs ressemblent beaucoup à ceux en usage pour l'extraction de l'indigo des plantes du genre *Indigofera. V.* INDIGO.

Après que les feuilles de pastel ont été bien nettoyées, on les place par masses de trois ou quatre quintaux, dans un cuvier de bois qui doit offrir une vaste capacité, afin qu'elles ne soient pas trop pressées, et l'on y verse de l'eau pure jusqu'à ce que celle-ci les couvre de quelques pouces. On maintient la température du bain à 12 ou 15 degrés du thermomètre de Réaumur. La fermentation est promptement déterminée ; l'eau se colore en jaune, puis en jaune-verdâtre, et il se dégage des bulles d'abord blanchâtres, puis cuivreuses et bleuâtres. On reconnaît que la fermentation est à son terme (ce qui arrive en été au bout de 18 à 20 heures) en essayant la liqueur avec de l'eau de chaux ; elle prend alors une belle couleur verte très foncée, et l'on aperçoit en même temps des flocons de la même couleur. On soutire, au moyen d'un robinet, toute la liqueur ; on la reçoit dans un cuvier du double plus grand que le premier, et l'on recouvre celui-ci d'une toile. On verse par portions de l'eau de chaux ; le mélange se trouble et se colore en vert foncé, par la précipitation du principe colorant uni à une matière jaune. Dès que le précipité est achevé, on décante la liqueur et l'on verse sur le dépôt de l'acide hydro-chlorique ou de l'acide sulfurique très étendu d'eau. Cet acide enlève non-seulement les parties de chaux qui pourraient être mêlées au dépôt, mais encore fait disparaître le principe jaunâtre; il ne reste alors que la substance bleue qu'on lave avec de l'eau pure. On laisse déposer de nouveau; on décante l'eau et l'on opère la dessication du dépôt dans des filtres coniques de toile revêtus intérieurement de papier brouillard; puis, lorsqu'il a acquis la consistance d'une pâte molle, on le place dans de petits baquets de bois blanc que l'on porte dans un séchoir où la température est entretenue à environ 3o degrés. Avant qu'il soit entièrement sec, on le divise par petits pains, et en cet état on peut le livrer au commerce.

Nous avons dit plus haut que les manipulations pour obtenir la matière colorante du pastel, sont trop nombreuses et les produits trop minimes, pour que la fabrication de cet indigo puisse offrir des bénéfices, surtout en temps de paix. Les progrès des arts chimiques et manufacturiers simplifieront et perfectionneront sans doute ces procédés de manière à fournir des quantités d'indigo qui soient assez considérables pour couvrir les frais d'exploitation, mais on ne doit l'espérer que dans le cas d'une guerre maritime. Néanmoins la culture du pastel n'est pas abandonnée dans certaines provinces, parce que l'on emploie cette plante sèche dans la teinture conjointement avec l'indigo du commerce; il est particulièrement en usage dans l'opération que les teinturiers nomment pour cette raison cuve à pastel. Il paraît que, dans cette opération, le pastel agit non-seulement comme corps désoxigénant, mais encore qu'il contribue, par sa qualité tinctoriale, à augmenter et à fixer la belle couleur de l'indigo. Voici la manière de préparer ce pastel pour les teinturiers : on réduit les feuilles en une pâte presque homogène dans un moulin assez semblable aux moulins à huile, c'est-à-dire formé d'une meule placée de champ et tournant dans une auge circulaire autour d'un axe vertical. On tasse cette pâte avec une pelle, on en fait des piles que l'on expose sous un hangar

S..

aéré. Bientôt la fermentation s'établit, le *pastel en piles* devient bleuâtre et se recouvre d'une croûte noirâtre qui se fendille; on a soin de fermer, avec de la pâte molle, les crevasses au fur et à mesure qu'elles se forment; sans cela le pastel se trouverait rempli de petits vers qui en altéreraient beaucoup la qualité. Au bout d'environ une quinzaine de jours, on ouvre la masse, on pétrit la croûte pour l'incorporer dans le reste de la pâte, et l'on en forme des boules du poids d'une livre, auxquelles on donne, dans des moules, une forme allongée. Ce sont ces pains qui, convenablement desséchés, sont employés en teinture.

Dans quelques contrées d'Europe, on cultive uniquement le pastel pour la nourriture des bestiaux, parce que sa végétation n'étant interrompue que par les fortes gelées, il offre un fourrage vert, excellent et continuel.   (G...N.)

PASTÈQUE ou MELON D'EAU. *Cucurbita Citrullus*, L.; *Cucurbita Anguria*, Lamarck. (Famille des Cucurbitacées. Monoecie Monadelphie, L.) Cette espèce de courge est aujourd'hui abondamment cultivée dans toutes les contrées chaudes de l'ancien continent, surtout en Chine, dans les Indes orientales, l'Arabie, l'Italie, la France méridionale et toute la région méditerranéenne. Ses feuilles sont profondément découpées et comme laciniées. Ses fruits sont globuleux ou ovoïdes, lisses, verts, mouchetés de blanc; ils ne présentent point de cavité centrale, comme les melons et les potirons; leur chair est rose, très aqueuse et fondante, renfermant un grand nombre de graines violettes, un peu rugueuses, logées chacune dans une petite cavité particulière. La chair des pastèques est très rafraîchissante et fort estimée des peuples qui cultivent cette plante, particulièrement en Égypte, en Italie, en Provence et en Espagne.   (A. R.)

PASTILLES, TABLETTES (1). Ces deux dénominations sont employées pour indiquer des médicamens de consistance solide et qui résultent de l'union du sucre avec des poudres.

---

(1) On avait aussi donné aux tablettes les noms de *rotules* et de *morsulis*.

Le mot *tablette* pourrait être consacré plus particulièrement pour indiquer le médicament formé de sucre et de poudre, qui doit sa consistance à l'emploi d'un mucilage ; celui de *pastilles* pour le mélange qui ne doit sa consistance qu'à ce que le sucre est cuit convenablement. Les mots de pastilles et tablettes étant employés indifféremment par les praticiens, nous traiterons au mot PASTILLES de tous les médicamens portant ces noms ; mais nous les diviserons en deux sections, l'une renfermant les préparations dont la consistance est due à la cuite du sucre, l'autre contenant les pastilles nécessitant l'emploi d'un mucilage.

Ire SECTION. *Pastilles ou tablettes préparées sans mucilage.*

Ces pastilles se font rarement dans les laboratoires ; elles sont le plus généralement préparées par le confiseur, le pharmacien ayant, pour la plupart, renoncé à leur préparation. Ces préparations se font toutes avec du sucre, une essence ou une eau distillée très aromatique ; quelquefois on y introduit une poudre ou une teinture pour les colorer. La méthode à suivre est celle que nous allons indiquer pour les pastilles de menthe. Elle peut s'appliquer à la préparation des autres pastilles, celles à la rose, au café, au citron, etc., etc.

PASTILLES DE MENTHE POIVRÉE. On prend du sucre blanc, on le concasse, on le passe à travers un tamis à larges mailles ; lorsque le sucre est tamisé, on reprend de nouveau la partie passée en ayant soin de se servir d'un tamis plus fin ; on obtient deux poudres, l'une très fine, l'autre moins, présentant un assemblage de petits grains cristallins. On prend un poêlon d'argent garni d'un manche, offrant à droite un bec assez long et légèrement incliné (au besoin, on remplace ce vase par un poêlon de cuivre étamé), on met dans ce poêlon, 128 grammes (4 onces) de sucre fin avec 128 grammes (4 onces) d'eau distillée de menthe, on fait chauffer. Lorsque le liquide qui résulte de la dissolution du sucre dans l'eau aromatique, commence à bouillir, on prend 250 grammes (8 onces) de sucre cristallisé ; on y mêle huile essentielle de menthe, 4 grammes (1 gros). On incorpore ce mélange au sirop en se servant d'une spatule d'argent; on prend ensuite le poêlon de la main gauche, on incline légèrement ce vase de sorte que la masse s'offre toujours en excès et en quantité égale à l'extrémité du bec. On détache cet excès de masse à l'aide d'une petite broche d'acier ou d'argent. Cette masse tombe sur un marbre huilé ou sur de petites plaques de fer-blanc légèrement huilées, et elles se figent en hémisphères ordinairement un peu moins larges qu'une pièce de 25 centimes. Lorsque les pastilles sont froides, on les détache, on les porte ensuite à l'étuve, puis on les serre dans des boîtes de bois. La difficulté que présente cette opération est de faire vite, et de faire ces pastilles bien égales. Une autre méthode pour la préparation des pastilles de menthe poivrée est suivie en Allemagne. Cette méthode consiste à faire faire, par un confiseur, des pastilles de sucre bien égales, à dissoudre ensuite de l'essence de menthe dans de l'éther, et à en imprégner les pastilles; l'éther se volatilise, tandis que l'essence de menthe reste unie au sucre, et lui donne la saveur piquante et caractéristique que l'on connaît à cette huile volatile. Pour aromatiser 128 grammes (4 onces) de pastilles, on a indiqué le mélange suivant : éther sulfurique, 60 gouttes; essence de menthe, 40 gouttes (Cadet de Gassicourt). Ce procédé, qui peut être mis en usage pour préparer d'autres pastilles, est inférieur à celui que nous avons indiqué le premier, et qui est pratiqué en France.

Les doses suivantes sont celles à employer pour faire les pastilles sans mucilage.

PASTILLES D'AMBRE.

Teint. d'ambre.   8 gram. (2 gros);
Sucre......... 1000 gram. (2 liv.);
Eau .... quantité suffisante.
  Faites selon l'art.

PASTILLES A LA FLEUR D'ORANGER.

Sucre........ 128 gram. (4 onces);
Néroly pur... 16 gouttes;
Eau de fleurs d'oranger double; quantité suffisante.
  Faites selon l'art.

Les pastilles au citron se font de la même manière, si ce n'est qu'on ajoute au sucre une petite quantité d'acide citrique, pour leur donner une légère acidité.

PASTILLES BLANCHES A LA ROSE.

Sucre......... 128 gram. (4 onces);
Essence de roses. 12 gouttes;
Eau de roses.... quantité suffisante.
  Faites selon l'art.

PASTILLES DE ROSES COLORÉES.	PASTILLES A LA VANILLE.
Sucre........ 128 gram. (4 onces);	Sucre vanillé.. 32 gram. (1 once) ;
Essence...... 15 gouttes;	Sucre........ 500 gram. (1 livre);
Carmin...... 12 décigr. (24 grains);	Eau.......... quantité suffisante.
Eau de roses.. quantité suffisante.	Faites selon l'art.
Faites selon l'art.	

IIe Section. *Pastilles ou tablettes préparées à l'aide d'un mucilage.*

La préparation de ces pastilles se fait de la manière suivante : on met dans un vase de verre de la gomme adraganthe et de l'eau froide en quantité convenable ; on abandonne ce mélange à lui-même pendant deux jours. La gomme s'unit à l'eau et donne naissance à un mucilage bien homogène et bien consistant (1). On passe ce produit avec expression à travers un linge pour le priver des substances étrangères qui pourraient être mêlées à la gomme ; lorsque le mucilage est préparé, on y incorpore les poudres, on malaxe sur un marbre pour faire un tout bien homogène. Quand on est arrivé à ce point, on étend cette pâte sur le marbre dont on saupoudre la surface avec un mélange de sucre et d'amidon, on étend la pâte au moyen du rouleau. Pour que chaque tablette ait une même épaisseur, on a un châssis sur lequel les deux extrémités du rouleau sont posées; on promène ce rouleau en tous sens jusqu'à ce que la masse soit égale et qu'elle n'offre plus de résistance; on recouvre la partie supérieure d'une légère couche de sucre et d'amidon, ensuite à l'aide d'un emporte-pièce, on découpe les tablettes, on les sépare du moule et on les étend sur du papier, garnissant le fond de claies d'osier. On pétrit de nouveau les rognures et on les réduit en pastilles. Lorsque la masse est convertie en tablettes, on laisse celles-ci à l'air libre pendant 12 heures, on les porte ensuite dans une étuve légère-

---

(1) On a remarqué que le mucilage préparé à l'aide de l'eau chaude était moins consistant que celui préparé à l'eau froide ; on a aussi recommandé de ne pas mêler au mucilage de l'eau chargée d'albumine, du suc de citron. Dans le premier cas, le mucilage acquiert une odeur animale désagréable; dans le second, les pastilles peuvent avoir une saveur étrangère.

ment chauffée ; on finit de les faire sécher, et lorsqu'elles sont sonores et cassantes, on les jette sur un crible pour séparer le sucre et l'amidon qui se détachent; on les enferme ensuite pour les conserver. Les règles suivantes ont été posées pour la préparation des tablettes dans lesquelles on fait entrer le mucilage : 1°. le sucre doit être choisi blanc et bien sec ; 2°. le mucilage doit être bien consistant et préparé à l'eau froide ; 3°. les poudres qui doivent entrer dans les pastilles doivent être à un grand état de ténuité ; 4°. les diverses substances qui entrent dans ces composés doivent être mêlées exactement au sucre ; 5°. la dessication doit être opérée très lentement ; si elle était trop brusque, les tablettes se fendilleraient, la surface se dessécherait et l'évaporation de l'eau retenue à l'intérieur ne pourrait se faire ; 6°. on doit conserver les pastilles dans des lieux bien secs ; 7°. elles doivent toutes être égales et d'une même couleur. Nous allons donner ici le tableau des pastilles les plus connues et les plus employées.

PASTILLES ABSORBANTES. *V. Pastilles de magnésie.*

PASTILLES D'ACIDE CITRIQUE, *Tablettes d'acide citrique.*

Acide citrique pur 4 gram. (1 gros) ;
Sucre très blanc 250 gram. (8 onces ;
Huile volatile de }
   citrons....... } 6 décig. (12 grains) ;
Mucilage de gomme adragante.
   quantité suffisante.

Faites selon l'art des pastilles du poids de 12 grains. Ces pastilles sont rafraîchissantes ; elles peuvent être employées contre la soif, pour suppléer à la limonade sèche.

PASTILLES D'ACIDE OXALIQUE, *Tablettes avec l'acide oxalique.* Les doses sont les mêmes que les précédentes. On remplace l'acide citrique par l'acide oxalique. Quelquefois ces pastilles attirent l'humidité de l'air

PASTILLES D'ACIDE TARTRIQUE, *Tablettes d'acide tartrique.* Les doses sont les mêmes que pour les précedentes.

PASTILLES D'AUNÉE, *Pastilles ou tablettes d'Enula campana.*

Sucre.......... 500 gram. (1 livre);
Poudre d'aunée. 16 gram. (4 gros).
— d'iris....... 4 gram. (1 gros) ;
Mucilage....... quantité suffisante.

Faites selon l'art des pastilles de 18 grains que l'on donne à la dose de 16 grammes (4 gros) par jour, contre le scorbut, l'hydropisie, la chlorose.

PASTILLES ANTIMONIALES DE KUNKEL, *Pastilles ou tablettes de Kunkel.*

Amandes douces }
   mondées..... } 32 gram. (1 once);
Sucre en poudre. 250 gram. (8 onces);

Divisez de manière à obtenir un

tout homogène, puis ajoutez les substances suivantes réduites en poudre : semences de petit cardamome, 16 grammes (4 gros); cannelle, 8 gram. (2 gros); sulfure d'antimoine préparé, 16 grammes (4 gros).

Faites selon l'art, à l'aide d'un mucilage, des pastilles du poids de 6 décigrammes (12 grains), dont chacune contiendra 2 centigr. et demi (demi-grain) de sulfure d'antimoine.

Ces pastilles sont administrées dans les cas de maladies cutanées, les rhumatismes, les anciennes gonorrhées ; la dose est de 4 à 8 par jour, et plus (1). Quelques praticiens suppriment les amandes, qui font acquérir à cette préparation un goût de ranci.

PASTILLES DE BAUME DE TOLU, *Tablettes de baume de tolu.* (*Codex.*)

Baume de tolu. 24 gram. (6 gros);
Sucre très blanc. 1 kilogr. (2 livres).
Eau de roses.. 300 gr. (9 onc. 3 gros).
Sel d'oseille... 8 gram. (2 gros);
Teint. de vanille. 2 gram. (36 grains).

Faites, à l'aide d'un mucilage, des pastilles du poids de 12 grains. On les donne contre la toux, la blénorrhée, les catarrhes, la consomption ; elles agissent comme toniques et elles aident à l'expectoration.

PASTILLES DE BAUME DE LA MECQUE, *Tablettes de baume de la Mecque.*

Baume de la Mecque..... } 24 gram. (6 gros);
Crème de tartre. 48 gr. (1 onc. 4 gros);
Sucre.......... 3 kilog. (6 livres).
Mucilage....... quantité suffisante.

Faites selon l'art des pastilles du poids de 6 décigrammes (12 grains). Ces pastilles sont astringentes ; on les donne contre la blénorrhée, la consomption.

PASTILLES DE BEURRE DE CACAO, *Tablettes de beurre de cacao.*

Beurre de cacao. 64 gram. (2 onc.);
Sucre pulvérisé. 250 gram. (8 onc..

On divise le beurre que l'on a fondu à l'aide du sucre, ensuite à l'aide d'un mucilage on convertit la masse en pastilles, et on les laisse sécher à l'air. Ces pastilles sont très efficaces dans les cas de toux âcres et opiniâtres ; elles ne doivent être préparées qu'au moment d'être prises; elles s'altéreraient si elles étaient préparées depuis long-temps. On en prend de 10 à 20 par jour.

PASTILLES DE BI-CARBONATE DE SOUDE, *Pastilles de D'Arcet, Pastilles de Vichy, Pastilles alcalines digestives.*

Bi-carbonate de soude.. 5 parties;
Sucre................ 95 parties;
Mucilage............ quant. suf.

Faites selon l'art des pastilles de 9 décigrammes (18 grains), que vous aromatiserez, si vous le voulez, avec la menthe, le baume de Tolu, l'essence de roses. On a cependant remarqué que ces pastilles aromatisées acquéraient, avec le temps, une saveur savonneuse désagréable; c'est pourquoi la plupart des pharmaciens les préparent sans y ajouter d'huile essentielle. Chaque pastille contient environ 5 centigrammes (1 grain) de bi-car-

______

(1) Le sulfure d'antimoine doit être lavé et porphyrisé; on le prive par là d'une certaine quantité d'oxide d'arsenic qui pourrait rendre ces pastilles vénéneuses.

bonate. 20 pastilles représentent un verre d'eau de Vichy. Ces pastilles dues au philanthrope M. D'Arcet, sont convenables pour faire cesser les mauvaises digestions, combattre les affections calculeuses. Elles sont maintenant en très grand usage. La dose et de 6 à 12 par jour, et plus.

PASTILLES DE CACHOU, *Tablettes de cachou.*

Extrait sec de cachou. . . . . . } 100 gram. (3 onces 1 gros);
Sucre en poudre. } 400 gram. (12 onc. 4 gros).

Faites, à l'aide d'un mucilage, des pastilles du poids de 6 décigrammes (12 grains). Chaque pastille contiendra 2 grains d'extrait de cachou. Ces pastilles peuvent être aromatisées de diverses manières ; on ajoute alors à la masse un aromate quelconque ; quelquefois cette masse est divisée en petits grains arrondis, alors on donne à ce médicament le nom de *grains de cachou.* Les tablettes de cachou sont regardées comme astringentes, on les donne dans les cas de diarrhées provenant du relâchement des intestins ; on les administre aussi contre les hémorrhagies, l'infection de l'haleine, etc. La dose est de 2 à 6 pastilles et plus par jour.

PASTILLES DE CACHOU ET DE MA-GNÉSIE, *Tablettes de cachou et de magnésie.*

Poudre de cachou. 24 gram. (6 gros);
Magnésie pure. 128 gram. (4 onces);
Poud. de cannelle 12 gram. (3 gros);
Sucre blanc. . . . 250 gram. (8 onces);
Gomme adrag. 6 décig. (12 grains);
Eau de cannelle. quantité suffisante.

Faites selon l'art des pastilles du poids de 6 décigrammes (12 grains);

elles contiendront deux tiers de grain de cachou, 2 décigrammes (4 grains) de magnésie. Ces pastilles sont toniques ; elles peuvent aussi servir à combattre les aigreurs.

PASTILLES DE CALABRE, *Tablettes de Calabre. (Formule de M. Manfredi.)*

Manne de Ca-labre pure. . . . } 192 gram. (6 onc.);
Racines de gui-mauve. . . . . . . } 96 gram. (3 onc.),
Sucre pur. . . . . 3 kilogr. (6 livres);
Extrait gommeux d'opium. . . . . } 6 décig. (12 grains);
Eau de fleurs d'oranger. . . . } 96 gram. (3 onces);
Huile volatile de bergamote. . . } 10 gouttes.
Eau de fontaine. 2 kilogr. (4 livres).

On fait bouillir la racine de guimauve avec l'eau, pendant 6 minutes, on ajoute la manne, on passe et l'on clarifie avec un blanc d'œuf ; on ajoute l'extrait d'opium, et l'on fait cuire en consistance de conserve. Vers la fin de l'opération, on ajoute l'huile volatile et l'eau de fleurs d'oranger ; on coule ensuite la masse épaissie dans un carré de papier huilé, et avant que le refroidissement soit complet, on coupe par petits carrés de 2 lignes d'épaisseur sur 6 lignes de largeur. Les pastilles ou *tablettes de manne et d'opium,* dites de Calabre, du nom du pays qui fournit la manne, sont employées avec avantage comme béchiques, adoucissantes, relâchantes ; on les administre dans les cas de toux, de catarrhes. La dose est de 4 à 8 dans le cours d'une journée.

On vend à Paris, sous le nom de *pastilles de Calabre,* une préparation analogue à celle indiquée par M. Manfredi. Les substances actives qui font la base de ce médicament, diffèrent du premier par la forme et la couleur, sont la manne et l'opium. Déjà de semblables préparations étaient usitées dans diverses officines.

PASTILLES DE CARBONATE DE CHAUX, *Tablettes de carbonate de chaux*, *Trochisques de carbonate de chaux de la Pharmacopée d'Édimbourg.*

Carbonate de chaux. } 128 gram. (4 onc.);
Gomme arabique. 32 gram. (1 once);
Noix muscade.. 4 gram. (1 gros);
Sucre......... 192 gram. (6 onc.);
Eau.......... quantité suffisante.

Faites selon l'art des pastilles ou trochisques qui sont employés pour combattre l'acidité qui se développe dans l'estomac. Cette préparation est convenable quand ces premiers symptômes sont suivis de diarrhée.

PASTILLES DE CHARBON AU CHOCOLAT, *Tablettes de charbon au chocolat. (Formule d'A. Chevallier.)*

Chocolat en poud. 96 gram. (3 onc.);
Charbon végétal lavé et porphyr. } 32 gram. (1 once);
Sucre.......... 32 gram. (1 once).

Faites selon l'art des pastilles en employant un mucilage de gomme adragante fait à l'eau de fleurs d'oranger. Ces pastilles, du poids de 6 décigrammes (12 grains), se prennent à la dose de 6 à 12 par jour. Elles sont convenables pour détruire l'infection de l'haleine ; elles ont été employées quelquefois avec succès contre le crachement du pus, la phthisie. L'emploi des pastilles de charbon

devrait fixer l'attention des praticiens : nous croyons fermement qu'ils pourraient tirer un grand parti de l'emploi de ce médicament qui, s'il ne produisait pas de bien, ce qui est douteux, ne pourrait avoir aucun effet fâcheux.

PASTILLES DU DOCTEUR CHAUSSIER. Ces tablettes, qui sont administrées contre la phthisie, laryngée et le croup, se préparent avec
Sucre blanc.... 24 gram. (6 gros);
Camphre...... 20 décig. (40 grains);
Opium........ 6 décig. (12 grains);
Mucilage...... quantité suffisante
pour faire 100 pastilles, qui sont données à la dose de 5 à 6 par jour.

PASTILLES DE CHLORURE DE CHAUX. *Tablettes de chlorure de chaux, Tablettes désinfectantes. (Formule d'A. Chevallier.)*
Chlorure de chaux sec..... } 6 décig. (12 grains);
Sucre........ 32 gram. (1 once);
Gomme adrag.. 10 décig. (20 grains).

On divise le chlorure de chaux dans un mortier de verre ; on le traite par l'eau en petite quantité, on se sert de ce liquide pour convertir le sucre et la gomme en une masse homogène que l'on divise en pastilles du poids de 18 à 20 grains. On peut les aromatiser en mêlant au sucre une huile volatile selon la prescription du praticien. Ces pastilles ont été employées avec succès pour détruire la désinfection de l'haleine. Depuis quelque temps, on en a fait usage avec quelque apparence de succès pour combattre la phthisie ; mais il est nécessaire qu'un grand nombre d'expériences soient faites pour constater ou non l'efficacité de ce nouveau médicament.

PASTILLES DE CHLORURE DE CHAUX. (*Formules de M. Deschamps.*)

Chlorure de chaux sec .... } 8 gram. (2 gros);
Sucre......... 250 gram. (8 onces);
Amidon....... 32 gram. (1 once);
Gomme adrag.. 4 gram. (1 gros);
Carmin .... 15 centig. (3 grains).

Faites selon l'art des pastilles de 3 grains qui sont prises à la dose de 5 à 6 dans l'espace de deux heures.

PASTILLES DE COQUELICOTS, *Tablettes de coquelicots.* Ces pastilles, qui ont été ordonnées dans quelques circonstances comme pectorales, calmantes, et surtout aux personnes qui n'éprouvent pas de soulagement de l'emploi de l'opium, se préparent de la manière suivante : fleurs de coquelicots, 128 grammes (4 onces); eau, quantité suffisante. Faites une décoction; rapprochez en consistance sirupeuse; mêlez-la à du sucre, 500 gram. (1 livre); ajoutez mucilage, quantité suffisante pour faire une masse que vous divisez en pastilles de 18 à 20 grains; on en prend 3 ou 4 par jour.

PASTILLES DE CITRON PURGATIVES. *V. Pastilles de scammonnée et de séné composées.*

PASTILLES DE DUBOIS, *Tablettes contre l'engorgement de la glande thyroïde.*

Suc de réglisse 88 gram. (2 onc. 6 gros);
Éponge brûlée 32 gram. (1 once);
Carb. de soude. 16 gram. (4 gros);
Poudre de cannelle. 8 gram. (2 gros).

Faites selon l'art, à l'aide d'un mucilage, des pastilles de 5 décigramm. (10 grains). On en prend une ou deux chaque soir.

PASTILLES D'ÉMÉTINE, *Tablettes pectorales avec l'émétine.* (*Formule de M. Magendie.*)

Sucre......... 128 gram. (4 onces);
Émétine colorée 16 décig. (32 grains),
Mucilage...... quantité suffisante pour faire des pastilles de 1 décigram. et demi (9 grains). Suivant M. Magendie, on colore ces pastilles à l'aide d'un peu de laque carminée, pour les distinguer des pastilles d'ipécacuanha. On peut prendre une de ces pastilles toutes les heures; on en suspend l'usage si l'on éprouve des nausées.

PASTILLES D'ÉMÉTINE PURE. *Tablettes avec l'émétine pure.*

Sucre .... 128 gram. (4 onces);
Émétine pure. 4 décigr. (8 grains).

Faites selon l'art des pastilles de 1 décigrammes et demi (9 grains).

PASTILLES D'ÉMÉTINE VOMITIVES, *Pastilles vomitives avec l'émétine.*

Sucre........ 64 gram. (2 onces);
Émétine colorée. 16 décig. (32 grains).

Faites selon l'art des pastilles de 9 décigrammes (18 grains). Suivant M. Magendie, une de ces pastilles, prise à jeun, suffit ordinairement pour faire vomir les enfans; 3 ou 4 excitent le vomissement chez les adultes.

PASTILLES D'EUPHORBE, *Tablettes purgatives d'Euphorbia lathyris.*

Pâte de chocolat. 8 gram. (2 gros);
Sucre........... 4 gram. (1 gros);
Amidon........ 12 décig. (24 grains),
Huile d'Euphorbia lathyris... } 80 gouttes.

Faites selon l'art des pastilles du poids de 5 décigr. et demi (9 grains). Chaque pastille contient environ 3 gouttes d'huile. On en donne une pour purger les enfans, 3 ou 4 pour produire le même effet sur les adultes. Ces pastilles doivent, autant que possible, être préparées à l'instant même; au bout de quelque temps, elles acquièrent un goût de ranci.

PASTILLES FERRUGINEUSES, *Tablet. ferrugineuses de M. Bailly.*

Limaille de fer porphyrisée. . } 16 gram. (4 gros);
Pâte de chocolat. 16 gram. (4 gros);
Safran en poudre. 4 gram. (1 gros);
Mucilage. . . . . quantité suffis.

Faites des pastilles de 6 décigram. (12 grains). Elles sont administrées dans la cachexie, la chlorose, la leucorrhée. La dose est de 2 à 4 par jour.

PASTILLES DE FER, *Tablettes de fer. (Codex.)*

Limaille de fer porphyrisée. . } 16 gram. (4 gros);
Poudre de cannelle. 4 gram. (1 gros);
Sucre en poudre. 160 gram (5 onc.);
Mucilage fait à l'eau de cannelle. quantité suffisante.

Faites des pastilles du poids de 6 décigrammes (12 grains). Ces pastilles, qui contiennent environ 1 grain de fer, sont administrées dans les mêmes cas que les précédentes.

PASTILLES DE GENG-ZENG, *Tablettes de geng-zeng.*

Sucre. . . . . . . 2500 gram. (5 livres);
Vanille. . . . . 160 gram. (5 onces);
Poudre de geng-zeng. . . . . . . } 80 gram (2 onces 4 gros);
Teinture de cantharides. . . . . . } 10 gram. (2 gros $\frac{1}{2}$);
Huile de cannelle. 1 goutte;
Essence d'ambre. 5 gouttes;
Mucilage. . . . . . quantité suffisante.

Faites des pastilles du poids d'environ 15 décigrammes (20 grains). On en prend 4 à 5 par jour, dans le but de ranimer les forces de la génération. Chacune des tablettes du poids indiqué contient un dixième de grain de teinture de cantharides, ou un deux-millième de matière solide dissoute par l'alcool.

PASTILLES DE GIROFLES, *Tablettes de girofles.*

Girofl. en poudre } 4 gram. 3 décigr. (1 gros 6 grains);
Sucre. . . 384 gram. (12 onces);
Mucilage de gomme adraganthe, quantité suffisante.

Faites des pastilles au nombre de 250. On prend ces pastilles comme stomachiques, ou bien encore on en met une ou deux dans une tasse de chocolat.

PASTILLES CONTRE LE GOÎTRE, *Tablettes de Morand.*

Éponge calcinée . . } ͡ää 16 grammes
Cloportes en poud. } (4 gros);
Quinquina. . . . . . . } ͡ää 4 grammes
Cannelle. . . . . } (1 gros);
Gomme ammon. . } ͡ää 8 grammes
Crème de tartre. . . }
Os de sèches. . . . . | (2 gros);
Oxide de fer noir. 4 gram. (1 gros);
Sucre. . . . . 128 gram. (4 onc.);
Mucilage. . . . . quantité suffis.

Faites des pastilles du poids de 18 à 20 grains.

PASTILLES DE GOMME ARABIQUE, *Tablettes de gomme. (Codex.)*

Gomme arabique. . . 900 grammes;
Sucre. . . . . 3000 grammes;
Eau de fleurs d'oranger double. quantité suffisante.

On fait une pâte très serrée que l'on divise en pastilles du poids de 8 à 9 décigram. (18 à 20 grains). Ces pastilles, qui sont pectorales et propres à combattre la toux, se prennent à la dose de 6 à 12 dans la journée.

PASTILLES DE GOMME, *Tablettes ou Trochisques de gomme.* (*Form. de la Pharm. d'Édimbourg.*)

Gomme arabique 128 gram. (4 onc.);
Amidon...... 32 gram. (1 once);
Sucre........ 375 gram. (12 onces).

Réduisez en masse au moyen de l'eau de roses, et divisez en pastilles.

PASTILLES DE GUIMAUVE, *Tablet. de guimauve.*

Poudre fine de guimauve.... } 48 gram. (1 once 4 gros);
Sucre très blanc. } 144 gram. (4 onces 4 gros).

Mélez le sucre et la poudre de racine de guimauve, faites, à l'aide d'un mucilage de gomme adraganthe, une masse que vous diviserez en pastilles du poids de 18 grains.

PASTILLES INDIENNES, *Cachundé.*

Poudre de bois d'aloès 2 gros 18 grains;
— de santal rouge 1 onc. 6 gros. 16 gr.;
— de santal jaune. 48 grains;
Poud. de galanga
— de calamus aromaticus...
— de rhubarbe.
— d'absinthe.. } àà 32 grains;
Cannelle....... 4 gros ;
Macis......... 2 gros ;
Alcool....... 6 onces.

Faites selon l'art une teinture composée que vous filtrerez et ferez évaporer en consistance de sirop ; incorporez-y ensuite les poudres suivantes :

Succin porphyrisé. 3 gros 11 grains;
Musc et ambre, de chaque. 24 grains;
Carbon. de magnésie. 4 gros 52 grains;
Essence de roses..... 24 gouttes;

Sucre vanillé........ 2 onces;
Sucre en poudre.... 1 livre;
Mucil. de gomme adr. quantité suffis.

Faites des pastilles du poids de 6 grains.

PASTILLES D'IPÉCACUANHA, *Tablettes d'ipécacuanha.*

Poudre d'ipécacuan. 16 gram. (4 gros);
Sucre blanc. ... 640 gram. (20 onc.),
Mucilage de gomme adraganthe préparé à l'eau de roses. quantité suffis.

Faites selon l'art des pastilles du poids d'environ 6 décigr. (12 grains). Ces pastilles contiennent chacune un quart de grain de poudre d'ipécacuanha. Quelques gens, guidés par un vil amour du gain, ont substitué à l'ipécacuanha, dans la préparation de ces pastilles, un sel de peu de valeur, le tartrate de potasse antimonié (l'émétique). On peut reconnaître cette fraude en faisant brûler dans un creuset couvert, plusieurs de ces pastilles, examinant le charbon : si l'émétique a été employé pour la préparation de ce médicament, on aperçoit, soit à l'œil, soit à la loupe, de petits globules métalliques; ceux-ci, séparés du charbon par l'eau et traités par l'eau régale, fournissent une solution qui précipite en blanc par l'eau, en jaune orangé ou en brun par l'acide hydro-sulfurique. Les pastilles d'ipécacuanha sont employées contre le rhume, la coqueluche, l'asthme. La dose est de 6 à 8 par jour.

PASTILLES D'IPÉCACUANHA AVEC L'OPIUM, *Tablettes d'ipécacuanha opiacées.*

Poudre d'ipécacuanha..... } 16 gram. (4 gros);
Sucre.......... } 640 gram. (1 livre 4 onc. 3 gros 54 gr.);

Extrait d'opium. } 5 grammes (1 gros 18 grains);
Gomme adraganthe. 8 gram. (2 gros);
Eau de fleurs d'oranger. quantité suffisante.

Faites selon l'art des pastilles du poids de 12 grains. Elles sont employées dans les mêmes cas que les précédentes, mais à plus petites doses. Ces pastilles sont calmantes.

PASTILLES DE KERMÈS, *Tablettes de kermès*. (*Codex*.)

Kermès minéral. } 40 gram. (1 once 2 gros);
Sucre 1200 gram. (2 liv. 6 onc. 2 gros);
Gomme adraganthe. 8 gram. (2 gros).

Faites selon l'art des pastilles du poids de 6 décigrammes (12 grains). Ces pastilles sont administrées comme pectorales et incisives. On les donne à la dose de 3 à 4. Quelquefois ces pastilles provoquent le vomissement.

PASTILLES CONTRE LA LEUCORRHÉE.

Sucre...... 128 gram. (4 onces);
Safran en poud. 2 gram. (demi-gros);
Hydriodate de fer 15 décig. (30 grains);
Mucilage de gomme adraganthe (fait avec une infusion de cannelle), suffisante quantité.

Faites 240 pastilles dont on prend de 15 à 20 et plus par jour.

PASTILLES DE LICHEN, *Tablettes de lichen*. (*Formule de M. Stéphane Robinet.*)

Lichen d'Islande, 500 gram. (1 liv.). Faites bouillir légèrement, jetez le premier *decoctum*, puis faites une nouvelle décoction avec eau pure, 3000 grammes (6 livres); passez, ajoutez, sucre blanc, 500 grammes (1 livre). Faites évaporer à une douce chaleur à siccité, réduisez en poudre. Cette poudre sert à faire les tablettes. On prend poudre préparée comme nous l'avons dit, 250 gram. (8 onces); sucre, 250 gram. (8 onces); eau pure, suffisante quantité. Faites sans mucilage des tablettes du poids d'environ 9 décigr. (18 grains.)

On prépare aussi des tablettes de *lichen d'Islande* et de *lichen pixidé*, d'après la formule suivante :

Poudre de lichen. 16 gram. (4 gros);
Sucre blanc.... 128 gram. (4 onces);
Mucilage de gomme adraganthe. quantité suffisante.

Faites selon l'art des pastilles du poids de 6 décigrammes (12 grains). Les pastilles de lichen sont données pour faciliter l'expectoration; elles sont employées comme toniques. On les emploie pour combattre la phthisie, l'hémoptisie, la diarrhée, la dyssenterie (1), etc., etc.

PASTILLES DE MAGNÉSIE, *Tabl. absorbantes*. (*Formule du Codex*.)

______

(1) L'action médicamenteuse du lichen n'a pas encore été assez étudiée ; il est à désirer que des praticiens fassent de nombreuses expériences dans le but de reconnaître quel est le principe actif du lichen. Si c'est le principe amer, ce que nous pensons, on aurait tort de l'enlever en grande partie par le lavage ; si la propriété ne tient pas à ce principe, on obtiendrait des médicamens d'une saveur moins désagréable, en continuant les lavages. Ces essais sont d'autant plus nécessaires, qu'il y a bon nombre d'exemples qui prouvent l'efficacité du lichen.   (A. C.)

Magnésie pure. 32 gram. (1 once);
Sucre blanc... 128 gram. (4 onces);
Mucilage à l'eau de fleurs d'oranger.
 quantité suffisante.

Faites des tablettes du poids de 6 décigram. (12 grains). Ces pastilles sont anti-acides ; elles sont employées avec succès pour combattre les aigreurs. On les donne à la dose de 6 à 8 par jour. Elles ont l'inconvénient de laisser dans la bouche un goût terreux désagréable.

PASTILLES DE MAGNÉSIE CARBONATÉE, *Tablettes de carbonate de magnésie.*

Magnésie carbon. 192 gram. (6 onc.);
Sucre......... 96 gram. (3 onc.);
Noix muscades. 12 décig. (24 grains);
Mucilage de gomme adraganthe.
 quantité suffisante.

Faites des pastilles de 6 décigram. (12 grains). On en fait usage contre l'acidité de l'estomac.

PASTILLES DE MAGNÉSIE AU CHOCOLAT, *Tablettes de magnésie au chocolat. (Form. d'A. Chevallier.)*

Sucre pulvérisé 750 gram. (1 l. 8 onc.);
Pâte de chocol. 384 gram. (12 onces);
Magnésie.... 128 gram. (4 onces);
Mucilage....... quantité suffisante.

Faites des pastilles du poids de 12 décigrammes (24 grains). Chacune de ces pastilles contient 15 centigr. (3 grains) de magnésie. Le but que je me suis proposé en donnant la formule précédente est de masquer le goût terreux qui est un des caractères de la magnésie. On prend de 6 à 10 de ces pastilles dans une journée.

PASTILLES DE MAGNÉSIE AU CHOCOLAT. *(Formule de M. Pannetier, pharmacien à Corbeil.)*

Pâte de cacao.. 128 gram. (4 onces);
Sucre.......... 96 gram. (3 onces);
Magnésie calcin. 32 gram. (1 once).

Faites selon l'art des pastilles qui sont d'un goût très agréable.

PASTILLES DE MENTHE ANGLAISES, *Tablet. de menthe dites anglaises.*

Essence de menthe pure......... } 4 gram. (1 gros);
Sucre très blanc. 500 gram. (1 livre);
Mucilage.......... quantité suffis.

Faites selon l'art des tablettes du poids de 6 à 8 décigr. (12 à 16 grains). On les donne comme antispasmodiques.

PASTILLES DE MERCURE SACCHARIN, *Tablettes de mercure. (Formule de Lagneau.)*

Sucre........ 320 gram. (10 onces);
Mercure pur.. 64 gram. (2 onces);
Gomme arabiq. 32 gram. (1 once);
Vanille....... 4 gram. (1 gros).

Faites selon l'art des pastilles au nombre de 567, qui contiennent chacune 1 décigramme (2 grains) de mercure.

PASTILLES MOGOLES.

Sucre..... 112 gram. (3 onc. 4 gros);
Gomme arab. 32 gram. (1 once);
Extr. sec d'op. 28 gram. (7 gros);
Girofles. }
Macis... } àà 10 gram. (2 gros $\frac{1}{2}$);
Muscades. }
Eau distillée de roses. quantité suffis.

Faites des pastilles de 3 décigramm. (6 grains). Ces pastilles sont, dit-on, bonnes pour exciter les forces. On en prend une ou deux le soir en se couchant. Nous croyons que cette préparation, qui contient environ un sixième d'opium, agit le plus souvent comme calmant.

PASTILLES DE NITRATE DE POTASSE, *Tablettes de nitrate de potasse, Trochisques de nitre.* (*Pharmac. d'Édimbourg.*)

Nitrate de potasse. 32 gram. (1 once);
Sucre.......... 96 gram. (3 onces.).

Mêlez, et, à l'aide d'un mucilage de gomme adraganthe, faites des pastilles du poids de 6 décigrammes (12 grains) qui contiennent 15 centig. (3 grains) de nitre. Ces pastilles sont administrées comme diurétiques; on les donne à la dose de 7 à 8; on doit avoir soin de boire un verre d'eau après chaque pastille; sans cette précaution, elles donnent lieu à une espèce de malaise.

PASTILLES ODORIFÉRANTES DU CODEX. *V.* Clous fumans, t. II, p. 157.

PASTILLES PECTORALES, *Tablettes pectorales, incisives et calmantes.* (*Form. du doct. Jobard.*)

Sucre blanc.. 96 grammes (3 onces);
Ipécacuanha. 8 grammes (2 gros);
Opium gom. 4 grammes (1 gros);
Poud. de scille 35 décigr. (64 grains);
Kermès..... 35 décigr. (64 grains);
Mucil. de gomme adr. suffis. quant.

Faites 400 pastilles. On en donne une toutes les heures. On doit faire ces pastilles plus petites lorsqu'on les destine à être administrées à des enfans ou à des personnes délicates.

PASTILLES PURGATIVES. *V.* Pastilles d'*Euphorbia lathyris.*

PASTILLES DE PYRÈTHRE. *Tablettes de pyrèthre.*

Infusion alcooliq. de pyrèthre... } 32 gram. (1 once);
Sucre en poud. 320 gram. (10 onces).

Faites, à l'aide d'un mucilage, 150 pastilles. On en prend de 4 à 8 par

jour contre l'angine gutturale et laryngée, et pour exciter l'action organique.

PASTILLES DE QUINQUINA, *Tabl. de quinquina.* (*Codex.*)

Extrait sec de quinquina. } 16 gram. (4 gros);
Sucre blanc... 128 gram. (4 onces);
Cannelle..... 2 gram. (demi-gros).

Faites, à l'aide d'un mucilage, des pastilles du poids de 4 décigrammes (8 grains). Elles contiendront environ un demi-grain d'extrait. On les donne comme toniques.

PASTILLES DE RHUBARBE, *Tablet. de rhubarbe.* (*Codex.*)

Poudre de rhubarb. 16 gram. (4 gros);
Sucre en poudre 160 gram. (5 onces).

Faites, à l'aide d'un mucilage, préparé à l'eau de cannelle, des pastilles de 6 décigrammes (12 grains), qui contiennent 1 grain de rhubarbe. Elles sont données aux enfans comme vermifuges; elles sont aussi stomachiques, mais lorsqu'on en prend de 10 à 12. Elles sont légèrement purgatives.

PASTILLES DE RÉGLISSE, *Tablett. de réglisse.* (*Pharm. d'Édimbourg.*)

Extrait de réglisse 32 gram. (1 once);
Gomme arabique. 32 gram. (1 once);
Sucre.......... 64 gram. (2 onces).

On fait dessécher l'extrait, on le pulvérise, on le mêle au sucre et à la gomme, et à l'aide de l'eau de rose, on fait une masse que l'on divise en pastilles ou en trochisques. Ces pastilles sont pectorales, on les donne contre la toux.

PASTILLES DE RÉGLISSE OPIACÉES. (*Pharmacie d'Édimbourg.*)

Opium........ 8 gram. (2 gros);
Teinture de Tolu 16 gram. (4 gros);

Sirop simple... 250 gram. (8 onces);
Extr. de réglisse. 160 gram. (5 onces);
Gomme arabique } 160 gram. (5 onc.)
en poudre....

On triture l'opium avec la teinture, on ajoute peu à peu le sirop et l'extrait qui a été ramolli à l'aide de l'eau chaude, ensuite on mêle la gomme en poudre et l'on fait dessécher de manière à obtenir une masse pâteuse que l'on divise en trochisques du poids de 5 décigrammes (10 grains). Sept pastilles et demie contiennent un grain d'opium; elles sont très salutaires pour combattre la toux avec picotement qui provient de l'irritation des bronches.

PASTILLES DE SCAMMONÉE ET DE SÉNÉ COMPOSÉES, *Tablet. de scammonée et de séné.* Ces pastilles, que l'on a indiquées dans le nouveau Codex comme pouvant être substituées aux tablettes de *citro* et de *diacarthami*, se préparent avec les substances suivantes :

Scammonée. 12 gram. (3 gros);
Feuilles de séné. 18 gram. (4 gros $\frac{1}{2}$);
Rhubarbe... 6 gram. (1 gros $\frac{1}{2}$);
Écorce de citron } 32 gram. (1 once);
confite......
Sucre blanc. 216 gram. (6 onc. 6 gros).

Mêlez avec soin, et à l'aide d'un mucilage réduisez en tablettes que vous ferez sécher. Ces tablettes doivent peser environ 24 grammes (6 gros). Elles sont purgatives.

PASTILLES DE SPITZ LAIT, *Tabl. de spitz lait.* (*Codex.*)
Poudre d'anis. 3 gram. (54 grains);
Sucre en pain. 500 gram. (1 livre);
Extr. d'opium. 5 centig. (1 grain);
Gomme arab. 64 gram. (2 onces);
Sucre de régl. 8 gram. (2 gros);
Gomme adr.. 8 gram. (2 gros).

Faites selon l'art des tablettes que l'on coupe convenablement. Cette préparation, qui diffère un peu de celle consignée dans Baumé et dans laquelle on faisait entrer les raisins de Damas et l'orge germée, est encore employée comme pectorale et pour combattre la toux avec picotement, causée par l'irritation des bronches.

PASTILLES DE SOUFRE, *Tablettes de soufre.*
Soufre subl. lavé. 16 gram. (4 gros);
Sucre blanc.... 128 gram. (4 onces);
Mucilage........ quantité suffis.

Faites selon l'art des pastilles du poids de 12 à 18 grains. Elles sont employées comme diaphorétiques, contre la gale, les maladies cutanées. On s'en sert comme expectorant, et elles sont employées avec succès contre l'asthme. Il faut employer le soufre lavé; sans cela, ces pastilles attireraient l'humidité de l'air.

PASTILLES DE SOUFRE COMPOSÉES, *Tablettes de soufre composées.*
Soufre sublimé lavé. 8 gram (2 gros);
Acide benzoïque } 6 décig. (12 grains);
sublimé......
Poudre de racine } 2 gram. (demi-
d'iris......... gros);
Huile essentielle } 12 gouttes;
d'anis......
Sucre blanc 176 gram. (5 onc. 4 gros);
Mucilage... quantité suffisante.

Faites selon l'art des pastilles du poids de 6 décigram. (12 grains).

PASTILLES DE VANILLE, *Tablett. de vanille.*
Vanille........ } 9 gram. 3 décigr. (2 gros 24 grains);
Sucre en poudre. } 48 gram. (1 once 4 gros);
Mucilage....... quantité suffisante.

Faites des pastilles du poids de 12 grains. Elles sont regardées comme toniques et digestives.

PASTILLES VERMIFUGES, *Tablettes vermifuges.*

Mercure doux... 24 gram. (6 gros);
Poudre de jalap. 24 gram. (6 gros);
Sucre en pain... 500 gram. (1 livre);
Gomme adraganthe. 8 gram. (2 gros);
Eau de fleurs d'oranger. quantité suffis.

Faites des pastilles du poids de 20 grains. On en prend 2 à 3 par jour.

PASTILLES VERMIFUGES DE BARTHEZ.

Sucre.......... 500 gram. (1 livre);
Proto-chlorure de mercure...... } 8 gram. (2 gros);
Mucilage.......... quantité suffis.

Faites des pastilles du poids d'un gramme (20 grains). On en donne une ou deux par jour aux enfans tourmentés par les vers, et 6 à 8 aux adultes.

PASTILLES DE VICHY. *V.* Pastilles de D'Arcet.

PASTILLES D'YEUX D'ÉCREVISSES, *Tablettes d'yeux d'écrevisses.*

Yeux d'écr. prépar. 96 gram. (3 onc.),
Sucre en poudre. 500 gram. (1 livre);
Essence de néroly. 3 gouttes.

Faites, à l'aide d'un mucilage, des pastilles du poids de 10 à 12 grains. Elles sont employées comme absorbantes et anti-acides. On peut en prendre de 8 à 10 par jour.

PASTINACA. Nom générique de deux espèces d'ombellifères dont l'une a des racines qui servent à des usages culinaires, et l'autre fournit une gomme résine usitée en Pharmacie. *V.* PANAIS et OPOPANAX. (G.. N.)

PATATE ou BÂTATE. *Convolvulus Batatas*, L. (Famille des Convolvulacées. Pentandrie Monogynie, L.) Cette espèce de liseron est cultivée dans toutes les parties chaudes du globe, à cause de ses racines farineuses, sucrées et comestibles. Elles sont tubéreuses, charnues, fusiformes, rouges, violacées en dehors, blanches en dedans; dans quelques variétés, elles sont jaunes ou blanches extérieurement. Le *Convolvulus edulis,* décrit par Thunberg dans la Flore du Japon, ne paraît pas différer de la patate. Dans les pays chauds, la culture de cette plante est à peu près la même que celle de la pomme de terre. Elle a été tentée dans nos climats et y a réussi, mais elle exige beaucoup de précautions. Voici le procédé généralement en usage : on prépare vers la mi-avril une couche de 3 pieds et demi de large sur 2 d'épaisseur, en fumier de cheval bien chaud, que l'on recouvre d'environ 6 pouces de terre. Lorsque la couche a perdu sa trop grande chaleur, on place dans la terre qui la recouvre, à 2 ou 3 pouces de profondeur et à environ 8 pouces de distance les unes des autres, des tranches de racines de patates avec leurs œilletons. Quand les pousses ont atteint environ un pied de longueur, on les replante, après avoir enlevé les feuilles inférieures, dans une planche profondément labourée et à environ 2 pieds de distance les uns des autres. On arrose fréquemment les plants et au commencement de l'automne, on fait la récolte des racines. Chaque pied peut fournir environ 2 livres de celles-ci. On les mange après les avoir fait cuire et apprêtées de diverses manières. Elles ne renferment aucun principe résineux purgatif, comme les racines de la plupart des autres liserons.

M. Henry fils a publié l'analyse d'une patate rouge cultivée aux environs de Paris ; il en résulte que cette racine contient : amidon, 13,30 ; eau, 73,12 ; albumine, 0,92 ; matière incristallisable très fermentescible, 3,30 ; matière vireuse volatile, 0,05 ; substance soluble dans l'éther, se fondant facilement comme une matière grasse, et se colorant en vert par les acides sulfurique, nitrique, etc., 1,12 ; parenchyme sec, 6,79 ; acide malique, divers sels à base de potasse et de chaux, silice et oxide de fer, 1,40 ; total, 100,00. M. Henry a observé : 1°. que la cuisson enlève l'odeur vireuse qui paraît due à une huile volatile ; 2°. que la quantité de sucre n'augmente nullement par la cuisson, mais qu'elle se condense par l'évaporation de l'eau, ce qui rend la racine plus agréable et la fait paraître plus sucrée. (*Journ. de Chimie méd.*, t. I, p. 212.) Parmentier avait autrefois signalé la présence du sucre dans la patate. L'analyse de M. Henry ne présente pas ce principe au nombre des constituans de la racine, et cependant, l'auteur parle, dans la note précédente, du sucre qui par la cuisson se condense dans la racine ; ne doit-on pas dire plutôt que la cuisson transforme en matière sucrée une partie de l'amidon ou des autres substances immédiates végétales que cette racine contient?

On donne le nom de patate, en plusieurs pays, à la pomme de terre. *V.* ce mot.   (G...N.)

PATCHOULY. Sous ce nom vulgaire on a rapporté, de l'île Bourbon, une plante sèche dont l'odeur est forte, analogue à celle de la valériane. Mise dans les étoffes de laine, elle en éloigne les insectes. M. Virey (*Journal de Pharmacie*, 1826, p. 61) croît que le patchouly est le *Plectranthus graveolens* de R. Brown, espèce appartenant à un genre de Labiées fort voisin du genre *Ocymum* nommé en français basilic.   (G...N.)

PATES. On a donné ce nom à des préparations pharmaceutiques d'une consistance à demi molle ne s'attachant pas aux mains et ayant une saveur sucrée et agréable. Les pâtes ont pour base la gomme et le sucre, dissous dans l'eau chargée des principes d'une ou de plusieurs substances. Pour bien préparer ces produits, on doit remplir les conditions suivantes : 1°. employer une gomme très pure ; celle du Sénégal est préférable ; on doit la choisir incolore et mondée des points colorés ou des substances étrangères qui auraient pu s'y trouver attachées ; 2°. on doit opérer la solution de cette gomme à froid ; le *solutum* ainsi obtenu est moins coloré et d'une saveur plus agréable ; on facilite la solution en concassant la gomme, la mettant avec l'eau et en agitant de temps en temps ; 3°. on doit apporter le plus grand soin lors de l'évaporation si l'on opère à feu nu ; on porte le mélange à l'ébullition, et l'on maintient à cette température jusqu'à ce que la masse soit amenée à la consistance d'un sirop très épais.

On a aussi donné le nom de pâtes à des préparations tout-à-fait différentes de celles dont nous venons de parler ; exemple, la *pâte arsenicale*, médicament qui est employé à l'extérieur pour recouvrir les ulcères cancéreux. Nous ne nous occuperons de ce produit que lorsque nous aurons traité des pâtes préparées avec le sucre et la gomme et qui pourraient être regardées comme des *conserves demi-solides*.

PATE DE DATTES. On prend : dattes choisies et débarrassées de leurs noyaux, 750 grammes (1 livre 8 onces); sucre pur, 2,500 grammes (5 livres) ; gomme du Sénégal blanche, 3,000 grammes (6 livres) ; eau pure, 15,000 grammes (30 liv.); eau de fleurs d'oranger, 288 grammes (9 onces). On fait bouillir les dattes avec 5,000 grammes (10 livres) d'eau jusqu'à ce qu'elles soient devenues molles et faciles à réduire en pulpe (il faut environ une heure et demie d'ébullition). On passe le *decoctum*. D'une autre part, on fait fondre la gomme dans le reste de l'eau, on passe la solution à travers un tissu serré ; on mêle ce mucilage au *decoctum*, et l'on y ajoute le sucre concassé ; lorsque le sucre est fondu, on ajoute au mélange cinq blancs d'œufs battus avec une petite quantité d'eau, on fait bouillir en ayant soin d'enlever les écumes à mesure qu'elles se forment, et de verser de temps en temps un petit filet d'eau dans la liqueur, qui doit bouillir vivement. Dès que la liqueur est devenue transparente, on la passe à travers un linge, on la fait ensuite évaporer de nouveau à feu nu, jusqu'à ce qu'elle ait acquis la consistance d'un sirop épais. A cette époque de l'opération, on ajoute l'eau de fleurs d'oranger, on continue l'évaporation au bain-marie sans remuer le liquide, en se bornant à ramener vers les bords du vase la matière qui se concrète à la surface sous la forme d'une pellicule. Lorsque la liqueur a acquis la consistance d'un extrait mou, on la coule dans des moules de fer-blanc, qui d'avance ont été légèrement huilés, et l'on porte ces moules dans une étuve que l'on entretient autant que possible à une température de 30°. Lorsque les plaques sont sèches d'un côté, on les retourne de l'autre, on les laisse encore pendant quelques jours à l'étuve, puis lorsqu'elles sont sèches, on les retire du moule, on les essuie avec du papier gris pour enlever une petite portion d'huile qui y adhère ; on les conserve ensuite entières dans des boîtes de fer-blanc, ou on les coupe en losanges pour les distribuer au public. On doit apporter le plus grand soin à donner à l'étuve une température convenable : si la pâte était trop chauffée, elle pourrait perdre de sa transparence, avoir un aspect désagréable, acquérir de la dureté. La pâte de dattes est un adoucissant expectorant ; on la donne contre la toux ; la dose est de 16 à 32 grammes (4 gros à 1 once) dans la journée.

PATE DE GOMME ARABIQUE, *Pâte de guimauve.* Cette

pâte se prépare de la manière suivante : on prend , racine de guimauve fraîche et mondée, 128 grammes (4 onces); eau commune, 2,500 grammes (5 livres); gomme arabique la plus blanche possible, 1000 grammes (2 livres); sucre bien blanc, 1000 grammes (2 livres). On fait infuser la racine de guimauve dans l'eau : au bout de 12 heures environ, on passe sans expression; on concasse la gomme arabique pure, on la mêle à une fois et demie son poids d'eau, on place le vase dans un lieu frais. On agite de temps en temps avec une spatule de bois. Lorsque la solution est achevée, on passe le *solutum* avec expression à travers un linge serré, on le met ensuite dans une bassine dont les parois doivent être épaisses et dont le fond soit très évasé; on ajoute alors le sucre concassé, on chauffe légèrement en remuant sans cesse. Lorsque le mélange a acquis la consistance de miel épais, on y incorpore, par petites portions, 12 blancs d'œufs battus avec eau de fleurs d'oranger, 128 grammes (4 onces); ensuite, à l'aide d'une large spatule, on bat fortement la masse, on la soulève, on l'agite en tous sens en frottant contre la face interne des parois de la bassine, de crainte que la masse n'y adhère et ne brûle. Lorsque la masse est arrivée à un point de cuisson tel que si elle est frappée chaude sur la paume de la main, elle n'y adhère pas, l'opération est terminée; alors on la retire de la bassine et on la fait tomber sur un marbre saupoudré de fécule ; on l'étend légèrement pour qu'elle ait une épaisseur convenable; on la laisse quelques temps au contact de l'air, ensuite on l'enferme dans des boîtes de fer-blanc que l'on place dans des lieux secs, pour la soustraire à l'action de l'humidité qui déterminerait un commencement d'altération. On ne doit préparer la pâte de guimauve qu'à mesure que l'on en a besoin : cette pâte préparée depuis long-temps se dessèche et devient moins agréable. La pâte de guimauve bien faite doit être très blanche, spongieuse, légère ; la partie supérieure est brillante et comme vernie; l'intérieur est garni de cellules d'inégales grosseurs, qui proviennent de l'interposition de l'air incorporé par le battage. Parmi les conditions à remplir pour que la pâte de guimauve soit bien préparée, on doit considérer la division du blanc d'œuf : pour cela, on les bat jusqu'à ce qu'ils soient réduits en une écume bien blanche et bien légère, et qu'il ne s'en sépare aucune portion d'eau. On doit aussi employer des œufs extrêmement frais. La pâte de guimauve est un adoucissant ; elle aide à l'expectoration ; on la donne à la dose de 32 à 64 grammes (1 à 2 onces) par jour. On prépare, dans quelques pharmacies, des pâtes de réglisse et de lichen, en opérant de la même manière. Quelques personnes ajoutent à la pâte de réglisse ainsi préparée une quantité d'opium équivalant à un huitième de grain par once de pâte. Cette préparation est alors légèrement calmante.

PATE DE JUJUBES. Cette pâte, dont la consommation est considérable, se prépare avec les substances suivantes : jujubes, 500 grammes (1 livre) ; gomme du Sénégal bien pure et blanche, 3,000 gram. (6 livres) ; eau filtrée, 15,000 gram. (30 livres) ; teinture alcoolique d'écorce de citron, étendue d'eau distillée (1), 32 grammes (1 once). On fait fondre la gomme dans un *decoctum* préparé avec les jujubes, on passe la solution, et l'on y ajoute le sucre. On porte le mélange à l'ébullition ; on dirige cette opération de manière que le bouillon parte du centre de la bassine. Le mouvement imprimé par le bouillon rejette l'écume sur les bords, on l'enlève sans agiter ; lorsque le liquide bouillant est assez concentré pour former la nappe, on retire du feu, on mêle l'alcoolat étendu d'eau, on agite avec la spatule, on laisse reposer pour que l'air qui a été introduit en faisant le mélange se dégage ; on chauffe ensuite pendant quelques minutes, on coule le mélange dans des moules de fer-blanc, et l'on agit comme nous l'avons dit pour la pâte de dattes.

On peut encore préparer la pâte en introduisant dans le bain-marie d'un alambic le *solutum* préparé avec le *decoctum* de jujubes, la gomme, le sucre, l'alcoolat étendu (ou l'eau

---

(1) Quelques praticiens remplacent cet aromate par de l'eau de fleurs d'oranger.

de fleurs d'oranger); on chauffe ensuite pendant 6 à 8 heures, selon que la quantité d'eau que l'on a employée est plus ou moins considérable; lorsque le mélange est assez cuit, on laisse tomber le feu, on enlève une croûte épaisse qui s'est formée à la surface, et l'on coule la pâte dans des moules. Quelques personnes suppriment le *decoctum* de jujubes, parce que son emploi contribue à rendre la pâte un peu louche, d'autres la vendent colorée; ce dernier caractère est dû ou à l'emploi de gomme d'un choix inférieur, ou de sucre coloré, ou encore à une mauvaise manipulation. La pâte de jujubes est adoucissante, aidant à l'expectoration. La dose est de 16 à 48 gram. (de demi-once à 6 gros) par jour.

PATE DE LICHEN. (Formule mise en usage à la Pharmacie centrale.) Lichen, 1 kilogramme (2 livres); sucre blanc, 2 kilogrammes (4 livres); gomme Sénégal, 2 kilogrammes (4 livres); extrait gommeux d'opium, 8 grammes (2 gros); eau de fleurs d'oranger, 250 grammes (8 onces). On fait bouillir le lichen dans l'eau pendant quelque temps, on jette le premier *decoctum* obtenu : on lave une deuxième fois ce lichen à l'eau bouillante; on l'exprime, on traite ensuite le lichen exprimé par une nouvelle quantité d'eau; on passe le *decoctum* à travers un linge, on y mêle le *solutum* de gomme, on ajoute le sucre. On fait évaporer à une douce chaleur en remuant sans cesse; quand la masse a acquis une consistance analogue à celle du miel, on y ajoute l'extrait d'opium dissous dans une partie de l'eau de fleurs d'oranger; on continue l'évaporation, et lorsque la pâte n'adhère plus à la main, on la coule dans des moules de fer-blanc. La pâte de lichen obtenue par ce procédé est opaque; pour l'avoir transparente, il faut faire évaporer sans agiter, comme on le fait pour la pâte de jujubes, couler ensuite dans des moules, et faire évaporer à l'étuve. La pâte de lichen est employée contre la toux; on en donne aussi dans les cas d'affections catarrhales anciennes, dans la phthisie muqueuse : la dose est de 32 à 48 grammes (de 1 once à 1 once et demie).

PATE PECTORALE. (Parmentier.) On prend : gomme arabique, 1000 gramm. (2 livres); sucre de raisin, 884 gram. (1 livre 12 onces); eau de fleurs d'oranger, 12 gram. (3 gros); eau, quantité suffisante. On fait fondre la gomme dans l'eau, on ajoute le sucre de raisin, on fait évaporer jusqu'en consistance de sirop épais, on aromatise avec l'eau de fleurs d'oranger; on distribue le sirop dans des moules, on porte à l'étuve, et l'on agit comme nous l'avons dit pour les autres pâtes. Cette pâte peut être préparée dans un temps où le sucre serait à un prix élevé; mais dans ce moment l'emploi du sucre de raisin ne serait pas une économie.

Il y a une foule de recettes de pâtes dites *pectorales*. Toutes ces pâtes, vendues sous des noms pompeux, sont des préparations qui ont pour base les pectoraux, la gomme et le sucre, auxquels on associe l'opium ou d'autres calmans. On masque ordinairement la saveur des médicamens actifs à l'aide de divers aromates; il y a de ces pâtes qui rapportent à leurs préparateurs des sommes assez considérables.

PATE DE RÉGLISSE. Cette pâte se prépare avec les substances suivantes : extrait de réglisse très pur, 500 grammes (1 livre); gomme Sénégal blanche et mondée, 1 kilogramme (2 livres); sucre blanc, 500 grammes (1 livre); poudre de racine d'iris de Florence, 4 grammes (1 gros). On prépare cette pâte de deux manières, selon qu'on veut l'avoir transparente ou opaque : dans le premier cas, on fait dissoudre la gomme dans une quantité d'eau suffisante, on passe la solution, on laisse déposer, on décante; on ajoute à la partie décantée l'extrait de réglisse; on fait évaporer à une douce chaleur; on ajoute un *infusum* préparé avec la poudre d'iris; on continue l'évaporation : quand la pâte est amenée au point convenable, on la coule dans des moules et l'on finit de la sécher à l'étuve. Quand on veut avoir une pâte opaque, on ajoute la poudre d'iris, on amène la masse à une consistance assez grande pour qu'elle n'adhère pas à la main; on la tire de la bassine et on la coule ou sur un marbre ou dans des moules. *La pâte de réglisse anisée* ne diffère de la précédente qu'en ce qu'à la dose que nous avons indiquée on ajoute, huile d'anis, 12 décigrammes

(24 grains). La pâte de réglisse est regardée comme béchique, adoucissante, aidant à l'expectoration ; elle est employée avec succès contre la toux ; la dose est de 16 à 48 gramm. (de demi-once à une once et demie). (A. C.)

PATE DE ROUSSELOT, *Pâte arsenicale*, *Pâte caustique attribuée au frère Côme*. On a donné mal à propos le nom de pâte à un produit qui se prépare d'après une formule qui depuis son origine a été modifiée de la manière suivante par M. Dubois : sang-dragon, 32 grammes (1 once) ; sulfure rouge de mercure réduit par l'intermède de l'eau en une poudre d'une très grande ténuité, 16 grammes (4 gros) ; oxide d'arsenic, 2 grammes (demi-gros). On conserve séparément ces trois substances réduites en poudre ; chaque fois que l'on veut s'en servir, on les mêle intimement dans un mortier de verre, et au moment d'en faire l'application, on en met la quantité nécessaire sur une assiette, on en fait une pâte avec de la salive ou mieux avec de l'eau chargée d'un peu de blanc d'œuf ; on l'applique ensuite sur les ulcères cancéreux. Cette pâte ne doit pas être délivrée sans ordonnance de médecin. L'application de cette préparation doit être faite avec précaution et en petite quantité, surtout sur la peau dénudée : on sait que les substances vénéneuses peuvent être absorbées par le système cutané et que cette absorption peut donner lieu à des accidens plus ou moins graves. (A. C.)

PATIENCE. *Rumex Patientia*, L. -- Rich. Bot. méd., t. I, p. 165. (Famille des Polygonées. Hexandrie Trigynie, L.) Cette plante croît dans les lieux humides de l'Europe tempérée. On la cultive dans quelques jardins pour les usages pharmaceutiques de sa racine, ce qui lui a valu le nom vulgaire de *patience des jardins*, pour la distinguer de plusieurs espèces sauvages de *Rumex* très communes dans les localités aquatiques, et qui lui ressemblent tellement sous tous les rapports, que la substitution de ces diverses racines n'a aucun inconvénient. Ainsi les racines des *Rumex acutus, crispus, obtusifolius, sanguineus*, etc., portent indistinctement, dans les diverses pharmacies, les noms de *racines de patience*, et possèdent à un égal degré les mêmes propriétés médicales. La racine du *Rumex alpinus*, L., agit à la manière des rhubarbes, ce qui lui a valu anciennement le nom de *rhubarbe des moines;* elle est volumineuse, amère et légèrement purgative. Celle du *Rumex aquaticus*, L., connu vulgairement sous les noms de *patience d'eau* et d'*Oseille aquatique*, est très astringente et a été employée surtout contre le scorbut. Quant à l'espèce qui fait le sujet de cet article, c'est une très grande plante herbacée qui a le port de la grande oseille; ses racines sont longues, fibreuses, charnues, épaisses, brunâtres en dehors et jaunes en dedans; la tige est simple à la base, rameuse à sa partie supérieure, marquée de cannelures fort saillantes; les feuilles radicales sont allongées, aiguës, sagittées, les supérieures ovales-allongées, pétiolées, très grandes, pointues, et ondulées sur leurs bords. Les fleurs sont verdâtres et forment des grappes paniculées au sommet des ramifications de la tige.

La racine de patience a une odeur particulière, mais faible, une saveur amère et acerbe. D'après les recherches de M. Deyeux, elle contient du soufre libre et de l'amidon. Sa décoction est astringente et tonique; elle est fréquemment usitée contre les maladies de la peau, et surtout contre la gale. La dose est d'une à deux onces pour une livre d'eau. • (A. R.)

PAVANE (Bois de). *V.* Bois des Moluques.

PAVOT. *Papaver.* Principal genre de la famille des Papavéracées, placé dans la Polyandrie Monogynie, L., et composé d'une vingtaine d'espèces dont quelques-unes offrent beaucoup d'intérêt, soit par elles-mêmes, soit par leurs produits. Nous avons déjà fait connaître le Pavot rouge des champs sous son nom vulgaire de *coquelicot*. Il ne sera question ici que du pavot somnifère et du pavot oriental.

Le Pavot somnifère, *Papaver somniferum*, L. — Rich. Bot. méd., t. II, p. 649, est originaire de l'Inde et des contrées orientales, où on le cultive en abondance pour l'extraction de l'opium. Depuis plusieurs siècles, sa culture s'est répandue dans toute l'Europe, et il s'est en quelque sorte naturalisé dans les localités voisines des jardins. Sa racine annuelle porte une tige haute de 2 à 4 pieds, cylindrique, presque simple, glabre et glauque; ses feuilles sont également glauques, alternes, sessiles, semi-amplexicaules, allongées, aiguës, incisées et dentées sur les bords. Les fleurs sont très grandes, solitaires et terminales, tantôt d'une couleur violacée tendre, tantôt blanches; elles ont un calice à deux sépales glabres, concaves et très caducs; une capsule qui présente deux modifications particulières et constantes, d'où l'on a formé deux variétés. Dans l'une, la capsule est plus petite, globuleuse, s'ouvrant au-dessous du stigmate par l'écartement des valves qui restent soudées dans le reste de leur étendue; les graines sont constamment noires, et les fleurs rougeâtres; c'est à cette variété que l'on a donné le nom de *pavot noir*. L'autre variété a été nommée *pavot blanc*, parce que ses fleurs et ses graines sont blanches; elle se distingue en outre par ses capsules plus grosses, plus allongées, et tout-à-fait indéhiscentes. Ces deux variétés du pavot somnifère sont cultivées non-seulement comme plantes d'ornement, mais encore à raison des usages de leurs diverses parties dans les arts et la Médecine.

L'opium se retire par des incisions faites aux capsules de cette espèce. Ces capsules, et particulièrement celles du pavot blanc, sont employées après leur dessication, sous le nom de *têtes de pavots ;* on en prépare des décoctions calmantes que l'on administre ordinairement à l'extérieur en lavemens, lotions, et cataplasmes. Les capsules du pavot blanc étaient autrefois la base du sirop diacode, fréquemment usité dans les potions anodines; ce sirop est aujourd'hui remplacé avantageusement par le sirop d'opium.

Les têtes de pavots, telles qu'on les trouve dans les commerce, varient de grosseur, depuis celle d'un petit œuf jusqu'à la grosseur du poing; leur texture est papyracée; elles sont surmontées d'un stigmate à plusieurs rayons en étoile, et elles contiennent un grand nombre de petites graines blanches et réniformes. Elles doivent leurs propriétés calmantes à des principes analogues à ceux de l'opium, et principalement à la morphine qu'elles renferment en assez grande quantité pour

que l'extraction de cette substance puisse offrir des bénéfices.
V. l'article Opium, où nous avons parlé des résultats obtenus
par M. Tilloy de Dijon, et des observations de M. Dublanc à
cet égard. L'extrait des têtes de pavots présente, à un degré
très inférieur, les propriétés de l'opium, et peut, dans quelques cas, remplacer ce médicament précieux ; on le prépare
par infusion, ou mieux encore par inspissation du suc de la
capsule verte pilée, et non par décoction, à cause de la grande
quantité de mucilage que l'on obtiendrait par ce dernier
procédé.

Les graines de pavot blanc ou noir ont une saveur douce et
agréable, et ne participent en rien aux propriétés actives de la
capsule. Elles sont formées de mucilage et d'huile fixe qui
constitue à elle seule environ le quart de leur poids. On les
mange, dans quelques provinces de France et d'Italie, soit
crues, soit après avoir été légèrement torréfiées ; on en fait
aussi des espèces de galettes ou de gâteaux dont le goût est
agréable. L'huile de pavot, connue sous le nom d'*huile d'œillette*, est d'un emploi fort important dans l'économie domestique et dans les arts. *V.* Huile d'œillette.

Le Pavot d'Orient, *Papaver orientale*, L., est une belle espèce rapportée des contrées orientales par Tournefort, et cultivée fréquemment dans les jardins. Sa racine est vivace ; ses
tiges, hautes d'environ 3 pieds, sont couvertes de poils rudes
et blanchâtres, et portent des feuilles pinnatifides grossièrement dentées ; ses fleurs sont solitaires au sommet des tiges,
et se composent de grands pétales de couleur ponceau avec
une tache noire à leur base. M. Petit de Corbeil vient d'ajouter
encore à l'intérêt que cette belle plante inspire comme fleur
d'agrément (1), en annonçant le parti que l'on pouvait en tirer par l'extraction d'un opium indigène. *V.* l'art. Opium.

(G...n.)

---

(1) Sous ce rapport, on cultive depuis quelques années, le *Papaver brac-
teatum* qui ressemble beaucoup au *P. orientale*, mais qui est incomparable-
ment plus beau, et qui se distingue essentiellement par les deux sépales de
son calice prolongé en grandes feuilles pinnatifides.

PAVOT CORNU. On donne vulgairement ce nom à une es-pèce de chélidoine (*Chelidonium Glaucium*, L., *Glaucium flavum*, D.C.), belle plante à fleurs jaunes qui croît dans l'Europe tempérée et méridionale. M. Girard de Lyon a ré-cemment reconnu que l'application des feuilles de cette plante sur les plaies récentes, avant que l'inflammation se soit mani-festée, diminue la gravité des symptômes qui sont la consé-quence de ces lésions. Voici la manière de les employer : on pile dans un mortier les feuilles de pavot cornu, on y ajoute quelques gouttes d'huile d'olives ; il en résulte une espèce de pâte ou cataplasme que l'on applique sur la blessure, et que l'on renouvelle toutes les 24 heures. (A. R.)

PEAU DIVINE. Poix résine, 384 grammes (12 onces); poix de Bourgogne, 128 grammes (4 onces); térébenthine de Ve-nise, cire jaune, suif de mouton, de chaque, 64 grammes (2 onces); huile d'olives, 32 grammes (1 once). On fait fondre, on passe et l'on étend d'une manière convenable sur de la peau. On emploie cette préparation contre les névralgies rhumatis-males. (A. C.)

PEAU DE GOULARD. On a donné ce nom à l'emplâtre sui-vant : on prend huile d'olives, 500 grammes (1 livre); cire vierge, 250 grammes (8 onces); sel de Saturne, 32 grammes (1 once); camphre et sel ammoniac, de chaque, 4 grammes (1 gros). On fait du tout un emplâtre que l'on étend, ou sur de la peau, ou sur de la toile ; on se sert de cet emplâtre dans les cas de rhumatismes, d'ankyloses, d'ulcères chroniques. (A. C.)

PÊCHER. *Persica vulgaris*, Miller, Lamarck. *Amygdalus Persica*, L. — Rich. Bot. méd., t. II, p. 526. (Famille des Rosacées, tribu des Drupacées. Icosandrie Monogynie, L.) La Perse est la patrie primitive de cet arbre dont la culture est maintenant répandue dans toute l'Europe. Il est tellement connu que nous croyons inutile de nous appesantir sur la des-cription de ses diverses parties. Nous rappellerons seulement les principaux traits de son organisation. Il a le port de l'a-mandier, et ses fleurs sont tellement semblables à celles de ce dernier arbre, que Linné ne fit aucune difficulté de les réunir en un seul genre. Les fruits en forment l'unique différence, car au lieu d'être, comme ceux de l'amandier, couverts d'un brou sec et coriace et de contenir un noyau tendre, lisse ou simplement criblé de trous, ils sont, dans le pêcher, entourés d'une chair très charnue, succulente, et ils contiennent un noyau dur et marqué de sillons extrêmement profonds. Les feuilles du pêcher sont alternes, lancéolées, étroites, aiguës, dentées en scie, d'un vert un peu glauque sur les deux faces. Les fleurs sont d'un rose pâle, sessiles et très rapprochées les unes des autres à la partie supérieure des branches.

Presque toutes les parties du pêcher exhalent une odeur assez agréable qui est due à l'acide hydro-cyanique qu'elles renferment. Les feuilles et les fleurs sont purgatives; on fait prendre celles-ci en infusion à la dose d'une à deux pincées dans 4 onces d'eau, et l'on en prépare un sirop qui est surtout employé pour purger les enfans. L'action purgative des fleurs paraît résider principalement dans le calice. L'acide hydro-cyanique prédomine dans les amandes et dans les noyaux, ce qui les fait servir à la préparation des liqueurs de table. On se sert quelquefois des feuilles, comme celles du laurier-cerise, pour aromatiser le laitage.

La culture du pêcher a fait naître un grand nombre de variétés distinguées par leurs fruits, et dont nous allons énumérer les plus remarquables, qui se réduisent à trois races principales : 1°. les *pêches proprement dites,* épiderme tomenteux; chair se détachant facilement du noyau auquel elle tient par quelques filamens charnus qui pénètrent dans les crevasses de ce noyau ; 2°. les *pavies* ou *alberges ;* épiderme tomenteux; chair adhérente au noyau, tantôt d'un jaune doré comme l'abricot, tantôt d'un rouge pourpre; 3°. les *brugnons ;* épiderme glabre et luisant; chair se détachant facilement du noyau comme dans les pêches proprement dites. Néanmoins la *pêche violette,* qui se rapporte à cette dernière variété, a la chair adhérente au noyau.

Les pêches sont, sans contredit, les plus beaux et les plus agréables de tous les fruits cultivés en Europe. Elles renferment un suc abondant, sucré, parfumé et légèrement acidule. Elles sont rafraîchissantes et même un peu laxatives lorsque l'on en mange une trop grande quantité. On corrige cette action en les saupoudrant de sucre, et en les arrosant de vin qui en facilite la digestion. (A. R.)

PECTORAL, PECTORAUX. On donne ce nom aux substances médicinales regardées comme propres à combattre les maladies de poitrine ou du poumon. On a donné à la réunion de plusieurs plantes jouissant de cette propriété, le nom d'*espèces pectorales*. (A. C.)

PÉDICELLE. *Pedicellus*. On désigne sous ce nom chacune des ramifications du pédoncule. *V*. ce mot.

PÉDICULAIRE DES MARAIS. *Pedicularis palustris*, L. (Famille des Scrophularinées. Didynamie Angiospermie, L.) Cette plante croît dans les lieux aquatiques de plusieurs contrées d'Europe. De sa racine fibreuse et annuelle s'élève une tige droite, rameuse, glabre, haute d'environ 1 pied, garnie de feuilles alternes, pinnatifides, à pinnules profondes linéaires, fortement dentées. Ses fleurs, de couleur purpurine, sont presque sessiles dans les aisselles des feuilles supérieures. Leur corolle est très irrégulière, à deux lèvres; la supérieure est étroite, en forme de casque; l'inférieure plus étalée, presqu'à trois lobes, dont celui du milieu est le moins large. On employait autrefois en Médecine la pédiculaire, comme vulnéraire et astringente. Son nom générique, qui a la même signification que son nom vulgaire (*herbe à poux*), lui a été donné, suivant C. Bauhin, parce qu'elle développe beaucoup de vermine chez les animaux qui paissent dans les pâturages où elle croît en abondance. Cependant, cette observation ne s'accorde pas avec ce qu'on dit de cette plante, que les bestiaux la respectent, excepté les chèvres et les cochons qui en mangent quelquefois. (G...N.)

PÉDICULE. *Pediculus*. Ce mot sert à désigner les supports plus ou moins allongés et filiformes des organes. Quelques

auteurs de Botanique l'emploient comme synonyme de pédoncule. (G...n.)

PÉDILUVES, *Bains de pieds*. Les pédiluves varient dans
leurs effets suivant la température de l'eau employée, ou selon
que l'on a ajouté à ce liquide diverses substances. Les pédiluves tièdes déterminent la dilatation du sang ; ils sont excitans lorsque l'eau employée est à une température assez élevée pour que l'on puisse à peine y tenir les pieds. On leur communique encore cette propriété, en ajoutant, à l'eau chaude,
du sel marin, de la potasse, de la farine de moutarde, de la
cendre. Les pédiluves acides préparés avec l'eau et l'acide nitro-
hydro-chlorique, sont employés pour combattre les maladies
du foie. (A. C.)

PÉDONCULE. *Pedunculus*. Ce mot désigne le support de la
fleur. Le pédoncule est tantôt simple, tantôt composé ; dans
ce dernier cas, chacune de ses ramifications reçoit le nom de
pédicelle (*Pedicellus*), comme, par exemple, dans les Ombellifères. (G...n.)

PÉLARGONIUM. Genre de la famille des Géraniacées, formé aux dépens du grand genre *Geranium* de Linné, et composé d'un nombre immense d'espèces (plus de 300), pour la
plupart cultivées dans les jardins. Elles sont presque toutes
originaires du cap de Bonne-Espérance, et sont pourvues de
tiges ligneuses, à l'exception de quelques-unes, qui sont de
petites herbes sans tige, et à racine tubéreuse. Leurs fleurs
sont généralement d'une grande beauté, ornées des couleurs
les plus variées et les plus vives ; elles se font remarquer
par l'irrégularité de la corolle, qui entraîne un dérangement
total dans le reste du système floral, comme, par exemple,
l'avortement de plusieurs anthères. Nous ne mentionnons les
Pelargonium dans ce Dictionnaire, qu'en raison des usages
auxquels on peut les destiner ; car si nous avions à les considérer comme plantés d'ornement, elles exigeraient une revue
qui comporterait de très grands développemens, et tel n'est
pas le but de cet ouvrage. Les feuilles de ces arbrisseaux sont
ordinairement couvertes de poils glanduleux qui sécrètent une

liqueur visqueuse et douée d'une odeur fort désagréable dans un grand nombre d'espèces; elle rappelle celle du bouc, du musc, de la térébenthine, etc.; mais dans certaines espèces elle est aussi suave que celle de la rose et des fleurs les plus renommées par leur parfum. Ainsi, par exemple, le *Pelargonium capitatum* est très fréquemment cultivé dans les jardins, à cause de l'odeur de rose qu'exhalent ses feuilles lorsqu'on les froisse; d'ailleurs cette espèce n'est pas fort élégante. Dans le tableau des huiles volatiles (t. III, p. 166 et 167), M. Recluz a fait connaître la grande quantité d'huile volatile que ce pélargonium donne à la distillation, ainsi que les propriétés particulières de l'huile volatile. Nous ajouterons qu'elle pourrait recevoir de nombreux emplois dans la parfumerie, dans l'art du liquoriste, et pour aromatiser le tabac.

(G...N.)

PENÆA SARCOCOLLA. Nom scientifique du petit arbrisseau qui fournit la sarcocolle. *V.* ce mot.

PÉNIDES, *Épénide*. On a donné ces noms, et même celui de *sucre tort*, à un produit que l'on prépare en faisant fondre dans une décoction d'orge, du sucre, dépurant le sirop qui en résulte, le faisant cuire à la plume, le coulant chaud sur un marbre huilé, le malaxant ensuite entre les mains imbibées d'huile d'amandes douces, allongeant ce sucre et le tordant comme une corde. Les pénides diffèrent du sucre d'orge, en ce que ce dernier est coloré, et qu'on le laisse refroidir sans le malaxer, afin de ne pas troubler sa transparence.   (A. C.)

PENSÉE CULTIVÉE ou **PENSÉE DES JARDINS.** *Viola tricolor*, var. *hortensis*, D. C. *Prodrom. Syst. veg.* Cette plante, une de celles auxquelles on donne vulgairement le nom d'*herbe de la trinité*, croît naturellement dans les vallées de hautes chaînes de montagnes. On la cultive maintenant partout dans les jardins, à cause de la beauté et du parfum de ses fleurs. Celles-ci ont leurs pétales très grands, les uns d'une magnifique couleur violette veloutée, les autres jaunes marqués de stries brunes. Les pétales violets donnent, par infusion dans l'eau, une liqueur bleue analogue à celle de l'infusion de violettes, mais peu odorante. On en fait un sirop qui a beaucoup d'analogie avec celui des violettes. Les propriétés de la pensée des jardins sont à peu près semblables à celles de la pensée sauvage. *V.* ce mot.

La pensée à grandes fleurs bleues, que les herboristes tirent des Alpes et du Jura, et que l'on vend pour remplacer les fleurs de violettes, en les mêlant dans les espèces dites pectorales ou béchiques, n'est pas la violette tricolore, mais une autre espèce que les botanistes ont désignée sous le nom de violette à éperon (*Viola calcarata*, L.), à cause de la longueur de l'éperon qui termine le pétale inférieur.   (A. R.)

PENSÉE SAUVAGE ou **PENSÉE DES CHAMPS.** *Viola tricolor,* var. *arvensis,* D.C. *Prodrom. Syst. veg.* —*Viola arvensis,* D.C. Flore française. (Famille des Violacées. Syngénésie Monogynie ou Pentandrie Monogynie, L.) Petite plante annuelle, très commune dans les champs cultivés et les localités sablonneuses de l'Europe. Sa tige est dressée, glabre, anguleuse, un peu rameuse vers sa partie supérieure, garnie de feuilles alternes, pétiolées, ovales, obtuses, crénelées et munies à leur base de deux stipules pinnatifides, foliacées et persistantes. Les fleurs sont petites et portées sur de longs pédoncules axillaires ; les pétales sont un peu plus longs que le calice, d'un blanc jaunâtre mélangé de violet. Les fruits sont de petites capsules globuleuses, recouvertes par le calice et s'ouvrant naturellement en cinq valves, remplies d'un grand nombre de petites graines blanches. Toutes les parties de la pensée des champs ont une odeur herbacée, et une saveur mucilagineuse légèrement amère et âcre. A une très faible dose, par exemple, à 10 grains en poudre, elle agit comme tonique ; mais si la dose est augmentée, elle provoque, tantôt le vomissement, tantôt quelques évacuations alvines. Les anciens avaient une grande confiance en cette plante comme dépurative ; ils l'employaient fréquemment contre les dartres et autres maladies chroniques de la peau ; on ne peut pourtant pas expliquer une telle propriété spécifique, si ce n'est par son action purgative ou vomitive. D'ailleurs les médecins modernes, et particulièrement le professeur Alibert, qui ont beaucoup expérimenté sur ce médicament, n'en ont presque jamais retiré d'effets avantageux. On administre la pensée sauvage, soit en poudre, à la dose de 10 à 25 grains, soit en décoction, à la dose d'une demi-once pour 2 livres d'eau. Quelquefois on fait entrer cette plante dans les herbes avec lesquelles on prépare les sucs amers et dépuratifs. Enfin, on obtient de cette plante un extrait qui, bien préparé, possède au plus haut degré les propriétés actives de la plante, et entre fréquemment dans la composition de certaines pilules où dominent des substances plus énergiques, comme les préparations de soufre, d'antimoine, etc.

Les racines de pensée sauvage, de même que celles de beaucoup d'autres violettes, sont émétiques ; mais cette propriété est trop faible pour que l'on puisse les substituer avec commodité à l'ipécacuanha : il en faut plus d'un demi-gros pour provoquer le vomissement. (A. R.)

PENTANDRIE. Cinquième classe du système sexuel de Linné, composée de tous les végétaux à fleurs hermaphrodites pourvues de cinq étamines distinctes. Cette classe est excessivement nombreuse, et se divise en six ordres, savoir : 1°. Pentandrie Monogynie ; 2°. Pentandrie Digynie ; 3°. Pentandrie Trigynie ; 4°. Pentandrie Tétragynie ; 5°. Pentandrie Pentagynie ; 6°. Pentandrie Polygynie. Cette classe de Linné rassemble une foule de végétaux disparates qui appartiennent à la plupart des familles naturelles. Cependant, on y trouve la presque totalité des Rubiacées, des Solanées, des Ombellifères, des Convolvulacées, des Borraginées, etc. (A. R.)

PEPINS. On désigne vulgairement sous ce nom les graines, ordinairement très dures, qui flottent dans les fruits succulens, tels que les raisins, les groseilles, etc. Les pepins de raisins fournissent une huile fixe, susceptible de nombreux emplois. *V.* Huile de pepins de raisins. (G...n.)

PÉPON A GROS FRUIT. Synonyme de Courge Potiron. *V.* ce mot.

PÉRAGUA. Sous ce nom vulgaire, on apportait autrefois de

la Floride les feuilles d'une plante dont l'infusion théiforme passait pour diurétique. Linné et Miller l'ont nommée *Cassine Peragua*; mais les botanistes modernes en ont fait une espèce du genre Houx, et l'ont décrite sous le nom d'*Ilex vomitoria*. Elle porte vulgairement celui d'*apalachine*, sous lequel il a été question de ses feuilles (*V*. ce mot., t. I, p. 316.) Bergius, dans sa Matière médicale, a donné la même origine botanique au *Peragua* et au *Maté* ou herbe du Paraguay. Cependant, cette dernière plante est une espèce tout-à-fait distincte. *V*. Thé du Paraguay. (G...n.)

PERCEPIERRE ou Passepierre. *Crithmum maritimum*, L. —Rich., Bot. méd., t. II, p. 483. (Famille des Ombellifères. Pentandrie Digynie, L.) Cette plante, que l'on connaît encore sous le nom vulgaire de *Bacile maritime*, est commune sur les rochers des bords de la mer; on la cultive quelquefois dans les jardins. Ses feuilles sont épaisses, charnues, profondément découpées en folioles lancéolées, aiguës et glauques. Les fleurs sont d'un blanc jaunâtre, disposées en six à huit petites ombelles situées à l'extrémité de la tige. Le fruit est elliptique, comprimé et situé longitudinalement.

Cette plante est, comme beaucoup d'autres Ombellifères, douée d'une forte odeur et d'une saveur piquante. Elle est de plus, salée, et elle passe pour diurétique. On l'emploie comme assaisonnement en la faisant confire au vinaigre. (A. R.)

PÉRICARPE. Portion essentielle du fruit, composée de tout ce qui, dans ce dernier, ne fait pas partie de la graine. *V*. Fruit.

PERIPLOCA MAURITIANA. Nom scientifique de l'arbuste dont les racines fournissent le *faux ipécacuanha de l'île Bourbon*. *V*. ce mot.

PERIPLOCA SECAMONE. Nom scientifique d'une des plantes qui fournissent la scammonée de Smyrne. *V*. Scammonée.

PÉRISPERME. M. de Jussieu nomme ainsi la partie huileuse, amygdaline, cornée, farineuse, en un mot, de nature diverse, qui, dans certaines graines, entoure l'embryon, ou est entourée par ce dernier. Feu Richard la nommait *Endos-*

perme, et Gærtner, *albumen*. *V*. Endosperme et Graine.
(G...n.)

PERLE. *Margarita*. La perle est produite par un Mollusque désigné par Linné sous le nom de *Mytilus margaritiferus*, et par Lamarck, sous celui d'*Avicula margaritifera*. Ce Mollusque fait partie d'un genre ou sous-genre de coquilles nommées en français *Pintadines*, et qui se distingue essentiellement des autres Avicules par une forme plus régulière, sans prolongement ailé. Ces coquilles sont très écailleuses extérieurement ; leur valve gauche offre plutôt un sinus qu'une échancrure pour le passage du byssus. On donne vulgairement à la coquille des perles le nom de *mère-perle*. Elle habite les mers de Ceylan , du golfe Persique, du cap Comorin, de la Nouvelle-Hollande et du Mexique. Mais ce n'est pas seulement cette espèce de pintadine qui fournit des perles; d'autres Mollusques, tels que des patelles, des huîtres, des haliotides, en donnent quelquefois, et celles qui proviennent de ces dernières coquilles sont fort estimées quand elles sont bien rondes, parce que leur aspect, ou, pour nous servir de l'expression des joailliers, leur *orient* est le plus vif et le plus varié.

Les valves de l'avicule ou pintadine margaritifère sont revêtues à l'intérieur d'une matière semi-opaque, argentée, où se reflètent toutes les couleurs de l'iris, et à laquelle on donne le nom de *nacre*. Elle est essentiellement composée de carbonate calcaire uni à de la matière animale comme dans les autres tests de Mollusques. Cette substance se trouve abondamment dans le commerce; elle est fréquemment employée par les tablettiers et les éventaillistes , pour la confection de divers ornemens.

La perle est une exsudation de la substance nacrée qui, au lieu de s'étendre par couches, enveloppe des corps étrangers qui ont pénétré entre les valves et le corps de l'animal que celles-ci protégent ; elle met conséquemment les parties molles de ce corps à l'abri des irritations que produiraient les inégalités déchirantes des matières étrangères. Si l'on coupe en deux une perle , on reconnaît qu'elle est formée

de couches concentriques, et l'on trouve au milieu le corps
étranger qui en a déterminé la production. Cette observation
a sans doute conduit à l'idée de provoquer la formation
des perles en altérant ou piquant l'intérieur de certaines
coquilles, et l'animal n'a pas manqué de produire la substance nacrée autour du point endommagé. On dit que ce
procédé a réussi sur des mulettes, qui se trouvent abondamment dans les rivières affluentes de la rive gauche du Rhin. Les
perles sont recherchées avec empressement par les Orientaux,
qui les estiment à l'égal des pierres précieuses. En Europe,
nous leur attachons moins de prix, parce qu'elles perdent
quelquefois tout-à-coup leur éclat (1), et qu'elles peuvent être
parfaitement imitées par des moyens artificiels. La composition de la perle est absolument la même que celle de la nacre,
c'est-à-dire qu'elle est formée de carbonate de chaux, dont les
molécules sont unies intimement par un gluten animal. Les
perles peuvent facilement être attaquées par les acides même
les plus faibles, ce qui n'était pas ignoré des anciens ; l'Histoire nous apprend un trait fameux de prodigalité de Cléopâtre,
qui, ayant parié qu'elle dissiperait en un seul repas une valeur
immense, avala une de ses plus grosses perles, après l'avoir
préalablement fait dissoudre dans du vinaigre.

Nous ignorons sur quelles données les vieux pharmacologistes fondaient les propriétés spéciales qu'ils attribuaient aux
perles. N'était-ce pas dommage de consommer des objets aussi
précieux dans des confections et des poudres (confections
d'hyacinthe, d'alchermès, poudre diarhodon), lorsque l'on

---

(1) S'il faut en croire ce que rapporte un journal anglais (*Asiatic Journal*, janvier 1825, p. 51), on a , dans l'île de Ceylan, une singulière manière de restituer aux perles l'éclat qu'elles ont perdu. On fait avaler celles-ci
à des poulets parmi le grain dont se compose leur nourriture , et lorsqu'elles
ont séjourné une minute dans l'estomac de ces poulets, on leur coupe le cou,
et l'on retire les perles aussi belles et brillantes que dans le premier moment où
on les a détachées de la coquille. L'acide gastrique des Gallinacés paraît exercer
ainsi un commencement d'action dissolvante sur les perles ; mais il serait facile d'obtenir le même résultat par tout autre acide faible.

pouvait tout aussi bien employer des coquilles d'huîtres ou toute autre matière absorbante? Celles que l'on employait en Pharmacie étaient, à la vérité, très petites, et on les nommait *semences de perles*. On les réduisait, sur le porphyre, en une poudre impalpable que l'on employait encore comme blanc de fard.

L'art d'imiter les perles ou de fabriquer ce qu'on nomme des *perles fausses*, était naguère un grand objet d'industrie pour l'Italie. Aujourd'hui l'on en fait de très belles à Paris. Pour cela, on se sert de l'ablette (*Leuciscus alburnus*), petit poisson qui abonde dans les rivières d'Europe, et dont les écailles ventrales et argentées se détachent facilement; on les racle au-dessus d'un baquet d'eau pure, qu'on change à diverses reprises, jusqu'à ce qu'elle ne soit plus sanguinolente; on lave ensuite soigneusement, sur un tamis de crin, le précipité, qui passe au travers du tamis, et forme une masse onctueuse, composée de particules rectangulaires, et dont l'éclat rappelle celui des plus belles perles de l'Inde. Cette substance, qu'on nomme *essence d'Orient*, mêlée avec un peu de colle de poisson, est introduite dans de petites boules de verre ou de toute autre matière transparente de la forme des perles; elle en tapisse les parois qui sont le plus minces possibles, et l'on remplit en partie l'intérieur avec de la cire blanche fondue, qui donne aux fausses perles le poids convenable.   (G...N.)

PERLÉ. Ce mot se dit de l'orge entièrement dépouillée de son enveloppe. *V*. ORGE PERLÉ.

PEROXIDE. *V*. OXIDES.

PERSICA VULGARIS. *V*. PÊCHER.

PERSICAIRE. *Polygonum Persicaria*, L. Plante annuelle, très commune dans les fossés et les lieux aquatiques de l'Europe. Elle était employée autrefois comme diurétique et astringente, mais son usage est aujourd'hui complètement abandonné. D'ailleurs, elle concorde, tant sous le rapport des propriétés médicales que sous celui des formes botaniques, avec d'autres espèces du genre *Polygonum*, nommé en français RENOUÉE. *V*. ce mot.   (G...N.)

PERSIL. *Apium Petroselinum*, L. — Rich. Bot. méd. t. II, p. 462. (Famille des Ombellifères. Pentandrie Digynie, L.) Cette plante, annuelle ou bisannuelle, croît dans quelques localités stériles. On la cultive en abondance dans les jardins, à raison de ses usages culinaires. De sa racine, qui est blanche, conique, un peu rameuse vers sa pointe ou quelquefois simple, s'élève une tige cylindrique, striée longitudinalement, glabre, rameuse supérieurement, garnie de feuilles décomposées en folioles pinnatifides, et incisées en lobes aigus, glabres, mais non luisans. Les pétioles et les ramifications sont canaliculés et élargis à la base. Les fleurs sont d'un jaune très pâle, formant des ombelles terminales munies d'involucres et d'involucelles à six ou huit folioles. Les fruits sont ovoïdes, un peu allongés, et marqués de stries longitudinales à peine saillantes.

Il est très important de connaître parfaitement les caractères botaniques du persil, parce qu'on peut facilement confondre avec les feuilles de cette plante potagère celles de l'éthuse ou petite ciguë, ombellifère très vénéneuse ; aussi, à l'art. ÉTHUSE (t. II, p. 466), avons-nous exprimé d'une manière comparative les caractères de ces deux plantes.

Les feuilles du persil sont un assaisonnement des plus vulgaires. Elles ont été employées fraîches, en application sur les engorgemens indolens des mamelles et sur les contusions ; mais ce remède topique n'est plus usité que dans la Médecine populaire. Les akènes, ou fruits, sont aromatiques et excitans, comme la plupart de ceux des autres Ombellifères. En général, toutes les parties de cette plante doivent leurs propriétés excitantes à l'huile volatile qu'elles renferment. Ainsi, par la distillation, elles donnent une eau aromatique qui était autrefois usitée en Médecine. La racine, surtout celle de la plante sauvage, a une odeur et une saveur excessivement fortes ; son action se porte tantôt sur l'appareil urinaire, tantôt sur la peau, et on l'a employée dans la variole, dans le but de favoriser l'éruption des boutons.

Une foule d'Ombellifères ayant quelques ressemblances avec le persil, à raison de leurs feuilles vertes, découpées ou très incisées, de leur odeur forte, et d'autres qualités apparentes. sont connues sous le nom de *persil*, avec quelque épithète vulgaire ; ainsi l'on nomme :

PERSIL BATARD, PERSIL DE CHIEN et FAUX PERSIL, l'éthuse petite ciguë. *V.* ce mot.

PERSIL DE BOUC, le boucage saxifrage. *V.* ce mot.

PERSIL DE CHAT, PERSIL DE CRAPAUD, PERSIL DES FOUS, la cicutaire aquatique. *V.* ce mot.

GROS PERSIL DE MACÉDOINE, le macéron commun (*Smyrnium olusastrum*. L.). *V.* MACERON.

PERSIL LAITEUX, l'*OEnanthe crocata*. *V.* OENANTHE SAFRANÉE.

PERSIL DE MARAIS et PERSIL ODORANT, l'*Apium graveolens*, L. *V.* ACHE.

PERSIL DE MONTAGNE, la livèche commune. *V.* ce mot.

(A R.)

PERSONNÉES. *Personatæ*. On avait d'abord désigné sous ce nom une famille de plantes monopétales à étamines hypogynes, dont les fleurs étaient remarquables par leur corolle personnée, c'est-à-dire en masque, ou à deux lèvres fermées et imitant le mufle de certains animaux. Mais comme ce caractère n'est pas exclusif à cette famille, et que d'ailleurs il y a des genres, les Digitales, par exemple, où la corolle a l'orifice du tube très large, les botanistes modernes ont remplacé le nom de Personnées par celui de SCROPHULARINÉES. *V.* ce mot.

(G.. N.)

PERVENCHE COMMUNE. *Vinca minor*, L. — Rich. Bot. méd., t. I, p. 320. (Famille des Apocynées. Pentandrie Monogynie, L.) Cette petite plante fait l'ornement des bois et des lieux montueux et ombragés de toute l'Europe, où elle fleurit dès le commencement du printemps. Sa racine rampante, fibreuse, émet plusieurs tiges grêles, sarmenteuses, prenant racine de distance en distance, garnies de feuilles opposées, portées sur de très courts pétioles, ovales, lancéolées, très entières, coriaces et luisantes. Les fleurs sont solitaires dans les aisselles des feuilles, longuement pédonculées, et ordinairement d'un beau bleu d'azur. Le fruit est un double follicule renfermant des graines dépourvues d'aigrettes. La belle couleur des fleurs, et la précocité de la pervenche, dont les jeunes filles aiment à se parer, sont les qualités qui l'ont fait regarder par les anciens comme le symbole de la virginité. On lui donne vulgairement les noms de *petit pucelage*, *violette des sorciers*, etc. Elle est cultivée dans les jardins d'agrément, où elle produit plusieurs variétés à fleurs doubles et de couleurs variées ; il y en a de blanches, de purpurines ou d'un bleu violâtre, et de panachées de blanc ou de jaune. Ces variétés exigent peu de soins dans leur culture ; elles reprennent facilement de marcottes, et il est très fréquent de les voir couvrir le sol de leurs feuilles comme d'un tapis vert et luisant, principalement sous les arbres et dans les lieux exposés au nord.

Les feuilles de la pervenche commune ont une saveur amère, âcre et un peu astringente. Leur infusion était autrefois employée en Médecine pour modérer le flux menstruel, les hémorrhoïdes, la leucorrhée, la dyssenterie et le crachement de sang. On lui a en outre attribué des propriétés antilaiteuses, mais qui le cèdent à une foule d'autres plantes aussi vulgaires.

La Grande Pervenche, *Vinca major*, L., qui croît dans les pays méridionaux, et que l'on cultive comme plante d'ornement dans les jardins paysagers, possède absolument les mêmes propriétés que la pervenche commune. Elle en diffère par ses tiges moins couchées, par ses feuilles plus grandes, cordiformes, et par ses fleurs beaucoup plus grandes.

(A. R.)

PÈSE-LIQUEUR. On a donné ce nom à des instrumens qui sont employés pour déterminer d'une manière approximative la pesanteur spécifique des liquides. Il y a de ces instrumens qui sont destinés à prendre la pesanteur des acides, des solutions salines, de l'alcool, de l'éther, etc. Nous renverrons pour la description de ces instrumens et pour leur construction aux ouvrages de Physique qui traitent de cet objet. Le pharmacien qui emploie ces instrumens doit s'assurer de leur exactitude. Nous avons vu des aréomètres construits avec négligence, accusant des degrés en plus ou en moins. On conçoit que l'emploi de tels instrumens peut induire en erreur et pour la valeur des produits, et pour la préparation des médicamens.   (A. C.)

PESSAIRES. Ce sont des instrumens solides en forme de cône et qui sont construits en ivoire, en bois léger, en gomme élastique. Ils sont destinés à être introduits dans le vagin pour soutenir la matrice dans le cas de chute ou de relâchement de cet organe.   (A. C.)

PÉTALE. On donne ce nom à chacune des pièces qui composent une corolle divisée jusqu'à la base. *V*. Corolle.
                              (A. R.)

PÉTASITE. Nom vulgaire d'une espèce de tussilage employée autrefois en Médecine comme médicament excitant. *V*. Tussilage.   (A. R.)

PETITE CENTAURÉE. On nomme vulgairement ainsi l'*Erythræa centaurium*, Rich. *V*. Centaurée (petite).

PETITE CHÉLIDOINE. *V*. Ficaire.

PETIT CHÊNE. Nom vulgaire d'une espèce de germandrée (*Teucrium chamædrys*, L.). *V*. Germandrée.

PETITE DIGITALE. Un des synonymes vulgaires de la gratiole. *V*. ce mot.

PETITE JOUBARBE. Le *Sedum album*, L., plus connu sous le nom d'orpin à fleurs blanches. *V*. ce mot.

PETITE VALÉRIANE. La valériane dioïque a reçu ce nom, par opposition à celui de la valériane phu, qui est nommée grande valériane. *V*. Valériane.

PETIT HOUX. Nom vulgaire du fragon piquant. *V*. ce mot.

PETIT-LAIT, *Sérum*. On a donné ce nom à la partie séreuse du lait, que l'on obtient en séparant par divers moyens la matière caséeuse. On se procure ce produit pour l'usage médical en agissant de la manière suivante : on prend du lait de vache, une pinte, on le met dans un vase de terre ou d'argent, on place ce vase sur un fourneau, et l'on porte à l'ébullition ; lorsque ce mouvement a lieu, on ajoute au lait, et en versant sur le bouillon même une cuillerée à bouche de vinaigre ordinaire (pour une pinte de lait), à l'instant même l'ébullition cesse et le coagulum se forme. On retire le poêlon du feu, et à l'aide d'un tamis ou d'un tissu peu serré, on sépare le liquide de la partie qui s'est coagulée; on laisse ensuite égoutter. On met, dans le poêlon qui a été nettoyé, sur une petite quantité d'eau (2 onces), le blanc d'un ou deux œufs, on bat fortement à l'aide d'une poignée d'osier. Lorsque l'albumine est bien divisée par l'eau, on ajoute le sérum que l'on a obtenu et qui contient encore de la matière caséeuse en suspension et sans doute en dissolution, ensuite on porte sur un feu très vif; lorsque le petit-lait bout et monte, on arrête l'ébullition en versant d'un peu haut un petit filet d'eau froide qui doit tomber sur l'endroit où le bouillon se manifeste; cette addition facilite la clarification. Lorsqu'on a ainsi opéré, on examine la liqueur, et si l'on y remarque une foule de petits points blancs, c'est un signe que la clarification est opérée. On retire le sérum du feu, on le jette sur un filtre, lavé d'abord à l'eau bouillante; on recueille les premières portions passées, et on les verse une seconde fois sur le filtre. Le Codex prescrit l'emploi de la présure de veau pour cailler le lait, et l'addition de la crème de tartre au moment de la clarification. Les doses recommandées sont les suivantes : lait, 2000 grammes (4 livres); présure de veau, 2 gram. 5 décigram. (48 grains); blancs d'œufs, 2 ou 3; tartrate acidule de potasse, 1 gram. 25 centigr. (23 grains). On délaie la présure avec un peu d'eau, on la mêle au lait; on place la bassine qui contient le mélange sur des cendres chaudes. Lorsque le lait commence à se cailler, on augmente la chaleur, mais de manière à ce que la liqueur ne bouille pas. La partie caséeuse se rapproche de manière à ne former qu'une masse; on sépare cette masse du liquide, on la met à égoutter. Le petit-lait obtenu est ensuite clarifié de la manière suivante : on prend les blancs d'œufs, on les bat avec une petite quantité de petit-lait; on ajoute ensuite le reste du sérum, et l'on porte sur le feu. Lorsque l'ébullition commence, on ajoute la crème de tartre réduite en poudre fine, et dissoute ou suspendue dans un peu d'eau; aussitôt que le mélange devient limpide, on le fait passer à travers un linge, puis à travers un filtre de papier que l'on a lavé d'avance. Nous employons de préférence le premier de ces deux procédés : le sérum que l'on obtient à l'aide du vinaigre a un goût plus agréable que celui obtenu par l'intermède de la présure et de la crème de tartre.

Quelques personnes préparent une liqueur analogue au petit-lait en se servant d'un mélange contenant à peu près les mêmes produits que le sérum ; mais des préparations semblables doivent être rejetées de l'officine du pharmacien ; elles ne remplissent que d'une manière infidèle l'ordonnance du praticien. On ne doit pas confondre avec le *petit-lait*, le produit que quelques personnes prennent chez les crémiers, et qui est le résidu de la préparation des fromages. Ce produit est très acide, il retient du caséum, et ne remplit pas les conditions voulues par le praticien. Le petit-lait est regardé comme rafraîchissant, astringent et antiseptique; on le donne à des doses différentes, un quart, une demie, ou même une bouteille entière. Quelquefois on le rend plus agréable en l'additionnant avec un sirop quelconque, le sirop de capillaire, de violettes, etc. On y ajoute aussi dans quelques cas de l'émétique à la dose de 5 centigram. à 1 décigram. (1 à 2 grains).

(A. C.)

PETIT-LAIT D'HOFFMAN. On a donné ce nom à un médicament que l'on obtenait en traitant par l'eau bouillante le lait évaporé jusqu'en consistance d'extrait. Cette préparation, que l'on donnait comme succédané du petit-lait, est maintenant abandonnée. (A. C.)

PETIT-LAIT DE WEISS. On le prépare en faisant infuser dans 500 grammes (1 livre) de petit-lait, les substances suivantes : caille-lait jaune, fleurs de sureau, fleurs d'hipéricum, fleurs de tilleul, de chaque, 12 décigram. (24 grains) ; séné mondé, sulfate de soude, de chaque, 4 gram. (1 gros). Le petit-lait de Weiss est un léger purgatif; on l'ordonne pour diminuer ou supprimer la sécrétion du lait. (A. C.)

PÉTROLE. *V.* Huile de pétrole, t. III, p. 105.

PETROSELINUM. Un des anciens noms officinaux du persil. *V.* ce mot.

PETUN. C'était un des anciens noms que les Brésiliens donnaient au tabac. *V.* ce mot.

PEUCEDAN OFFICINAL. *Peucedanum officinale*, L. (Famille des Ombellifères. Pentandrie Digynie, L.) Vulgairement nommé *fenouil de porc*, *queue de pourceau*, etc. Cette plante croît dans les prés des contrées méridionales de l'Europe. Sa racine est vivace, grosse, allongée, noirâtre en dehors, blanchâtre en dedans, traversée sous l'écorce par des canaux longitudinaux remplis d'un suc propre jaune et d'une odeur vireuse. Sa tige, haute de près d'un mètre, est rameuse, garnie de feuilles dont les inférieures sont grandes, portées sur un pétiole trois ou quatre fois trichotome, et dont les dernières ramifications portent chacune trois folioles linéaires. Les fleurs, de couleur jaune, sont disposées en ombelles lâches aux extrémités des tiges et des rameaux. Les akènes sont convexes extérieurement, marqués de trois stries, et n'offrent pas de rebord. La racine de cette plante était autrefois usitée en poudre et en infusion contre les maladies nerveuses, mais aujourd'hui elle n'a plus d'usages médicaux. Elle est aromatique et stimulante à la manière des autres ombellifères. Les cochons en sont très friands, et finissent par extirper la plante des endroits où on les mène paître.

Une autre espèce du même genre (*Peucedanum Silaus*, L.), que l'on nomme vulgairement *saxifrage des Anglais*, et qui croît abondamment dans les prés humides, était employée comme diurétique ; mais, de même que le *Peucedanum officinale*, son usage est aujourd'hui complètement abandonné.   (G...n.)

PEUPLIER NOIR. *Populus nigra*, L. — Rich. Bot. méd., t. I, p. 150. (Famille des Amentacées de Jussieu ; Salicinées de Richard. Dioecie Octandrie, L.) Cet arbre croît spontanément dans les prés et les bois humides de l'Europe. Il peut acquérir les plus grandes dimensions lorsqu'il croît dans un sol profond et lorsqu'on a l'attention d'élaguer ses branches inférieures. Son tronc se divise en rameaux nombreux étalés, revêtus d'une écorce glabre, ridée, un peu jaunâtre. Ses bourgeons sont enduits d'un suc très visqueux et odorant. Ses feuilles sont presque triangulaires, bordées de crénelures inégales, glabres des deux côtés, et portées sur de longs pétioles. Les fleurs sont disposées en chatons grêles; on compte seize à vingt-deux étamines dans les mâles.

Les bourgeons du peuplier sont oblongs, pointus, d'un vert jaunâtre, composés d'écailles étroitement imbriquées, recouvertes d'un enduit brunâtre, résineux, glutineux et très odoriférant. Ils contiennent en outre une matière mucilagineuse assez abondante. Par la dessication, ils conservent une grande partie de leurs qualités, mais on préfère les employer récens. Dès le temps d'Hippocrate, les bourgeons de peuplier ont fait partie du domaine de la Thérapeutique. C'est en effet un remède excitant et tonique; mais on a beaucoup exagéré son efficacité contre certaines maladies graves, contre la phthisie pulmonaire, par exemple, où l'on aura sans doute confondu avec cette terrible et incurable dégénérescence tuberculeuse des poumons, de simples catarrhes pulmonaires chroniques. Ils ont été administrés, tantôt comme sudorifiques dans les maladies de la peau et les rhumatismes, tantôt comme diurétiques dans certaines affections des reins et de la vessie. La dose était de 2 à 4 gros en infusion dans une livre d'eau, ou macérés dans une égale quantité de vin. On en préparait également une teinture alcoolique qui se prenait à la dose d'un demi-gros à un gros. Les bourgeons de peuplier ont souvent été employés à l'extérieur, en les faisant macérer dans des corps gras ou alcooliques pour en extraire la substance résineuse et odorante. Ces sortes de pommades et de linimens servaient à frotter les parties affectées de douleurs rhumatismales, ou d'éruptions cutanées. L'onguent *Populeum* doit son nom aux bourgeons de peuplier qui entrent dans sa composition; mais ses propriétés calmantes dépendent bien plus des autres ingrédiens, tels que les feuilles de pavot, de belladone, de jusquiame, de morelle, et d'autres plantes narcotiques.

L'analyse des bourgeons du peuplier noir a été faite par

M. F. A. Pellerin, pharmacien de Paris; elle lui a fourni les résultats suivans : 1°. de l'eau de végétation ; 2°. une huile essentielle odorante ; 3°. de l'acétate d'ammoniaque ; 4°. des traces d'hydro-chlorate de la même base ; 5°. un extrait gommeux ; 6°. de l'acide gallique ; 7°. de l'acide malique ; 8°. une matière grasse particulière, fusible à une température plus élevée que celle de l'eau bouillante ; 9°. de l'albumine en très petite quantité ; 10°. une matière résineuse ; 11°. des sels solubles, du sous-carbonate, du sulfate et du phosphate de potasse ; 12°. des sels insolubles, du carbonate et du phosphate de chaux ; 13°. de l'oxide de fer et de la silice. L'odeur des bourgeons est due à l'huile essentielle.

Une autre espèce, nommée PEUPLIER BAUMIER (*Populus balsamifera*, L.), a des bourgeons enduits d'une substance plus abondante et plus odorante que celle des bourgeons de notre peuplier noir ; ils sont donc préférables à ceux-ci pour les usages pharmaceutiques. Leur odeur, assez agréable au printemps, change en été et se rapproche de celle de la rhubarbe ; leur saveur est amère, aromatique, et un peu chaude. Ce peuplier est un arbrisseau originaire de la Sibérie et du nord de l'Amérique ; on le cultive en Europe dans quelques jardins.

L'écorce du peuplier noir sert aux Russes pour préparer le marroquin. On dit que les Kamtschadales réduisent cette écorce en farine pour en fabriquer une sorte de pain dont ces misérables peuples se contentent facilement.

Le bois des diverses espèces de peupliers qui croissent dans nos climats (*Populus nigra*, *alba*, *fastigiata*, *Tremula*, etc.) est léger, mou, peu solide, blanchâtre, et ne peut servir aux grandes constructions. Réduit en planches minces, il sert à fabriquer des caisses, des boîtes, et différens objets de menuiserie d'une grande légèreté. On fait des sabots avec les grosses branches, et les menues sont usitées comme bois à brûler ; mais étant très peu riches en carbone, elles ne donnent qu'une chaleur peu durable. Les ébénistes emploient beaucoup de bois de peuplier pour faire la carcasse des meubles plaqués en acajou. Enfin ce même bois, et surtout celui du peuplier blanc et du tremble (*Populus Tremula*), servent à faire des tissus auxquels on donne le nom de *sparterie* (1), et dont les marchandes de modes font des chapeaux. Ces tissus se fabriquent de la manière suivante : on choisit le bois de peuplier encore vert parmi les morceaux les plus droits et les plus exempts de nœuds. On le découpe en lanières filiformes à l'aide d'un rabot à dents et d'une varlope que l'on passe successivement sur ces morceaux. On tisse ensuite ces lanières sur des métiers à peu près semblables à ceux des tisserands. La fabrication en est fort expéditive ; un seul ouvrier qui fait agir la varlope et le rabot, aidé d'un enfant qui reçoit les lanières à mesure qu'elles sortent par la lumière de la varlope et qui les tire à lui pour empêcher qu'elles ne se tortillent, peut faire de ces sortes de copeaux de quoi occuper plusieurs métiers à tisser.

Les graines des peupliers portent un coton épais qui a été utilisé pour fabriquer du papier et même des toiles, mais on n'a pas donné de suite aux premiers essais de cette fabrication, du moins en France, où ce genre de travail offrait de nombreuses difficultés et peu de bénéfices. Néanmoins Pallas, dans la relation de ses voyages, a prétendu que l'on pourrait substituer avec avantage ce coton au coton étranger, que son lustre est beaucoup plus beau, sa qualité plus soyeuse ; mais nous persistons à penser que ces produits ne sont susceptibles de présenter des bénéfices que dans les pays pauvres et mal cultivés où croissent abondamment plusieurs espèces de peupliers, comme, par exemple, la Sibérie et le nord des deux continens.   (G...N.)

PHAGÉDÉNIQUE. On a donné ce nom aux substances que l'on emploie pour ronger les chairs fongueuses.

PHALARIS CANARIENSIS. *V.* ALPISTE.

PHANÉROGAMES. Ce mot est dérivé du grec, et signifie

---

(1) Le mot *Sparterie* dérive de *Spartum*, nom sous lequel Pline et les anciens désignaient une graminée (*Stipa tenacissima*, L.) abondante dans la région méditerranéenne, et remarquable par la souplesse et la tenacité de ses chaumes. Elle servait à faire des tapis, des paillassons, des cordages, etc.

noces visibles; il est par conséquent opposé à celui de Cryptogames employé par Linné, et qui signifie *noces cachées.* Il s'applique à tous les végétaux pourvus d'organes sexuels apparens et qui se reproduisent par suite de la fécondation de leurs ovules. Les plantes phanérogames forment les deux classes auxquelles les botanistes donnent les noms de *Monocotylédones* et de *Dicotylédones. V.* ces mots.

(G...N.)

PHARMACIE. On a donné ce nom à l'art de préparer, de composer et de conserver les médicamens, et aussi à l'officine où on les distribue. On a divisé la Pharmacie (l'art de préparer les médicamens) en *Pharmacie galénique*, partie de cette science qui ne s'occupe que de la préparation des médicamens sans analyser les opérations qui sont nécessaires, et en *Pharmacie chimique*, celle qui s'occupe de la préparation de ces médicamens en ayant égard à l'action chimique de leur principe. La Pharmacie a encore été divisée en *Pharmacie théorique* et en *Pharmacie pratique:* l'une contient les préceptes ou principes, et s'acquiert par l'étude des ouvrages qui traitent de la Pharmacie et des sciences accessoires; l'autre est le fruit de la fréquentation des officines et de l'habitude de la manipulation. La première guide le pharmacien dans l'application des principes, la seconde est le résultat de l'application de ces mêmes principes à la préparation des médicamens en général. La réunion de ces deux parties de la science est d'une indispensable nécessité pour celui qui, de nos jours, veut se livrer à la préparation et à la vente des médicamens.   (A. C.)

PHARMACIEN, *Pharmacope, Apothicaire.* Ces noms ont été donnés à celui qui exerce la Pharmacie. Les conditions nécessaires pour l'obtention du titre de pharmacien exigent de nombreuses études et des dépenses considérables. La profession de pharmacien, qui pendant long-temps a suffi pour fournir une existence honnête à ceux qui s'en occupaient, ne présente plus, depuis quelques années, ces avantages. Une nouvelle doctrine médicale, enseignée par un savant professeur, a été accueillie avec enthousiasme par des élèves qui, non contens de l'adopter, l'ont encore outrée, trouvant plus facile de suivre un système à l'aide duquel il n'est plus besoin d'étudier les parties de la science qui traitent de l'Histoire naturelle des médicamens, de leurs propriétés médicales, de leur emploi. Ils préfèrent suivre cette marche, qui flatte leur paresse, à celle que leurs savans devanciers avaient adoptée, et qui consiste à acquérir, par des études longues et soutenues, des connaissances qu'ils tendent à nous faire regarder comme inutiles, si nous en jugeons par ce qui se passe autour de nous. En effet, depuis que la nouvelle méthode a prévalu, les médecins comme les pharmaciens ont dû s'apercevoir que la plupart des gens du monde se traitent eux-mêmes, et que, sans prendre aucun conseil des médecins, ils s'appliquent des sangsues, s'administrent des délayans, prétendant, lorsqu'on leur fait observer qu'ils peuvent nuire à leur santé, qu'il est inutile de voir un médecin qui ne leur indiquera que ce qu'ils s'ordonnent eux-mêmes.

Le pharmacien a encore à lutter contre une foule de professions qui, à l'envi les unes des autres, lui enlèvent la vente de quelques-unes des préparations pharmaceutiques, offrant à vil prix des soi-disant médicamens qui ne ressemblent en rien à ceux qui sont ordonnés par le praticien, et dont les formules consignées dans les Pharmacopées doivent être suivies exactement.

Le pharmacien est encore affligé par un autre genre de commerce. De larges affiches, des annonces louangeuses, chèrement achetées aux journaux, et qu'ils ont souvent écrites eux-mêmes, présentent, comme nouveaux, des remèdes que l'on rencontre partout, et qui sont dans toutes les pharmacies. Ce mode de faire séduit le vulgaire, et les gens qui l'emploient enlèvent les cliens des autres pharmaciens pour faire un bénéfice médiocre; car la plupart de l'argent qu'ils récoltent est employé pour payer les journalistes ou pour contribuer aux frais des affiches. En résumé, le titre de pharmacien est aujourd'hui une charge onéreuse que l'on achète par de nombreux sacrifices en tous genres, par la perte d'une partie de sa liberté, sans que rien puisse compenser ces nombreux sacrifices.

Les pharmaciens attendent d'année en année une loi réparatrice, destinée à réprimer les nombreux abus qui affligent cette malheureuse profession ; espérons qu'un ministre habile s'occupera de la présentation de cette loi, qui est désirée par tous les pharmaciens.　　　　　(A. C.)

PHARMACOLOGIE. C'est la partie de la Médecine qui traite particulièrement des caractères physiques et chimiques des médicamens et de leur mode d'action.　　　　(A. C.)

PHARMACOPÉE. On emploie ce mot pour désigner un recueil, une collection de formules d'après lesquelles on doit préparer les médicamens dans un pays quelconque.' La Pharmacopée légale, en France, est le *Codex medicamentorium sive Pharmacopœa gallica,* etc., 1818. Tout pharmacien doit avoir cet ouvrage, et préparer les médicamens d'après les formules qu'il contient.　　　　　(A. C.)

PHARMACOPOLE. Vendeur de drogues, charlatan.

PHARMACOPOSÉE. On s'est servi de ce nom pour désigner un médicament liquide quelconque, mais plus particulièrement un médicament purgatif liquide.　　　　(A. C.)

PHASEOLUS VULGARIS. *V.* Haricot.

PHELLANDRE AQUATIQUE. *Phellandrium aquaticum,* L. *OEnanthe Phellandrium,* D.C. Flore fr. — Rich. Bot. méd., t. II, p. 460. (Famille des Ombellifères. Pentandrie Digynie, L.) Cette plante porte les noms vulgaires de *fenouil d'eau, ciguë aquatique, millefeuille aquatique,* etc. Elle croît très abondamment dans les mares et sur le bord des étangs et des ruisseaux. Sa tige s'élève quelquefois à une hauteur de deux mètres ; elle est cylindrique, striée, creuse, grosse, noueuse inférieurement, ramifiée vers sa partie supérieure. Ses feuilles sont grandes, décomposées en une multitude de folioles finement découpées, glabres, et d'un vert foncé. Les fleurs sont petites, blanches, disposées en ombelles terminales dépourvues d'involucre. Chaque ombellule porte un involucelle composé de six à huit folioles étalées, plus courtes que les pédoncules. Les fruits ou fausses graines sont ovoïdes, allongés, prismatiques, striés, couronnés par les cinq petites dents du calice et par les styles qui sont persistans. Ils répandent une odeur forte lorsqu'on les pulvérise. Les feuilles sont également aromatiques, surtout quand on les froisse entre les doigts, et leur odeur a quelque analogie avec le cerfeuil. On a recommandé l'application de ces feuilles fraîches et pilées sur les contusions et les plaies. Le phellandre aquatique est une plante suspecte, dont l'emploi médical exige beaucoup de prudence. Ses fruits ont été préconisés en Allemagne comme un excellent frébrifuge, et on l'a même préféré au quinquina dans le traitement des fièvres intermittentes. La dose était de 1, 2 et même 4 gros avant le paroxysme, et l'on continuait de donner moitié de cette dose, pendant quelque temps, dans les jours d'apyrexie. Il est presque inutile de rappeler que ces mêmes fruits ont joui d'une certaine réputation contre la phthisie pulmonaire. (G...n.)

PHOCÉNINE. Substance particulière découverte par M. Chevreul dans la graisse de marsouin et dans l'huile du dauphin. On l'obtient en dissolvant la graisse de marsouin dans l'alcool bouillant, laissant refroidir la dissolution, décantant la partie alcoolique et soumettant le résidu à la distillation. On obtient alors une substance que l'on désacidifie par la magnésie et que l'on traite de nouveau par l'alcool faible et froid qui dissout la phocénine. Cette substance est fétide, d'une odeur particulière, soluble dans l'alcool bouillant, sans action sur le tournesol. Traitée par la potasse, elle se transforme en acide phocénique sec, en acide oléique hydraté, et en glycérine.

(A. C.)

PHOENIX DACTYLIFERA. *V.* Dattier.

PHOQUE. *Phoca.* Les anciens ont souvent mentionné sous le nom de *Phoca*, adopté par les modernes, des animaux mammifères, carnivores et amphibies, dont les pieds sont enveloppés dans la peau et disposés en forme de nageoires. Linné et la plupart des auteurs qui ont suivi ce législateur de l'Histoire naturelle, ont appelé *Phoques* ou *Phocacés*, le groupe très naturel de ces animaux que M. Cuvier place avant les Marsupiaux et après les Carnassiers digitigrades, mais que M. Duméril, au contraire, rejette à la fin de la classe des Mammifères, immédiatement avant les Cétacés. Les Phoques offrent, selon M. Cuvier, les caractères généraux suivans : ce sont des animaux qui ont quatre ou six incisives en haut, quatre en bas, des canines pointues, et des molaires au nombre de vingt, vingt-deux ou vingt-quatre, toutes tranchantes ou coniques, sans aucune partie tuberculeuse ; cinq doigts à tous les pieds, ceux de devant allant en décroissant du pouce au petit doigt, tandis qu'aux pieds de derrière, le pouce et le petit doigt sont les plus longs, et les intermédiaires les plus courts ; les pieds de devant sont enveloppés dans la peau du corps jusqu'au poignet, ceux de derrière presque jusqu'au talon ; entre ceux-ci est une courte queue. L'organisation des Phoques est parfaitement en rapport avec leurs mœurs, leurs habitudes, leur nourriture et l'élément dans lequel ils vivent. Ils nagent avec facilité, mais ils peuvent à peine ramper ou se traîner péniblement sur les rivages. Par les formes extérieures de leur corps, ils ne diffèrent point des Quadrupèdes carnassiers terrestres, tandis que par leurs membres essentiellement conformés pour la natation, ils s'en éloignent beaucoup, et n'ont d'analogie qu'avec les Loutres. Le sens du tact est très obtus chez les Phoques, car leurs enveloppes extérieures et leurs membres ne sont pas disposés favorablement pour en être le siége. Cependant leurs lèvres sont munies de longues soies ou moustaches qui transmettent aux bulbes sur lesquels elles sont implantées les impressions produites par le contact des corps extérieurs. Les autres sens sont plus parfaits, surtout ceux de la vue et de l'audition.

Les Phoques sont habitans de toutes les mers du globe, mais ils ne se trouvent en troupes nombreuses que dans les océans arctique et antarctique. Sous l'équateur et entre les tropiques, on ne rencontre que des espèces isolées ou solitaires ; dans les méditerranées et les golfes, comme la Méditerranée proprement dite, la Caspienne, la Mer-Rouge, etc., vivent quelques espèces particulières, mais jamais en sociétés assez considérables pour qu'on ait intérêt à leur donner la chasse. Il est encore à remarquer que les espèces de l'hémisphère nord sont différentes de celles de l'hémisphère sud, quoique les navigateurs leur aient imposé souvent des noms identiques. Ces noms sont tirés ordinairement des ressemblances de ces animaux avec les animaux terrestres ; ainsi, les diverses espèces de Phoques ont été nommées *lion marin*, *éléphant marin*, *loup marin*, *chat marin*, *ours marin*, *veau marin*, etc. De telles dénominations appliquées à des espèces fort différentes, ont introduit une grande confusion dans l'étude des Phoques. Le nombre des espèces est d'ailleurs très grand. M. Lesson, dans son excellent article PHOQUE du Dictionnaire classique d'Histoire naturelle, en a décrit, avec beaucoup de soins, plus de trente bien caractérisées qui forment deux divisions établies primitivement par Boddaert, Buffon, et confirmées par les zoologistes d'aujourd'hui, savoir : 1°. les *Phoques proprement dits*, qui n'ont point d'oreille externe ; 2°. les *Otaries*, qui ont, au contraire, une conque auditive extérieure enroulée et recouvrant l'orifice de l'oreille (1). Ne pouvant entrer dans les détails, quelque courts qu'ils soient, de la description des espèces, nous renvoyons le lecteur aux ouvrages modernes qui traitent *ex professo* de l'Histoire naturelle des Mammifères. En exposant le tableau abrégé de la chasse et des usages des Phoques en général, nous nous bornerons à citer ceux qui sont les plus communs et qui fournissent la plus grande quantité de produits.

Le principal objet de la chasse des Phoques est leur graisse huileuse qui est usitée dans les arts ; certaines espèces sont recherchées pour leur fourrure douce et unie ; enfin, la chair, les tendons, les membranes, sont utilisés par les peuples qui vivent de la chasse de ces animaux ; mais ces derniers usages

---

(1) M. Lesson a, en outre, distribué géographiquement les Phoques en trois groupes : 1°. Phoques atlantiques du pôle boréal ; 2°. Phoques arctiques de l'Océan Pacifique ; 3°. Phoques antarctiques.

sont d'un intérêt purement local. Ainsi les Kamtschadales font des pirogues et des vêtemens avec la peau de certains Phoques, dont la chair desséchée au soleil ou fumée est leur nourriture habituelle pendant l'hiver; la graisse leur sert à fabriquer de la chandelle, et c'est en même temps une friandise pour ces peuples.

Les Anglais et les Américains de l'Union sont les deux nations qui se livrent avec le plus de succès à la chasse des Phoques ; ils entretiennent plus de 60 navires de 250 à 300 tonneaux, ayant chacun 10 à 15 hommes d'équipage. Des moyens aussi actifs de destruction ont, en quelques années, singulièrement diminué le nombre de Phoques qui, pour se soustraire aux persécutions de l'homme, se réfugient sur les plages arides des plus hautes latitudes. Ceux des mers antarctiques habitent surtout les côtes les plus désertes des îles Malouines, de la Terre-de-Feu, des îles Shetland, Campbell, Macquarie, Orcades, des côtes sud de la terre de Diemen et de la Nouvelle-Hollande. Certaines espèces recherchent les plages sablonneuses et abritées, d'autres les rocs battus par la mer ; quelques-unes préfèrent les touffes d'herbes épaisses qui couvrent les rivages. Elles s'y nourrissent de poissons, de poulpes et même d'oiseaux marins, tels que sternes et mouettes. On chasse les Phoques en les harponnant profondément, ou en les frappant sur la face avec un bâton pesant ; à chaque blessure, le sang rejaillit en abondance, mais ces blessures, en apparence très graves, ne compromettent la vie de l'animal qu'autant qu'il a reçu des lésions graves dans un viscère principal.

Les chasseurs de Phoques de la mer du Sud reconnaissent trois espèces principales et commerciales : La première, recherchée pour l'huile, est le LION ou ÉLÉPHANT MARIN (*Phoca proboscidea* des naturalistes). Il est long de 20, 25 ou 30 pieds sur 15 à 18 de circonférence ; sa couleur est grisâtre ou d'un gris bleuâtre, rarement d'un brun noirâtre. Les soies de ses moustaches sont dures, très longues, tordues comme une vis. Les yeux sont très volumineux et proéminens. A l'époque des amours, l'éléphant marin mâle a le nez prolongé en une sorte de trompe érectile qui manque dans la femelle et qui paraît s'effacer lorsque la saison du rut est passée. Chaque mâle a ordinairement plusieurs femelles dont il compose un sérail qu'il a conquis par de sanglans combats. Les Phoques de cette espèce se réunissent en troupes de 150 à 200 individus, qui peuvent fournir chacun jusqu'à 2000 livres en poids de chair, car le système musculaire est très développé sous une couche huileuse qui a jusqu'à 9 pouces d'épaisseur. L'éléphant marin habite les îles désertes de l'hémisphère austral, principalement la Nouvelle-Georgie, la terre des États, les îles Malouines et Shetland, l'archipel de Chiloë, l'île de Juan Fernandez, etc. Dans son voyage autour du monde, l'amiral Anson a parfaitement décrit cet animal, mais il a mal figuré les membres antérieurs et postérieurs, représentant sa queue élégamment retroussée en chapiteau corinthien garni de feuilles d'acanthe, ce qui est pour le moins aussi bizarre qu'inexact.

La seconde espèce est le PHOQUE A CRIN (*Otaria jubata* des naturalistes), dont le mâle a sur la partie supérieure et antérieure du corps, un pelage composé de poils rudes, grossiers, longs de 2 à 3 pouces, de couleur tannée, tandis que sur les parties postérieures le poil est court et serré. La chair de cet animal peut se manger sans dégoût, et son huile est fort abondante. Sa peau est très propre aux ouvrages de sellerie.

La troisième sorte de Phoques, recherchée par les chasseurs anglo-américains, se compose des animaux qu'ils nomment PHOQUES A FOURRURE (*Otaria ursina* des naturalistes); mais il paraît que sous ce nom ils confondent plusieurs espèces distinctes. Le pelage de l'*Otaria ursina* se compose de deux sortes de poils, l'un ras et analogue à un feutre court, très doux, satiné, brun-roux comme celui d'une loutre, et de poils plus longs, assez fournis, brunâtres et tachetés de gris foncé. Ce Phoque habite les hautes latitudes de l'hémisphère austral, le cap Horn, la terre des États, les îles Malouines, l'archipel de Pierre-le-Grand, les côtes sud de la Nouvelle-Hollande, la Nouvelle-Zélande, etc. On ne le trouve que dans les localités les plus âpres et sur les côtes les plus battues par les vagues. Sa fourrure est très estimée dans le commerce, surtout en Chine, où, débarrassée de ses longs poils, elle se vend deux dollars (environ 12 francs); en Angleterre, elle a une valeur triple, y compris la prime. On en fait des chapeaux superfins, des garnitures de robes, de manteaux, etc. Toute la partie supérieure et antérieure, c'est-à-dire le dos et le cou, est grossière; ce n'est que sous le corps, et notamment sous le ventre, qu'elle prend cette finesse et ce moelleux qui la font rechercher à l'égal des plus fins castors. (G...N.)

PHOSGÈNE. Nom donné par M. Davy à l'acide chloroxicarbonique.

PHOSPHATES. Sels résultant de la combinaison de l'acide phosphorique avec les bases salifiables. Tous les phosphates, excepté ceux de potasse, de soude et d'ammoniaque, sont insolubles; soumis à l'action de la chaleur, ils se comportent comme les borates; mêlés à du charbon et exposés à une haute température, ils sont tous décomposés. Si le phosphate appartient à l'un des métaux des quatre dernières sections dont les oxides sont réductibles par le charbon, il y a production d'acide carbonique, et il y a formation d'un phosphure; mais avec les phosphates des deux premières sections, dont les oxides ne sont pas réductibles par le charbon, il y a dégagement de phosphore et de gaz oxide de carbone, puis conversion du sel en sous-phosphate. L'acide phosphorique liquide dissout tous les phosphates. Tous les acides forts mis en contact avec les phosphates, les transforment en phosphates acides en s'emparant d'une partie de la base. Quelques-uns de ces sels se rencontrent dans la nature; de ce nombre sont les phosphates d'alumine, de cuivre, de fer, de magnésie, de manganèse, de plomb, de soude, d'urane, de chaux. Ce dernier est le plus abondant; il constitue des montagnes entières, il entre dans la composition de la charpente osseuse des animaux. D'après M. Berzélius, les phosphates neutres sont composés de manière que l'oxigène de l'oxide est à l'oxigène de l'acide comme 2 est à 5. Les sous-phosphates contiennent une fois et demie autant de base que les phosphates. Les phosphates acides ne contiennent que la moitié de la base des phosphates neutres, et les phosphates acidules les trois quarts. Nous ne traiterons dans cet ouvrage que des phosphates qui sont employés en Médecine et dans les arts.   (A. C.)

PHOSPHATE D'AMMONIAQUE. Combinaison de l'acide phosphorique avec l'ammoniaque. Il paraît avoir été découvert par Rouelle, en 1774; il fut examiné par Lavoisier, plus récemment; il le fut de nouveau par M. Vauquelin. On l'obtient en saturant par l'alcali volatil le sur-phosphate de chaux obtenu en traitant les os par l'acide sulfurique, filtrant, faisant évaporer convenablement pour obtenir des cristaux par refroidissement. Le phosphate d'ammoniaque cristallise en octaèdres formés de deux pyramides tétraèdres sur-baissées avec des bases carrées. Il a une saveur salée mêlée d'un peu d'amertume; il est soluble dans deux fois son poids d'eau à 13°, et dans une proportion moindre d'eau à 100° centigrades. Exposé à l'air, il ne s'altère pas; soumis à l'action de la chaleur, il éprouve la fusion aqueuse; il se dessèche ensuite: si l'on continue de le chauffer, il se décompose, l'ammoniaque se volatilise, l'acide reste dans le creuset sous forme d'un verre transparent. Ce sel est particulièrement employé pour obtenir l'acide phosphorique; à cet effet, on le soumet à l'action d'une forte chaleur dans un creuset de platine.   (A. C.)

PHOSPHATE DE CHAUX, *Sous-phosphate de chaux*. C'est le résultat de la combinaison de l'acide phosphorique avec l'oxide de calcium. Le phosphate de chaux se rencontre dans la nature; mais il est toujours avec excès de base. Il entre à peu près pour deux cinquièmes dans la masse solide osseuse qui forme la charpente des animaux. On le trouve dans les végétaux et surtout dans les graines céréales. Il forme quelquefois dans la vessie des calculs d'une très grande dureté; on le rencontre en masse considérable dans l'Estramadure (à Logrosan), où il est employé comme pierre à bâtir. On le trouve aussi en prismes hexaèdres réguliers, tantôt simples, tantôt modifiés par des facettes sur les arêtes de leurs bases Ce phosphate ayant été soumis à l'analyse, on l'a trouvé composé de 55 d'oxide de calcium et de 45 d'acide. Ce produit est désigné sous les noms d'*apathite* et de *chrysolite*. Pour obtenir le phosphate de chaux à l'état de pureté, on calcine les os de manière à les obtenir blancs, on les réduit en poudre, on lave cette poudre à l'eau distillée bouillante, on fait dissoudre dans l'acide hydro-chlorique, et l'on précipite la dissolution par l'alcali volatil ; on lave avec soin le précipité et on le fait sécher. Ce sel ainsi obtenu est sans saveur, insoluble dans l'eau, inaltérable à l'air ; il peut être chauffé à une haute température sans éprouver de décomposition ; à un très haut degré de chaleur, il se ramollit et se convertit en un émail blanc semi-transparent, ayant la plus grande analogie avec la porcelaine. Ce sel est soluble dans les acides nitrique et hydro-chlorique ; il peut être précipité de ces solutions par les alcalis. Ce sel en poudre, et à la dose de 2 à 6 grammes (36 grains à 1 gros), a été employé contre le rachitis. Dans un Mémoire présenté à la Société de Médecine nationale, en 1793, M. Bonhomme a avancé, 1°. *que le phosphate de chaux pris à l'intérieur passait dans les voies lymphatiques et contribuait à l'ossification ; 2°. que l'usage interne du phosphate calcaire, soit seul, soit combiné avec le phosphate de soude, contribue puissamment à rétablir les proportions naturelles dans la substance des os et à accélérer la guérison du rachitis.* (*V.* les *Ann. de Chimie*, t. XVIII, p. 113 et suivantes.) Le phosphate de chaux est administré contre les diarrhées chroniques ; on le fait entrer dans la décoction blanche de Sydenham.

(A. C.)

PHOSPHATE DE PLOMB. Le phosphate de plomb ayant été employé comme médicament par M. Henry Hoffmann, docteur en Médecine à Darmstadt, nous avons cru devoir nous occuper de ce sel, qui s'obtient de la manière suivante : on prend une solution d'hydro-chlorate de plomb, on y ajoute du phosphate de soude en solution jusqu'à ce que l'addition de ce sel ne produit plus de précipité ; on laisse déposer, on décante la partie liquide, on ajoute de nouvelle eau, on agite, on laisse reposer de nouveau ; on jette le précipité sur un filtre, on lave à l'eau bouillante, on fait sécher, on réduit en poudre et l'on enferme le produit ainsi obtenu dans un flacon. Le phosphate de plomb est insoluble dans l'eau, soluble dans la soude caustique, soluble dans l'acide nitrique, soluble dans l'acide hydro-chlorique à l'aide de la chaleur. Soumis à l'action de la chaleur, il se fond et prend en refroidissant la forme d'un polyèdre régulier ; mêlé à du charbon et exposé à une chaleur rouge, il est décomposé : le charbon enlève l'oxigène et à l'oxide et à l'acide. Selon M. Hoffmann, ce sel peut être substitué avec avantage à l'acétate de plomb pour combattre la phthisie pulmonaire. Ce praticien ayant trouvé quelques inconvéniens à employer l'acétate, il administra le phosphate à la dose d'un grain et mêlé à l'extrait de jusquiame ; il en obtint de bons résultats ; il reconnut en outre que l'on pouvait graduer la dose de ce combiné, il la porta jusqu'à 15 à 20 grains sans éprouver d'effet fâcheux. Nous pensons cependant que l'on doit apporter de la prudence dans l'administration des sels de plomb. (A. C.)

PHOSPHATE DE SOUDE, *Sous-phosphate de soude*. Ce sel, composé de 20,33 d'acide, de 17,67 de soude, et de 62,00 d'eau (Berzelius), est le premier des phosphates qui fut découvert. En 1737, Hellot reconnut sa présence dans l'urine ; il en fit la description, en le signalant comme un sel particulier. En 1740, Haupt le nomma *sal mirabile perlatum*. En 1745, Margraff reconnut qu'il était formé d'acide phosphorique ; mais il observa que, traité par le charbon, on ne pouvait pas en obtenir de phosphore. Rouelle détermina les quantités d'acide et de soude dont il était formé. Proust ne reconnut pas dans ce sel l'acide phosphorique, et il désigna cet acide comme analogue à l'acide borique. Morveau appela l'acide obtenu de ce sel, par Scheèle *acide ourétique*. Klaproth et Scheèle ensuite reconnurent que le sel examiné par Proust était du phosphate de soude combiné avec de l'acide phosphorique, du bi-phosphate de soude.

Le phosphate de soude peut être préparé directement en saturant l'acide phosphorique par le sous-carbonate de soude ; faisant évaporer le résultat de la combinaison (1), laissant cristalliser. Toutefois ce moyen n'est pas mis en usage. On emploie généralement, pour la préparation de ce produit, les os calcinés et l'acide sulfurique du commerce, produits que l'on peut se procurer en grande quantité et à un prix peu élevé. On agit de la manière suivante : on fait brûler ces os jusqu'à ce que le résidu obtenu de la calcination soit entièrement blanc ; on réduit ces os en poudre, soit au moyen d'un moulin, soit en se servant du mortier ; on les passe au tamis. Quand ils sont ainsi divisés, on les traite par l'acide sulfurique. On place dans un baquet doublé en plomb 150 parties de la poudre d'os ; on la délaie dans 300 parties d'eau. Quand le mélange est bien fait, on y ajoute 90 parties d'acide sulfurique à 66°, et l'on brasse vivement le tout. Il y a de suite effervescence, dégagement d'acides carbonique et hydro-sulfurique. Ces deux acides proviennent de la décomposition des carbonates et des sulfures qui se trouvent dans les os calcinés.

On laisse réagir le mélange pendant quatre à cinq jours, en ayant la précaution d'agiter de temps en temps pour que toutes les parties soient bien en contact entre elles. Quand la réaction est terminée, on ajoute au mélange une quantité d'eau convenable pour délayer la masse ; on agite, on laisse reposer. Quand le dépôt est fait, et que la liqueur est éclaircie, on la décante ; on ajoute une nouvelle quantité d'eau, on brasse de nouveau ; on laisse reposer, on décante encore ; on jette enfin le dépôt sur un filtre, et l'on recueille le produit filtré, qui est réuni à l'eau des deux premiers lavages : on épuise par de l'eau le résidu. Ces dernières eaux ne sont pas réunies aux deux premières ; elles servent de *petites eaux* pour une seconde opération.

On introduit dans une chaudière les eaux provenant des

---

(1) Thomson, dans son Système de Chimie, indique les quantités d'acide et de sous-carbonate de soude à employer. 32 grammes d'acide exigent 91 gramme de sous-carbonate.

deux premiers lavages et celles provenant de la filtration, on les fait évaporer jusqu'à ce que la liqueur soit réduite à moitié. On arrête alors l'évaporation, et l'on procède à la saturation de la liqueur à l'aide du sous-carbonate de soude en excès, en ayant soin de n'ajouter de ce sel que peu à peu pour que l'effervescence produite par le dégagement d'acide carbonique ne soit pas trop vive. Quand la saturation est terminée et qu'il y a un excès d'alcali, ce dont on s'assure au moyen du papier de tournesol rougi, qui doit bleuir, on fait bouillir la liqueur pendant une demi-heure, on la filtre pour séparer un précipité qui s'est formé pendant l'ébullition ; on remet la liqueur filtrée sur le feu, et on la fait évaporer jusqu'à ce qu'elle marque 26° à l'aréomètre. On couvre alors la chaudière, et l'on cesse le feu. On laisse la liqueur en repos pendant douze heures, en ayant soin de la tenir chaude : à cet effet, on empêche l'air de circuler dans le foyer, on s'aide d'un registre qui intercepte le courant d'air dans la cheminée de tirage, et d'une porte qui ferme le cendrier du fourneau. Au bout de cet espace de temps, on tire la liqueur à clair, on la coule dans des terrines, on porte ces vases dans une étuve chauffée à 25° ; on abandonne les solutions à elles-mêmes. Les cristaux se déposent sur les parois des terrines. Quand les cristaux sont bien formés, ce qui demande l'espace de deux ou trois jours, on sépare ces cristaux des eaux-mères, on les lave avec de l'eau, et on les met à égoutter dans une trémie. On reprend les eaux-mères, on les fait évaporer. Si elles sont colorées, on y ajoute un cinquième de noir animal, et l'on fait bouillir le tout en étendant d'eau ; on filtre, et l'on rapproche le produit de la filtration. On examine si l'eau-mère ainsi clarifiée est encore avec excès d'alcali ; si elle ne présente pas cette condition, on y ajoute une petite quantité de carbonate de soude destinée à rendre la liqueur alcaline, condition nécessaire pour que le sous-phosphate de soude cristallise bien. La solution de ce sel, lorsqu'elle est neutre ou avec excès d'acide phosphorique, donne des cristaux informes, et quelquefois même elle n'en donne pas du tout. Si les cristaux obtenus d'une première cristallisation sont colorés, on les dissout de nouveau dans de l'eau ; on laisse déposer, on tire à clair, on fait évaporer , et l'on tire dans des terrines que l'on porte à l'étuve. Le sous-phosphate de soude obtenu comme nous venons de le dire doit être enfermé dans des vases bien clos ; exposé au contact de l'air, il s'altère promptement, devient efflorescent, et tombe en poudre.

M. Hassenfratz a publié, dans les *Ann. de Chim.*, t. X, p. 184, un procédé pour obtenir le phosphate de soude par la décomposition des os calcinés, à l'aide de l'acide sulfurique, etc. Ce chimiste recommande d'employer 6 livres d'acide sulfurique du commerce sur 9 livres d'os ; il fait sentir l'inconvénient qu'il y aurait d'employer une trop grande quantité d'acide pour décomposer le phosphate de chaux. Une partie de l'acide sulfurique restant mêlée au liquide, serait saturée par le carbonate de soude, et, après la saturation, on obtiendrait du phosphate de soude mêlé de sulfate de la même base.

Le phosphate de soude verdit le sirop de violettes. Il a une saveur alcaline, urineuse, qui cependant n'est pas désagréable. Il est soluble dans 4 parties d'eau à 12°, et dans 2 parties d'eau à 100° centigrades. Il cristallise par refroidissement; ses cristaux ont la forme de prismes rhomboidaux, dont les angles aigus sont de 60°. Ce sel s'effleurit promptement à l'air; mais cette efflorescence n'a lieu qu'à la surface. Cet effet ne se produit pas lorsqu'on le conserve à la cave. Exposé à l'action de la chaleur, il se fond dans son eau de cristallisation. Si l'on élève la température jusqu'à la chaleur rouge, il prend l'apparence d'un émail de couleur blanche.

Le phosphate de soude que l'on trouve dans le commerce est quelquefois mêlé de sulfate de soude, sel d'une moindre valeur. Ce sel provient de la quantité d'acide sulfurique trop considérable employée dans la préparation du phosphate de soude, ou bien encore il y a été mêlé par fraude. Pour reconnaître si le phosphate de soude que l'on achète est à l'état de pureté, on dissout dans l'eau 100 parties (grammes) de sous-phosphate de soude , on filtre la solution, on lave le filtre, et l'on verse dans la liqueur filtrée de l'acétate de baryte par pe-

tites portions. Il y a double décomposition, formation d'acétate de soude soluble, et de phosphate de baryte insoluble
qui se précipite. On cesse d'ajouter de l'acétate de baryte
lorsqu'on s'aperçoit que ce sel ne produit plus de précipité.
On laisse déposer, on sépare celui-ci de la liqueur, on le lave,
et lorsqu'il est bien lavé, on le traite par l'acide nitrique concentré, qui dissout totalement le précipité, si le phosphate
de soude est pur, tandis qu'il laisse une partie indissoute, si
ce sel est mélangé de sulfate qui a été décomposé et converti
en sulfate de baryte. Le poids du résidu insoluble indique la
proportion dans laquelle l'acide sulfurique, et par conséquent
le sulfate de soude était mêlé au phosphate.

Le phosphate de soude est employé en Médecine comme un
cathartique très doux; on le donne de 16 à 64 grammes
(de demi-once à 2 onces), dissous dans du bouillon ou
dans un autre véhicule. Les cas où on l'emploie sont la constipation, l'iléus; sa saveur est moins désagréable que celle du
sulfate de soude. Il est surtout employé pour purger doucement sans donner lieu aux coliques qui résultent souvent de
l'emploi des purgatifs.   (A. C.)

PHOSPHATIQUE. *V*. Acide phosphatique, t. Ier, p. 116.

PHOSPHITES. Sels qui résultent de l'union de l'acide phosphoreux avec les bases salifiables. Aucun de ces sels n'est employé dans l'art médical.

PHOSPHORE. Le phosphore est un corps combustible
simple, découvert en 1669 par Brandt, chimiste de Hambourg.
Il envoya un échantillon de ce produit à Kunkel, qui fit part
de cet envoi à Kraft de Dresde, son ami, en lui témoignant le
désir qu'il avait d'acheter le secret de la préparation de ce corps
si extraordinaire. Kraft, trahissant les devoirs de l'amitié,
se rendit immédiatement à Hambourg, et il acheta à Brandt
son secret moyennant 200 dollars (1). Kunkel, piqué de la per-
fidie de Kraft, s'occupa de rechercher ce mode de préparation,
et il y parvint cinq ans après, en 1674. Cependant il est prouvé

____

(1) Environ 1,080 francs.

qu'il n'avait aucune notion sur le procédé, il savait seulement qu'on retirait le phosphore de l'urine. Boyle, plus tard, découvrit aussi la manière d'obtenir le phosphore; il révéla le procédé à un apothicaire de Londres, Godfrey Hankwitz, qui pendant très long-temps prépara ce produit qu'il fournissait à toute l'Europe. Ce corps était alors connu sous le nom de *phosphore d'Angleterre*. En 1737, un étranger qui vint à Paris offrit de faire le phosphore, en exigeant une récompense pour la communication du procédé. Le Gouvernement français ayant fait des fonds à cet égard, le mode d'agir fut exécuté avec succès devant Dufay, Duhamel, Geoffroy et Hellot. Ce dernier fit connaître le procédé d'une manière précise en le publiant dans les Mémoires de l'Académie des Sciences, pour 1737. Plus tard, Gahn ayant découvert que le phosphore était contenu dans les os, Scheèle, peu de temps après, indiqua un procédé pour l'obtenir. C'est ce procédé modifié qui est encore mis en usage. Ce procédé est le suivant : on calcine jusqu'au blanc des os de bœuf ou de mouton; lorsqu'ils sont calcinés, on les réduit en poudre fine, on les met dans une cuve évasée, et l'on verse dessus de l'acide sulfurique du commerce étendu de 4 parties d'eau, dans les proportions d'une partie d'acide à 66° pour une de phosphate de chaux calciné. Une portion des os est décomposée. L'acide sulfurique s'empare de la chaux, et forme un sulfate peu soluble, qui se précipite. Une partie de l'acide carbonique et phosphorique est mis à nu. Le premier, qui est volatil, se dégage; le second reste dans la liqueur, tenant en solution une partie de sulfate et de phosphate de chaux. On laisse réagir l'acide pendant deux ou trois jours, en ayant soin de remuer de temps en temps. Le troisième jour, on tire la liqueur à clair au moyen d'un siphon ou à l'aide d'une cannelle placée sur les côtés de la cuve et au-dessus du dépôt; on lave le marc à plusieurs reprises et jusqu'à ce que l'eau soit limpide; on réunit toutes les eaux, on les évapore dans des chaudières de plomb : la liqueur se trouble, et laisse déposer un précipité qui est du sulfate acide de chaux. Le dépôt étant formé, on enlève la liqueur claire, on la fait évaporer jusqu'à siccité, on dessèche fortement le résidu, on le mêle avec le quart de son poids de charbon ; on calcine légèrement, puis on introduit une partie de ce mélange dans une cornue de grès, lutée bien également avec un mélange formé d'argile, de sable, de bouse de vache, et d'un dixième de borax, en ayant soin de n'en mettre que jusqu'aux deux tiers de la capacité ; on place ce vase dans un fourneau à réverbère, et l'on chauffe fortement. On adapte au col de la cornue un récipient aux trois quarts rempli d'eau, dans laquelle le bec de l'appareil doit plonger. On chauffe d'abord modérément pendant quelques heures, ensuite on augmente le feu de manière que, cinq à six heures après, la température soit au plus haut degré possible.

Pendant l'opération, il y a dégagement d'une grande quantité de gaz oxide de carbone, d'acide carbonique, enfin de gaz hydrogène carboné et phosphoré (1) ; ces derniers s'enflamment. Lorsque l'on opère sur 10 à 12 livres de matières, et que l'on soutient le feu pendant 30 ou 36 heures, l'on obtient de 5 à 600 grammes de phosphore. Les premières portions de ce corps qui passent à la distillation sont assez pures ; mais les dernières sont toujours salies par du charbon qu'elles entraînent. L'opération que nous venons de décrire se fait dans un fourneau construit de manière à contenir plusieurs cornues à la fois, dans l'intention d'obtenir une plus grande quantité de phosphore par une seule opération, et à moins de frais.

Le phosphore obtenu ainsi que nous venons de le dire n'est pas à l'état de pureté ; pour l'y amener, on pourrait le distiller après l'avoir introduit dans une cornue, en ayant soin que pendant la distillation le bec de la cornue fût plongé dans l'eau, et que le phosphore en fusion ne pût avoir le contact de l'air. Mais ce moyen, qui peut causer des accidens,

---

(1) **M.** Barruel a reconnu depuis peu qu'on perd une grande quantité de phosphore qui se dégage à l'état gazeux et qui brûle ; c'est ce phosphore qu'on a pris pour de l'hydrogène phosphoré.

n'est pas employé. Le procédé le plus simple consiste à faire passer le phosphore à travers une peau de chamois. Pour cela on le met sous l'eau dans cette peau, on en fait un nouet, on élève la température de l'eau jusqu'à 45°, on presse ensuite doucement, en ayant soin de ne pas laisser sortir le nouet hors de l'eau. Le phosphore passe à travers la peau, privé de la plus grande partie du charbon et d'une combinaison du phosphore avec l'oxigène. Cependant tout le charbon n'est pas enlevé, et le phosphore, quoique transparent, en contient encore quelques traces (1). Les matières étrangères qui salissaient le phosphore restent au fond de la peau de chamois. Lorsque l'on a purifié le phosphore, on le reduit en petits cylindres. Pour cela, on tient le phosphore fondu sous l'eau; par aspiration on le fait monter dans un tube; on a soin de le placer dans ce tube entre deux couches d'eau, l'une qui recouvre la partie supérieure, et l'autre la partie inférieure. On porte ensuite le tube dans de l'eau froide. Le phosphore se solidifie; on le fait glisser et sortir du tube au moyen d'un bâton de verre plein, entrant facilement dans le tube cylindrique qui sert à mouler le phosphore. Le phosphore ainsi obtenu doit être conservé à l'abri de la lumière, recouvert d'eau pure. Le phosphore pur est un corps solide, blanc, demi-transparent, flexible, se pliant à plusieurs reprises sans se casser. Il peut être coupé à l'aide d'un instrument tranchant; il ne présente pas plus de résistance que la cire, il est rayé par l'ongle; son poids spécifique est de 1,77; son odeur, qui n'est pas forte, est légèrement alliacée. Quelquefois le phosphore est jaunâtre et rougeâtre, tantôt il est plus coloré; M. Thénard l'a obtenu opaque et noir. Ce savant professeur pense que cette coloration dépend de l'arrangement des molécules. Placé dans l'obscurité et avec le contact de l'air, il est lumineux; à 43°, il entre en fusion; par refroidissement, il se solidifie; introduit dans une cornue, il peut être distillé. On doit avoir soin,

______

(1) Quelques chimistes pensent que le carbone est en combinaison avec le phosphore, et que ce n'est pas un simple mélange.

lorsque l'on fait cette opération, de n'agir que sur de petites quantités, de faire plonger le bec de la cornue dans de l'eau presque bouillante, et de conduire la distillation de manière à ce que l'eau ne monte pas dans la cornue. La température nécessaire pour la distillation du phosphore n'est pas des plus élevées, on l'a évaluée à peu près à 200°. Lors de cette distillation, il reste dans la panse de la cornue, de l'oxide de phosphore qui affecte la forme d'une poudre très divisée de couleur rouge.

Le phosphore est employé : 1°. pour faire l'analyse de l'air et pour préparer les acides du phosphore ; 2°. pour la préparation des *briquets phosphoriques.* (*V.* ce mot.) ; 3°. on le fait entrer dans quelques préparations médicamenteuses, l'éther, l'alcool phosphoré. L'éther phosphoré préparé selon la formule donnée dans le Codex, contient un peu plus de 3 grains de phosphore par once de solution. On le fait aussi entrer dans des huiles et dans des graisses, et l'on applique ces dernières préparations à l'extérieur. Le phosphore est un excitant des plus violens ; ses effets, à de petites doses, sont prompts, mais leur durée est peu prolongée : il agit promptement sur les organes de la génération. Cette propriété a été constatée par des expériences dues à Alphonse Leroy, à Chenevix et à Pelletier. A une forte dose, il détermine de graves accidens et peut donner la mort. Quelques médecins l'ont administré dissous dans l'alcool, dans l'éther. L'emploi de ces préparations n'est pas sans danger, c'est pourquoi on ne doit en faire usage qu'en prenant de très grandes précautions. Il serait utile que les praticiens déterminassent d'une manière exacte, et l'action du phosphore et les doses auxquelles il peut être administré ordinairement. Les préparations dans lesquelles on fait entrer le phosphore ne doivent pas être délivrées sans ordonnance de médecin. Le phosphore étant susceptible de s'enflammer, on doit le conserver sous l'eau : si l'on n'avait pas cette précaution, il pourrait brûler, donner lieu à des accidens graves, et quelquefois même déterminer des incendies. Les brûlures causées par le phosphore sont très intenses et difficiles à guérir. On ne saurait trop recommander aux personnes qui manient ce corps, de prendre les plus grands soins pour se garantir des accidens qui peuvent résulter de l'insouciance ou du manque de précautions.   (A. C.)

PHOSPHORE DE BAUDOIN. On a donné ce nom au nitrate de chaux.

PHOSPHORE DE BOLOGNE. *V*. Sulfate de baryte.

PHOSPHORE DE HOMBERG. On a donné ce nom au chlorure de calcium.

PHOSPHORESCENCE. La phosphorescence est la propriété que possèdent certains corps, de devenir lumineux dans l'obscurité. Quelques corps, pour devenir phosphorescens, doivent être placés dans certaines circonstances, par exemple, être frottés, chauffés, ou soumis à l'action d'une décharge électrique. La cause de la phosphorescence de quelques-uns de ces corps est attribuée à l'électricité ; elle est due pour d'autres à une véritable combustion.   (A. C.)

PHOSPHOREUX. *V*. Acide phosphoreux.

PHOSPHORIQUE. *V*. Acide phosphorique.

PHOSPHURE. Nom générique des combinaisons du phosphore avec les corps simples. Ces corps ne sont pas employés en Médecine.

PHTORE. On a donné ce nom au radical présumé de l'acide fluorique. Celui de *Phtorures* est employé pour désigner les combinaisons du phtore avec d'autres corps simples. La plupart des fluates sont regardés comme des *phtorures* métalliques.   (A. C.)

PHU. Ancien nom officinal de la grande valériane. *V*. ce mot.

PHYLLANTHUS EMBLICA. Nom scientifique d'une plante de la famille des Euphorbiacées, dont le fruit est une des sortes de Myrobalans. *V*. ce mot.   (G…n.)

PHYSALIS ALKEKENGI. *V*. Alkekenge.

PHYSCIA ISLANDICA. *V*. Lichen d'Islande.

PHYSETER MACROCEPHALUS. *V*. Cachalot.

PHYTOCHIMIE. Ce mot est le synonyme de *Chimie végétale*.

PHYTOLAQUE. *Phytolacca decandra*, L. (Famille des Chénopodées ou Atriplicées. Décandrie Décagynie, L.) Cette plante
est originaire de l'Amérique septentrionale, mais elle s'est tellement acclimatée dans les contrées méridionales de l'Europe,
qu'elle est en quelque sorte devenue indigène. On lui donne
les noms vulgaires de *raisin d'Amérique, épinard des Indes,
herbe à la laque, morelle en grappes*, etc. Sa racine épaisse et
charnue donne naissance à une tige rameuse, cylindrique,
purpurine, haute de 5 à 6 pieds. Ses feuilles sont portées sur
de courts pétioles, éparses, ovales-oblongues, ondulées sur
les bords, acuminées à leur sommet. Les fleurs sont rougeâtres, disposées en épis latéraux, solitaires et opposés aux
feuilles. Le calice ou périgone est coloré, à cinq divisions profondes; les étamines varient de dix à quinze; les pistils, au
nombre de dix, sont soudés ensemble; le fruit est une baie
globuleuse, déprimée, d'un rouge foncé, contenant dix graines
comprimées, placées chacune dans autant de loges.

Les jeunes feuilles de la phytolaque, ainsi que les turions
qui s'élèvent des racines de cette plante, ont une saveur fade
et se mangent en Amérique, comme les épinards en Europe.
Le suc de la racine a un goût désagréable; il est purgatif à la
dose d'un à deux gros. La pulpe succulente des fruits est également purgative; elle a une couleur du plus beau rouge, mais
qui a si peu de fixité qu'on ne peut l'utiliser en teinture. En
quelques pays, ce suc sert à donner au vin une couleur factice assez belle; mais il lui communique en même temps une
saveur désagréable.

M. Braconnot de Nancy a fait des expériences sur le *phytolacca decandra*. Il a conclu de ses expériences, 1°. que la potasse existe en énorme proportion dans ce végétal; 2°. que ses
cendres fondues peuvent entrer dans le commerce comme un
alcali assez riche; 3°. que la potasse est saturée dans la plante
par un acide analogue à l'acide malique, mais qui en diffère sous
quelques rapports; 4°. que les baies peuvent fournir par la fermentation et la distillation une certaine quantité d'alcool;
5°. que la matière colorante peut être employée comme réactif;

6°. que l'on peut se servir des feuilles comme d'un aliment ; 7°. que la culture de la phytolaque peut devenir une branche d'industrie pour la récolte de la potasse. Parmi les résultats cités par M. Braconnot, le suivant mérite de fixer l'attention : 100 liv. de cendres de phytolaque ont fourni 66 liv. 10 onces 5 gros de salin desséché, contenant 42 liv. de potasse pure et caustique. (*Ann. de Ch.*, t. LXII, p. 71 et suiv.) (G...n.)

PHYTOLOGIE. Ce mot désigne, dans le sens le plus général, la science des végétaux. Ainsi la Phytologie comprend la Botanique proprement dite, la Physique et la Physiologie végétale, et la Botanique appliquée. Cette dernière partie est la seule qui doive nous intéresser dans cet ouvrage. *V.* l'art. Botanique.   (A. R.)

PICHOLA, PICHORA et PICHONIN. Noms sous lesquels on a désigné, dans le commerce, les fèves pichurim. *V.* ce mot.

PICHURIM. *V.* Fève pichurim.

PICROMEL. Le picromel, qui tire son nom de sa saveur, est un produit propre à la bile. Sa découverte est due à M. Thénard, qui signala sa présence dans la bile des animaux. Plus tard je reconnus ce principe dans la bile humaine ; et cette découverte paraît être positive, car M. Berzélius a signalé la présence du picromel dans l'analyse de la bile humaine, consignée dans le *Diur Kemien*, t. II, p. 48, analyse qui a été rapportée dans le tome IV, p. 574, de la cinquième édition de Thomson (*Traduction de Riffault*). On obtient le picromel en traitant la bile de bœuf de la manière suivante : on prend de cette bile, on la délaie dans un peu d'eau ; on ajoute ensuite à ce mélange de l'acétate de plomb liquide qui précipite la matière résineuse, la matière jaune et les acides phosphorique et sulfurique qui étaient unis à la soude. On continue l'addition d'acétate jusqu'à ce qu'il n'y ait plus de précipité ; on filtre alors la liqueur, et dans le liquide filtré et clair, on ajoute du sous-acétate de plomb : à l'instant le picromel s'empare de l'excès d'oxide de ce sel et s'y combine. La combinaison qui en résulte se dépose sous forme de flocons d'un blanc jaunâtre ; on lave ces flocons par décantation et à grande eau, puis on les recueille sur un filtre; on les sépare; ensuite on les fait dissoudre dans de l'acide acétique; on fait passer dans la solution un courant de gaz hydrogène sulfuré, qui précipite l'oxide de plomb à l'état de sulfure, et qui met le picromel à nu; on filtre pour séparer le sulfure formé; on fait ensuite évaporer la liqueur filtrée, qui laisse le picromel pour résidu. Pur, il est presque incolore, de la consistance de la térébenthine, d'une odeur désagréable, d'une saveur âcre, amère et sucrée, d'un poids spécifique plus considérable que l'eau. Soumis à l'action de la chaleur, le picromel perd de sa viscosité, il se boursoufle, se décompose en fournissant des produits analogues à ceux que l'on obtient de la décomposition des matières végétales, en donnant cependant des traces de sous-carbonate d'ammoniaque.

Le picromel attire un peu l'humidité de l'air; il est soluble dans l'eau et dans l'alcool; traité par les acides hydro-chlorique, nitrique et sulfurique affaiblis et à l'aide d'une douce chaleur, il forme un composé visqueux sur lequel l'eau a très peu d'action. Sa solution n'est point précipitée par les alcalis et par un assez grand nombre de sels; il en est de même de la solution aqueuse de noix de galles; au contraire elle est précipitée par l'acétate de plomb avec excès d'oxide, et par les sels de fer et de mercure. M. Thénard a fait voir que lorsqu'on dissout deux parties et demie de picromel et une partie de résine dans l'alcool, et que l'on fait évaporer la dissolution à siccité, on obtient un composé soluble dans l'eau. Si alors on ajoute du sel marin à la dissolution, elle devient plus stable; si l'on fait évaporer à siccité et que l'on calcine le résidu, il en résulte un charbon alcalin qui contient du sous-carbonate de soude. Ce professeur a conclu de ces faits: 1°. que la résine de la bile est soluble dans le picromel; 2°. que la résine, le picromel et la soude sont capables de former un composé très intime; 3°. que le picromel et la résine peuvent décomposer le sel marin. Ces faits tendent à expliquer comment la résine est tenue en dissolution dans la bile.   (A. C.)

PICROTOXINE. La picrotoxine fut découverte par M. Boullay dans les fruits du *Menispermum cocculus* (coque du Levant). Cette découverte, antérieure à celle de la morphine, n'a pas eu toute la célébrité qu'elle pouvait avoir, M. Boullay n'ayant pas considéré cette substance comme une base salifiable. Le procédé employé pour obtenir cet alcali végétal consiste à traiter les fruits mondés par l'eau bouillante, à réduire le décoctum en extrait, à triturer la masse extractive ainsi obtenue avec la magnésie pure, à épuiser le mélange par l'alcool à 40° à l'aide de la chaleur, à évaporer le liquide alcoolique jusqu'à siccité, et à traiter l'extrait obtenu par de nouvel alcool, à décolorer la liqueur avec du charbon animal lavé à l'acide hydro-chlorique, puis à la faire évaporer. Cette liqueur laisse déposer des cristaux qui sont ou blancs ou colorés ; s'ils sont colorés, on les fait redissoudre de nouveau dans de l'alcool, on décolore par le charbon animal, et l'on fait cristalliser. La picrotoxine cristallise en prismes quadrilatères. Elle est soluble dans l'alcool, presque insoluble dans l'eau. Ses combinaisons salines sont peu connues.

L'action de la picrotoxine a été constatée sur les animaux (1). Donnée à la dose de 5 à 10 grains à des chiens très vigoureux, ces animaux moururent au bout de quelques heures, après avoir éprouvé des mouvemens convulsifs très violens. Les secours à donner dans les cas d'empoisonnement par la coque du Levant, qui doit son énergie à la picrotoxine, consistent à provoquer le vomissement, ou encore à employer les alcalis faibles, la chaux, mais spécialement la magnésie, qui la précipite de ses sels. Comme elle est peu soluble dans l'eau, elle a beaucoup moins d'action sur l'économie animale.

PIED D'ALLOUETTE. On désigne vulgairement sous ce nom les diverses espèces du genre *Delphinium*, mais particulièrement le *Delphinium Ajacis*, L., jolie plante d'agrément que l'on

---

(1) On emploie la coque du Levant pour empoisonner le poisson et le prendre ensuite ; des accidens graves ont été le résultat de l'emploi comme aliment du poisson qui avait été pêché par ce moyen. Ces accidens étaient dus sans doute à un sel de picrotoxine.

cultive dans les jardins, où elle forme de charmantes bordures.

On trouve dans les champs cultivés une autre espèce du même genre, nommée aussi pied d'allouette (*Delphinium Consolida*, L.). Cette plante appartient à la famille des Renonculacées et à la Polyandrie Polygynie, L. Sa tige est dressée, légèrement pubescente, et à rameaux divariqués. Ses feuilles sont découpées en segmens linéaires, écartés, bifurqués au sommet. Ses fleurs sont d'un beau bleu d'azur, très irrégulières, éperonnées, et disposées en épis lâches sur des pédoncules terminaux.

Le pied d'allouette des champs possède des propriétés analogues à celles de la staphysaigre, plante qui fait aussi partie du genre *Delphinium.* Ses fleurs ont une saveur amère et âcre. Bouillies avec de l'eau de roses, elles étaient employées autrefois en cataplasmes que l'on appliquait sur les yeux affectés d'ophthalmie chronique. L'eau distillée de ces fleurs servait aussi à préparer des collyres résolutifs. Enfin ces fleurs étaient réputées vermifuges et propres à exciter le flux menstruel, à expulser les calculs de la vessie, etc. Les graines sont très âcres, et pourraient facilement remplacer celles de staphysaigre. *V.* ce mot. Celles d'une espèce de l'Amérique septentrionale (*Delphinium exaltatum*, Aiton et Willd.; *D. tridactylum*, Mich.) ont été préconisées contre l'asthme spasmodique. On prépare avec une once de ces graines contuses et une pinte d'alcool à 22°, une teinture qui s'administre par gouttes et dont on augmente graduellement la dose. En Angleterre, on a substitué avec succès, dit-on, à ces graines, celles du pied d'allouette des champs.   (A. R.)

PIED DE CHAT. *Gnaphalium dioicum*, L. (Famille des Synanthérées. Syngénésie superflue, L.) Petite plante herbacée, très commune sur les pelouses sèches des montagnes et des collines de l'Europe méridionale et tempérée. Ses capitules de fleurs sont petits, globuleux, entourés chacun d'un involucre composé d'écailles blanches ou rouges, d'un aspect très agréable. Le centre des capitules est parsemé d'une grande quantité de poils très serrés qui sont les aigrettes des fruits, et qui donnent à ces fleurs quelque apparence avec la patte d'un chat; d'où le nom sous lequel elle est connue depuis fort long-temps, ainsi que sous ceux de *Pilosella* et d'*Hispidula*. L'odeur du pied de chat est très faible; sa saveur herbacée, un peu mucilagineuse est amère. On ne l'emploie plus isolément, mais elle fait partie des espèces dites pectorales et du thé de Suisse.

(A. R.)

PIED DE LION ou **ALCHIMILLE**. *Alchemilla vulgaris*, L. (Famille des Rosacées. Tétrandrie Monogynie, L.) Cette plante herbacée croît abondamment dans les pâturages des monta-gnes. Ses feuilles sont réniformes, comme plissées, à neuf lobes dentés et offrant l'image grossière de la patte de lion. Les fleurs sont petites, verdâtres, disposées en corymbes. Cette plante a une saveur un peu amère et astringente; elle est aujourd'hui inusitée.

(A. R.)

PIED DE GRIFFON. Nom vulgaire de l'ellébore fétide. *V.* ce mot.

PIED DE LOUP. Ce mot est la traduction littérale du grec, dont on a fait en latin *Lycopodium* (*V.* Lycopode), ainsi que *Lycopus*. Ce dernier nom s'applique à une petite plante de la famille des Labiées, autrefois usitée en Médecine, mais dé-nuée de toutes propriétés.

(G...n.)

PIED DE VEAU. *V.* Arum.

PIERRE D'AIGLE. Nom donné à une variété de tritoxide de fer en grain.

PIERRE D'ARMÉNIE. *V.* Bol d'Arménie.

PIERRE BÉZOARDIQUE. *V.* Bézoard.

PIERRE DE BOLOGNE. *V.* Sulfate de baryte.

PIERRE CALAMINAIRE. Nom donné à la calamine.

PIERRE CALCAIRE, *Pierre à chaux.* C'est le carbonate de chaux amorphe, la pierre à bâtir.

PIERRE A CAUTÈRE. *V.* Oxide de potassium.

PIERRE D'ÉCREVISSE. *V.* Yeux d'écrevisses.

PIERRE INFERNALE. *V.* Nitrate d'argent fondu.

PIERRE NÉPHRÉTIQUE. *V.* Jayet.

PIERRE A PLATRE. *V.* Sulfate de chaux.

PIERRE A SOUDE. *V*. Soude.

PIGNONS DES BARBADES. *V*. Pignons d'Inde.

PIGNONS DOUX. On nomme ainsi les graines d'une espèce de pin (*Pinus pinea,* L.), arbre de la famille des Conifères, très abondant dans les montagnes de l'Europe méridionale. Les cônes entre les écailles desquels sont renfermés les pignons doux ne mûrissent que dans l'espace de trois années ; ils ont alors une grosseur assez considérable. Les pignons sont oblongs, uu peu anguleux, composés d'une coque noirâtre, osseuse, très dure, et d'une amande blanche, douce et huileuse, qui a une saveur agréable et dont les peuples méridionaux, les Espagnols surtout, sont très friands. Les pignons doux étaient autrefois usités en Pharmacie pour préparer des émulsions. L'huile de pignon conserve un petit goût térébenthinacé ; elle est en outre très sujette à rancir.   (G...n.)

PIGNONS D'INDE. Ce nom a été donné aux graines purgatives de deux plantes appartenant à la même famille naturelle, mais pourtant très différentes l'une de l'autre. Les *petits pignons d'Inde* sont les graines du *Croton tiglium,* connues vulgairement sous le nom de *grains de Tilly. V.* ce mot. Les *gros pignons d'Inde* sont produits par une espèce de médicinier (*Jatropha*). On leur donne encore les noms de *pignons des Barbades, graines de médicinier, pignons curcas*, etc. C'est de ceux-ci qu'il sera question dans cet article.

Le Médicinier Curcas, *Jatropha Curcas,* L., est un arbrisseau touffu et laiteux qui croît dans les forêts humides de l'Amérique équinoxiale, et qui appartient à la famille des Euphorbiacées. Ses feuilles sont cordiformes et à cinq lobes peu marqués ; ses fleurs sont disposées en corymbes axillaires et latéraux. Le fruit entier est une capsule de la grosseur d'une petite noix, presque globuleuse, à trois angles peu prononcés. Il renferme sous une écorce coriace, épaisse, rougeâtre ou noirâtre extérieurement, trois coques crustacées blanchâtres, s'ouvrant en deux valves et contenant chacune une graine qui ressemble beaucoup à celle du ricin, mais qui est beaucoup plus grande, et n'offre pas d'écusson comprimé comme dans cette dernière graine. Elle est d'un brun noirâtre, bombée arrondie d'un côté, plane de l'autre, avec une ligne longitudinale légèrement prééminente sur les deux faces. Le test ou tégument se compose de deux parties séparables : l'extérieure spongieuse, l'intérieure dure et cassante. L'amande est revêtue d'une pellicule blanchâtre ; son albumen blanc, huileux, renferme dans son milieu un grand embryon formé des deux cotylédons foliacés et faciles à séparer. La saveur de ces graines est d'abord douce et agréable, puis âcre et irritante. Elles rancissent promptement et sont souvent attaquées par les vers. C'est dans l'embryon que paraît résider le principe actif ; il y est assez développé pour produire de violentes super-purgations, même à une faible dose, car un seul fruit suffit pour purger un individu adulte. L'usage de cette graine est aujourd'hui abandonné ; mais on emploie comme purgatif l'huile qu'on en extrait.

M. Félix Cadet de Gassicourt a publié (*Journal de Pharmacie*, avril 1824) un essai d'analyse des pignons d'Inde. Ils contiennent de l'albumine, de la gomme, de la fibre végétale, de l'huile fixe, une petite quantité d'un acide et d'un principe âcre et résineux, roussâtre, d'une odeur de beurre rance, que l'auteur propose de désigner sous le nom de *Curcasine*.

(G...N.)

PILON. On a donné ce nom à un instrument dont on se sert pour pulvériser une substance quelconque en se servant d'un mortier. Les pilons sont de fer, de bois, de porcelaine, de verre, d'agate, etc., suivant la nature des substances que l'on pulvérise et le mortier que l'on emploie.   (A. C.)

PILOSELLA. Les anciens médecins botanistes donnaient ce nom à diverses plantes hérissées de poils, et particulièrement à une espèce d'épervière (*Hieracium Pilosella*, L.), ainsi qu'au pied de chat (*Gnaphalium dioicum*, L.).   (G...N.)

PILULES. Médicamens de consistance de forme ronde, presque solide, se ramollissant le plus souvent à l'aide de la chaleur de la main. Les pilules se préparent : 1°. avec des poudres mêlées avec soin et liées entre elles, à l'aide de diverses substances demi-solides ou liquides (des extraits, des sirops, des conserves, du miel, etc.); 2°. de substances demi-liquides que l'on amène à l'état solide à l'aide de poudres inertes. Le mélange de ces diverses substances fournit une masse que l'on peut facilement manier entre les doigts sans qu'elle y adhère. Cette masse est ensuite divisée en globules d'un poids déterminé. Les pilules sont ordinairement du poids de 5 à 3o centigrammes (1 à 6 grains); au-dessus de ce poids, les pilules prennent le nom de *bols ;* quelquefois ces bols sont du poids de 9 à 10 décigrammes (18 à 20 grains).

On donne ordinairement la forme de pilules et celle de bols aux médicamens qui ont une odeur et une saveur désagréables (l'*aloès*), et aussi à ceux qui sont pesans et insolubles dans l'eau (*le proto-chlorure de mercure*). Pour les prendre avec moins de répugnance, on les enveloppe assez souvent dans du pain azime, des confitures, des pruneaux, etc.

Les pilules sont divisées en pilules *officinales* et en pilules *magistrales.* Les pilules officinales sont celles qui sont préparées d'avance ; on les conserve dans les officines en les enfermant dans un parchemin imbibé d'huile pure, ou bien encore, ce qui vaut mieux, on place les masses pilulaires dans des boîtes d'étain fermant à vis. Les pilules magistrales se préparent d'après l'ordonnance du médecin, et à l'époque où le malade doit en faire usage. Leur composition est variée, et l'ordonnance fixe la nature et les doses des substances. Les règles suivantes doivent être appliquées à la préparation des pilules et des bols : 1°. les poudres qui en font partie doivent être très fines et parfaitement répandues dans la masse pilulaire ; si elles étaient trop grossières, elles fatigueraient l'estomac et n'agiraient pas aussi bien ; si le mélange était inexact, le malade serait exposé à quelques dangers, surtout s'il entrait dans ces pilules des substances très actives, des résines drastqiues, du sublimé corrosif, de l'huile de croton tiglium, des sels métalliques. 2°. Les pilules ne doivent pas contenir de sels déliquescens, la présence de ces sels pourrait donner lieu à la décomposition des pilules qui perdraient de leur consistance. 3°. On ne doit pas (autant que possible) faire entrer un mucilage dans la préparation des pilules : les pilules préparées avec l'aide des mucilages acquièrent une trop grande dureté, les substances qui y sont contenues n'ont plus la même action, ces pilules ne remplissent pas l'indication du praticien, et le malade prend des médicamens en pure perte (en résumé, il vaut mieux que les pilules soient trop molles que trop dures). 4°. On doit mêler le plus exactement possible les substances qui entrent dans les pilules : à cet effet, on bat le mélange dans un mortier, et l'on continue le *battage* jusqu'à ce que la masse soit bien homogène, qu'elle se détache et du pilon et du fond du mortier. On reconnaît que le mélange est parfait, lorsque la masse examinée à sa surface et dans son intérieur, présente un tout homogène, n'offrant aucune différence, même dans la nuance (les pilules qui ont été bien *battues* sont plus faciles à rouler que celles qui le sont mal). 5°. On doit apporter le plus grand soin dans la division des masses destinées à former un nombre donné de pilules : si l'on ne prenait pas ce soin, l'indication du praticien ne serait pas remplie et le malade pourrait prendre une dose de médicament plus forte un jour que l'autre. 6°. Lorsque les pilules sont divisées, on doit, pour qu'elles ne puissent pas s'attacher entre elles et pour qu'elles n'aient pas un goût désagréable, les rouler dans du lycopode, de la poudre de réglisse, ou bien encore recouvrir leur surface d'une feuille très mince d'or ou d'argent; mais on ne doit leur faire subir cette préparation que lorsqu'il n'entre dans leur composition, ni sels mercuriels, ni préparations participant du soufre, ni aucun autre produit susceptible de faire changer la couleur de ces métaux. 7°. Lorsque l'on s'occupe de la préparation des pilules, on doit employer des mortiers qui ne puissent être attaqués par les substances dont les pilules sont composées.

En appliquant ces règles, on prépare les diverses pilules ; nous rapporterons ici les formules de ces médicamens les plus usités, renvoyant pour les autres aux Pharmacopées où ces formules sont consignées.

PILULES D'ACÉTATE DE PLOMB.
(*Formule de M. Fouquier, Hôpital de la Charité.*) Acétate de plomb, 4 grammes (1 gros); poudre de guimauve, 4 grammes (1 gros); sirop, quantité suffisante. Faites une masse que vous diviserez en 36 pilules. On en donne de 4 à 6 par jour. Elles sont destinées à diminuer les sueurs qui épuisent les phthisiques. Le malade doit les prendre à l'heure où les sueurs doivent commencer.

PILULES D'ALOÈS ET DE COLO-QUINTE. Aloès succotrin, scammonnée, de chaque, 8 grammes (2 gros); coloquinte, 4 gram. (1 gros) ; de girofles, sulfate de potasse, de chaque, 1 gramme (18 grains). Faites selon l'art à l'aide d'une quantité convenable de sirop simple une masse que vous diviserez en pilules d'un décigrammes (2 grains). La dose de la masse est de 3 à 6 décigrammes (6 à 12 grains).

PILULES D'ALOÈS ET DE GOMME GUTTE, *Pilules hydragogues de Bontius.* Poudre d'aloès succotrin, de gomme-gutte, de gomme ammoniaque en larmes, de chaque, 32 gram. (1 once). Faites dissoudre ces substances dans du vinaigre très fort; passez en exprimant; faites ensuite évaporer au bain-marie jusqu'en consistance pilulaire, conservez ensuite la masse que l'on divise au besoin en pilules de 2 décigram. (4 grains) (1).

Les pilules de Bontius s'administrent à la dose de 6 décigrammes à 2 grammes (12 grains à un demi-gros).

C'est un purgatif très fort qui n'est presque plus usité.

PILULES D'ALOÈS ET DE MYRRHE, *Pilules de Rufus.* Aloès succotrin pulvérisé, 64 grammes (2 onces); myrrhe en poudre, 32 gram. (1 once); stigmates de safran en poudre, 16 grammes (4 gros). Mêlez et faites en vous servant de sirop d'absinthe, une masse que vous divisez en pilules du poids de 2 décigrammes (4 grains).

Ces pilules, selon la dose à laquelle on les donne, sont stomachiques; de 5 à 12 décigram. (de 10 à 24 grains), elles sont laxatives, et purgatives de 2 à 3 grammes (48 à 54 grains), encore ces doses doivent-elles varier selon la complexion du sujet.

PILULES D'ALOÈS ET DE QUINQUINA, *Pilules stomachiques, Pilules ante cibum.* Poudre d'aloès succotrin, 24 grammes (6 gros); extrait de quinquina, 12 grammes (3 gros); cannelle, 4 gram. (1 gros); extrait d'absinthe, quantité suffisante. Faites une masse que l'on divise en pilules de 4 grains. Ces pilules sont toniques, stomachiques. A une dose plus élevée, elles deviennent laxatives. La dose est de 4 à 6 décigram. (8 à 12 grains).

PILULES D'ALOÈS ET DE SAVON, *Pilules aloétiques.* Poudre d'aloès succotrin, 16 grammes (4 gros); savon amygdalin, 24 grammes (6 gros); huile essentielle d'anis, 3 décigram. (6 grains), *environ 8 gouttes.* On mêle exactement et à l'aide d'une quantité suffisante de sirop de nerprun, faites une masse pilulaire.

______

(1) La formule donnée par Bontius, médecin du prince d'Orange, prescrivait l'emploi de la scammonée et celui du sulfate de potasse, comme correctifs; mais on les a remplacés par le vinaigre.

13..

M. Bertrand, pharmacien militaire, a proposé de substituer au sirop de nerprun, un sirop purgatif qui ne soit pas acide, par la raison que le sirop de nerprun, qui est acide, décompose une partie du savon qui entre dans la masse; mais cette décomposition est peu considérable. Ces pilules sont stomachiques ou purgatives, selon la dose à laquelle elles sont données, les doses sont de 8 décigrammes à 2 grammes (de 16 grains à un demi-gros).

PILULES D'ALOÈS ET DE SUBSTANCES FÉTIDES, *Pilules bénites de Fuller.* Aloès succotrin, 32 grammes (1 once); séné, 16 grammes (4 gros); assa fœtida, 8 grammes (2 gros); galbanum, 8 gram. (2 gros); myrrhe, 16 gram. (4 gros); safran, macis, de chaque, 4 grammes (1 gros); sulfate de fer, 48 grammes (1 once 4 gros). On réduit séparément en poudre, toutes ces substances; on les mêle, puis on ajoute au mélange, huile de succin, 3 décigrammes (6 grains), environ 8 gouttes (1); sirop d'armoise, quantité suffisante, environ 72 grammes (2 onces 2 gros). On bat pour faire une masse pilulaire. Ces pilules sont laxatives; on les donne aussi comme anti-hystériques.

PILULES D'AMMONIURE DE CUIVRE. Ces pilules, que l'on emploie comme tonique, astringent, particulièrement contre l'épilepsie et les hémorrhagies rebelles, se font avec, ammoniure de cuivre, 8 décigrammes (16 grains); mie de pain, 4 gram. 12 décigram., (1 gros 24 grains); solution de sous-carbonate d'ammoniaque, quantité suffisante. On fait une masse pilulaire en se servant d'un mortier de porcelaine, et on la divise en 32 pilules égales. Chaque pilule est d'environ 15 centigrammes (3 grains), et contient environ 2 centigram. et demi (un demi-grain) de cuivre. On administre cette préparation à la dose de 2 à 5 décigrammes (4 à 10 grains), en ayant soin de n'administrer qu'une seule pilule la première fois.

PILULES ANTE CIBUM. *V. Pilules d'aloès et de quinquina.*

PILULES ANTI-HYSTÉRIQUES. Musc et extrait de valériane, de chaque, 12 décigrammes (24 grains); extrait d'opium, 6 décigrammes (12 grains). Faites selon l'art 16 pilules; on en donne une par jour.

PILULES ANTI-SEPTIQUES. (*Formule usitée à l'Hôpital Saint-Antoine.*) Camphre, nitrate de potasse, gomme arabique pulvérisée, de chaque, 12 décigrammes (24 grains). Faites une masse que vous diviserez en pilules de 2 décigram. (4 grains). La dose est de 4 à 8 pilules par jour.

PILULES ANTI - SYPHILITIQUES. (*Formule de M. Fievée.*) Perchlorure de mercure, 2 décigrammes (4 grains); esprit-de-vin, quelques gouttes. Dissolvez le chlorure dans l'alcool, puis ajoutez au mélange, poudres de rhubarbe, de gomme de gayac, de chaque, 4 gram. (1 gros); extrait de salsepareille, quantité suffisante. Faites ensuite des pilules de 2 décigrammes (4 grains), au nombre

---

(1) Fuller, au lieu de 8 gouttes d'huile d'anis, en prescrivait 80 pour cette dose.

de 52 qui contiennent environ un douzième de grain de deuto-chlorure.

PILULES ANTI - SYPHILITIQUES. (*Formule de M. Dupuytren.*) Perchlorure de mercure, 25 centigram. (5 grains); extrait de quinquina, 4 grammes 14 décigrammes (1 gros 28 grains); extrait d'opium, 25 centigrammes (5 grains) ; poudre de quinquina, quantité suffisante. Faites 10 pilules. La dose est d'une à deux par jour ; on ne peut dépasser le maximum de cette dose, et l'on doit commencer par une seule pilule.

PILULES D'ARSÉNIATE DE FER. Proto-arséniate de fer, 15 centigram. (3 grains); extrait de houblon, 8 gram. (2 gros); poudre de guimauve, 2 gram. (un demi-gros.); sirop de fleurs d'oranger, quantité suffisante. Faites une masse que l'on divise en 48 pilules. On en donne une par jour pour combattre les affections cancéreuses, les dartres rongeantes et scrofuleuses. On ne doit augmenter la dose de ces pilules qu'avec la plus grande prudence et quand l'habitude a pu disposer le malade à prendre une plus grande quantité d'un médicament très énergique.

PILULES ASIATIQUES.(*Formule de l'Hôpital Saint-Louis.*) Protoxide d'arsenic récent, 2 décigr. (4 grains); poivre noir, 36 grammes (9 gros). On pile dans un mortier de fer, par intervalle et pendant 4 jours. Lorsque le mélange est réduit en une poudre impalpable , on met cette poudre dans un mortier de marbre , on ajoute ensuite de petites quantités d'eau de manière à former une masse pilulaire que l'on divise en pilules au nombre de 800 ; on les conserve dans une bouteille de verre.

Formule du Codex. Oxide d'arsenic, 3 gram. 8 décigram. (66 grains); poivre noir en poudre fine, 35 gram. 9 décigrammes (1 once 68 grains) Réduisez en une masse pilulaire à l'aide d'un peu d'eau et d'un mucilage de gomme arabique ; faites ensuite 800 pilules qui contiennent chacune un seizième de grain d'oxide d'arsenic. Ces pilules ne doivent être délivrées que sur l'ordonnance d'un médecin connu. Elles sont employées dans l'Inde contre la lèpre tuberculeuse ; en France, on les a mises en usage contre les affections dartreuses *lichénoïdes.*

PILULES ASTRINGENTES. (*Formule de M. Capuron.*) Cachou , 6 décigrammes (12 grains); alun, 3 décigrammes (6 grains); opium, 1 décigramme (2 grains). Faites une masse que vous diviserez en pilules de 25 centigrammes (5 grains). On en prend une ou deux par jour vers la fin de la gonorrhée.

PILULES BALSAMIQUES, *Pilules de Morton.* Cloportes, 72 gram. (2 onces 2 gros); gomme ammoniaque en larme, 36 grammes (1 once 1 gros), acide benzoïque sublimé , 24 gramm. (6 gros); safran , baume de Pérou, de chaque, 4 grammes (1 gros); baume de soufre anisé , quantité suffisante environ 24 grammes (6 gros). Réduisez les substances en poudre , faites ensuite un mélange que l'on pile pendant long-temps dans un mortier légèrement chauffé; on conserve la masse pour la diviser en pilules ; on les donne comme toniques et expectorantes : la dose est de 5 centigrammes à 3 décigrammes (1 à 6 grains). M Bertrand a reconnu que la présence des cloportes dans cette préparation lui donnait à la longue une odeur désagréable; il pense que l'on aurait pu les supprimer et les remplacer par une substance énergique; cette opinion, toute respectable qu'elle soit, nous paraît inadmissible. Si l'on enlevait les cloportes de cette formule, alors on n'aurait plus des pilules de Morton, mais d'autres pilules.

Il est vrai de dire que l'on a nié que les cloportes jouissent de propriétés bien marquées; mais d'après quelles expériences a-t-on affirmé cette assertion?

PILULES DE BÉLOSTE. *V*. *Pilules de mercure, de scammonée et d'aloès.*

PILULES BÉNITES DE FULLER. *Pilules d'aloès et de substances fétides.*

PILULES CAMPHRÉES NITRÉES, *Bols camphrés et nitrés.* (*Formule employée à l'Hôtel-Dieu de Paris.*) Camphre et nitre, de chaque, 6 décigrammes (12 grains); amidon et sirop, quantité suffisante pour faire un bol. On en donne de 4 à 10 par jour dans les fièvres graves.

PILULES CONTRE LA BLÉNORRHAGIE. (*Formule employée par M. Geoffroy* (1), *à l'Hôtel-Dieu.*) Conserves de roses rouges, 32 gramm. (1 once); sang-dragon, 4 grammes (1 gros); proto-chlorure de mercure, 9 décigrammes (18 grains); baume de copahu, 8 grammes (2 gros). Faites des pilules de 3 décigram. (6 grains).

On en prend d'abord matin et soir, on augmente ensuite la dose selon l'indication du médecin. On s'en sert contre les blénorrhagies anciennes, lorsqu'il n'y a plus d'irritation, mais bien un flux atonique.

PILULES DE CYNOGLOSSE, *Pilules d'extrait d'opium.* Nous traiterons à ce mot de cette préparation, par la raison que le nom de *pilules de cynoglosse* est consacré par l'usage et que l'on a donné mal à propos, à ces pilules très employées, une nouvelle dénomination. Cette dénomination pourrait donner lieu aux erreurs les plus graves, erreurs dues à ce que les praticiens ont ordonné et ordonnent sans cesse sous le nom de *pilules d'extrait d'opium,* l'extrait gommeux de consistance pilulaire, divisé en pilules de différens poids. Le nom de pilules d'extrait d'opium leur convenait d'autant moins, que l'extrait d'opium (très actif à la vérité) ne s'y trouve que dans la proportion de 1 à 9. Nous croyons que l'on doit être, surtout pour ce qui regarde la Pharmacie, très sobre dans ces changemens de noms desquels il pourrait résulter des accidens, quelquefois irréparables. Les pilules de cynoglosse se préparent de la manière suivante: on prend, poudre de racine de cynoglosse, poudre de semence de jusquiame blanche, de chaque, 16 gram. (4 gros); extrait vineux d'opium (laudanum liquide), 16 gram. (4 gros); poudres de myrrhe, 24 gram. (6 gros); d'oliban, 20 grammes (5 gros); de safran et de castoréum, de chaque, 6 gram. (1 gros et demi); sirop d'opium, quantité suffisante. On pile

---

(1) Ces pilules sont consignées dans le Formulaire de Cadet, sous le nom de pilules de Sainte-Marie.

séparément la racine de cynoglosse et les semences de jusquiame ; on retire les poudres, on les mêle avec les autres, et à l'aide de sirop on fait une masse que l'on rend homogène en pilant long-temps. Les pilules de cynoglosse sont employées contre la toux, la phthisie, l'asthme, la péripneumonie : la dose est de 2 à 4 décigrammes (4 à 8 grains).

PILULES DE DEUTO-IODURE DE MERCURE. Deuto-iodure de mercure, 5 centigrammes (1 grain) ; extrait de genièvre, 6 décigrammes (12 grains) ; poudre de réglisse, quantité suffisante. Faites une masse pilulaire que vous diviserez en pilules au nombre de 8. Ces pilules sont administrées contre la syphilis ; on en prend 4, 2 le matin et 2 le soir ; on porte ensuite la dose à 8, 4 le matin et 4 le soir.

PILULES ÉCOSSAISES. (*Anderson.*) Gomme gutte, aloès succotrin, de chaque, 8 grammes (2 gros) ; huile volatile d'anis, 30 gouttes ; sirop simple, quantité suffisante. Faites des pilules de 4 grains ; 3 ou 4 suffisent pour déterminer une purgation ; une seule, prise le soir en se couchant, tient le ventre libre.

PILULES D'ELLÉBORE ET DE MYRRHE, *Pilules toniques de Bacher.* Extrait d'ellébore noir préparé selon la méthode de Bacher, 32 gram. (1 once) ; extrait de myrrhe, 32 gram. (1 once) ; poudre de feuilles de chardon bénit, 12 grammes (3 gros). Faites selon l'art une masse pilulaire que l'on conserve dans un endroit sec jusqu'à ce qu'elle ait acquis assez de consistance pour être réduite en pilules. Ces pilules étaient autrefois employées comme emménagogues, contre l'hy-

dropisie : la dose est d'un grain pris le soir.

PILULES D'EXTRAIT D'OPIUM. *V. Pilules de cynoglosse.*

PILULES DE FER COMPOSÉES. *Remède du docteur Griffith, amené à l'état solide.* Myrrhe, 8 gramm. (2 gros) ; sous-carbonate de soude, sulfate de fer, sucre, de chaque, 4 gram. (1 gros). On broie la myrrhe avec le sous-carbonate de soude ; on ajoute ensuite le sulfate de fer ; on broie de nouveau, on bat le tout ensemble. Ces pilules sont un excellent tonique astringent : la dose à donner est de 4 à 12 décigrammes (de 8 à 24 grains), répétant deux ou trois fois dans un jour.

PILULES HYDRAGOGUES DE BONTIUS. *V. Pilules d'aloès et de gomme-gutte.*

PILULES DE LUPULINE. La lupuline qui fait la base de ces pilules étant regardée comme aromatique, tonique et narcotique (Ives), ces propriétés devraient appartenir aux pilules que l'on prépare en pilant la lupuline pure, l'amenant à l'état de masse pilulaire, la divisant ensuite en masses d'un poids déterminé par le praticien. L'action de la lupuline a été examinée par M. Magendie, ce savant n'a pas obtenu de résultats certains de cet examen. Voulant s'assurer de ses effets, ce praticien en a donné de hautes doses à des animaux, il ne remarqua pas de narcotisme. On emploie la lupuline en pilules pour remplacer le houblon. Une partie de lupuline représente 10 parties de houblon d'une bonne qualité.

PILULES DE MEGLIN. Extraits de valériane, de fumeterre, de jusquiame, oxide de zinc, de chaque, 32 gramm. (1 once). Faites selon l'art une masse pilulaire que vous diviserez en 576 pilules. On les donne contre les névralgies.

PILULES DE MERCURE, DE SCAMMONÉE ET D'ALOÈS, *Pilules dites de Belloste.* (*Formule du Codex modifiée pour la quantité de miel indiquée qui est trop considérable.*) Mercure pur, 32 grammes (1 once); miel choisi, 192 grammes (6 onces); poudre d'aloès succotrin, 64 grammes (2 onces); poudre de scammonée d'Alep, 64 gram. (2 onc.); poudres de macis et de cannelle, de chaque, 8 grammes (2 gros). On triture le mercure avec le miel, continuant la trituration jusqu'à ce que le métal soit éteint. Quand on est arrivé à ce point de l'opération, on ajoute au produit les diverses poudres en continuant la trituration. Lorsque le mélange est fait, on pile long-temps, de manière à obtenir une masse homogène dans toutes ses parties, on la conserve dans un pot ou bien on la divise en pilules de 4 grains qu'on roule dans une poudre inerte. Quatre de ces pilules contiennent un peu moins de 5 centigram (1 grain) de mercure et un peu plus de 2 décigrammes (4 grains) de substances purgatives. Les pilules de Belloste sont administrées comme fondantes, dépuratives et purgatives: la dose est de 4 décigram. à 2 gram. 6 décigram. (de 8 à 48 grains).

La formule pour la préparation des pilules mercurielles dites de Belloste a varié dans les proportions, et chacun prétend avoir seul la formule de ce praticien. La formule suivante a été indiquée comme étant la vraie recette, cependant, si nous en croyons ce que

dit Baumé, les pilules de Belloste ne contenaient pas de rhubarbe, et l'addition de cette substance est due à la faculté de Paris qui en ajouta à la formule publiée dans le *Codex parisiensis*, 1748. Mercure, 12 grammes (3 gros); rhubarbe en poudre, agaric blanc, aloès succotrin, de chaque, 2 grammes (demi-gros); scammonée d'Alep, 8 grammes (2 gros); poivre 6 décigrammes (12 grains). Ces pilules, préparées selon l'art, étaient roulées dans une poudre composée de méchoacan et de jalap traitée par l'alcool.

PILULES DE MORTON. *V. Pilules balsamiques.*

PILULES OPIACÉES, *Pilules thébaïques.* Ces pilules, qui contiennent un dixième de grain d'opium, se préparent avec les substances suivantes : opium, 1 gramme (18 grains); extrait de réglisse, 7 gram. (1 gros 54 grains); piment de la Jamaïque, 2 grammes (demi-gros). On fait une masse pilulaire en faisant dissoudre l'opium et l'extrait de réglisse dans de l'alcool affaibli ajoutant ensuite le poivre en poudre, et divisant la masse en pilules de 2 décigram. et demi (5 grains); on les donne à la dose d'une à quatre pilules selon l'ordonnance du praticien.

PILULES D'OXIDE D'ANTIMOINE ET DE SULFURE DE MERCURE NOIR, *Pilules contre les scrofules.* Scammonée en poudre, sulfure de mercure noir, de chaque, 64 gram. (2 onces); oxide blanc d'antimoine, cloportes préparés, savon amygdalin, de chaque, 32 grammes (1 once); extrait de réglisse ou sirop des 5 racines, quantité suffisante. Faites, à l'aide du pilon, une masse bien homogène que l'on divise en pilules de 2 décigrammes (4 grains). Dix pilules renferment environ 4 décigrammes (8 grains) de sulfure de mercure, 7 centigrammes et demi (1 grain et demi) d'oxide d'antimoine, et 4 décigrammes (8 grains) de scammonée. On donne de 1 à 8 de ces pilules.

PILULES DE PLENCK, *Pilules mercurielles*. Mucilage de gomme arabique, 24 grammes (6 gros) ; mercure pur, 4 grammes (1 gros) On éteint parfaitement le mercure, on ajoute ensuite 4 grammes (1 gros) d'extrait de ciguë; on fait des pilules de 2 grains. On en donne de 4 à 6 par jour contre les maladies syphilitiques.

PILULES DE PROTO-IODURE DE MERCURE. Proto-iodure de mercure, 5 centigram. (1 grain); extrait de genièvre, 8 décigrammes (12 grains); poudre de réglisse, quantité suffisante. Ces pilules sont employées dans les mêmes cas et aux mêmes doses que les précédentes.

PILULES DE RUFUS. *V. Pilules d'aloès et de myrrhe.*

PILULES DE SAVON. On a donné ce nom à des pilules de savon préparées avec de la poudre de guimauve et du nitre. On les prépare avec les doses suivantes: savon amygdalin, 250 gram. (8 onces); poudre de racine de guimauve, 32 gram. (1 once); nitrate de potasse, 8 gram. (2 gros). On ramollit le savon en le pilant avec un peu d'huile d'olives (1), ou mieux avec du sirop simple; on y incorpore ensuite les poudres, et l'on en fait des pilules de 4 grains. L'emploi de la poudre de guimauve donnant aux pilules de savon une couleur jaune-verdâtre, et quelques pharmaciens vendant ces pilules blanches, nous avons recherché la cause de cette non coloration. Nous reconnûmes qu'au lieu d'employer de la poudre de racine de guimauve, on y avait substitué la fécule : ces deux substances étant inertes, il n'y a pas d'inconvénient à employer l'une ou l'autre de ces poudres. Les pilules de savon sont administrées comme apéritives; on les donne à la dose de 6 à 8 dans le cours d'une journée.

PILULES DE SAVON ET D'ALOÈS. (*Formule de l'Hôpital des Vénériens.*) Savon amygdalin, 32 gram. (1 once); rhubarbe, 32 gram. (1 once); aloès succotrin, 8 grammes (2 gros) ; sirop de chicorée, quantité suffisante. Faites une masse que vous diviserez en pilules de 6 grains ; on en donne de 2 à 4 par jour. Ce purgatif est usité en même temps que le traitement mercuriel.

PILULES DE SAVON MERCURIEL. Onguent mercuriel double, 12 grammes (3 gros) ; savon médicinal, 8 grammes (2 gros) ; amidon, 10 gramm. (2 gros 18 grains). Faites une masse que vous diviserez en pilules de 2 décigrammes (4 grains). Elles sont administrées contre les maladies vénériennes; on en prend d'abord une le matin et une le soir, puis on double cette dose.

PILULES SCILLITIQUES. Poudre de scille, 48 grammes (1 once 4 gros); gomme ammoniaque, 16 grammes

---

(1) L'emploi de l'huile fait prendre à ces pilules, le goût et l'odeur de ranci.

(4 gros); oxymel scillitique, quantité suffisante. Faites des pilules de 1 décigram. (2 grains). Elles sont données à la dose de 2 à 4 comme diurétiques et expectorantes ; à de plus hautes doses, elles sont cathartiques. Nous avons vu un malade (très faible à la vérité) être indisposé sérieusement après avoir pris 10 de ces pilules.

PILULES STOMACHIQUES. *V. Pilules d'aloès et de quinquina.*

PILULES DE STRYCHNINE. (*Form. de M. Magendie.*) Strychnine pure, 1 décigramme (2 grains) ; conserve de roses, 2 grammes (un demi-gros). Mêlez exactement ; faites 24 pilules que vous argenterez. Ces pilules ne doivent être données que sur l'ordonnance d'un médecin , qui doit indiquer quelle est la quantité de pilules que l'on doit prendre dans un espace de temps donné. Ces précautions sont nécessitées par l'action énergique de cet alcali qui agit fortement , même à un huitième de grain.

PILULES OU BOLS DE TARTRATE DE FER. (*Guersent.*) Tartrate de fer, 2 grammes (un demi-gros); sirop, quantité suffisante. Faites 3 bols ; on les donne aux enfans faibles et lymphatiques comme un moyen propre à fortifier les organes digestifs.

PILULES DE TÉRÉBENTHINE On a donné ce nom à la térébenthine cuite amenée à l'état de pilules. Les pilules sont de 3 décigrammes (6 grains); on les conserve sous l'eau froide, et on les donne à la dose de 4 à 15 et plus par jour. Elles sont astringentes et souvent employées contre la blénorrhagie. Quelquefois on associe la rhubarbe à la térébenthine pour former des pilules ; on prend alors 1 partie de rhubarbe et 2 parties de térébenthine.

PILULES TONIQUES DE BACHER. *V. Pilules d'ellébore et de myrrhe.*

PILULES OU BOLS VERMIFUGES. (*Formule suivie à la Maternité.*) Proto-chlorure de mercure, 1 décigramme (2 grains); semen-contra, 4 décigrammes (8 grains); camphre, 3 décigrammes (6 grains). On mêle ces substances avec sirop simple, quantité suffisante ; on en forme un bol que l'on réitère plus ou moins souvent dans les affections vermineuses.

Nous croyons devoir terminer ici l'énumération des formules proposées pour la préparation des pilules ; nous renverrons nos lecteurs aux divers dispensaires qui contiennent de nombreuses formules ; nous renvoyons aussi pour la préparation aux règles générales qui sont en tête de cet article.   (A. C.)

PILULIER. On a donné ce nom à un instrument inventé par les Allemands, et qui sert à partager et à rouler à la fois un certain nombre de pilules. Avant que l'on eût apporté en France le pilulier que nous allons décrire, on se servait d'une petite règle offrant sur l'un de ses côtés un certain nombre de dents : ces dents servaient à marquer des divisions égales sur une masse pilulaire amenée en un cylindre tronqué ; on coupait ensuite cette masse sur les points marqués par les dents, puis on les passait entre les doigts pour leur donner une forme ronde.

Le pilulier des Allemands, maintenant généralement employé, consiste en une planche de noyer de 15 pouces de long sur 8 de large, et 1 pouce d'épaisseur. Cette planche, dans une longueur de 9 pouces, est creusée dans son milieu seulement; la partie non creusée, et qui est de 9 lignes de chaque côté, forme des rebords saillans de 2 lignes environ. A 9 pouces, et dans le bois qui a été creusé convenablement, est adaptée une planche d'acier ou de cuivre de 2 pouces de largeur et de 6 pouces et demi de longueur. Cette planche contient de 24 à 30 cannelures creusées en rond dans la planche métallique; elles forment autant de moitiés de cylindres creux dont les bords sont amincis et coupans comme des lames de couteaux. A la suite de cette planche métallique le bois formant le pilulier est creusé plus profondément (à 9 lignes environ, les bords étant toujours réservés); cette place plus profonde est destinée à recevoir un petit tiroir dans lequel on fait tomber la masse réduite en pilules La planche ainsi décrite, et qui se trouvera figurée dans les planches faisant suite à ce volume, forme la première partie du pilulier. La seconde partie se compose d'une planche de 15 pouces de long, de 2 pouces de large et de 7 lignes d'épaisseur; à cette planche est fixée une planche d'acier ou de cuivre de la longueur de 6 pouces et demi et en tout semblable à celle fixée sur la première partie de la machine, c'est-à-dire présentant des cannelures arrondies et amincies. Cette planche est fixée sur le bois à l'aide de vis qui ne lui permettent pas de vaciller. Les extrémités de la planche de bois sont arrondies de manière à présenter deux poignées qui servent à tenir la seconde partie du pilulier et à la faire agir; à la suite de ces deux extrémités sont posés deux rebords élevés de 2 à 3 lignes au-dessus de la plaque supportant les cannelures; ils sont destinés à embrasser très juste la première partie de la machine dans sa largeur, afin que l'une et l'autre ne vacillent pas lorsqu'on se sert du pilulier.

Lorsque l'on veut se servir du pilulier, on le pose sur une

table (1) ; on forme ensuite une masse de pilules d'un poids proportionné à la grosseur des cannelures et à leur nombre, on réduit cette masse en un cylindre bien égal dans toutes ses parties, en se servant pour cela de la seconde partie du pilulier que l'on fait agir par pression sur la masse, en employant le côté opposé à celui où est fixée la plaque métallique. Lorsque la masse pilulaire cylindrique est bien égale, on la pose sur la plaque cannelée fixée sur la grande planche ; on prend ensuite la deuxième partie mobile du pilulier, on la pose légèrement sur la masse cylindrique, on appuie, et à l'aide d'un mouvement de *va et vient*, on divise la masse qui se trouve coupée et réduite en autant de pilules qu'il y a de cannelures sur la plaque. L'emploi du pilulier que nous venons de décrire n'est pas sans inconvénient : 1°. il ne peut servir, en raison de la profondeur de ses cannelures, que pour faire des pilules d'une seule grosseur ; 2°. les extrémités des cannelures s'émoussent au bout d'un certain temps et elles ne coupent plus ; 3°. le bois étant susceptible de jouer, quelquefois les extrémités des cannelures ne se rencontrent plus ; il en résulte que les pilules ne sont pas entièrement rondes, elles ont besoin d'être roulées entre les doigts. Les Allemands ont obvié au premier de ces inconvéniens en ayant un certain nombre de piluliers qui peuvent servir à préparer des pilules de diverses grosseurs ; il est probable que l'on pourrait éviter les autres en construisant les plaques métalliques en acier, et en construisant l'instrument entier avec du métal, celui-ci n'éprouverait pas des dilatations inégales, comme cela arrive pour le bois. Quoi qu'il en soit, le pilulier que nous venons de décrire est généralement employé. On s'en sert pour réduire les masses pilulaires en cylindre pour les couper sur les règles ; on les roule ensuite dans une poudre inerte, le lycopode, la poudre de réglisse, etc.

(A. C.)

PIMENT. On désigne sous ce nom plusieurs plantes très dif-

---

(1) Il y a des piluliers dont le dessous est garni de pointes destinées à fixer l'appareil sur une table quelconque.

férentes sous le rapport botanique, mais toutes remarquables par leur âcreté ou leur forte odeur, qualités qui les font employer comme condiment. Nous ne citerons ici que les plus importantes.

PIMENT ou POIVRE DE LA JAMAIQUE. C'est le fruit desséché avant la maturité du *Myrtus Pimenta*, L., ou *Eugenia Pimenta*, D.C., arbre de la famille des Myrtacées et de l'Icosandrie Monogynie, qui est cultivé avec soin dans l'Inde orientale, l'Amérique méridionale, les Antilles, principalement à la Jamaïque et à Tabago. Ce fruit est également connu sous les noms vulgaires de *piment des Anglais, piment Tabago, toute-épice*, etc. Il est de la grosseur d'un pois, d'une couleur gris-rougeâtre ou brunâtre, rugueux, et ombiliqué au sommet. Sa coque est épaisse, partagée en deux loges, chacune renfermant une graine noire et hémisphérique. Le piment est doué d'une odeur aromatique, analogue à celle de la cannelle et du girofle, d'une saveur piquante, chaude, comme celle du poivre ; ces qualités résident surtout dans la coque, et dépendent d'une huile volatile d'un rouge brun, très pesante que l'on peut obtenir par la distillation.

Le piment de l'île de Tabago est plus gros que celui de la Jamaïque, moins aromatique et conséquemment moins estimé. On le connaît dans le commerce sous le nom de *grandes épices anglaises ;* il appartient probablement à un arbre différent de celui qui fournit le piment de la Jamaïque ; serait-ce le *Myrcia acris*, ou le *Myrcia pimentoides*, D. C. *Prodr.*, t. III, p. 243.

Le piment est un aromate d'un grand usage dans les pays chauds. Réduit en poudre, il constitue ce que les Hollandais vendent sous le nom de *poudre de girofles.*

Voici les résultats de l'analyse du piment de la Jamaïque, par M. Bonastre (1) :

____

(1) Journ. de Chim. méd., t. 1, p. 210.

	Coques.	Amandes.
Huile volatile.....................	100	5o
— verte......................	8o	25
Substance floconneuse (stéarine)...	9	12
Extrait composé de tannin.........	114	398
— gommeux.....................	3o	72
Matière colorante................	4o	"
— résineuse.	12	"
Sucre incristallisable	3o	8o
Acides malique et gallique..........	6	16
Humidité......................	35	3o
Résidu ligneux..................	5oo	"
— salin........................	28	19
Perte.........................	16	18
Matière rouge insoluble dans l'eau..	"	88
Résidu pelliculeux...............	"	16o
Flocons bruns...................	"	32
Total..........	1000	1000

L'huile verte paraît être le principe actif du piment de la Jamaïque.

PIMENT ANNUEL ou PIMENT DES JARDINS. *Capsicum annuum*, L. (Famille des Solanées. Pentandrie Monogynie, L.) Vulgairement nommé *corail des jardins, poivre d'Inde, poivre de Guinée*. Plante originaire des contrées équinoxiales, cultivée aujourd'hui dans toutes les parties du monde. Son fruit est une baie sèche, d'une belle couleur rouge à la maturité, de la grosseur du pouce et plus, conoïde, un peu recourbée au sommet, lisse et luisante. Il est divisé intérieurement en deux ou trois loges qui renferment un grand nombre de graines réniformes et blanchâtres. La saveur du piment annuel est âcre et brûlante. On l'emploie pour assaisonner différens mets, et pour donner de la force au vinaigre. Les peuples des pays chauds, qui aiment en général les alimens très épicés, en font une énorme consommation. M. Braconnot a fait une analyse du piment des jardins. D'après ce chimiste, le principe âcre n'est point volatil; il se dissout dans l'eau, l'alcool et l'éther. (*Ann. de Chim. et de Phys.*, t. VI, p. 122.)

M. Bucholz y a trouvé : 1°. cire, 7,6; 2°. résine âcre, 4; 3°. matière extractive amère légèrement aromatique, 8,6; 4°. matière extractive avec un peu de gomme, 21; 5°. gomme, 9,2; 6°. parenchyme, 28; 7°. substance particulière analogue à l'albumine, 3,2; 8°. eau, 12; 9°. perte, 6,4.

M. Braconnot a obtenu les résultats suivans : matière résineuse avec une matière colorante rouge, 09; huile âcre, 1,9; gomme, 6; matière rouge-brunâtre, analogue à l'albumine, 9; résidu insoluble, 67,8; matière animale, 5; citrate de potasse, 6; phosphate et hydro-chlorate de potasse et perte, 3,4. On a depuis peu signalé dans le *Capsicum annuum* une matière cristalline, *la capsicine;* l'un de nous qui s'est occupé de la recherche de ce principe, l'a obtenu, mais en si petite quantité, qu'il n'a pu se livrer à aucune expérience : cette matière est blanche, brillante et comme nacrée.

Quelques espèces du genre *Capsicum* ont des fruits encore plus âcres que ceux du *C. annuum.* On les désigne vulgairement sous le nom de *piment enragé;* tel est le *Capsicum frutescens*, qui croît dans l'Amérique méridionale, et que l'on pourrait cultiver facilement en Europe.

PIMENT AQUATIQUE ou **PIMENT ROYAL.** *Myrica Gale*, L. (Famille des Myricées, Richard. Amentacées, Jussieu. Dioecie Tétrandrie, L.) C'est un petit arbrisseau rameux qui croît dans les localités marécageuses de l'Europe septentrionale et occidentale, où il forme des buissons d'environ un mètre de haut. Ses feuilles sont alternes, ayant à peu près la forme de celles du saule blanc, mais un peu élargies et dentelées vers leur sommet; elles sont couvertes d'un léger duvet dans leur jeunesse; plus tard, elles deviennent fermes, coriaces, d'un vert foncé en dessus, plus pâle en dessous à cause des points résineux jaunâtres et brillans dont elles sont couvertes. Les fleurs se composent de petits chatons sessiles, ovales; les mâles ont leurs écailles lisses, un peu luisantes et d'un rouge brun; aux femelles succèdent de petits fruits aggrégés couverts d'une matière résineuse jaunâtre, contenue dans de petites vésicules glanduleuses, semblable à celle qui recouvre les feuilles. Cette matière, qui n'a pas encore été bien examinée chimiquement et qui mérite pourtant toute l'attention des pharmacologistes, communique aux diverses parties du piment royal, et surtout aux fruits, une odeur aromatique fort agréable dont on pourrait tirer un parti fort avantageux pour parfumer une foule de marchandises, comme par exemple, les cuirs et les fourrures. En quelques pays, on s'en sert pour éloigner les insectes, et l'on en met dans les armoires et les appartemens. Les feuilles ont autrefois été usitées en infusion, mais l'usage en a été abandonné après l'introduction en Europe du thé de la Chine.

PIMENT DES RUCHES. On donne ce nom à la mélisse, au thym, et à d'autres labiées aromatiques, que l'on plante en bordure dans les jardins et les lieux qui avoisinent les ruches d'abeilles. (G...n.)

PIMPINELLA ANISUM. *V.* Anis.

PIMPINELLA MAGNA et P. SAXIFRAGA. *V.* Boucage.

PIMPRENELLE. *Poterium Sanguisorba*, L. — D.C., Flore française. (Famille des Rosacées. Monoecie Polyandrie, L.) Plante herbacée très commune dans les prairies de l'Europe. Sa tige s'élève à plus d'un pied ; elle est garnie de feuilles composées de 11 à 21 folioles arrondies ou ovales, glabres et dentées. Les fleurs sont verdâtres, agglomérées en épi court au sommet de la tige. Cette plante, dont la saveur est légèrement astringente et l'odeur fort agréable, analogue à celle du mélilot ou de la flouve odorante, était autrefois usitée en Médecine. Aujourd'hui elle n'est plus employée que comme assaisonnement, principalement dans les salades et les bouillons aux herbes. (G...n.)

PIN. *Pinus.* Genre de plantes de la famille des Conifères et de la Monoecie Monadelphie, L., renfermant un grand nombre d'espèces extrêmement importantes, non-seulement à cause de leur bois dont les usages sont extrêmement variés, mais encore par les produits résineux qu'ils fournissent aux arts et à la Pharmacie. Ce sont des arbres en général d'une stature colossale. Leur tige est droite, munie de rameaux verticillés, de feuilles subulées, fasciculées par deux, trois ou cinq, et persistantes. Leurs fleurs sont monoïques, c'est-à-dire de sexes distincts, et portées sur le même individu. Les fleurs mâles forment de petits chatons ovoïdes, et constituent une grappe pyramidale et terminale. Les femelles forment aussi des chatons ovoïdes, composés d'écailles étroitement imbriquées. Il succède à ces fleurs un cône d'une forme et d'une grandeur variables, formé d'écailles dures, ligneuses, épaisses au sommet où elles présentent quelquefois la forme d'une tête de clou. Chacune de ces écailles est un fruit partiel dont le péricarpe est indéhiscent, quelquefois dur et osseux, renfermant une seule graine qui est munie d'un albumen blanc et charnu, quelquefois assez considérable pour être comestible, comme, par exemple, dans les pignons doux. Les pins se plaisent en général dans les lieux montueux et les plages sablonneuses; ils sont surtout très communs dans les régions du Nord, où ils forment l'essence de vastes forêts. Nous ne traiterons ici que des espèces les plus remarquables par leurs produits et leurs emplois.

Le Pin maritime. *Pinus maritima*, Lamarck. — Rich. Bot. méd., t. I, p. 138. Le tronc de cet arbre est droit, et s'élève à une hauteur de 80 à 100 pieds. Son écorce est épaisse, rugueuse, d'un gris rougeâtre; ses rameaux sont verticillés, régulièrement espacés, les inférieurs beaucoup plus étendus, ce qui donne à l'arbre une forme pyramidale. Ses feuilles sont géminées, longues souvent de 6 à 10 pouces, raides, piquantes, et d'un vert assez foncé. Ses cônes sont ovoïdes, allongés, longs de 4 à 6 pouces; les écailles dont ils se composent offrent au sommet une pyramide plus large transversalement, séparée par une ligne très saillante, et munie au centre d'un appendice en forme de pointe ou crochet. Le pin maritime est celui qui fournit en plus grande abondance diverses sortes de matières résineuses, et particulièrement la térébenthine dite de Bordeaux, la poix, la colophane, etc. *V.* ces mots. Il vient dans les terrains les plus ingrats, non-seulement dans les fentes des rochers, mais encore dans les sables arides. C'est par sa culture que l'on a fertilisé et rendu productives des contrées immenses qui jadis étaient dénuées de toute végétation et ne rapportaient absolument rien. Ainsi les landes de la Gascogne et d'autres contrées fort étendues de la France occidentale, sont maintenant couvertes de forêts dont les produits ont une grande valeur. Le pin maritime a d'ailleurs un grand avantage sur les autres espèces, c'est qu'il croît avec une extrême rapidité ; il atteint, en effet, son âge de maturité avant cinquante ans, tandis que pour les pins sylvestres et laricios, cet âge n'arrive pas avant 100 et 120 ans. Nous engageons ceux qui voudront acquérir toutes les connaissances nécessaires pour entreprendre la culture des pins, à lire l'ouvrage publié récemment par M. Delamarre sous le titre de Traité pratique de la Culture des pins à grandes dimensions.

Le Pin sylvestre ou sauvage. *Pinus sylvestris*, L. — Rich. Mém. sur les Conifères, tab. 11. On connaît encore cet arbre sous les noms de *pin de Genève*, *pin de Riga*, *pin de Russie*, *pinéastre*, etc. Il est très commun dans tout le nord de l'Europe ; on le trouve en France, dans les Alpes, les Pyrénées, les montagnes d'Amérique, etc. Son tronc, qui s'élève souvent à une hauteur de 80 à 100 pieds, est rarement droit ; ses rameaux sont verticillés ; ses feuilles géminées, subulées, glauques, longues d'environ 2 pouces. Ses cônes ou fruits ne sont mûrs qu'après deux années révolues ; ils commencent à paraître au printemps, et ils sont d'abord ovoïdes, presque globuleux, du volume d'un gros pois. Dans le courant de l'été, ils prennent peu d'accroissement et se recourbent. L'année suivante ils se développent rapidement, prennent une forme conique, et sont longs d'environ 2 pouces à 2 pouces et demi ; la tête de leurs écailles est formée par une pyramide très courte à quatre faces.

Le pin sauvage fournit un excellent bois de construction et de menuiserie ; celui du nord de l'Europe, que l'on connaît sous les noms de pin de Riga et pin de Russie, est fort estimé pour les mâtures et autres constructions maritimes. Il est très propre à faire des pilotis, et il passe pour incorruptible, à cause des parties résineuses qu'il renferme, qualités que présentent d'ailleurs la plupart des arbres verts. Le charbon que l'on fait avec ses jeunes branches sert à alimenter les fourneaux des nombreuses mines qui existent dans les pays septentrionaux. L'écorce des vieux troncs est, à l'extérieur, extrêmement épaisse, fendillée, rugueuse et d'une si grande légèreté, que l'on peut la substituer au liége pour soutenir les filets à la surface de l'eau. La partie interne de l'écorce est, au contraire, tendre, charnue, remplie de sucs mucilagineux. Les habitans des régions polaires en font un pain grossier en la pétrissant avec de la farine d'orge ou de seigle. Ce pin a un goût douceâtre ; mais il est astringent, obstrue les vaisseaux chymeux, fait perdre l'appétit, et abrège la vie de ceux qui en font une grande consommation. Enfin, le pin sylvestre fournit abondamment des produits résineux semblables à ceux du pin maritime.

Quelques botanistes modernes regardent comme une espèce distincte de la précédente, le Pin d'Écosse, qu'ils nomment *Pinus rubra;* mais ses caractères distinctifs ne nous paraissent pas suffisamment tranchés. Cet arbre a d'ailleurs le même port que le pin sauvage, et sert aux mêmes usages. Son bois est d'une teinte rougeâtre foncée, circonstance qui a déterminé son nom spécifique.

On obtient d'une foule d'autres pins, des produits résineux semblables à ceux des espèces que nous venons de décrire. Nous nous bornerons à indiquer les principaux, savoir : 1°. le Pin mugho, *Pinus Mugho,* Miller ; et Poiret Encyclop. ; vulgairement nommé *pincrin, pin suffis* et *torchepin.* Il croît dans les Alpes, les Pyrénées et les Vosges. Par son port, il ressemble au pin sauvage, mais ses feuilles ne sont pas glauques, ses fruits sont très petits, et la tête de leurs écailles porte un petit crochet. 2°. Le Pin d'Alep, *Pinus Halepensis,* Willd. ; Nouv. Duham., t. V, p. 238, tab. 70, connu aussi sous le nom de *pin de Jérusalem.* Il a une forme pyramidale ;

ses feuilles sont très menues, quelquefois ternées dans la même gaîne, d'un vert tendre et presque glauques. Les fruits sont pendans, roussâtres ; leurs écailles se terminent par une tête lisse. Cette espèce est particulière au bassin de la Méditerranée. 3°. Le Pin Pignon ou Pinier, *Pinus Pinea*, L. — Rich. Bot. méd., et Mém. sur les Conifères, tab. 12. Cet arbre se reconnaît facilement à l'élégance de son port, très différent de celui des autres pins. Ses branches supérieures forment un vaste dôme de verdure qui a quelquefois plus de 100 pieds de hauteur. Le pin pignon est abondant en Espagne et surtout en Italie, où il imprime aux sites de ce beau pays un aspect fort pittoresque. Ce sont les amandes des fruits de cet arbre que l'on mange sous le nom de *pignons doux*. (*V*. ce mot.) 4°. Le Pin laricio ou de Corse, *Pinus Laricio*, Poiret, Encyclop. ; Nouv. Duhamel, t. V, tab. 67, f. 2. Cet arbre croît nonseulement en Corse, mais encore dans la Calabre, l'Asie-Mineure, et plusieurs autres contrées méditerranéennes. Il forme une belle pyramide qui s'élève à plus de 100 pieds. Ses feuilles sont d'un vert foncé et longues de 5 à 7 pouces ; ses cônes, quelquefois réunis au nombre de deux, trois ou quatre, sont assez petits, relativement à la taille gigantesque de l'arbre : ils ressemblent à ceux du pin sauvage, mais leur pointe est toujours recourbée. La culture en grand de cet arbre a été fortement encouragée sous le ministère de Turgot, au commencement du règne de Louis XVI. C'est une des plus belles espèces qui croissent dans nos climats et des plus importantes par la facilité avec laquelle on peut la cultiver dans toutes les parties de la France. 5°. Le Pin Cembro, *Pinus Cembra*, L. ; Nouv., Duham., t. V, p. 248, tab. 77, f. 1. Il croît naturellement dans les Alpes du Tyrol, du Dauphiné et de la Provence, où on lui donne vulgairement les noms de *tinier*, *alviès*, etc. Sa taille est médiocre, et il croît avec une extrême lenteur ; ses feuilles sont d'un vert clair, glauques, longues de 2 à 3 pouces. Le bois de cette espèce a beaucoup de légèreté et se taille avec la plus grande facilité ; c'est avec lui que les paysans du Tyrol sculptent diverses figures et ustensiles

qu'ils exportent dans toute l'Europe. 6°. Le PIN DU LORD WEY-
MOUTH. *Pinus strobus*, L.; Mich., Arbr. amér., t. J, p. 103,
tab. 10. Cette espèce est la plus grande de tous les pins. Elle
est originaire de l'Amérique septentrionale, où Michaux dit
en avoir vu des individus qui avaient près de 200 pieds de
hauteur, sur 18 pieds de circonférence. Ses feuilles sont remarquables par leur finesse; elles ont 3 à 4 pouces de longueur, et sont d'un vert tendre glauque. On le cultive facilement aux environs de Paris; mais il exige la terre de bruyère,
ou du moins un terrain meuble et substantiel.   (A. R.)

PINCÉE. On a donné le nom de pincée à la quantité d'une
substance médicamenteuse quelconque, que l'on peut saisir
avec l'extrémité de deux ou trois doigts : cette manière de
prescrire les médicamens étant arbitraire, les auteurs du Codex ont donné des indications sur le poids équivalent à la pincée de telle ou telle substance. Ces poids sont les suivans :

La pincée de fleurs d'arnica pèse.. 6 gram. 20 centigr. (1 gros 48 grains),
— de fleurs de camomille romaine. 8 gram.   (2 gros),
— de pas d'âne................... 6 gram. 20 centigr. (1 gros 48 grains),
— de guimauve.................. 5 gram.   (1 gros 18 grains),
— de mauves................... 3 gram. 20 centigr. (60 grains),
— de semences d'anis.......... 4 gram. 40 centigr. (1 gros 8 grains),
— de fenouil.................. 7 gram.   (1 gros 54 grains).

(A. C.)

PINCRIN. Nom que l'on donne vulgairement dans certains
cantons des Alpes, au *Pinus Mugho. V*. ce mot.

PIPER ALBUM ET PIPER NIGRUM. *V*. POIVRIER NOIR.

PIPER CUBEBA. *V*. CUBÈBES.

PIPER LONGUM. *V*. POIVRIER LONG.

PIPÉRACÉES ou PIPÉRINÉES. *Piperaceæ*. Petite famille
de plantes, composée du seul genre *Piper*, L. *V*. POIVRIER.

(G...N.)

PIPERIN. Le *piperin* est une substance particulière, de nature végétale, découverte par M. OErstedt dans le *Piper nigrum*. Ce chimiste le considéra comme un alcali végétal; cependant cette opinion n'est pas celle de tous les chimistes.
M. Pelletier regarde cette substance comme une résine, et la

comparé à la matière résineuse des cubèbes, *Piper Cubeba* (1). Le piperin se présente sous la forme d'un prisme à quatre pans, dont deux, parallèles, sont sensiblement plus larges. Le prisme est terminé par une face inclinée. Ces cristaux sont incolores et transparens.

Le piperin est insoluble dans l'eau froide, peu soluble dans l'eau bouillante. Le peu qui s'en dissout dans ce véhicule à 100° se précipite par refroidissement. Il est soluble dans l'alcool, soluble dans l'éther, plus à chaud qu'à froid.

Le procédé employé pour obtenir le piperin consiste à traiter le poivre noir de la manière suivante : on prend du poivre noir concassé, 2 livres ; on le traite avec 3 livres d'alcool à 36°. On porte à l'ébullition, on laisse reposer, puis refroidir ; on décante, et l'on réitère l'opération avec de nouvel alcool. On réunit les deux liqueurs, et l'on verse dans cette teinture 2 livres d'eau distillée et 3 onces d'acide hydro-chlorique. La liqueur se trouble, et il se dépose une masse de couleur grise foncée. Ce dépôt est en partie formé de matière grasse. Lorsque cette matière grasse est séparée, on recueille sur les parois du vase et sur le filtre, de beaux cristaux qui ne sont autre chose que le piperin. En ajoutant de l'eau jusqu'à ce que le liquide ne se trouble plus, on en obtient une nouvelle quantité.

Procédé de M. Pelletier. On épuise le poivre noir concassé par de l'alcool, on réunit les teintures alcooliques, et l'on fait évaporer. Elles laissent pour résidu une matière d'apparence grasse. On soumet ce résidu à l'action de l'eau bouillante, et l'on renouvelle les lotions jusqu'à ce que l'eau en sorte incolore. Arrivé à ce point, on fait dissoudre la matière grasse qui a été purifiée par le lavage dans de l'alcool, et l'on abandonne la solution à elle-même. Au bout de quelques jours,

---

(1) MM. Pelletier, Poutet et Méli se sont aussi occupés de l'extraction du piperin. Les travaux des deux premiers, qui s'exécutaient, l'un à Paris, l'autre à Marseille, ont offert, à peu de chose près, les mêmes résultats, quoique ces auteurs eussent opéré d'une manière différente.

elle laisse déposer une grande quantité de cristaux ; on purifie ces cristaux par des solutions dans l'alcool et l'éther et par des cristallisations répétées.

On retire des eaux-mères alcooliques une nouvelle quantité de cristaux, que l'on purifie de la même manière.

M. Dominique Méli a donné des détails sur l'action antifébrile du piperin ; selon ce praticien, l'efficacité de ce médicament surpasse celle du sulfate de quinine. Ces expériences demandent à être constatées.

M. Dominique Méli a aussi examiné l'action fébrifuge de l'huile âcre du poivre ; il a reconnu que son action était analogue à celle du piperin, mais à un moindre degré (1). M. Magendie pense que cette action est due à ce que cette huile retient de la matière cristalline. Ce savant praticien pense que le piperin pourrait être employé contre les blennorrhagies au lieu des cubèbes. (A. C.)

PIPÉRINÉES. *V*. PIPÉRACÉES.

PIPETTE. Cet instrument se compose d'une boule ou cylindre en verre, soudé d'un côté à un tube recourbé à angle droit, et de l'autre à un tube effilé ; il est destiné à séparer les produits liquides des produits solides qui se sont séparés par le repos. Quand on veut s'en servir, on plonge le bout effilé dans le liquide que l'on veut décanter ; on place dans la bouche l'extrémité du tube courbé à angle droit, et l'on aspire doucement : le liquide remplace l'air qui a été enlevé et remplit la boule de la pipette ; lorsque la boule est pleine, on ferme avec le bout de la langue l'extrémité du tube d'aspiration, pour supprimer la pression de l'air. On transporte ensuite le liquide décanté sur un filtre ou dans un flacon, sans en répandre. On doit apporter quelques précautions dans l'emploi de la pipette : 1°. on doit avoir soin de la rincer bien exactement à l'eau distillée avant que de s'en servir et après s'en être servi ; en agissant ainsi, on évite de perdre du liquide décanté, puisque l'on peut réunir l'eau de

____

(1) Les expériences de M. Méli ont été faites à l'hôpital de Ravenne.

lavage avec le liquide séparé, et l'on ne s'expose pas à introduire dans le liquide à décanter des substances qui lui seraient étrangères, qui nuiraient à sa pureté et pourraient induire le praticien en erreur; 2°. on doit, avant d'employer la pipette pour décanter un liquide, étudier son emploi. Cette étude est nécessaire, car celui qui ne sait pas se servir de cet instrument pourrait, ou troubler la liqueur avant de la décanter, ou aspirer trop fortement et se remplir la bouche de la liqueur, ce qui souvent ne serait pas sans inconvénient.

(A. C.)

PISSASPHALTE. *V*. Goudron minéral, t. III.

PISSELÆON. *V*. Huile de poix, t. III, p. 140.

PISSENLIT ou DENT DE LION. *Leontodon Taraxacum*, L. *Taraxacum Dens leonis*, Haller. — D.C., Fl. fr.—Rich. Bot. méd., t. I, p. 397. (Famille des Synanthérées, tribu des Chicoracées. Syngénésie égale, L.) Cette plante est une des plus communes, non-seulement en Europe, mais encore dans la plupart des régions du globe. On la trouve dans toutes les localités possibles, principalement dans les lieux humides, où elle est presque constamment en fleur, depuis les premiers jours du printemps jusqu'à la fin de l'automne. Ses feuilles naissent en rosette du collet de la racine; elles sont allongées, plus larges vers leur sommet, profondément pinnatifides, à pinnules dentées et un peu arquées en crochet. La fleur est jaune, assez grande, solitaire au sommet d'une hampe fistuleuse, haute d'environ 6 à 9 pouces. L'involucre est double, l'extérieur composé de folioles réfléchies en dehors; les fruits sont surmontés d'aigrettes stipitées qui s'envolent au moindre souffle.

Les feuilles et les hampes du pissenlit contiennent un suc d'autant plus lactescent et amer, que la plante est plus verte et dure. Lorsque par l'étiolement, ou par l'effet d'un terrain arénacé peu nutritif, ces feuilles sont devenues blanches, tendres et aqueuses, elles n'ont alors presque plus d'amertume, et on les mange en salade. Les feuilles vertes servent à préparer un suc médicinal qui est tonique et considéré comme dépuratif. On fait usage de ce suc à la dose de 2 à 3 onces dans les affections chroniques de la peau et dans les maladies connues autrefois sous le nom d'obstructions des viscères abdominaux. Le suc de pissenlit est rarement prescrit seul ; on l'associe ordinairement aux sucs de fumeterre, beccabunga, cerfeuil, etc. *V.* Sucs d'herbes. On prépare avec le pissenlit un extrait qui jouit de propriétés semblables à celles du suc, mais dont l'effet est moins certain. Cet extrait se donne à la dose de 6 à 12 grains, que l'on augmente ensuite graduellement. Les racines étaient autrefois usitées en Médecine. Le pissenlit contient de l'extractif, une résine verte (chlorophylle), de la fécule, une matière sucrée, du nitrate et de l'acétate de potasse et de chaux.

(A. R.)

PISTACHE. Fruit du pistachier. *V.* ce mot.

PISTACHE DE TERRE. *V.* Arachide.

PISTACHIER. *Pistacia vera*, L. — Rich. Bot. méd., t. II, p. 596. (Famille des Térébinthacées. Dioecie Pentandrie, L.) C'est un grand arbrisseau qui s'élève ordinairement à 15 ou 20 pieds, et qui est originaire de l'Asie-Mineure. Il fut apporté par les Romains dans les contrées méridionales de l'Europe, où il s'est en quelque sorte naturalisé. On le cultive surtout en Grèce, en Sicile et dans quelques contrées de nos départemens méridionaux. Les feuilles du pistachier sont alternes, dépourvues de stipules, composées de trois à cinq folioles obtuses, glabres et coriaces. Les fleurs mâles sont petites, légèrement pédicellées et disposées en grappes rameuses ; les femelles forment de petits épis simples et triflores. Les fruits sont des espèces de drupes sèches de la forme et de la grosseur d'une olive, d'une teinte rougeâtre, ayant la chair très mince, légèrement aromatique, le noyau testacé, peu épais, se séparant facilement en deux valves. L'amande est entièrement formée par l'embryon ; elle est recouverte d'une pellicule rougeâtre, et les deux gros cotylédons qui la composent sont d'une belle couleur verte claire, et d'une saveur douce et agréable.

Ces graines, que l'on nomme *pistaches*, contiennent beaucoup d'huile qu'il est facile d'extraire par simple expression. Elles servent à préparer des émulsions vertes, qui, de même que celles d'amandes douces, sont prescrites comme adoucissantes dans les inflammations des intestins et des voies urinaires. Les confiseurs et les glaciers en font des dragées, des glaces, des crèmes et autres friandises.   · (A. R.)

PISTACIA LENTISCUS. *V*. Lentisque et Mastic.

PISTACIA TEREBINTHUS. *V*. Térébinthe et Térébenthine de Chio.

PISTACIA VERA. *V*. Pistachier.

PISTIL. *Pistillum*. Les botanistes désignent sous ce nom l'organe femelle des végétaux. *V*. Fleurs.

PISTOLOCHIA. Ancien nom de l'aristoloche petite. *V*. ce mot. .

PIVOINE. *Pæonia officinalis*, L. — Rich. Bot. méd., t. II, p. 623. (Famille des Renonculacées. Polyandrie Digynie, L.) Cette plante croît spontanément dans les prairies des bois montueux de l'Europe, particulièrement dans les contrées méridionales. Sa racine est vivace, fasciculée, composée d'un grand nombre de tubercules allongés, fusiformes, quelquefois arrondis, attachés aux fibres et pendans. Sa tige est simple, herbacée, haute de 2 à 3 pieds, flexueuse, glabre, luisante et un peu glauque; elle porte des feuilles alternes, glabres, quelquefois un peu velues en dessous, à trois folioles divisées en autant de lobes inégaux. Les fleurs sont très grandes, ordinairement d'un rouge violacé, quelquefois blanches, solitaires et terminales; ses capsules, au nombre de deux ou trois, sont couvertes d'un duvet brun et contiennent des graines rondes, pisiformes et noirâtres. Dans une espèce voisine, (*Pæonia corallina*) et qui croît dans quelques localités montueuses de l'Europe méridionale, les graines sont d'un beau rouge. C'est cette dernière plante que Pline et les anciens naturalistes nommaient Pivoine male (*Pæonia mas*), tandis qu'ils désignaient la véritable pivoine officinale sous le nom de Pivoine femelle (*Pæonia fæminea*).

La racine de pivoine est rougeâtre à l'extérieur, blanche

intérieurement ; à l'état récent, elle est douée d'une odeur nauséeuse et d'une saveur forte, ayant de l'analogie avec celles de la racine de raifort, qualités qui s'évanouissent par la dessication et par le temps. M. Morin en a publié (*Journal de Pharmacie*, t. X, p. 287) une analyse dont voici les résultats : eau, 339,70 ; amidon, 69,30 ; oxalate de chaux, 3,80 ; fibre ligneuse, 57,30 ; matière grasse, 1,30 ; sucre incristallisable, 14,00 ; acides phosphorique et malique libres, 1,00 ; malate et phosphate de chaux, 4,9 ; gomme et tannin, 0,60 ; matière végéto-animale, 8,00 ; malate de potasse, 0,30 ; sulfate de potasse, 0,10 ; principe odorant, quantité inappréciable (1). Les racines et les graines de pivoine ont été préconisées par les médecins du vieux temps contre les convulsions, les paralysies, l'épilepsie, en un mot, contre toutes les maladies nerveuses qui résistent aux efforts de l'art, et qui bien certainement ne se guérissent pas avec des simples. Elles entraient dans plusieurs préparations officinales aujourd'hui peu employées, telles que la poudre de guttète, le sirop d'armoise composé, etc. On administrait la racine de pivoine, soit récente, soit réduite en poudre, soit enfin sous forme d'extrait alcoolique à la dose de 10 à 20 grains que l'on augmentait graduellement. L'eau distillée de fleurs de pivoine n'est plus usitée. On faisait, avec les graines, des colliers pour les enfans, dans le but de faciliter leur dentition.

(G...N.)

PLANTAGINÉES. *Plantagineæ.* Petite famille naturelle de plantes dicotylédones monopétales, à étamines hypogynes, composée seulement des deux genres *Plantago* et *Littorella*. Les propriétés générales de cette famille sont les mêmes que celles du genre PLANTAIN, mot auquel nous renvoyons.

(G...N.)

---

(1) **Le** principe actif des racines de pivoine paraît être volatil ; ce qui est indiqué par l'inertie de ces racines desséchées ou réduites en poudre. Pallas assure, d'ailleurs, que les paysans de la Sibérie mangent des racines de *Pæonia albiflora* et *anomala*, après les avoir fait cuire.

PLANTAIN. *Plantago*. Genre type de la famille des Plantaginées et de la Tétrandrie Monogynie, L., composé d'un
très grand nombre de plantes herbacées, annuelles ou vivaces,
à feuilles radicales, étalées en rosettes sur la terre, entières
ou dentées. Les fleurs sont très petites, hermaphrodites, sessiles et disposées en épis au sommet d'un pédoncule radical.
Le calice est à quatre divisions profondes ; la corolle est tubu-
leuse ; terminée par un limbe à quatre lobes étalés ; les quatre
étamines sont saillantes., à filets capillaires insérés à la base
du tube de la corolle. Le fruit est une pyxide ou petite capsule divisible en deux transversalement, à deux loges contenant chacune une ou plusieurs graines. Parmi les nombreuses
espèces de plantains, nous citerons ici celles qui ont eu autrefois
en Médecine une très grande réputation.

Le Grand Plantain, *Plantago major*, L. — D.C., Fl. franç.,
v. III, p. 408, est une plante excessivement commune dans
les lieux arides de toute l'Europe. Ses feuilles radicales sont
pétiolées, ovales ou presque arrondies, obtuses., marquées de
cinq à sept nervures très prononcées. Les pédoncules radicaux
s'élèvent souvent jusqu'à un pied, et se terminent par un épi
long et grêle, composé de petites fleurs très rapprochées.

Les racines et les feuilles de plantain sont légèrement astringentes ; elles passaient pour fébrifuges, et elles entraient dans
la composition du sirop de grande consoude et d'autres préparations officinales très compliquées. Leur eau distillée était
préconisée contre les ophthalmies chroniques ; mais étant absolument inodore, elle ne possède aucune propriété réelle. Nous
pouvons en dire autant des autres espèces de plantain (*Plantago lanceolata* et *P. media*) que l'on rencontre fréquemment
dans les champs, et auxquelles on attribuait également de
grandes vertus.

Le Plantain des sables, *Plantago arenaria*, D.C., Fl. fr.,
v. III, p. 416.—Rich. Bot. méd., t. I, p. 226, est très abondant dans les lieux sablonneux de presque toute l'Europe.
C'est la plante que Bulliard a figurée (*Herb. de la France*,
tab. 363) sous le nom de *Plantago Psyllium*, mais qui n'est

pas la même que celle nommée ainsi par Linné. Au reste, ces deux espèces n'offrent entre elles qu'une très légère différence, et peuvent être indifféremment substituées l'une à l'autre pour les usages pharmaceutiques et économiques de leurs graines. Le *Plantago arenaria* a une racine annuelle, fusiforme ; une tige dressée, pubescente, rameuse, haute d'environ un pied ; des feuilles opposées, sessiles, très étroites, linéaires, aiguës et pubescentes ; les fleurs très petites, disposées en épis courts, ovoïdes, portés sur des pédoncules axillaires verticillés, et accompagnés de bractées. Le fruit est une pyxide globuleuse, très petite, renfermant deux graines planes d'un côté, convexes de l'autre, brunes et brillantes. Ces graines ont été comparées à des puces, d'où est venu le nom d'*herbe aux puces*, qui a été donné au *Plantago arenaria*. Elles renferment une grande quantité de mucilage (1), et conséquemment sont fort émollientes. On les employait autrefois pour préparer des collyres adoucissans, mais on les remplace aujourd'hui par les graines de lin et de coing que l'on a plus facilement sous la main. Les *Plantago Psyllium* et *Cynops*, L., qui croissent en abondance dans la région méditerranéenne, ont des graines semblables à celles du *Plantago arenaria*. On dit que les habitans du midi en font un objet assez important de commerce ; ils les exportent dans le nord, où on les fait servir au lavage des mousselines, et probablement à d'autres usages industriels encore peu connus.   (G...N.)

PLANTES ou VÉGÉTAUX. *Vegetabilia*. Êtres vivans constituant une des deux divisions du règne organique, et essentiellement caractérisés par l'absence de toute sensibilité et de mouvement volontaire. La science qui traite de leur étude est nommée BOTANIQUE ou PHYTOLOGIE. Comme ses applications sont très nombreuses, non-seulement à l'art de guérir, mais encore aux arts industriels et économiques, nous avons consacré un article à l'exposition des généralités sur les divisions

---

(1) Le mucilage est si abondant dans les graines de ce plantain, qu'une partie suffit pour rendre 48 parties d'eau filantes comme du blanc d'œuf.

de cette science et sur la manière de l'étudier dans ses applications. *V.* le mot Botanique. Nous avons parlé ailleurs, et dans des articles spéciaux, des diverses parties qui composent les végétaux, tant pour faire connaître suffisamment leur structure que pour indiquer leurs usages et leurs propriétés. Ainsi, aux mots Écorces, Feuilles, Fleurs, Fruits, Racines, Tiges, etc., on trouvera ce qu'il est le plus utile de savoir concernant ces organes. Quant aux opérations ou préparations que l'on fait subir aux parties des végétaux pour les rendre propres à être employées dans la Pharmacie ou dans les arts, nous renvoyons à tous les mots qui désignent ces opérations, et particulièrement à l'article Dessication. Nous avons en outre présenté, à l'article Herbier, des considérations sur la dessication et la conservation des végétaux pour l'étude. Pour compléter les renseignemens donnés au mot Dessication, nous croyons utile d'offrir à nos lecteurs le tableau détaillé des plantes usitées en Pharmacie, avec la quantité obtenue par la dessication d'une livre de chacune d'elles. Ce tableau est dû à M. Recluz, qui a déjà enrichi notre ouvrage de plusieurs autres tableaux dont l'utilité ne saurait être contestée.

TABLEAU comparatif et approximatif des résultats obtenus de la dessication des plantes et de leurs parties, par C. RECLUZ, pharmacien de Paris.

NOMS DES PLANTES.	PARTIES employées.	onces	gros	grains	Observations et noms des auteurs cités.
bricotier	Semences.	14	4	36	
osinthe (grande).	Sommités fleuries	3	4		Baumé.
Idem	Idem.	5	4	36	
osinthe (petite).	Feuilles.	5	6	67	
Idem	La plante entière fleurie.	5	6	56	
onit napel cultivé	Feuilles.	6	4		En juillet 1827.
onit des marais cultivé.	Idem.	3		5o	En septembre 1827.
l cultivé.	Bulbes.	5	2	48	
chimille vulgaire fleurie.	Feuilles.	6	3		En septembre 1827.
mandier cultivé à fruits doux.	Semences.	13	6		
. à fruits amers.	Idem.	14	4		
. à fruits doux.	Fleurs.	3	4	36	
mbroisie, thé du Mexique.	Sommités fleuries.	à 4 5	3		
che.	Racines.	3	5	24	
ngélique.	Feuilles.	3	3	36	
rmoise commune.	Feuilles et fleurs.	3	6	56	
dem champêtre.	Idem.	4			
rnica.	Fleurs.	4	2		
rum pied de veau.	Racines.	6			
urone mâle.	Feuilles et fleurs.	4	2		
unée.	Racines moyennes.	3			Baumé et C. Recluz.
Idem	Racines plus grosses	5		16	
Idem	Racin. très grosses.	8			
aguenaudier faux séné.	Feuilles.	à 10 6			
ardane sauvage âgée de 3 ans.	Racines.	3	3	48	Avril 1827.

SUITE DU TABLEAU.

NOMS DES PLANTES.	PARTIES employées.	Quantité de matière sèche obtenue d'une livre de substance.			OBSERVATIONS et noms des auteurs.
		onces	gros	grains	
Bardane cultivée..	Racines.	5	2	28	Janvier 18..
Idem	*Idem.*	4	6		Juillet 18.. contenaient plus d'inuline précédentes.
		à 5	3		
Idem	*Idem.*	4	7		Octobre 18..
Belladone cultivée.	Feuilles.	2		60	
Idem sauvage.	*Idem.*	4	7		
Idem	Racines.	6		40	
Benoite officinale..	Rac. âgée de 2 ans.	2	2		D'une odeur prononcée de gi...
Idem des ruisseaux.	*Id.* âgée de 3 ans.	3	1		*Idem.*
Bistorte.	Racines.	9	3	36	
Bleuet.	Fleurons.	5			
Botrys cultivé. . . .	La plante entière.	7	4		Septembre 18..
Bourrache.	Fleurs.	2	2		Baumé.
Idem	*Idem.*	2	5	24	
		à 3	1	15	
Idem	Corolles.	2	2	20	
		à 2	6	48	
Idem	Feuilles radicales.	1	2	36	
		à 1	4	15	
Id. récolt. en hiver.	La plante entière fleurie.	2	6		M. Germain, ...macien à Fécamp
Id. réc. en juillet..	*Idem.*	6	2		*Idem.*
Bryone.	Racines.	6			Janvier 1827.
Bugle traçante. . . .	Feuilles.	4	2		
Buglosse.	Fleurs.	2			Baumé.
Cabaret.	Racines.	3	4		Octobre 1824.
Caille-lait ou Gaillet jaune.	Sommités fleuries.	5			Baumé.
Idem	*Idem.*	5	1	36	
Camomille romaine sauvage.	Fleurs.	4	3	43	
Idem cultivée.	*Idem.*	4			Septembre 18..
Camomille romaine	*Idem.*	4	4		Baumé.
Camomille sauvage	*Idem.*	4	3	14	
Capillaire de Montpellier.	La plante entière.	8			

SUITE DU TABLEAU.

NOMS DES PLANTES.	PARTIES employées.	onces	gros	grains	OBSERVATIONS et noms des auteurs cités.
...llaire polytric.	La plante entière.	8			
...aurée (petite).	Sommités fleuries.	6	4		
		à 6	4	36	
...dem	Idem.	6			Baumé.
...sier	Pédoncules.	6	6	32	
...feuil cultivé . . .	Feuilles entières.	3			
...dem	Feuil. sans pétioles	1	7	54	
...rdon roland . . .	Racines.	6	4		
...vrefeuille	Fleurs.	2	2	48	Juillet 1827.
...endent pied-de-poule	Racines.	11		44	Janvier 1817.
...endent (*Triticum repens*) . . .	Idem.	12			Mars 1819.
...corée cultivée . .	Feuilles.	3	6	16	Janvier 1827.
...dem	Idem.	1	2	16	Juin 1826.
...dem	Idem.	2	6	48	Juin 1826.
...sauvage	Idem.	2			Septembre 1825.
...dem	Écorce de la racine âgée de 2 ans.	8			
...rons	Zestes.	4	7	56	
...dem	Écorce entière.	4			
		à 4	1	10	
...uë (grande)	Feuilles et fleurs.	4			
...dem	Feuilles.	4	3		
...chléaria officin . .	Feuilles entières.	2			
...dem	Feuil. sans pétioles	1	7	24	
...gnassier	Pepins avec la pulpe gommeuse.	6	7		Résultats de deux expériences faites en 1827.
		à 8			
...dem	Idem.	9	1	42	1826.
...chique d'autom.	Bulbe.	5	7		M. Baindridge, cité par Duncan.
...dem	Idem.	6			1823.
...ncombre cultivé.	Semences.	8		21	
...nsoude (grande).	Racines.	4			Décembre 1826.
...dem	Idem.	4	7	28	Février 1826.
...dem	Idem.	5			Février 1827.

SUITE DU TABLEAU.

NOMS DES PLANTES.	PARTIES employées.	Quantité de matière sèche obtenue d'une livre de substance.			OBSERVAT... et nom... des auteurs...
		onces	gros	grains	
Coloquinte cultivée	Fruits écorcés.	1		64	Une livre de fruits entiers se compose de 3gros 48 grains et de 12 onces 20 grains de pu... semences. Baumé.
Coqueret	Baies.	3	4	64	
Idem	*Id.* avec calice.	3	5	24	
Idem	Calices.	5			
Coquelicot.	Pétales.	2			
Idem	*Idem.*	2	1	36	Séchés à l'air.
		à 2	2		Octobre 1826.
Courge potiron. . .	Semences entières.	11	5		Octobre 1827.
Idem	Amandes.	12			
Cynoglosse.	Racines entières.	4			Décembre 182...
Idem	Écorce de la racine.	6			Décembre 182...
Cynorrhodons. . .	Fruits privés des semences, des poils et des pédoncules.	7			
Idem	Galles ou éponges.	3	7	36	Baumé.
Concomb. aux ânes cultivé.	Fruits mûrs.	2	5		Septembre 182...
Digitale pourprée sauvage	Feuilles.	2	1	16	A Lyon en 18...
Idem	*Idem.*	3		56	A Lyon en 18...
Douce-amère. . . .	Tiges de 4 lignes de diamètre.	6	1	56	
Idem	Tiges de 3 lignes de diamètre.	5	4		
Estragon.	Feuilles.	3	4		
Euphraise officin. .	*Idem.*	5			Baumé.
Eupatoire de Mésué cultivée	Fleurs.	7		36	
Idem	Sommités fleuries.	6	6	36	
Fumeterre officin. fleurie.	Feuilles.	2	2		
Idem	La plante entière.	2	4	36	
Fenouil	Racines.	6	1		Janvier 1827.
Figuier	Fr., variété à peau blanche et dure.	5 à 7	2 2		Expériences f... Agde (Hérault.) 1821.
Fraisier	Racines.	9	2	48	Décembre 1827.

SUITE DU TABLEAU.

NOMS DES PLANTES.	PARTIES employées.	Quantité de matière sèche obtenue d'une livre de substance.			OBSERVATIONS et noms des auteurs cités.
		onces	gros	grains	
...mandrée	Sommités fleuries.	8	4		
Idem	Feuilles.	3	3	12	
...êt à balais sauv.	Fleurs.	2	2		
Idem	Idem.	2	5		Baumé.
...êt d'Espagne ou sauvage	Idem.	3	4		
...oflier	Fleurs non développées.	5	2	48	M. Vauquelin (Ann. de Chim., t. III).
...enadier cultivé	Fleurs entières.	3 à 3	4 5		
Idem	Écorce de la racine.	10	5	24	M. Lebreton, médecin anglais.
Idem	Écorce du fruit.	9	1	58	
...imauve cultiv..	Fleurs.	2 à 4	7 4	41	
Idem	Feuilles.	5 à 6	7	49 25	
Idem	Racines.	4	2	36	Janvier 1827.
Idem	Racines écorcées.	5	2	36	Mars 1826.
Idem	Idem.	4	4		Juillet 1827.
...ssope cultivée.	Sommités fleuries.	4	6	36	
Idem	Feuilles et fleurs.	4			
Idem	La plante entière fleurie.	10	2	26	
...tte	Sommités fleuries.	7	5	36	
...ubier	Fruits.	6 à 7	2		A Agde (Hérault), 1821.
...quiame noire.	Feuilles.	2	1	36	
Id. Id.	Semences.	7	1	56	
Id. blanche	Feuilles.	2			
...rier	Idem.	7 à 8	3	36 ~	
Idem	Fruits.	10	2	57	
...rier cerise	Feuilles.	13	4	36	
...rre terrestre	Sommités fleuries.	3			Avril 1826.
Idem	Feuilles sans pét.	2	5	24	Août 1827.
Idem	Feuilles entières	3	3	36	Août 1827.

PLANTES.

SUITE DU TABLEAU.

NOMS DES PLANTES.	PARTIES employées.	Quantité de matière sèche obtenue d'une livre de substance.			OBSERVATIONS et noms des auteurs.
		onces	gros	grains	
Lis	Pétales.	2	1	5	
Marjolaine.	La plante entière fleurie.	4	5	36	
Idem	Feuilles et fleurs.	3		27	
Marrube blanc. . .	Sommités fleuries.	4	7	4	
Marum	*Idem.*	7	4	36	
Matricaire. . . .	Fleurs.	4	2		Baumé.
Mauve crépue cult.	*Idem.*	3		48	
Id. à feuilles rondes	*Idem.*	4		70	
Id. Id. en fleurs.	Feuilles.	2	3	25	
Mauve Alcée. . . .	Fleurs.	3	2	3	
Mélisse cueill. avant la floraison . . .	Feuilles et fleurs.	5			
Idem en fleurs. . .	*Idem.*	6	1		
Mélilot	Sommités fleuries.	4	5	36	
Melon.	Semences.	9	5	36	
Menthe aquatique.	Feuilles et fleurs.	4	2	36	
Id. crépue . . .	*Idem.*	6	5	36	
Id. Id.	Sommités fleuries.	6	5		
Id. poivrée. . .	Feuilles et fleurs.	2	3	36	
		à 3	4	36	
Id. sauvage. . .	Sommités fleuries.	6	5	30	
Id. Id.	Feuilles et fleurs.	6	3	36	
Ményanthe ou trèfle d'eau	La plante entière fleurie.	4			
Id. fleurie. . .	Feuilles.	2	2	36	
		à 2	4		
Mercuriale en fleurs	*Idem.*	3			Juillet 1827.
Idem	*Idem.*	2	7	36	Décembre 1827.
Millefeuille . . .	Sommités fleuries.	5	7	36	
Millepertuis. . . .	Fleurs.	2	1		Baumé.
Idem	Boutons sur le point d'épanouir.	1	7		
Idem	Sommités fleuries.	6	1	36	
Molène, bouillon blanc.	Fleurs.	2	4		

SUITE DU TABLEAU.

NOMS DES PLANTES.	PARTIES employées.	onces	gros	grains	OBSERVATIONS et noms des auteurs cités.
Molène, bouill. bl.	Feuilles.	5	2	48	
Id. Lychnitis..	Idem.	5	3		
Id. Id.	Fleurs.	2	7	36	
Morelle fleurie...	Feuilles.	2	3	36	
		à 2	5	36	
Id. en fruits...	Idem.	3		36	
Muguet de mai..	Fleurs.	2			Baumé.
Idem......	Idem.	2	2		
Nénuphar blanc..	Idem.	1	1	10	
Idem......	Idem.	1	4		Baumé.
Idem......	Racines.	1	6		
Nicotiane tabac..	Feuilles.	2			
Id. (*N. rustica*).	Idem.	1	7		
Noix.......	Le brou.	1	6	4	Le brou était prêt à se détacher de la noix.
Idem......	Idem.	1	4	36	Le brou était très vert
Œillet rouge....	Pétales.	4			Baumé.
Idem......	Id. sans onglet.	3	5	24	
Œillet d'Inde...	Fleurs sans calices.	2	4		
Olivier......	Feuilles.	8	2	26	M. Ferrat jeune, pharm. à Toulon.
Oranger......	Fleurs.	2	7	36	Février 1823.
Idem......	Idem.	4	1	36	Juillet 1827.
Idem......	Orangettes.	1		54	
Idem......	Écorce d'orange douce.	4 à 5			
Idem......	Id. d'orange amère.	6			
Idem......	Zestes d'or. douces	4	4	36	
Orchis puant en fleurs......	Tubercules nouv.	1 à 1	7		Juin 1820.
Orch. hommependu	Idem.	1	5		Idem.
Orchis pyramidal..	Idem.	1	4	58	Idem.
Orchis mâle....	Idem.	1	4		Idem.
Orchis militaire..	Idem.	1	2	20	Idem.
Origan, var. à fleurs rouges......	La plante entière.	3	2	16	Baumé.
Id. Id....	Idem.	5	6		
à fleurs blanches	Idem.	4	5	32	Baumé.

SUITE DU TABLEAU.

NOMS DES PLANTES.	PARTIES employées.	onces	gros	grains	OBSERVATIONS et noms des auteurs ci[tés]
Oscille.	Feuilles.	2	7	40	Boulduc (Mém. l'Acad. des Scienc[es])
Idem	Idem.	1	7	36	Par la dessica[tion] ces feuilles perd[ent] complètem. leur [odeur]
Panicaut maritime.	Racines.	6	4		Juillet 1821.
Parelle.	Idem.	6	2	36	Tant en juillet qu[en] janvier 1826.
Patience cultivée.	Idem.	8			Juillet 1827.
Idem	Idem.	6	1	36	Juillet 1825.
Idem	Idem.	6	3	36	Octobre 1826.
Idem	Idem.	6			Février 1828.
Pêchers	Fleurs.	3	7		Boulduc (Mém. l'Acad. de Sciences)
Idem	Idem.	3	5		
Idem	Fleurs en boutons	3	5		Idem.
Idem	Semences.	12	3		
Pensée cultivée	Pétales.	6			M. Chéreau (An[no]tations au Dispens[aire] de Duncan)
Idem	Idem.	6 à 8	1		
Id. sauvage	La plante entière en fleurs.	3	2		
Persicaire	Feuilles.	4	3	36	
Persil	Racines.	5	3		Juillet 1827.
Peuplier noir.	Bourgeons.	8	1	36	
Pimprenelle fleurie.	Feuilles.	3			Avril 1826.
Idem	Idem.	3	2		Juin 1826.
Pissenlit.	Racines.	3	6		Avril 1825.
Idem	Écorce d'une racine âgée de 3 ans.	8			Mars 1824.
Pied de chat.	Fleurs	4 à 4	4		
Plantain.	Feuilles.	1	7	36	
Polium.	Sommités fleuries.	5	2	65	
Poirée.	Feuilles.	2	1	36	
Pouliot	Sommités fleuries.	4	6	36	
Pourpier.	Feuilles.	1	2	36	
Idem	La plante entière	1	1	28	Eau de Cologne cit.
Primevère officin.	Fleurs.	3	1		
Idem	Corolles	4			

SUITE DU TABLEAU.

NOMS DES PLANTES.	PARTIES employées.	onces	gros	grains	OBSERVATIONS et noms des auteurs cités.
rimevère officin. .	Sommités fleuries.	2	1	36	
runier	Fruits.	10	5	24	
ulmonaire	Fleurs.	2			
Idem	Feuilles.	3	1		
aifort sauvage. .	Racines.	5	4		
Idem	Idem.	3	7	36	Neumann.
aisin d'ours. . . .	Feuilles.	8			
		à 8	6	36	
osage des Alpes. .	Idem.	7	4	36	
d. à fleurs jaunes.	Idem.	7	5	36	
omarin.	Fleurs.	3	2		Baumé.
Idem	Idem.	3	3	36	
Idem	Feuilles.	5	1	36	
		à 5	6		
osier à fleurs roug. sauvage	Pétales entiers.	3	2		
Idem cultivé . .	Idem.	2	1	36	
		à 4		18	
Idem	Id. sans onglets.	4	1		
		à 4	6	52	
osier à cent feuil.	Pétales entiers.	3	1		
d. à fleurs blanches	Idem.	3	1	36	
d. de Damas . . .	Idem.	3	3	36	
		à 3	5	36	
d. musqué. . . .	Idem.	3	1		
oseau aromatique	Racines.	5	6		Trommsdorff.
ossolis.	Feuilles.	2			Baumé.
hubarbe cultivée en France. . . .	Racines.	5	7	50	Baumé.
ue en fleurs. . .	Feuilles.	6	1	17	
afran.	Stigmates.	3	1	43	Descourtilz (Monographie du safran).
Idem	Idem.	3	4	32	Stanislas Gilibert, médecin et botaniste de Lyon.
anicle.	Feuilles.	5	4		Baumé.
alicaire.	Sommités fleuries.	6	1	36	
aponaire officin. .	Feuilles.	3	6		

SUITE DU TABLEAU.

NOMS DES PLANTES.	PARTIES employées.	onces	gros	grains	OBSERVATIONS et noms des auteurs cités.
Saponaire officin. .	Fleurs.	4	3	36 .	
Sarriette.	Sommités fleuries.	3	6	18	
Idem	La plante entière fleurie.	4	2		
Saxifrage.	Racines.	6	4		Baumé.
Sauge (grande). . .	Fleurs.	3	2	36	Baumé.
Id. Id.	Sommités fleuries	4	7		
Id. Id.	Feuilles.	5	4	36	
		à 6	5	64	
Id. (petite) ou de Catalogne. . .	*Idem.*	8	5	24	
Scordium	Sommités fleuries.	3	2		Baumé.
Idem	*Idem.*	4	6		
Idem	Feuilles.	4		38	
Scille rouge	Squam. charnues et externes.	2 à 2	3 5	14 32	Février 1827. Janvier 1821.
Idem	*Id.* entiers, mais les squames sèches externes.	3 à 4			Lewis (Connaissan des médicamens).
Scabieuse des ch. .	Feuilles.	4	5	36	
Id. Id.	Fleurs.	5	5	24	
Id. colombaire. . .	*Idem.*	5	4		
Id. mors du diable.	*Idem.*	5	7	36	
Idem	Racines.	6	3	68	Mai 1827.
Seneçon	La plante entière en fleurs.	3	2		Avril 1827.
Idem	*Idem.*	4	6		Mai 1827.
Serpolet commun.	Feuilles.	10	7	36	
Id. Id.	Sommités fleuries.	9	3		
Id. citronnelle. . .	*Idem.*	9	1		
Id. Id.	Feuilles.	11	2	36	
Souci des jardins. .	Demi-fleurons.	2	2	20	Juillet 1827.
Idem	*Idem.*	2	6	16	Septembre 1827.
Idem	Fleurs entières.	2	6		Baumé.
Idem	*Idem.*	2	7		
Idem	Feuilles.	1	4		Avril 1827

SUITE DU TABLEAU.

NOMS DES PLANTES.	PARTIES employées.	onces	gros	grains	OBSERVATIONS et noms des auteurs cités.
uci des jardins..	Feuilles.	2	5	24	Septembre 1827.
Idem......	Idem.	3	1	43	Stanislas Gilibert.
uci des vignes..	Idem.	2	5	36	Avril 1827.
Idem......	Demi-fleurons.	3	5	24	Avril 1827.
Idem......	Fleurs entières.	3		36	Avril 1827.
ramoine....	Feuilles.	2	1		
Idem.....	Sem. bien mûres.	13	4	66	Brunnders.
Idem.....	Idem.	14	1		
Idem.....	Id. non entièrem. mûres.	7 à 8	1		
reau......	Corolles.	3	1	48	
Idem.....	Fleurs avec leurs pédoncules.	6	2		
Idem....	Fruits mûrs.	3	3	36	
anaisie.....	Sommités fleuries.	4	1	24	
hym.......	Feuilles.	10	2	60	
Idem.....	Sommités fleuries.	5	3		Mai 1827.
Idem......	Idem.	7 à 9			Août 1827.
illeul à grandes feuilles......	Fleurs.	4	1	36	
l. à petites feuilles	Idem.	5	3	68	
illeul......	Idem.	5	2		Baumé.
ussilage.....	Idem.	3	3	36	
aleriane.....	Racines.	12	2	36	Août 1827.
erge d'or....	Sommités fleuries.	5	6	4	
erveine officinale.	Feuilles et fleurs.	3	3		
dem du Cap....	Idem.	5			
iolette odorante cultivée.....	Fleurs entières.	2			Baumé.
Id. Id.....	Idem.	3	2		
Id. Id.....	Pétales.	2	4		
Id. sauvage..	Idem.	2	7	18	
Id. Id.....	Fleurs entières.	2	3	36	
Id. Id.....	Id. entièrem. privées de pédoncules.	3	2	36	

PLAQUEMINIERS. Famille de plantes dicotylédones monopétales hypogynes, qui a tiré son nom du genre principal,
Plaqueminier (*Diospyros*, L.). Elle est aujourd'hui plus
connue des botanistes sous le nom d'ÉBÉNACÉES (*Ebenaceæ*),
parce que le bois d'ébène est fourni par diverses espèces de
Diospyros. *V.* ÉBÉNIER. (A. R.)

PLATINE. Le platine est un corps combustible métallique,
connu, selon quelques savans, depuis les premiers siècles. Ce
métal n'est considéré comme un métal particulier que depuis
1749. Don Antonio de Ulloa est le premier qui en ait parlé
dans sa relation du voyage qu'il fit au Pérou avec des
académiciens français, vers l'année 1735. M. Charles Wood,
essayeur à la Jamaïque, le trouva en 1741, dans les Indes
orientales; mais il ne publia son travail sur ce métal qu'en
1749 et 1750. (Ce mémoire fait partie du XLᵉ volume des
Transactions philosophiques.) En 1749, M. Lewis s'occupa
d'expériences sur le platine; les résultats qu'il obtint de ces
expériences furent aussi publiés dans le même journal. Ces
résultats démontraient que le platine est un métal particulier,
jouissant de propriétés particulières énumérées dans ce mémoire. Plus tard, Schœffer, Margraff, Macquer et Baumé, Buffon,
Tillet, Morveau, Sickingen, Bergman, Lavoisier, Proust,
Necker-Saussure, Wollaston, Tennant, Descotils, Vauquelin,
Fourcroy, Berzélius, Breant, Mussin-Puschkin, Édmond-
Davy, Van-Marum, Cooper, etc., s'occupèrent de l'extraction
de ce métal et de l'examen de ses combinaisons

Le platine n'existe pas dans la nature à l'état de pureté; il
est toujours en combinaison avec d'autres métaux, et particulièrement avec le palladium, l'irridium et le rhodium. Il est
ordinairement en petits grains aplatis : on en a cependant
trouvé en masse, mais rarement. On cite deux fragmens de
minerai de platine, l'un du poids de 57 à 58 grammes (plus
de 14 gros), rapporté par le savant de Humboldt; l'autre
d'environ 789 grammes (1 livre 9 onces 24 grains),
trouvé par un nègre dans la mine d'or appelée *Condoto*,
dans la province de *Novita*, gouvernement du *Choco*. Le pla-

tine se trouve particulièrement à la Nouvelle-Grenade ; on en trouve aussi au Brésil, à Saint-Domingue, à Malto-Grosso, dans les mines de Guadalcanal en Espagne (Vauquelin), en Russie.

Le platine s'obtient de la manière suivante : on introduit le minerai dans des cornues, on verse dessus six fois son poids d'acide hydro-chloro-nitrique, on adapte à ces vases des allonges et des matras, on les place ensuite dans un bain de sable ; lorsqu'elles sont ainsi disposées, on favorise l'action à l'aide la chaleur ; lorsque la réaction est terminée, on laisse en repos pendant quelques instans, on décante les liqueurs, et l'on remet dans chaque cornue une nouvelle quantité d'acide, on chauffe de nouveau. On répète ainsi l'opération jusqu'à ce que le minerai soit épuisé et qu'il ne fournisse plus rien à l'acide ; on verse tout le résidu sur un entonnoir obstrué à son extrémité par quelques fragmens de verre ; on laisse égoutter ; on lave ensuite le résidu avec un peu d'eau ; on réunit l'eau des lavages aux solutions qui sont d'un brun jaunâtre et qui contiennent du fer, du platine, du cuivré, du plomb, du palladium, du rhodium, du mercure, de l'irridium, de l'acide sulfurique. On fait concentrer les dissolutions, afin d'en chasser l'excès d'acide : lorsqu'elles sont assez concentrées pour fournir des cristaux par refroidissement, on les étend de dix fois leur poids d'eau, et l'on y verse un excès d'une dissolution d'hydro-chlorate d'ammoniaque saturée à froid. Ce sel se combine avec l'hydro-chlorate de platine ; il forme un sel double, de couleur jaune, peu soluble, qui se précipite à l'instant ; on le recueille sur un filtre, on le lave, puis on le fait sécher. Le sel sec ainsi préparé est ensuite soumis à l'action de la chaleur rouge dans un creuset ; pendant cette calcination, l'hydro-chlorate d'ammoniaque se volatilise et l'hydro-chlorate de platine se décompose en laissant pour résidu le platine sous forme spongieuse. Le platine ainsi obtenu est connu sous le nom de platine *en mousse*, platine *en éponge*; lorsqu'on veut l'obtenir en masse et d'une manière telle qu'il puisse être réduit en vases (creusets, capsules, spatules, etc.), on le comprime avec force pendant que l'on opère la calcination de l'hydro-chlorate de platine et d'ammoniaque, dans le but de chasser l'hydro-chlorate d'ammoniaque et de réduire le sel à base de platine.

Ce métal pur est d'un blanc moins brillant que celui de l'argent; il est très ductile, très malléable ; sa ténacité est des plus grandes ; son poids spécifique est de 20,98; il peut être tiré en fils de $\frac{1}{1200}$ de millimètre de diamètre. Soumis à l'action de la chaleur, il résiste aux feux de forge les plus violens. On est cependant parvenu à le fondre au moyen d'un feu alimenté par un courant de gaz oxigène. Pour opérer cette fusion, on place du platine divisé dans un charbon creusé, on dirige ensuite sur le charbon allumé un jet de gaz oxigène. A cet effet, on comprime une vessie pleine de ce gaz et dont le robinet est adapté à un tube effilé par lequel sort le jet. M. Boussingault a reconnu que l'on pouvait fondre le platine à un feu de forge, mais qu'il fallait pour cela que le métal fût placé dans un creuset brasqué. Ce savant ayant examiné le platine ainsi fondu, y reconnut des traces de silice ; il en conclut que la fusion du métal était aidée par du silicium qui provenait de la terre siliceuse contenue dans la brasque. Le platine en contact avec le gaz oxigène ne s'oxide à aucune température ; il s'oxide dans l'air à l'aide d'une forte décharge électrique : l'oxide formé est brun (Van-Marum). Le platine à l'état spongieux (en mousse, en éponges) jouit de la propriété d'enflammer un mélange de gaz hydrogène et de gaz oxigène avec lequel on le met en contact; il a aussi la propriété d'enflammer le gaz hydrogène : on s'est servi de cette propriété pour faire des briquets à hydrogène. Ce métal s'allie à un grand nombre de métaux; il s'unit au bore, au chlore, à l'iode, au phosphore, au sélénium, au soufre. Le platine est employé pour faire des instrumens de Chimie, des capsules, des creusets, des tubes, des chaudières pour la concentration de l'acide sulfurique. Ces vases ont l'avantage de résister aux acides et d'épargner les frais de combustible. Les instrumens de platine sont attaqués par les nitrates de potasse et de soude, par la potasse, la soude, le phosphore, et divers métaux, le plomb, l'étain, le fer. On fait aussi des bijoux en platine; mais ces bijoux n'ont pas le brillant de l'argent; ils sont en outre d'une trop grande pesanteur. On a proposé, dans quelques pays, l'emploi du platine pour faire de la monnaie.

(A. C.)

PLATRE. *V.* Sulfate de chaux.

PLOMB, *Saturne*. Le plomb est un corps combustible simple métallique, dont la connaissance remonte à la plus haute antiquité; il est abondamment répandu dans la nature; il est facile à extraire de ses mines. Les premiers travaux faits sur ce métal sont dus aux alchimistes, qui le soumirent à une foule d'épreuves, dans le but de le transformer en argent. Ce métal se rencontre à divers états : 1°. *combiné à l'oxigène,* à l'état d'oxide, mais rarement ; 2°. *combiné aux corps combustibles,* et particulièrement à l'état de sulfure, en masses considérables, se rencontrant dans un grand nombre de lieux, en France dans les Pyrénées, en Bretagne dans la Lozère, en Savoie à Pezey, en Carinthie à Bleyberg et à Wilach, au Hartz, en Angleterre dans le comté de Derbyschire, en Espagne dans un grand nombre de lieux ; 3°. *à l'état salin* et combiné aux acides sulfurique, phosphorique, carbonique, chrômique, molybdique, arsenique, etc. C'est le plus souvent du sulfure de plomb que l'on extrait le plomb métallique. Divers procédés ont été indiqués : le plus ancien, et qui est usité, consiste à débarrasser le minerai du soufre en se servant du *grillage* avec le contact de l'air; on obtient, par cette opération, un mélange d'oxide et de sulfate de plomb. Le *grillage* est plus ou moins long; on l'opère sur du sulfure en morceaux mêlé à du combustible, et formant des tas entourés de petits murs destinés à le soutenir; on répète plusieurs fois la même opération sur le même minerai, afin d'obtenir un résultat que l'on n'aurait pas par une seule opération. Lorsque le grillage est terminé, on jette l'oxide mêlé à du charbon dans un fourneau à manche, en ayant soin d'humecter ce mélange pour qu'il ne s'en perde pas. L'oxide de plomb libre est réduit à l'état de métal qui coule au fond du fourneau et qui est recueilli ; le sulfate passe à l'état de sulfure, que l'on grille de nouveau pour en retirer de nouveau du métal en lui faisant subir les mêmes opérations. Un deuxième procédé plus convenable consiste : 1°. à griller à une chaleur modérée pendant quelque temps le minerai, sans renouveler les surfaces ; 2°. à augmenter ensuite le feu et à bien mêler les couches supérieures qui sont formées de sulfate, avec les couches inférieures qui ne sont que du sulfure. Le soufre du sulfure revivifie l'oxide du sulfate et fait passer l'acide de ce sel à l'état d'acide sulfureux, en se convertissant lui-même en acide sulfureux ; de la sorte, on obtient alors tout-à-la-fois le plomb qui était à l'état de sulfure et de sulfate. Un troisième moyen, regardé comme meilleur que les précédens (lorsqu'on peut se procurer du fer à bon marché), est fondé sur la décomposition du sulfure de plomb par le fer. Lorsque l'on met ce procédé en usage dans un fourneau à manche, on peut employer et de la fonte en grenaille et des scories de forge, afin de diminuer la quantité de fer métallique à employer. Dans ce cas, le chauffage au coke est, dit-on, préférable au chauffage par le charbon de bois. Lorsqu'on se sert d'un fourneau à réverbère, on se sert de fer métallique dans la proportion d'un quart et même d'un tiers du poids du minerai. La difficulté de se procurer à bon marché une grande quantité de fer est le seul empêchement qui s'oppose à la propagation de ce moyen qui a été modifié ; car souvent, avant de traiter par le fer, on procède au grillage, et l'on ne se sert du métal que sur la fin de cette opération, et seulement pour décomposer les sulfures et les sulfates.

Le plomb obtenu par ces procédés a été appelé *plomb d'œuvre* lorsqu'il contient de l'argent. Si ce métal y existe en quantité suffisante pour que l'extraction puisse être faite avec profit, on réduit le plomb en litharge en se servant de la chaleur et de l'air versé sur le métal chaud à l'aide d'un soufflet ; on retire l'oxide à mesure qu'il se forme, et l'on obtient l'argent métallique qui ne s'oxide pas.

Le plomb est un solide blanc-bleuâtre ayant beaucoup d'éclat lorsqu'il est nouvellement fondu ou coupé ; mais il devient promptement terne par le contact de l'air. Il est insipide ; par le frottement, il répand une odeur particulière ; passé sur le papier, il y laisse une teinte bleuâtre ; pris à l'intérieur, il agit, dit-on, comme poison ; mais croyons qu'il ne jouit de cette propriété que lorsqu'il est oxidé, ou lorsqu'il est à l'état salin. Ce métal est mou, d'un poids spécifique de 11,352, d'une faible ténacité ; il est malléable, pouvant être facilement réduit en feuilles très minces. Soumis à l'action de la chaleur, il entre en fusion vers le 260° de chaleur ; à une plus forte chaleur, il bout et se volatilise ; par un lent refroidissement, il cristallise. M. Mongez l'a obtenu en pyramides quadrangulaires, et Pajot en polyèdres à trente-deux côtés : ces polyèdres étaient formés par la réunion de six pyramides quadrangulaires. Exposé au contact de l'air, le plomb se ternit ; il passe au gris sale, et ensuite à la couleur blanche : lorsqu'il est arrivé à cet état, la couche extérieure n'est plus à l'état de métal, mais elle a subi un commencement d'oxidation. Cette couche d'oxide préserve les couches inférieures de l'action de l'air. L'eau n'attaque pas directement le plomb, mais elle facilite l'action de l'air sur ce métal. C'est en raison de cette action que se forme la couche blanche que l'on remarque sur les parois des vaisseaux de plomb qui contiennent de l'eau, couche qui se trouve justement à l'endroit où se termine la surface supérieure de ce liquide. Le plomb s'unit à l'oxigène en plusieurs proportions. *V.* Oxide de plomb. Il s'unit à divers corps combustibles, le chlore, l'iode, le phosphore, le soufre ; il s'unit aux métaux, et forme des alliages.

Les usages du plomb sont très nombreux. On s'en sert pour couvrir les édifices, pour faire des balles, du plomb de chasse, des gouttières, des réservoirs, des chambres destinées à la fabrication de l'acide sulfurique, des chaudières destinées à évaporer en partie cet acide affaibli ; on l'applique en lames minces sur les murs, afin de garantir les appartemens bas de l'humidité. Allié à parties égales avec l'étain, il forme la *soudure des plombiers ;* uni à l'antimoine, il est employé pour faire les caractères d'imprimerie ; il sert aussi à la préparation des oxides et des sels de plomb. (A. C.)

PLOMB ROUGE. On a donné ce nom à la combinaison de l'acide chrômique avec l'oxide de plomb, le *chrômate de plomb.* Ce sel est très rare ; il se trouve en petite quantité en Sibérie, dans les mines d'or de Bérésof. (A. C.)

PLOMBAGINE. *V.* Carbure de fer.

PLUMBAGIN. Substance cristalline de nature végétale, découverte par M. Dulong d'Astafort, dans le *Plumbago europæa,* la dentelaire. Cette substance n'est pas alcaline. On peut l'obtenir en traitant la poudre de dentelaire par l'éther, à l'aide d'une chaleur de 30°, filtrant les solutions, les soumettant à la distillation pour obtenir l'extrait qui contient le plumbagin. Pour séparer ce produit, on traite l'extrait éthéré par l'eau à 100° cent. ; on filtre bouillant, et l'on obtient ce produit par refroidissement. Le plumbagin, découvert depuis peu, n'est pas encore bien connu ; on ne sait encore s'il sera susceptible de recevoir des applications en Médecine. (A. C.)

PLUMBAGINÉES. *Plumbagineæ.* Famille de plantes dicotylédones monopétales hypogynes, composée principalement des deux genres Dentelaire (*Plumbago*) et Statice. Ce sont des arbustes ou des herbes, à feuilles alternes ou toutes radicales, souvent engaînantes à leur base. Les fleurs sont disposées de diverses manières, en épis, en capitules, ou en panicules ; leur calice est tubuleux, persistant ; la corolle monopétale à cinq divisions, quelquefois si profondes, qu'elle paraît polypétale (comme dans quelques *statices*). Le fruit est une capsule recouverte par le calice, tantôt indéhiscente, tantôt s'ouvrant en plusieurs valves.

La dentelaire d'Europe est la seule plante de cette famille qui ait eu quelque emploi médical. M. Dulong d'Astafort y a découvert récemment un principe cristallisable qu'il a nommé plumbagin. Les Statices sont, en général, des plantes maritimes, qui donnent de la soude par incinération. Quelques-unes sont cultivées comme plantes d'ornement ; tel est le *Sta-*

tice Armeria, L., dont les jardiniers font de charmantes bordures, et qu'ils nomment *gazon d'Olympe*.   (A. R.)

PLUMBAGO EUROPÆA. *V.* Dentelaire.

POAYA. Nom vulgaire, chez les Brésiliens, de plusieurs racines vomitives, connues dans le commerce sous celui d'ipécacuanha. Ainsi ils nomment :

Poaya branca, la racine du *Viola Ipecacuanha*, L., ou *Ionidium Ipecacuanha* d'Auguste Saint-Hilaire (Pl. usuelles des Brés., n. 11). *V.* Ipécacuanha (faux) du Brésil.

Poaya do campo. La racine du *Richardsonia scabra* d'Auguste Saint-Hilaire (Plantes usuelles des Brésiliens, 2ᵉ livraison); c'était l'*Ipecacuanha branca* de Pison, pour lequel M. Guibourt a proposé le nom d'*ipécacuanha ondulé*. *V.* ce mot à l'art. Ipécacuanha, t. III, p. 265.

Poaya do mato ou Poaya da botica. La racine du *Cephaelis Ipecacuanha*, qui est désigné pharmacologiquement sous le nom d'*ipécacuanha annelé*. *V.* ce mot, t. III, p. 258.

POCGEREBA. Murray (*Appar. medic.*, t. VI, p. 184) cite sous ce nom l'écorce d'un arbre inconnu, dont l'origine est américaine. Cette écorce est roulée, de la grosseur d'une plume d'oie, ligneuse, dure, pesante, compacte et brunâtre. Sa saveur est astringente ; son odeur nulle.   (G...n.)

POIREAU. *Allium Porum*, L. — Rich. Bot. méd., t. I, p. 90. (Famille des Liliacées. Hexandrie Monogynie, L.) Plante bulbeuse, cultivée abondamment dans les jardins potagers, pour ses usages culinaires. Elle est plus mucilagineuse et moins âcre que l'ail proprement dit, l'ognon, et les autres espèces d'*Allium* cultivées pour l'assaisonnement des comestibles.   (A. R.)

POIRÉE. *V.* Betterave.

POIRIER COMMUN. *Pyrus communis*, L. — Rich. Bot. méd., t. II, p. 535. (Famille des Rosacées, tribu des Pomacées. Icosandrie Polygynie, L.) Cet arbre, à l'état sauvage, peut acquérir de grandes dimensions. Cultivé dans les jardins et les vergers, il a produit une multitude de variétés qui se propagent par le moyen de la greffe, et qui dépendent toutes du fruit, dont la forme, la grosseur, la couleur, et surtout la saveur, sont extrèmement diversifiées. Parmi celles que l'on estime le plus, nous citerons le *beurré gris*, la *crassane* ou *crésane*, le *Saint-Germain*, la *poire d'Angleterre*, la *mouille-bouche*, etc. Ce sont des fruits excellens, très succulens, doux avec un léger mélange d'âpreté dû à la présence d'une petite quantité d'acide malique. On nomme *poires à couteau*, celles dont la culture a développé les principes mucoso-sucrés, et l'on désigne sous le nom de *poires à cidre*, celles dont les sucs n'ont pas été modifiés par l'art de l'Horticulture. Ces dernières servent à préparer le *poiré*, liqueur fermentée analogue au cidre, mais plus forte et plus alcoolique que celui-ci, et dont l'usage paraît être moins sain. Cependant le poiré bien préparé et mis en bouteille avant que la fermentation soit entièrement achevée, est une boisson agréable, pétillante comme le vin de Champagne.

Les poires à couteau, qui ont la chair très fondante, se servent sur les tables pour les desserts. Celles dont la chair est ferme et cassante, comme le *martin-sec*, le *messire-jean*, les *bons-chrétiens d'été et d'hiver*, etc., sont employées pour faire des compotes et des confitures.   (A. R.)

POIS D'ANGOLE. Dans les colonies françaises d'Amérique, c'est le nom que l'on donne au *Cytisus Cajan*, L., ou *Cajanus flavus*, D.C., plante de la Famille des Légumineuses, cultivée dans les deux Indes, et dont les graines servent à la nourriture de l'homme et des animaux.   (G...N.)

POIS A CAUTÈRES. On a donné ce nom à de petites boules faites avec une substance végétale stimulante que l'on place sur le cautère, dans le but d'empêcher la plaie de se fermer, et pour entretenir la suppuration. Les petites boules le plus ordinairement employées sont faites : 1°. avec la racine d'iris ; elles portent le nom de *pois d'iris* : ces pois sont de diverses grosseurs, et portent des numéros différens, à l'aide desquels on les délivre dans les officines ; 2°. avec les petites oranges vertes auxquelles on a fait subir la dessication, et que l'on a ensuite arrondies à l'aide de la machine nommée *tour.* Ces pois, comme les précédens, sont désignées par des numéros qui indiquent leur volume. On donne à ces boules le nom de *pois d'oranges.*

On se sert, pour remplacer les pois d'iris et d'oranges, de petites boules de cire et de la semence du *Pisum sativum.* L'emploi de ces derniers n'a pas pour but de stimuler, mais seulement de dilater les lèvres de la plaie, afin d'empêcher la cicatrisation : dans ce cas, la semence de pois est préférable, par la raison que cette semence possède la propriété de se gonfler et de prendre du volume, propriété dont ne jouit pas la cire.

En 1818, on essaya de substituer dans la fabrication des pois à cautères, la substance du marron d'Inde à la racine d'iris, en ayant soin de laisser ensuite séjourner ces pois de nouvelle invention dans la poudre d'iris. Cette falsification fut signalée par un de nos collègues, M. Caventou, dans le *Journal de Pharmacie,* 1819, t. V, p. 73. Ce praticien a reconnu : 1°. que les pois faits avec le marronnier d'Inde sont très amers; 2°. qu'ils ne prennent pas une couleur rose par leur contact avec une solution faible de sulfate de zinc; 3°. qu'ils n'ont pas l'odeur agréable particulière à l'iris; 4°. qu'on leur communique cette odeur en les mêlant avec de l'iris; mais cette odeur ne persiste pas, elle disparaît par le lavage.   (A. C.)

POIS CHICHE ou **CICHE.** *Cicer arietinum,* L.—Rich. Bot. méd., t. II, p. 562. (Famille des Légumineuses, tribu des Viciées de De Candolle. Diadelphie Décandrie, L.) Cette plante croît en Égypte, en Orient, en Italie et dans tout le midi de l'Europe; on la cultive dans nos départemens méridionaux, où on lui donne le nom de *café français.* Sa tige est grêle, faible, rameuse, haute d'environ un pied, couverte de poils glandu-leux blanchâtres. Ses feuilles sont alternes, imparipinnées, accompagnées de deux stipules foliacées et profondément den-tées. Les fleurs ont une couleur violette pâle; elles sont soli-taires et pédonculées dans les aisselles des feuilles supérieures. La gousse est renflée, d'une forme rhomboïdale que l'on a comparée avec la tête d'un bélier ; elle renferme deux graines presque globuleuses, tronquées d'un côté.

Les pois chiches ont servi à la nourriture de l'homme dès les temps les plus reculés, puisque les écrits de Galien et de Pline en font mention. C'est surtout en Égypte et dans l'Inde orientale que l'on en fait une grande consommation, quoique ce soit un aliment peu agréable.

Pendant les grandes chaleurs de l'été, les poils qui recouvrent les feuilles et les tiges de cette plante exsudent des gouttelettes d'un liquide limpide, visqueux, très acide, que M. Deyeux a reconnu pour de l'acide oxalique pur. On employait autrefois la décoction de ces feuilles comme diurétique et lithontriptique, propriétés qu'elles devaient probablement à la présence de l'acide que nous venons de signaler. Dans l'Inde orientale, on fait servir cette transsudation comme menstrue de diverses préparations pharmaceutiques et chimiques. On la retire en étendant des draps sur les champs de *Cicer arietinum*, et quand ils sont imbibés d'humidité, on les tord, et l'on exprime le liquide, qui porte le nom de *cadalay*. *V.* ACIDE CICÉRIQUE, t. I, p. 73.　　　　　(G...N.)

POIS CULTIVÉ. *Pisum sativum*, L. — Rich. Bot. méd., t. II, p. 559. (Famille des Légumineuses. Diadelphie Décandrie, L.) Plante herbacée annuelle, tellement connue de tout le monde, qu'une description en serait superflue. Elle est abondamment cultivée à cause de ses graines, dont l'usage est très fréquent comme substance alimentaire. Arrivés à une maturité complète, ils sont moins agréables et plus difficiles à digérer. Dans cet état, ils servent encore à préparer des cataplasmes maturatifs. La culture a fait naître un nombre très considérable de variétés de pois, parmi lesquelles nous mentionnerons particulièrement les suivantes : 1°. POIS SUCRÉS OU PETITS POIS. La gousse est un peu coriace, légèrement comprimée, quelquefois cylindroïde ; les graines sont rondes, distantes les unes des autres, d'une saveur sucrée avant leur complète maturité. C'est en cet état que l'on en consomme une grande quantité comme légume de table. 2°. POIS GOULUS,

Pois mangetout, Pois sans parchemin. Cette variété se reconnaît à ses gousses très grandes, en forme de faux, très comprimées, à valves non coriaces, d'une consistance tendre, succulentes, n'étant revêtues à l'intérieur que d'une pellicule très mince, ce qui les rend comestibles; les graines sont grosses et distantes les unes des autres. 3°. Pois carrés. Ses graines sont très grosses, d'une forme carrée, et fournissant une excellente nourriture. 4°. Pois nains. La tige est très basse, les gousses sont petites, un peu coriaces; les graines rondes et rapprochées.

Outre ces variétés, on remarque aussi le *pois michaut,* qui est très hâtif, de toute saison, tendre et sucré; le *carré fin* ou *clamart,* excellent et d'un grand rapport; et le *carré vert,* qui est le plus propre à être conservé pour en faire des purées. Quant au *pois de pigeons,* nommé aussi *bisaille,* il appartient à une autre espèce, nommée par Linné *Pisum arvense,* fondée principalement sur ce qu'elle présente des pédoncules uniflores, caractère vague et qui s'évanouit dans un grand nombre d'individus. On cultive ce pois pour être employé comme fourrage; ses graines servent à engraisser la volaille. (G...n.)

POIS A GRATTER. On donne ce nom, dans les colonies, aux diverses espèces du genre *Mucuna* d'Adanson et de De Candolle, qui appartient à la famille des Légumineuses, et qui faisait partie des *Dolichos* de Linné. Ces plantes ont toutes des gousses hérissées de poils roux très fragiles qui pénètrent facilement dans la peau, et causent une démangeaison fort désagréable. C'est surtout le *Dolichos pruriens,* L., qui est le plus remarquable sous ce rapport. Les peuples de l'Inde emploient les poils du pois à gratter comme anthelmintiques. A cet effet, ils les incorporent dans du sirop de sucre, de manière à donner à celui-ci la consistance du miel, et ils administrent cette sorte d'électuaire à la dose de quelques cuillerées à café. Ce remède agit mécaniquement, et l'on facilite son action par celle d'un purgatif. (G...n.)

POIS D'IRIS et POIS D'ORANGES. *V.* Pois a cautère.

POISONS. *Venena.* On nomme ainsi toutes les substances qui, introduites à petite dose dans l'économie animale, y

causent un trouble capable d'anéantir complètement la vie.
La plupart des poisons agissent instantanément; mais il en est
qui minent la santé lentement, et comme par degrés; on les
désigne, pour cette raison, sous le nom de *poisons lents*. Les
poisons ne diffèrent des médicamens qu'en ce que l'action des
premiers est toujours fatale aux individus qui y sont soumis,
tandis que l'action des seconds se borne à un léger dérangement dans le système vital, duquel résulte en définitive la
santé de l'animal. Mais cette distinction est évidemment arbitraire, puisque telle substance, comme l'émétique, le sublimé
corrosif, et une foule de sels minéraux, sont, suivant les personnes, les doses et les circonstances, tantôt des remèdes hé-
roïques, tantôt des poisons dangereux ; puisque telle autre
substance frappera de mort certains animaux, tandis qu'elle
n'agira aucunement sur d'autres. Ainsi, nous ne pouvons point,
dans cet ouvrage, admettre de distinction entre les poisons
et les médicamens. Toutes les drogues pouvant entrer également dans ces deux classes de substances employées dans la
Pharmacie et dans les arts, nous en indiquons dans ce Dictionnaire, avec tout le soin dont nous sommes capable,
l'origine, la nature et les propriétés ; mais notre but
n'est point d'en décrire et d'en préciser le mode d'action.
Cette partie de la science médicale constitue la *Toxicolo-
gie*, qui apprend à connaître, non-seulement les poisons
en eux-mêmes, mais encore leurs effets physiologiques, et les
moyens d'y remédier. Elle fait partie des sciences d'application, et se lie aux questions importantes de Médecine légale
qui ne peuvent être traitées dans cet ouvrage. Cependant, pour
l'intelligence d'un grand nombre d'articles où il est question
de poisons *irritans*, *narcotiques*, *narcotico-âcres*, *septiques*, etc., nous ferons connaître la classification admise par
les toxicologistes modernes, et nous indiquerons, d'une manière générale, les moyens de remédier aux symptômes de
l'empoisonnement produits par les poisons compris dans ces
diverses classes.

On divisait autrefois les poisons en trois grandes classes,

d'après les trois Règnes de la nature ; mais, comme plusieurs poisons *minéraux*, *végétaux* ou *animaux,* ont un mode d'action analogue, les toxicologistes ont cherché les bases de la classification des substances vénéneuses ailleurs que dans leur origine et leur nature chimique. Quoique l'action des poisons ne soit pas encore assez bien connue ; quoique chacun d'eux produise des effets particuliers ; qu'ils détruisent la vie par des mécanismes différens, suivant qu'ils sont introduits dans l'estomac, appliqués sur le tissu cellulaire ou injectés dans les veines ; en un mot, malgré toutes ces considérations qui doivent faire regarder toute classification des poisons comme imparfaite dans l'état actuel de la science, on a senti l'utilité d'établir plusieurs classes de poisons d'après leur mode d'action sur l'économie animale. En conséquence, nous ne pouvons mieux faire que de suivre ici la classification proposée par M. Orfila dans ses utiles et savans ouvrages.

Première classe. POISONS IRRITANS.

Les poisons compris dans cette classe appartiennent, pour la plupart, au règne inorganique ; on y a réuni, cependant, quelques substances, comme l'émétine, l'euphorbe, la chélidoine, les cantharides, etc., qui sont d'origine végétale ou animale. Ils varient considérablement dans leurs effets ; les uns irritent fortement les tissus avec lesquels on les met en contact, et paraissent déterminer la mort sans avoir été absorbés ; les autres, au contraire, ne produisent qu'une légère irritation, et détruisent la vie parce qu'ils ont été transportés dans le torrent de la circulation ; enfin, quelques poisons occasionent la mort en irritant fortement les tissus sur lesquels on les applique, et en agissant consécutivement sur des organes éloignés, après avoir été absorbés. Puisque les effets des poisons irritans sont si variables, il convient de les étudier chacun en particulier ; mais, afin d'éviter des répétitions, nous allons donner la liste de ceux qui ont une action très prononcée, renvoyant pour les détails, aux articles spéciaux qui leur sont consacrés dans ce Dictionnaire.

Liste des principaux poisons irritans.

Phosphore ; iode ; chlore ; potasse ; soude ; chaux ; baryte ; ammoniaque; acides concentrés; hydriodate de potasse; sous-carbonate d'ammoniaque; sous-carbonate de baryte ; hydro-chlorate de baryte ; sulfures de potasse et de soude ; prépara-tions d'antimoine, d'argent, d'arsenic, de bismuth, de chrôme, de cobalt, de cuivre, d'étain, de fer, de manganèse , de mer-cure, d'or , de platine, de plomb et de zinc ; émétine ; bryone ; élatérium ; coloquinte ; gomme-gutte ; garou ; euphorbe ; pi-gnons d'Inde ; ricin ; renoncule ; sabine ; chélidoine ; résine de jalap ; mancenillier ; rhus radicans ; delphine ; staphysaigre ; narcisse des prés ; cantharides ; moules ; poissons et crustacés.

Deuxième classe. POISONS NARCOTIQUES.

Ces poisons ne produisent , en général , aucune lésion dans les organes qu'ils ont touchés. Leur action paraît se porter principalement sur le cerveau , où ils déterminent l'afflux du sang , et par suite les symptômes suivans : engourdissement , somnolence , vertiges , sorte d'ivresse , assoupissement , état comme apoplectique , délire furieux ou gai , douleurs légères d'abord , puis insupportables , cris plaintifs , mouvemens con-vulsifs , faiblesse ou paralysie des membres , dilatation ou resserrement de la pupille , nausées , vomissemens , etc. On a confondu avec les poisons narcotiques , plusieurs substances vénéneuses qui se rapportent à la classe des poisons irritans ou à celle des narcotico-âcres.

Liste des principaux poisons narcotiques.

Opium ; morphine ; narcotine ; jusquiame ; morelle (*Sola-num*); laitue vireuse ; acide hydro-cyanique ; laurier cerise ; amandes amères ; azote et protoxide d'azote.

Troisième classe. POISONS NARCOTICO-ACRES.

Cette classe est excessivement nombreuse , parce que l'on y a placé une foule de substances vénéneuses qui ne déterminent pas simultanément l'inflammation des parties qu'elles touchent et le narcotisme. Cependant, c'est par ce double mode d'action que se distinguent principalement les *narcotico-âcres ;* mais il varie tellement, que M. Orfila a jugé nécessaire de subdiviser cette classe en plusieurs groupes , d'après l'analogie des substances.

Liste des principaux poisons narcotico-âcres.

1ᵉʳ *Groupe*. Scille ; œnanthe ; aconit ; ellébore ; varaire ; vératrine ; colchique ; belladone ; stramoine ; tabac ; digitale ; ciguë grande ; ciguë vireuse ; laurier rose ; rue ; cyanure d'iode.— Dans les cadavres des individus empoisonnés par les substances qui composent ce groupe , on trouve toujours des traces d'une vive inflammation qui a donné lieu à des symptômes très diversifiés, et constamment à un narcotisme consécutif.

2ᵉ *Groupe*. Noix vomique ; fève de Saint-Ignace ; strychnine ; upas-tieuté ; fausse angusture ; brucine ; curare. — Ces poisons ne déterminent pas d'inflammation sur les organes avec lesquels ils sont en contact. Leur action s'exécute énergiquement sur la moelle épinière ; les individus empoisonnés éprouvent de violentes commotions, des contractions intermittentes de tous les muscles du corps, et ils meurent comme s'ils étaient asphyxiés. Ce groupe de poisons, ayant un mode d'action spécial bien caractérisé, et d'ailleurs n'occasionant pas l'inflammation des tissus, devrait former une classe particulière, ou du moins être rejeté des narcotico-âcres.

3ᵉ *Groupe*. Upas antiar ; camphre ; coque du Levant ; picrotoxine.—A l'exception du camphre, qui enflamme la membrane muqueuse de l'estomac, les autres substances de ce groupe laissent le canal digestif sain , mais elles excitent d'horribles convulsions pendant lesquelles la respiration s'exécute si difficilement, que les animaux périssent d'asphyxie. Ce groupe nous semble avoir la plus grande analogie avec le précédent, et devoir être séparé de la classe dans laquelle on l'a intercalé.

4ᵉ *Groupe*. Champignons. Les effets de l'empoisonnement par les champignons ne se manifestent qu'un certain temps après qu'ils ont été mangés. Les altérations graves de presque tous les viscères prouvent que ces poisons, ayant acquis toute leur énergie par la digestion, se répandent dans les diverses parties de l'économie animale, y excitent une telle irritation, que l'inflammation dégénère en gangrène. Les symptômes narcotiques succèdent presque constamment aux douleurs d'entrailles, à la soif et aux autres phénomènes produits par l'irritation immédiate.

5e *Groupe*. Liquides alcooliques et éthérés. —Tout le monde connaît le mode d'action de ces substances, qui n'est pourtant pernicieux que lorsque les liquides sont concentrés et donnés à une dose assez forte.

6e *Groupe*. Seigle ergoté ; ivraie. — Le seigle ergoté exerce une action spéciale sur l'utérus; sous ce rapport, il est employé comme médicament. L'ivraie occasione de violens symptômes narcotiques. *V.* IVRAIE et SEIGLE ERGOTÉ.

7e *Groupe*. Émanations des fleurs et d'autres parties des plantes. — On ne peut pas considérer ces émanations comme des poisons absolus, mais comme des poisons relatifs dont les effets dépendent de la plus ou moins grande susceptibilité nerveuse et de l'idiosyncrasie. A l'art. CUCUPHES de ce Dictionnaire, M. Chevallier a fait mention d'accidens survenus à un jeune pharmacien qui avait placé de la morelle grimpante verte dans son chapeau. Une observation à peu près semblable a été faite par notre collaborateur M. A. Richard, sur un jeune homme qui avait été soumis à l'émanation du *Momordica elaterium*.

8e *Groupe*. Vapeur de charbon ; gaz acide carbonique ; gaz oxide de carbone ; gaz acide carboné.

Quatrième classe. POISONS SEPTIQUES OU PUTRÉFIANS.

C'est à cette classe que se rapportent toutes les substances méphitiques qui déterminent une faiblesse générale, une altération de toutes les parties solides et liquides, des syncopes, et qui, en général, laissent intactes les facultés intellectuelles. Parmi ces substances, sont, les matières putréfiées introduites dans l'économie vivante, le gaz acide hydro-sulfurique, et celui qui se dégage des fosses d'aisance. Les venins des animaux sont mis au nombre des poisons septiques; mais ils ont un mode d'action spécial qui n'est point du ressort de la Pharmacologie, et dont conséquemment nous ne parlerons point ici.

Si l'on avait des notions suffisantes sur la nature et le mode d'action de chaque substance vénéneuse, on pourrait en assigner avec quelque certitude le contre-poison; mais il s'en faut de beaucoup que l'on ait acquis ces connaissances pour la plupart des poisons. Il n'y a que les matières acides ou salines provenant ordinairement du règne inorganique, qui, par des décompositions chimiques, peuvent être neutralisées et ramenées à un état absolu d'innocuité; et, quoiqu'on ne puisse considérer le corps humain comme un vase de Chimie où l'on puisse faire impunément toutes les opérations sans attaquer la substance même du vase, quoique les poisons en se combinant intimement avec les tissus animaux aient déjà produit leurs effets délétères et ne soient plus susceptibles d'être décomposés par les contre-poisons, on peut néanmoins administrer ceux-ci avec confiance dans le traitement des empoisonnemens par les acides concentrés, les sels minéraux, en un mot, par les poisons irritans de la première classe. Ainsi la magnésie, la craie, et les autres sels absorbans délayés dans de l'eau (environ 1 once pour 1 litre d'eau), le savon dissous dans l'eau, devront être employés le plus promptement possible pour neutraliser les acides concentrés; les blancs d'œufs (12 à 15 délayés dans 2 pintes d'eau froide), pour le sublimé corrosif et les sels solubles de mercure et de cuivre; l'eau acidulée (avec le vinaigre, le suc de citron), pour les alcalis; le quinquina, la noix de galle, ou toute autre substance astringente prise en décoction, pour l'émétique et autres préparations solubles d'antimoine; la solution aqueuse de sel marin, pour le nitrate d'argent; les solutions de sulfate de soude ou de magnésie, pour les sels de plomb et de baryte; enfin, on administrera toutes les substances indiquées par la Chimie comme pouvant neutraliser chaque espèce particulière de poisons irritans.

Nous n'entrerons pas dans les détails du traitement consécutif à l'empoisonnement, traitement qui doit varier d'après les différens symptômes que présentera chaque espèce de poisons. Nous indiquerons seulement, comme moyens généraux, les vomitifs dans le but d'expulser le poison avalé, et consécutivement les adoucissans et les délayans ; mais il ne convient d'administrer ceux-ci que lorsque l'on ne peut employer des moyens spéciaux, comme les contre-poisons et l'expulsion de la substance vénéneuse.

Les narcotiques n'ont réellement aucuns contre-poisons, car le vinaigre et les autres acides végétaux, regardés par quelques médecins comme les antidotes de l'opium, aggravent les accidens lorsqu'ils sont administrés avant l'expulsion du poison, qui doit se faire à l'aide des vomitifs et des purgatifs. C'est à ces derniers moyens qu'il faut d'abord avoir recours, à la suite desquels on peut employer les eaux acidulées, l'infusion de café, etc.

On ne connaît également aucuns contre-poisons des substances narcotico-âcres. Le traitement de l'empoisonnement par les champignons consiste principalement dans leur expulsion par haut et par bas, soit à l'aide d'un éméto-cathartique (émétique, 3 à 4 grains, et sulfate de soude ou de magnésie, 1 once), soit par des lavemens composés de purgatifs, tels que sulfate de soude, séné, etc., ou des lavemens de tabac ; puis on administre des potions antispasmodiques avec une grande dose d'éther, de l'eau acidulée, etc. Mais ces dernières boissons ne doivent être mises en usage que lorsque les champignons ont été expulsés, et qu'il n'y a pas de symptômes graves d'irritation ; autrement il faudrait employer le traitement antiphlogistique, c'est-à-dire l'usage des émolliens, l'application des sangsues, les saignées dans les cas de fièvre, etc.

(G...N.)

POISSONS. *Pisces*. Les poissons forment la quatrième classe des animaux vértébrés dans la méthode de M. Cuvier. Ils sont tous ovipares et habitans des eaux ; ils ont une articulation double, et respirent l'air contenu dans l'eau au moyen de *branchies*, c'est-à-dire de feuillets suspendus à des arceaux qui tiennent à l'os hyoïde, et composés chacun d'un grand nombre de lamelles séparées et recouvertes d'un tissu d'innombrables vaisseaux sanguins. C'est sur le sang contenu dans ces vaisseaux et envoyé continuellement aux branchies par le cœur, que vient agir l'air contenu dans l'eau que le poisson avale et qu'il fait sortir par des ouvertures latérales nommées *ouies*. Les *nageoires* des poissons, composées de rayons plus ou moins nombreux, représentent les membres antérieurs et postérieurs des mammifères et des autres animaux supérieurs; elles leur servent à exécuter une foule de mouvemens extrèmement rapides, et la *vessie aérienne* que ces animaux renferment, leur permet de monter ou descendre à volonté, selon qu'ils la dilatent ou la compriment, et conséquemment qu'ils diminuent ou augmentent leur pesanteur spécifique.

M. Cuvier a divisé les poissons en deux grandes séries, savoir : les Poissons cartilagineux et les Poissons osseux. Il a subdivisé ces deux séries en plusieurs ordres et familles dont il est inutile d'exposer ici les noms et les caractères, attendu le petit nombre d'espèces remarquables par leur utilité que ces familles contiennent. La classification des poissons doit être étudiée dans l'ouvrage (*Règne animal*) de M. Cuvier qui, en outre, prépare aujourd'hui un immense travail sur ces animaux (1).

Les poissons servent à la nourriture de l'homme ; ils fournissent, sauf quelques exceptions où certains poissons sont fort vénéneux, un aliment sain et léger, propre surtout aux convalescens qui ne peuvent supporter les viandes trop nourrissantes. Des peuples entiers n'ont pas d'autres moyens de subsistance que la pêche des innombrables poissons qui ha-

---

(1) Histoire des poissons, par MM. Cuvier et Valenciennes. Paris et Strasbourg, chez Levrault.

bitent les diverses parages de l'Océan. On sait, par exemple, que le hareng et la morue sont des articles de la plus grande importance pour le commerce et l'industrie. Enfin, les poissons fournissent des produits nombreux et intéressans pour les arts ; tels sont particulièrement l'Huile et la Colle de poisson. *V*. ces mots. (G...n.)

POIVRE. On nomme ainsi le fruit des poivriers, en ajoutant à ce mot, selon l'espèce, une épithète particulière. Ainsi l'on dit, *poivre-cubèbe*, *poivre - long*, *poivre noir*, etc. : mais on se sert ordinairement du mot *poivre* sans adjectif pour désigner le fruit du Poivrier noir. *V*. ce mot.

Plusieurs fruits, graines et substances végétales doués de propriétés âcres et brûlantes, ont aussi porté le nom de poivre. Ainsi l'on a appelé :

Poivre d'Afrique ou d'Éthiopie, *Piper Æthiopicum*, Mathiole et Jean Bauhin. Les graines de l'*Unona Æthiopica*, Dunal, plante de la famille des Anonacées, qui croît en Éthiopie et sur la côte de Sierra Leone, en Afrique. Les fruits de cet arbre sont agrégés et comme ombellés, au nombre de vingt environ, sur un réceptacle commun ; ils renferment chacun cinq à six graines brunes, d'une saveur très piquante et aromatique. On leur a donné à tort le nom de *maniguettes*, qui s'applique à d'autres graines. *V*. Maniguette.

Poivre d'Amérique. Le *Schinus molle*, L. Bel arbrisseau de la famille des Térébinthacées, qui est maintenant naturalisé dans les jardins du midi de l'Espagne, où l'on emploie ses graines dans la cuisine.

Poivre blanc. C'est le poivre noir auquel on a enlevé le tégument. *V*. Poivrier noir.

Poivre-cubèbe. *V*. cubèbe.

Poivre d'eau. Le *Polygonum hydropiper*, L. *V*. Renouée-Poivre d'eau.

Poivre d'Éthiopie. *V*. Poivre d'Afrique.

Poivre de Guinée et Poivre d'Inde. Les fruits du *Capsicum annuum*, L. *V*. Piment des jardins.

Poivre de la Jamaïque. *V*. Piment de la Jamaïque.

POIVRE-LONG. Le fruit d'un véritable poivrier, *Piper longum,* L. *V.* POIVRIER-LONG.

POIVRE DES MAURES. Synonyme de poivre d'Éthiopie et de poivre d'Afrique. *V.* ce dernier mot.

POIVRE DE MURAILLES. Le *Sedum acre,* L. *V.* ORPIN ACRE.

POIVRE DES NÈGRES. On donne ce nom, dans les colonies, aux graines du *Fagara guyanensis,* Lamarck, ou *Zanthoxylum hermaphroditum,* Willd.

POIVRE NOIR. *V.* POIVRIER NOIR.

POIVRE A QUEUE. *V.* CUBÈBES.

POIVRIER. *Piper.* Genre de plantes formant le type d'une petite famille (*Pipéracées*) dont la place, dans la série des ordres naturels, est encore un sujet de controverse. Quelques botanistes la rangent parmi les Monocotylédones auprès des Aroïdées, d'autres parmi les Dicotylédones à la suite des Urticées. Les nombreuses espèces de poivriers sont toutes exotiques, et croissent dans les régions situées entre les tropiques. Nous ne traiterons, dans ce Dictionnaire, que des poivriers remarquables par leurs usages dans l'économie domestique et dans la Médecine.

On a donné abusivement le nom de *poivrier du Japon* ou *Fagara piperita,* L., *Zanthoxylum piperitum,* D.C. ; et celui de *poivrier sauvage,* au *Vitex Agnus castus,* L., dont les graines échauffantes étaient néanmoins employées autrefois pour éteindre les feux de l'amour.   (G...N.)

POIVRIER-AVA. *Piper methysticum,* Forster, *Pl. escul. austral.,* p. 76, n° 50. Cette espèce de poivrier porte le nom d'*ava* chez les habitans des îles Sandwich, de la Société et des Amis. Ses racines sont ligneuses, grises extérieurement, blanches à l'intérieur, fort légères, comme spongieuses; leurs fibres sont disposées par couches concentriques. Elles ont une odeur forte, analogue à celle du sassafras, une saveur âcre et aromatique, lorsqu'elles sont récentes ; elles déterminent la salive qu'elles teignent en jaune. C'est avec ces racines et celles d'autres poivriers analogues, que les habitans des îles de la mer du Sud préparent un breuvage stimulant dont ils font un grand usage, et qui consiste à laisser macérer dans l'eau ces racines, après les avoir mâchées et broyées. Elles sont encore employées (principalement dans l'île de Taïti) comme remède antisyphilitique. A cet effet, on fait boire de la macération d'ava jusqu'à déterminer l'ivresse, à la suite de laquelle surviennent des sueurs copieuses qui durent quelquefois trois jours. Les racines d'*Ava* ont été introduites dans la Pharmacie anglaise, et leur teinture est usitée contre les rhumatismes chroniques. (G...n.)

POIVRIER-BETEL. *V*. Betel.

POIVRIER-CUBÈBE. *V*. Cubèbes.

POIVRIER-LONG. *Piper-longum*, L. — Rumph. *Herb. Amboin.*, 5, p. 333, tab. 116, f. 1. Arbuste qui croît dans l'Inde orientale, particulièrement aux Moluques, et dont le fruit non parfaitement mûr se vend dans le commerce sous le nom de poivre-long. Ce fruit est un chaton cylindracé, obtus, long d'un pouce environ, sec, dur, pesant, tuberculeux et d'une couleur grise obscure. Chaque éminence ou tubercule représente une fleur distincte, et se compose d'une petite loge contenant une graine rouge ou noirâtre extérieurement, blanche en dedans, d'une saveur extrêmement âcre et brûlante.

M. Dulong d'Astafort a publié (*Journal de Pharmacie*, 1825, t. XI, p. 52.) l'analyse du poivre-long, dont voici les résultats : une matière résineuse cristallisable (*pipérin*) ; une matière grasse, concrète, d'une âcreté brûlante ; une petite quantité d'huile volatile ; une matière extractive presque analogue à celle que M. Vauquelin a trouvée dans les cubèbes, mais qui est azotée ; une matière gommeuse colorée ; de l'amidon ; une grande quantité de bassorine ; et quelques substances salines peu importantes.

Le poivre-long est doué de propriétés semblables à celles du poivre noir. On l'emploie dans l'Inde comme condiment ; mais, chez nous, il est peu employé sous ce rapport. En quelques contrées d'Europe, on le donne aux vaches et aux jumens poulinières pour les exciter à la copulation. Il faisait partie de la thériaque, du diascordium, de la confection d'opium de la Pharmacopée de Londres, et d'autres vieilles préparations.

(G...N.)

POIVRIER NOIR. *Piper nigrum*, L. — Rich. Bot. méd., t. I, p. 51. C'est un arbrisseau sarmenteux qui croît dans l'Inde orientale, et que l'on cultive particulièrement dans les îles de la Sonde et des Moluques. Sa culture a été introduite et a prospéré dans les îles de France et de Bourbon, ainsi que dans les colonies françaises de l'Amérique. Ses feuilles sont alternes, ovales, acuminées, glabres, portées sur de courts pétioles. Les fleurs forment des chatons grêles et pendans, longs de 4 à 5 pouces. Les fruits sont globuleux, pisiformes, sessiles, rougeâtres, un peu charnus extérieurement, monospermes et indéhiscens. Le poivrier se multiplie par boutures, dans les terrains meubles, substantiels et humides. Pour établir une plantation, on choisit le voisinage d'un courant d'eau; on brûle toutes les herbes qui couvrent le sol, et l'on plante les boutures à des distances convenables, en ayant soin de leur donner pour tuteurs des arbres ou échalas vivans, qui préservent, par leur ombrage, les jeunes poivriers; ceux-ci doivent être fortement émondés au bout de trois ans. Le poivrier fleurit tous les ans, et quelquefois deux fois par année. La récolte des fruits se fait deux mois environ après la floraison : on les expose au soleil pendant plusieurs jours, pour opérer leur dessiccation.

Tel que nous le recevons par la voie du commerce, le poivre noir est sphérique et de la grosseur de la vesce; il est recouvert d'une écorce brune ou noire, très ridée, formée de la partie charnue qui s'est desséchée. On peut enlever cette écorce en faisant tremper le grain dans l'eau; on obtient alors un grain blanc ou plutôt d'une teinte jaunâtre pâle, qui, en cet état, constitue ce que l'on vend dans le commerce sous le nom de *poivre blanc.* Ce grain est formé d'une matière comme cornée à la circonférence, et farineuse au centre, d'une saveur brûlante, aromatique, et excitant la salivation.

Le poivre doit être choisi lourd, peu ridé, et aussi odorant que possible. Dans le temps de la guerre maritime, où il était d'un prix fort élevé, on le falsifiait fréquemment avec une composition de pâte de farine imprégnée d'une matière âcre quelconque, ordinairement de moutarde, et l'on noircissait les graines formées de cette pâte en les roulant dans de la poudre de cosses de cacao ou de toute autre substance brune. Ces grains étaient mélangés avec le poivre véritable, en diverses proportions, selon la plus ou moins grande cupidité des marchands. On prétend que cette fraude a encore lieu à Marseille; mais elle est trop grossière et d'un bénéfice trop minime aujourd'hui pour qu'elle puisse être fréquente. Il est facile de la reconnaître en faisant tremper le poivre dans l'eau; celui qui est falsifié se désagrège et tombe au fond de l'eau.

Le célèbre professeur OErsted, de Copenhague, a annoncé (*Journal de Physique*, 1821) la présence d'une nouvelle base salifiable existant dans le poivre, et à laquelle on a donné le nom de *pipérine* ou *pipérin*. Cette substance n'est pas placée au rang des alcalis végétaux par M. Pelletier, qui a publié (*Journal de Pharmacie*, t. VII, p. 273) une nouvelle analyse du poivre, dont voici les résultats : une matière cristalline particulière analogue aux résines (pipérin); une huile concrète très âcre (colorée en vert); une huile volatile balsamique; une substance gommeuse colorée; un principe extractif analogue à celui que l'on trouve dans les Légumineuses; de la bassorine; des acides malique et urique; du ligneux et divers sels terreux. La présence de la zircone a été signalée dans le poivre par M. Paoli; mais ce fait extraordinaire aurait besoin de vérification. L'huile volatile est fluide, presque incolore, plus légère que l'eau, et a une odeur semblable à celle du poivre. Elle y existe dans la proportion de $\frac{1}{50}$.

Les usages du poivre, comme épice aromatique, sont trop connus pour qu'il soit nécessaire d'entrer dans aucun détail à cet égard. Les peuples de l'Europe en font une si grande consommation, qu'il forme un des articles de commerce les plus importans. Mélangé, à petite dose, dans les alimens, il en facilite la digestion par l'excitation qu'il communique à l'estomac; aussi l'emploie-t-on principalement pour les substances fades et crues, qui par elles-mêmes n'exercent qu'une faible action sur les organes digestifs. Son usage convient particulièrement aux personnes grasses, molles et lymphatiques. Considéré comme médicament, le poivre est un des excitans les plus énergiques. On croit généralement qu'il doit ses propriétés à l'huile volatile. D'un autre côté, M. OErsted pense que le *pipérin* possède des propriétés médicinales très manifestes; et quelques médecins italiens ont affirmé que cette substance était éminemment fébrifuge, qu'elle avait même guéri des fièvres intermittentes où le sulfate de quinine et le quinquina avaient échoué. Il est à désirer que l'on répète, en France, les expériences de ces médecins, afin que l'on puisse prononcer sur leurs assertions, qui sont contradictoires avec celles de M. Pelletier. L'huile concrète d'une couleur vert foncé, possède aussi des propriétés fébrifuges, mais à un moindre degré que le pipérin. L'huile volatile est d'une excessive âcreté et a été mise en usage dans les cas où le poivre en nature avait été préconisé; mais ce médicament exige une grande prudence dans son administration. On peut donner le poivre en poudre ou en pilules, depuis 5 jusqu'à 25 grains; en infusion dans du vin blanc, 1 gros pour 1 livre de vin. Il entrait dans la composition de plusieurs préparations compliquées, comme la thériaque, le diaphœnix, le mithridate, etc.   (G...N.)

POIX BATARDE. On a donné ce nom à un mélange de divers produits résineux du pin maritime, mélange analogue au *brai gras. V.* ce mot.

POIX BLANCHE, POIX JAUNE, POIX DE BOURGOGNE. *Pix Burgundica,* officin. Substance résineuse, blanchâtre ou jaunâtre, dure, tenace, très fusible par la chaleur, douée d'une saveur amère et d'une faible odeur de térébenthine. Elle découle de divers arbres de la famille des Conifères, particulièrement du pin maritime, du sapin, etc. On la recueille pendant l'hiver sur le tronc de ces arbres, où elle s'est solidifiée par l'évaporation de l'huile volatile que contient leur suc propre, qui, tant qu'il reste fluide et visqueux comme du miel, porte le nom de térébenthine. *V.* ce mot. On nomme *galipot,* la résine non purifiée. Il est sous forme de croûtes à demi opaques, d'un blanc jaunâtre, d'une odeur faible de térébenthine, et mêlées de beaucoup d'impuretés. On purifie le galipot en le faisant fondre et le filtrant à travers un lit de paille. La poix blanche ainsi obtenue entre dans la composition de plusieurs préparations destinées à l'usage externe. On en fait des emplâtres dont on augmente l'action rubéfiante en les saupoudrant d'euphorbe et d'autres matières irritantes. Mélangée, en proportions variées, avec la cire, l'huile et les corps gras, elle donne une consistance convenable à diverses compositions onguentaires et emplastiques. Les ciriers en introduisent une petite quantité dans la composition des cierges communs. Le galipot en larmes porte le nom de *faux encens,* parce qu'on le fait brûler, en guise d'encens, dans les églises des campagnes.

On prépare une *fausse poix de Bourgogne* en faisant fondre ensemble de la poix noire, de la colophane et de la térébenthine, et en agitant fortement la masse avec de l'eau qui, par son interposition, donne à celle-ci un aspect jaune ; mais ce produit se distingue facilement de la vraie poix de Bourgogne par son odeur désagréable de poix noire, et par l'eau qu'elle contient en grande quantité. (G...N.)

POIX MINÉRALE. *V.* Goudron minéral.

POIX DE MONTAGNE. *V.* Asphalte.

POIX NOIRE. *Pix nigra,* officin. Substance résineuse d'un beau noir brillant, cassante à froid, mais se ramollissant par la moindre chaleur et adhérant fortement aux corps sur lesquels on l'applique. Son odeur est forte, désagréable ; sa saveur très amère. Elle se prépare en brûlant les filtres de paille qui ont servi à la purification de la térébenthine et du galipot, ainsi que les éclats de bois qui proviennent des entailles faites aux pins ou sapins pour l'écoulement du suc propre de ces arbres. A cet effet, on entasse ces matières dans un four de 6 à 7 pieds de circonférence et de 8 à 10 de hauteur. On met le feu au sommet du tas : la chaleur fait fondre la résine, qui coule vers le bas du fourneau, où un tuyau la conduit dans une cuve à demi pleine d'eau. Cette poix devient noire par la combustion d'une partie des matières végétales qui se carbonisent. Arrivée dans la cuve, la poix se sépare en deux parties : l'une liquide, surnageante, nommée *huile de poix* ou *pisselœon;* l'autre à demi solide, que l'on fait bouillir dans une chaudière de fonte jusqu'à ce qu'elle acquière une consistance cassante. On la coule alors dans des vases de terre, et elle constitue la poix noire.

La poix noire est usitée dans les arts, et particulièrement dans la marine, pour enduire les cordages, les fils, les bois, et les surfaces des corps qui craignent l'humidité. On a proposé, il y a quelques années, en Angleterre, un moyen de rendre élastiques la poix et le goudron employés pour ces enduits. Ce moyen consiste à dissoudre du caoutchouc dans de l'essence de térébenthine, et à mêler ensuite la solution à la poix et au goudron, seuls ou mélangés et rendus liquides par la chaleur.

La poix entre dans la composition de quelques médicamens externes, et particulièrement de l'onguent basilicum.

(G...N.)

POIX-RÉSINE ou **RÉSINE JAUNE.** *Resina flava, Resina pini,* officin. Elle est en pains jaunes|, opaques et fragiles, se ramollissant sous les doigts, d'une cassure vitreuse, d'une odeur faible. On l'obtient en brassant fortement avec de l'eau le résidu de la distillation de la térébenthine, ce qui lui enlève sa transparence et lui communique une couleur jaune sale. On prépare encore une autre poix-résine, en faisant cuire de la poix de Bourgogne, et l'agitant fortement avec de l'eau. Cette dernière poix est plus estimée que la première. La poix-résine sert à une foule d'usages importans dans les arts économiques, surtout pour souder et mastiquer les fissures des corps. On la fait entrer dans quelques emplâtres et onguens.

(G.. N.)

POLLEN. Les botanistes désignent sous ce nom la poussière contenue dans les anthères des étamines. On considère généralement cette poussière comme la partie de l'organe mâle des végétaux la plus essentielle à la fécondation, soit que les grains qui la composent renferment eux-mêmes le germe ou les rudimens de l'être futur, soit qu'ils fécondent les ovules par l'influence de l'*aura seminalis* dont on les suppose pénétrés. Dans quelques familles de plantes, comme les Orchidées et les Asclépiadées, le pollen n'est pas pulvérulent, mais sous la forme de petites masses pédicellées. Le pollen de plusieurs fleurs, analysé par les chimistes, est en général composé de substances résineuses ou cireuses très inflammables. Après avoir été épuisé par les diverses menstrues, il laisse pour résidu une matière particulière que l'on a nommée *pollénine*. *V.* ce mot, et l'article DATTIER, où l'on a donné l'analyse du pollen des fleurs de ce palmier. Celui des Conifères a été quelquefois substitué au lycopode.   (G...N.)

POLLÉNINE. On a donné ce nom au résidu que l'on obtient lorsqu'on épuise le pollen par l'eau, l'alcool, et la potasse liquide. La pollénine est jaune, légère, inodore, insipide, très combustible, insoluble dans l'eau, les alcalis purs, dans les sous-carbonates, l'alcool, l'éther, l'huile de térébenthine.

(A. C.)

POLYADELPHIE. Dix-huitième classe du système sexuel de Linnée, composée de plantes dont les fleurs sont pourvues d'étamines en nombre variable et réunies par leurs filets en plusieurs faisceaux. Cette classe, qui ne renferme qu'un petit nombre de genres, a été divisée en trois ordres, suivant le nombre des étamines, savoir : 1°. *Polyadelphie pentandrie,* exemple, le cacao; 2°. *P. icosandrie,* ex., l'oranger; 3°. *P. polyandrie,* ex., le millepertuis.   (A. R.)

POLYANDRIE. Treizième classe du système sexuel de Linnée, renfermant les plantes dont les étamines sont très nombreuses et insérées sous l'ovaire. Cette classe se divise en sept ordres, d'après le nombre des styles, savoir : *Polyandrie monogynie,* exemple, le pavot; 2°. *P. digynie,* ex., la pivoine; 3°. *P. tri-*

gynie, ex., le pied d'allouette; 4°. *P. tétragynie*; 5°. *P. pentagynie*, ex., l'ancolie; 6°. *P. hexagynie*; 7°. *P. polygynie*, ex., les renoncules, les magnolia, etc.   (A. R.)

POLYCHRESTE. On a donné cette épithète à certains médicamens regardés comme utiles dans plusieurs maladies; ainsi l'on donnait le nom de *sel polychreste de Glaser* au sulfate de soude, et celui de *sel polychreste de la Rochelle* au tartrate de potasse et de soude.   (A. C.)

POLYCHROITE. Ce nom a été donné par M. Vogel à la matière colorante contenue dans la fleur du safran. On l'obtient de la manière suivante : on fait une infusion de safran à froid, on la fait évaporer jusqu'à consistance d'extrait, on traite cet extrait par l'alcool à 40° jusqu'à ce qu'il ne fournisse plus de teinture colorée ; on filtre les solutions alcooliques réunies et on les fait évaporer aux trois quarts ; on y mêle un peu de potasse pour en séparer l'huile essentielle, on sature l'alcali par l'acide acétique, on filtre; on lave le résidu à plusieurs eaux, on précipite de nouveau. La polychroïte est une substance rouge, pulvérulente, d'une saveur légèrement amère, d'une odeur légère, mais agréable; cette substance, mise dans la bouche, colore la salive en jaune; elle est peu soluble dans l'eau froide, plus soluble dans l'eau chaude, soluble dans l'alcool, l'éther, les huiles fixes et volatiles, les alcalis; soumise à l'action de la chaleur, elle se comporte comme les substances végétales. Traitée par les acides végétaux, elle est en partie dissoute. La solution acide peut ensuite être précipitée par les alcalis ; l'acide nitrique lui fait prendre une couleur verte : cette couleur disparaît lorsqu'on étend cette solution d'eau; elle reparaît si l'on acidule la liqueur par le même acide. L'acide sulfurique la fait passer au bleu, puis au violet; le chlore la décolore. La découverte de la polychroïte est due à MM. Bouillon-Lagrange et Vogel ; M. Henry a indiqué le premier le moyen de l'obtenir à l'état de pureté.   (A. C.)

POLYGALA AMER. *Polygala amara*, L. — Rich. Bot. méd., t. II, p. 754. (Famille des Polygalées. Diadelphie Octandrie, L.) Petite plante qui croît sur les pelouses sèches, dans plusieurs contrées d'Europe, où elle fleurit pendant une partie de l'été. Ses fleurs sont d'un beau bleu d'azur, et forment un épi qui termine la partie supérieure de la tige. Sa racine est vivace, rameuse, blanchâtre, de laquelle s'élèvent plusieurs tiges, ordinairement couchées dans leur partie inférieure, et redressées au sommet. Les feuilles caulinaires sont alternes, lancéolées, aiguës ; les radicales obtuses et comme spatulées. C'est par ce dernier caractère que l'on distingue principalement le polygala amer du polygala vulgaire qui lui ressemble beaucoup, et qui possède à peu près les mêmes propriétés. Aussi donne-t-on quelquefois, dans le commerce de l'herboristerie, les racines de cette dernière plante, pour celles du polygala amer qui n'est commun que dans certaines localités, tandis que l'on trouve partout l'autre polygala. Ces racines séchées ne sont pas séparées de la tige ; elles sont longues d'un pouce, d'une ligne à une ligne et demie de diamètre, portant des fibres ramifiées, noueuses, mais moins contournées que celles du polygala de Virginie, et n'ayant pas de côte saillante comme dans celles-ci ; d'une couleur foncée extérieurement, blanchâtres et ligneuses à l'intérieur ; d'une odeur faible, un peu aromatique ; d'une saveur un peu âcre, et très amère dans le *Polygala amara*, à peine amère dans le *Polygala vulgaris*. Ces racines ont une action tonique, mais en même temps elles provoquent la purgation. On les a recommandées dans les mêmes cas de maladie où l'on a employé la racine de polygala de Virginie, dont on les a considérées comme succédanées ; mais il faut convenir que l'on a beaucoup exagéré leurs vertus. On peut les donner en décoction à la dose d'une once pour deux liv. d'eau. Leur poudre s'administre en bols ou en électuaire, à la dose d'un scrupule à deux gros. L'extrait aqueux est peu usité. (G...N)

POLYGALA DE VIRGINIE ou POLYGALA SENEKA. *Polygala Senega*, L. -- Rich. Bot. méd., t. II, p. 756. (Famille des Polygalées. Diadelphie Octandrie, L.) Plante de l'Amérique septentrionale, dont la racine est employée en Médecine. Cette racine, telle qu'on la trouve dans le commerce de la droguerie, varie de la grosseur d'une plume à celle du petit doigt. Elle est irrégulièrement contournée, un peu rameuse, épaisse supérieurement, couverte de rugosités transversales annulaires très rapprochées; elle présente une ligne saillante qui suit les contours de la racine depuis le sommet jusqu'à l'extrémité; son écorce, revêtue d'un épiderme gris, est épaisse, dure et résineuse; c'est en elle que réside surtout le principe actif; le *meditullium* est blanc et ligneux. La racine du polygala de Virginie est douée d'une odeur faible, nauséeuse; d'une saveur d'abord douceâtre et mucilagineuse, puis amère, âcre, irritante, excitant la toux et la salivation. L'infusion aqueuse est plus âcre que la teinture alcoolique.

On se sert, en Amérique, de cette racine récente contre la morsure des serpens venimeux. En Europe, elle est employée comme excitant; à faible dose, elle augmente la perspiration cutanée et pulmonaire; à une dose plus élevée, elle devient purgative et émétique. Dans les catarrhes pulmonaires chroniques, et même sur la fin des catarrhes pulmonaires aigus, elle peut être d'un emploi avantageux, en facilitant l'expectoration et diminuant l'oppression des malades; mais il nous semble que l'on a prodigué à cette racine des éloges exagérés dans le traitement de plusieurs maladies, telles que l'asthme, le croup, l'aménorrhée, les hydropisies, etc. La forme la plus convenable sous laquelle on emploie cette racine, est une décoction préparée avec 1 once pour 3 livres d'eau que l'on fait réduire d'un tiers. On fait usage de la poudre de seneka à la dose de 20 à 40 grains. Enfin, on prépare un vin de polygala, en faisant macérer 4 onces de cette racine dans une livre de vin. On trouve aussi dans les pharmacies un extrait aqueux et une pâte de polygala qui jouissent de propriétés fort actives. Cette racine entre dans la potion antiseptique du Codex.

M. Peschier, de Genève, a obtenu de 6 onces de racine de polygala, 100 grains d'un principe qu'il regarde comme alcalin et qu'il nomme *polygaline;* il le croit uni à un nouvel acide auquel il donne le nom de *polygalinique.* M. Peschier a signalé aussi une autre substance dans le polygala, il l'appelle *isolysine*.

M. Feneulle, pharmacien à Cambray, a publié (*Journal de Chimie médicale*, t. II, p. 431) une analyse de cette racine, et M. Dulong d'Astafort en a présenté une nouvelle (*Journal de Pharmacie*, 1827, p. 567). Voici les résultats de ces deux analyses :

Analyse de M. Feneulle.	*Anal. de M. Dulong d'Astaf.*
Matière colorante d'un jaune pâle ;	Matière particulière alcaline ;
Substance amère ;	Résine ;
Gomme ;	Matière gommeuse (muqueux) ;
Acide pectique ;	— colorante analogue à la cire ;
Albumine ;	— — jaune ;
Huile volatile ;	— passant au rouge par l'acide sulfurique ;
Huile grasse ;	Acide pectique ;
Malate acide de chaux et autres sels à base de potasse et de chaux, plus de la silice.	Malate acide de potasse et de chaux, ainsi que plusieurs autres sels à base de chaux, de potasse et de fer.

L'analyse de la racine du polygala avait été faite précédemment par M. Fougeron, pharmacien d'Orléans ; elle est insérée dans le *Bulletin des Sciences physiques et médicales d'Orléans, pour* 1811. Les résultats obtenus par ce pharmacien distingué se rapportent en grande partie avec ceux obtenus plus récemment par M. Feneulle.

Enfin, une dernière analyse de cette racine est due à M. Folki, qui a obtenu : 1°. une huile épaisse en partie volatile ; 2°. de l'acide gallique libre ; 3°. de la cire ; 4°. une matière âcre ; 5°. une matière colorante jaune ; 6°. une matière azotée ; 7°. divers sels. Selon M. Folki, la matière âcre serait le principe actif. *Journal de Chimie médicale*, t. II, p. 549, et t. III, p. 600.   (G...t.)

POLYGALA VULGAIRE. *Polygala vulgaris*, L. Petite plante très commune en Europe, dans les lieux incultes, où elle se fait remarquer par ses fleurs en épis, nombreuses, d'une belle couleur bleue ou purpurine. Ses racines jouissent de propriétés analogues à celles du polygala amer, mais elles ne sont plus guère usitées. *V*. POLYGALA AMER. (G...N.)

POLYGALÉES. *Polygaleæ*. Petite famille de plantes dicotylédones polypétales hypogynes, qui a pour type le genre *Polygala* composé d'un grand nombre d'espèces dont quelques-unes sont employées en Médecine. *V*. POLYGALA AMER et POLYGALA DE VIRGINIE. Elle renferme en outre le genre *Krameria*, dont les racines sont connues sous le nom de *ratanhia*. *V*. ce dernier mot. (A. R.)

POLYGONÉES. *Polygoneæ*. Famille de plantes dicotylédones apétales et à étamines périgynes, composée de plantes herbacées ou rarement frutescentes, à feuilles alternes présentant à leur base une gaîne stipulaire qui embrassé la tige. Leurs fleurs sont petites, disposées en grappes plus ou moins rameuses. Leurs fruits sont des caryopses ou fausses graines pourvues d'un endosperme farineux autour duquel l'embryon est plus ou moins recourbé. Le type de ce genre est le *Polygonum*, nommé en français RENOUÉE, qui renferme quelques espèces utiles, comme la bistorte, le sarrasin et la renouée-poivre d'eau. *V*. ces mots. Le genre *Rumex* est aussi très remarquable par plusieurs de ses espèces qui sont employées en Médecine ou dans l'économie domestique : telles sont l'oseille et la patience. *V*. ces mots. A la famille des Polygonées, appartient encore le genre *Rhœum*, composé de plusieurs espèces dont les racines fournissent les diverses sortes de rhubarbe. *V*. ce mot. (A. R.)

POLYPHARMACIE. On entend par ce nom la prescription d'un grand nombre de médicamens. On a étendu cette dénomination, et l'on a donné le nom de *polypharmaques* aux médecins qui, dans leur pratique, prescrivent un grand nombre de médicamens, ou font des formules chargées d'un grand nombre de substances médicamenteuses. (A. C.)

POLYPIERS. Ce mot sert à désigner l'habitation de ceux des Polypes qui vivent en agrégations composées d'un nombre plus ou moins considérable d'individus. On l'emploie également pour désigner la classe d'animaux que Linnée et Pallas nommèrent *Zoophytes*, c'est-à-dire animaux-plantes, nom adopté par la plupart des naturalistes modernes. Les Polypes ou animaux des Polypiers forment la quatrième classe des animaux rayonnés, suivant la méthode de M. Cuvier. La coralline, le corail rouge et les éponges appartiennent à cette classe. *V.* ces mots. (G...n.)

POLYPODE CALAGUALA. *V.* Calaguala.

POLYPODE COMMUN. *Polypodium vulgare*, L. — Rich. Bot. méd., t. I, p. 37. Cette plante, de la famille des Fougères, est abondante sur les vieux murs et sur les troncs des arbres dans les taillis. Sa souche horizontale, vulgairement nommée racine, est épaisse, charnue, brune, tuberculeuse et écailleuse à l'extérieur, blanchâtre intérieurement, de la grosseur d'une plume d'oie. Ses frondes sont longues de 8 à 12 pouces, pétiolées, ovales, lancéolées, profondément pinnatifides ; les découpures sont entières, lancéolées, parallèles, et diminuant de longueur et de largeur en s'approchant du sommet. Les organes de la fructification sont disposés en groupes arrondis placés longitudinalement sur les deux côtés de la nervure que présente chaque division. La racine du polypode, que l'on nomme improprement polypode de chêne, n'a presque point d'odeur ; sa saveur est un peu sucrée approchant de celle de la réglisse ; aussi lui donne-t-on, en quelques pays, le nom de *réglisse de montagne*. Ses propriétés étant à peu près nulles, elle est aujourd'hui fort peu employée. Réduite en poudre, elle était usitée à l'extérieur comme absorbant et pour recouvrir des pilules. Elle entrait dans la préparation du catholicum double et du lénitif.

Selon Pfaff, la racine de *Polypodium vulgare* contient une résine de couleur jaune, du tannin modifié, une matière douce, de la gomme et de la fibre ligneuse. (A. R.)

POLYTRIC DES BOUTIQUES. *V.* Doradille.

POMETTE. *V.* Azerolier.

POMMADES. On a donné le nom de pommade à la graisse

rendue médicamenteuse, 1°. par son mélange avec des substances actives ; 2°. par la solution de quelques principes des
végétaux dans les corps gras. On a reconnu que ces corps dis-
solvaient un grand nombre de principes, au nombre desquels
on compte les principes aromatiques, colorans, épispastiques,
résineux, etc. , etc. Les règles générales qui s'appliquent à la
préparation des pommades sont les suivantes : 1°. on doit employer des graisses pures et récentes ; 2°. lorsqu'on prépare les
pommades avec les végétaux frais ou avec quelques-unes de
leurs parties, on doit chauffer jusqu'à ce que toute l'humidité
soit évaporée, passer ensuite avec expression, laisser refroidir
lentement pour que les matières étrangères se précipitent ,
ratisser ensuite pour séparer les fèces (dépôts) ; faire fondre
la partie ratissée pour la couler ensuite dans un vase convenable à la conservation ; 3°. n'ajouter à la graisse les substances minérales que lorsqu'elles sont à un état d'extrême division ; 4°. ne mêler les solutions métalliques aux corps gras
que lorsque la solution est parfaite ; 5°. ne préparer ces médicamens qu'en quantité nécessaire pour l'usage, ces préparations étant sujettes à se rancir ; 6°. conserver les pommades à l'abri de l'air dans des endroits frais ; 7°. rejeter de
l'officine celles qui auraient pu être altérées par vétusté.

Les pommades pourraient être divisées en pommades préparées par solution et pommades préparées par le mélange.
La nature de cet ouvrage ne nous permettant pas d'adopter ces
divisions, nous suivrons l'ordre alphabétique pour traiter des
pommades les plus usitées et qui sont en assez grand nombre.

POMMADE AMMONIACALE DE GON-
DRET, *Liniment ammoniacal.* Graisse
de porc, 32 grammes (1 once); ammoniaque liquide à 22°, 32 grammes
(1 once). On introduit l'axonge dans
un flacon à l'émeri à large ouverture,
on fait fondre à la température du
bain-marie ; lorsque la graisse fondue
est prête à se figer, on ajoute l'ammoniaque, on ferme le vase , on agite
vivement pour faire un mélange exact.

Étendue sur la peau et recouverte
d'une compresse, elle forme un vésicatoire; employée en frictions, elle
agit comme rubéfiant. On peut lui
donner la propriété rubéfiante, seulement en diminuant la dose d'alcali volatil à employer. Ces modifications se
font d'après l'ordonn. du praticien.

POMMADE ANTI-DARTREUSE DE CHE-
VALLIER. Axonge , 64 gram. (2 onc.);

huile d'amandes douces, 24 grammes (6 gros); chlorure de chaux, 12 gram. (3 gros); turbith minéral, 8 grammes (2 gros). Faites, selon l'art, une pommade qui a été employée avec succès contre des dartres qui avaient résisté à l'emploi d'une foule de préparations antiherpétiques.

POMMADE ANTIPSORIQUE, *Pommade soufrée d'Helmeric*. Axonge récente, 128 gram. (4 onces); soufre sublimé, 32 grammes (1 once); carbonate de potasse, 16 gram. (4 gros). Faites, selon l'art, une pommade qui est employée avec succès comme antipsorique. Les formules de pommade antipsorique sont des plus nombreuses; quelques personnes en ont proposé dans lesquelles on fait entrer l'alun: nous pensons que ce sel, qui agit et comme irritant et comme astringent, doit être banni de ces formules.

POMMADE DE CANTHARIDES, *Pommade épispastique jaune, Onguent épispastique du Codex*. Poudre très fine de cantharides, 120 grammes (3 onces 7 gros); axonge de porc, 1660 grammes (3 livres 5 onces); eau, 250 gramm. (8 onces). On fait fondre la graisse, on y mêle les cantharides, on ajoute l'eau, puis on expose ce mélange à l'action d'une douce chaleur, en ayant soin de remuer de temps en temps et d'ajouter de l'eau pour remplacer celle qui s'évapore. On passe avec expression à travers un linge, on fait fondre au bain-marie; on ajoute, poudre de curcuma, 8 gram. (2 gros); on laisse en contact jusqu'à ce que la pommade soit colorée convenablement; on filtre à travers du papier gris, on laisse refroidir la colature; on sépare l'eau de la matière grasse qui s'est figée; on fait fondre

celle-ci, puis on y ajoute, cire jaune, 250 grammes (8 onces); on aromatise ensuite, si l'on veut, en ajoutant, huile essentielle de citron, 8 gramm. (2 gros). La pommade ainsi préparée contient environ 10 centigr. (2 grains) d'extrait huileux de cantharides par once de pommade.

POMMADE DE CANTHARIDES, *Pommade verte, Onguent épispastique vert.* (*Codex.*) Onguent populéum, 1680 gramm. (3 livres 5 onces 5 gros); cire blanche, 256 grammes (8 onces 1 gros 18 grains); vert-de-gris, 24 gramm. (6 gros); extrait d'opium, 24 gramm. (6 gros). On fait fondre ensemble l'onguent populéum et la cire; lorsque la fusion est complète, on ajoute au mélange l'oxide de cuivre, les cantharides et l'extrait d'opium, après les avoir réduits en poudre très fine et les avoir porphyrisés avec un peu d'huile pour les mélanger complètement; lorsque le mélange est bien homogène, on le place dans des pots. Cette pommade contient un trente-deuxième de poudre de cantharides.

POMMADE DE CARBONATE DE PLOMB, *Pommade de blanc-rhazès, Onguent de blanc-rhazès ou Rhasis de blanc-raisin.* Sous-carbonate de plomb porphyrisé, 32 gramm. (1 once); axonge de porc, 128 grammes (4 onces). Faites, selon l'art, une pommade qui est regardée comme astringente et dessiccative. On ne doit en préparer qu'une très petite quantité à la fois, parce qu'elle se rancit facilement.

POMMADE DE CIRILLO, *Pommade de per-chlorure de mercure.* Deuto-chlorure de mercure, 4 gram. (1 gros); axonge de porc pure, 32 grammes (1 once). On porphyrise le deuto-chlorure, on le mêle à la graisse, puis on porphyrise de nouveau pour que le mélange soit bien homogène. Cette pommade est employée en frictions comme antisyphilitique, et aussi contre la gale, les dartres, les ulcères scrofuleux.

POMMADE DE CONCOMBRES. Axonge préparée, 2 kilogrammes (4 livres) ; suif de veau purifié, 500 grammes (1 livre). On fait liquéfier à une douce chaleur, on ajoute ensuite, suc de concombre, 1500 grammes (3 livres). On malaxe le tout ensemble pendant assez long-temps, puis on abandonne ce mélange pendant 24 heures ; au bout de cet espace de temps, on enlève le suc et on le remplace par une nouvelle quantité de 1500 gram. On malaxe, on laisse pendant 24 heures, on décante le suc et l'on renouvelle les additions de nouveau suc de concombres, et cela jusqu'à dix fois, en continuant l'opération comme nous l'avons dit. Quand on a ainsi opéré, les graisses ont acquis une odeur très prononcée de concombres ; on les fait fondre au bain-marie, on y ajoute de l'amidon en poudre, dans la proportion de 12 grammes (3 gros) par livre de produit ; on mêle, on laisse reposer : l'amidon se gonfle aux dépens de l'eau ; il donne naissance à un magma qui se précipite en entraînant avec lui les matières étrangères ; on passe à travers un linge, puis on coule dans des pots. Ce procédé, plus long que celui décrit par Baumé, fournit une pommade très odorante ; il a été décrit dans le *Journal de Chimie médic.*, t. I, p. 235, par MM. Henri et Guibourt.

POMMADE DE DESAULT, *Pommade ophthalmique ou anti-ophthalmiq.*, *Onguent anti-ophthalmique.* Oxide rouge de mercure porphyrisé, tuthie préparée, alun calciné en poudre très fine, acétate de plomb en poudre, de chaque, 4 gramm. (1 gros) ; per-chlorure de mercure, 6 décigr. (12 grains) ; pommade rosat préparée récemment, 32 grammes (1 once). Mêlez sur le porphyre, pour faire une pommade homogène. Elle est employée comme la pommade de Lyon et celle de Regent, pour aider à la cicatrisation des ulcères, et contre l'inflammation chronique des paupières.

POMMADE ÉPISPASTIQUE AMMONIACALE. *V. Pommade ammoniacale de Gondret.*

POMMADE ÉMÉTISÉE, *Pommade stibiée*, *Pommade d'Autenrieth.* Émétique, 8 gramm. (2 gros) ; axonge préparée, 24 grammes (6 gros). On prend l'émétique réduit en poudre très fine, on le mêle à l'axonge dans un mortier de verre ; lorsque le mélange est fait, on le porte sur un porphyre, et l'on continue l'opération de manière à obtenir une pommade bien homogène. La pommade d'Autenrieth est employée contre la coqueluche, les catarrhes. On s'en sert en friction ; elle agit comme dérivatif et fait naître sur la partie frottée des boutons analogues à ceux qui se manifestent dans la varicelle (*la petite vérole volante*).

POMMADE AU GAROU. Axonge de porc, 320 grammes (10 onces) ; cire, 32 gramm. (1 once) ; écorce de garou, 128 gramm. (4 onces). On fait fondre la graisse et la cire, on ajoute au mélange résultant de la fusion, l'écorce de garou divisée et humectée ; on fait bouillir jusqu'à ce que toute l'humidité soit évaporée ; on passe alors la liqueur ; on la laisse reposer ; lorsqu'elle est refroidie, on la racle, on la triture ou bien on la fond à une très douce chaleur, et on la coule dans des pots.

POMMADE D'IODATE DE ZINC. (*Formule du docteur Ure.*) Iodate de zinc porphyrisé, 4 grammes (1 gros); axonge pure, 32 grammes (1 once). Faites, selon l'art, une pommade qui, dans quelques cas, peut remplacer la pommade d'iodure de potassium pour frictionner une ou deux fois par jour les tumeurs : la dose pour friction est d'un gros.

POMMADE D'IODE. Iode, 2 grammes (36 grains); axonge récente, 32 gram. (1 once). On triture l'iode avec un peu d'éther; lorsque cette substance est bien divisée et que l'éther s'est évaporé, on ajoute une petite partie du corps gras; on mêle; lorsque le mélange est bien homogène, on ajoute le reste de l'axonge. Nous avons proposé l'emploi de l'éther pour diviser l'iode, par la raison que lorsqu'on n'emploie pas ce moyen, l'iode s'aplatit sous le pilon, il est alors assez difficile de faire une pommade homogène, ce qui demande plus de temps. La pommade d'iode est employée en frictions sur les engorgemens limphatiques. Cette préparation changeant de nature au bout d'un certain temps, on ne doit en préparer que de très petites quantités et à mesure que l'on en a besoin.

POMMADE DE PROTO-IODURE DE MERCURE. Cette pommade se prépare avec proto-iodure de mercure, 2 gram. (36 grains); axonge préparée, 32 gram.

(1 once). Mêlez exactement l'axonge à l'iodure porphyrisé. On prépare de la même manière les pommades de DEUTO-IODURE DE MERCURE, D'IODURE D'ARSENIC, DE BARIUM ET D'IODURE DE SOUFRE.

POMMADE D'IODURE DE POTASSIUM, *Pommade d'hydriodate de potasse.* Hydriodate de potasse, 4 grammes (1 gros); graisse récente, 32 grammes (1 once) (1). On triture dans un mortier, puis, à l'aide du porphyre, on rend la pommade tout-à-fait homogène. Si l'axonge employée pour faire la pommade n'était pas récente, cette préparation, au lieu d'être blanche, serait d'un jaune plus ou moins foncé, selon l'état de la graisse. Cet effet a été examiné par M. Gallard. (*V.* le premier volume, p. 369.) Dans ce cas, la coloration est due à de l'iode qui a été mise à nu. On a expliqué ce fait de la manière suivante : la graisse employée étant oxigénée, devient propre à oxigéner le potassium, et à s'y combiner; lorsque cette combinaison s'opère, de l'iode est mise en liberté.

POMMADE D'IODURE DE POTASSIUM IODURÉ, *Pommade d'hydriodate de potasse ioduré.* Iodure de potassium, 4 grammes (1 gros); iode. 4 décigram. (8 grains). Divisez l'iode avec un peu d'éther, ajoutez l'iodure de potassium, puis la graisse, triturez ensuite sur le porphyre. Cette pommade est plus active que la pommade d'hydriodate. On l'emploie, comme la précédente, en frictions de 2 gramm. (demi-gros), sur les tumeurs, les glandes engorgées, le goître. Au bout de quelque temps, on peut augmenter les doses.

---

(1) M. Magendie a donné une formule dans les proportions d'un demi-gros d'hydriodate pour une once et demie d'axonge.

POMMADE DE LAURIER, *Huile de laurier, Onguent de laurier.* Feuilles de laurier, 500 grammes (1 livre). On les pile dans un mortier de marbre à l'aide d'un pilon de bois; lorsqu'elles sont contuses, on les met dans une bassine avec axonge récente, 1 kilogramme (2 livres). On fait digérer à une douce chaleur pendant 12 heures, on fait ensuite bouillir à un feu doux jusqu'à ce qu'il n'y ait plus d'humidité. Sur la fin de l'opération, on ajoute : baies de laurier contuses, 500 grammes (1 livre). On fait digérer pendant 10 heures au bain-marie et à vase clos, ensuite on passe à travers un tissu serré en exprimant; on laisse déposer, puis refroidir, on sépare la partie inférieure qui contient les matières étrangères; on fait fondre de nouveau, on coule dans un pot, et l'on conserve pour l'usage.

POMMADE DE LAVANDE. (*Baumé.*) Graisse de porc, 2,500 gram. (5 liv.); fleurs récentes de lavande, 10 kilogr. (20 livres); cire blanche, 250 gramm. (8 onces). On malaxe les fleurs mondées avec l'axonge, on en forme une masse, on l'introduit dans un bain-marie, on fait chauffer à la température de l'eau bouillante pendant 6 heures; au bout de cet espace de temps, on passe avec expression, on remet la graisse fondue en contact avec une nouvelle quantité de fleurs, 2 kilogrammes (4 livres) (on jette le marc), et l'on fait digérer de nouveau comme la première fois; au bout de 6 heures, on passe avec expression et l'on remet de nouveau des fleurs; on continue de la même manière jusqu'à ce que l'on ait traité par la graisse les 10 kilogrammes (20 livres) de fleurs. Lorsque la graisse a passé sur les fleurs

pour la dernière fois et qu'elle a été séparée du marc, on laisse refroidir lentement, on enlève les *fèces* et on lave la graisse dans plusieurs eaux, jusqu'à ce que l'eau de lavage soit claire et incolore. On fait ensuite liquéfier au bain-marie pendant environ une heure; on laisse refroidir, on enlève le corps gras séparé de l'humidité; ou y fait fondre la cire, et l'on coule dans des pots. Cette pommade est employée en frictions comme excitante et aussi contre les rhumatismes. On prépare de la même manière les pommades qui participent du principe des fleurs odorantes.

POMMADE DE LUPULINE, *Onguent de lupuline.* Lupuline pure, 4 gram. (1 gros); graisse, 12 gramm. (4 gros). Faites infuser pendant 12 heures au bain-marie, passez avec expression à travers un linge, laissez déposer, puis séparez le dépôt qui s'est fait à la partie inférieure, faites fondre et coulez dans des pots.

POMMADE DE LYON. Oxide rouge de mercure, 2 grammes (36 grains); onguent rosat récent, 32 gram. (1 once). On mêle exactement, à l'aide du porphyre. Cette pommade est employée contre l'ulcération et l'inflammation chronique des paupières.

POMMADE MERCURIELLE DOUBLE, *Onguent mercuriel, Onguent napolitain.* Un grand nombre de procédés pour la préparation de l'onguent mercuriel double ont été successivement proposés, et chaque jour encore la Société de Pharmacie s'occupe de l'examen de divers procédés qui lui sont communiqués. Nous ne traiterons que de quelques-uns de ces procédés. *Procédé anciennement usité.* On prend : mercure pur, 500 grammes (1 livre); axonge de porc récente, 500 grammes (1 livre). On met le mercure dans une bassine de fonte, on y ajoute le tiers de l'axonge, on triture ensuite jusqu'à ce que le mercure ait disparu et que l'on ne puisse plus l'apercevoir, et qu'en frottant un peu du mélange sur du papier ou sur le dos de la main on ne distingue plus de globules métalliques. *L'extinction* du mercure par la graisse étant très longue à s'effectuer, on a indiqué d'autres modes d'agir qui facilitent cette extinction. Le premier consiste à employer une petite quantité d'onguent mercuriel ancien que l'on triture avec le mercure. Le procédé proposé par M. Planche consiste à triturer le mercure avec une petite quantité d'huile d'œufs, à ajouter ensuite la graisse, et à continuer l'opération. Le procédé dû à M. Dufilho est le suivant : on met le mercure dans une fiole à médecine, on la remplit ensuite à moitié d'eau pure, on agite ensuite fortement en fermant l'ouverture de la fiole avec le pouce ; au bout de quelque temps, on laisse les globules se déposer au fond de la fiole ; on décante l'eau, et l'on verse le mercure sur la graisse à laquelle on a donné quelques coups de pilon pour la rendre plus apte au mélange ; au bout de 20 minutes de trituration, le mercure est éteint.

Le procédé de M. Hernandez consiste à chauffer le mortier où doit se faire le mélange, de manière à ce que la chaleur soit assez forte pour fondre la graisse, à ajouter ensuite le métal, et à triturer jusqu'à l'entier refroidissement.

Le procédé proposé par M. Chevallier, *Journal de Chimie médicale*, t. I, p. 342, est le suivant : on prend, mercure, 500 gram. (1 livre) ; axonge récente, 500 gramm. (1 livre). On introduit le métal dans une bouteille de grès ou de verre, on y ajoute la moitié de la graisse fondue, on agite jusqu'à ce que le mélange soit un peu refroidi et ait acquis une consistance analogue à celle d'un sirop très épais ; on verse alors dans une terrine ou dans un mortier, en ayant soin d'agiter avec un bistortier ; on ajoute ensuite le reste de l'axonge, et l'on triture. L'onguent mercuriel ainsi préparé, examiné au bout de demi-heure, après avoir été étendu, et sur du papier et sur une lame de couteau, n'offre plus à l'œil un des globules metalliques. Nous ne mentionnerons pas ici une foule d'autres moyens indiqués par divers auteurs, tels sont les procédés de MM. Dumesnil, Simonin, etc. L'onguent mercuriel préparé avec la graisse récente a un avantage sur celui qui a été préparé avec la graisse ou le beurre ranci : l'emploi de ce dernier donne souvent naissance à des phlyctènes qui retardent la guérison du malade en faisant suspendre pour un certain temps l'emploi de l'onguent mercuriel. La pommade mercurielle double est employée comme résolutif et anti-vénérien : on l'administre en frictions sur les cuisses, les jambes : la dose est de 12 décigram. à 4 gram. (de 24 grains à 1 gros) une fois par jour. L'onguent mercuriel double contient la moitié de son poids de mercure, à l'état métallique, selon la plupart des auteurs ; selon d'autres, mais ceux-ci sont peu nombreux, le mercure aurait subi un commencement d'oxidation.

POMMADE MERCURIELLE SIMPLE. *Onguent mercuriel simple, Onguent gris.* Pommade mercurielle double, 250 grammes (8 onces) ; axonge, 750 grammes (1 livre 8 onces). On mêle exactement, et l'on conserve pour l'usage. Le mercure dans cette pommade y est comme 1 est à 8. On l'emploie comme le précédent; on s'en sert aussi pour détruire les insectes.

POMMADE MERCURIELLE AU BEURRE DE CACAO, *Onguent mercuriel au beurre de cacao*. Mercure, 32 gram. (1 once); huile d'œufs, 20 gouttes; beurre de cacao, 32 grammes (1 once). On met le mercure en contact avec l'huile d'œufs, on triture. On ajoute ensuite le beurre de cacao liquéfié; on continue à triturer pendant une demi-heure (dans un mortier tenu chaud pendant cet espace de temps); on laisse ensuite refroidir graduellement en continuant la trituration. Si une partie du métal se sépare lors du refroidissement de la masse, on chauffe de nouveau le mortier de manière à ramollir le corps gras; on triture de nouveau, pour faire disparaître le métal. Une discussion sur la valeur de ce procédé s'est élevée entre l'auteur M. Planche et M. Guibourt; ce dernier prétend qu'ayant répété ce procédé, il n'a pas complétement réussi. M. Planche s'est porté opposant des conclusions de M. Guibourt? La pommade mercurielle au beurre de cacao est d'une odeur agréable; elle peut servir dans les mêmes circonstances que l'onguent mercuriel, qu'elle remplace avec avantage.

POMMADE DE MURIATE SUR-OXIGÉNÉ DE MERCURE. *V. Pommade de Cirillo.*

POMMADE DE NITRATE DE MERCURE, *Onguent citrin*. Mercure pur, 64 grammes (2 onces); acide nitrique pur à 32°, 96 grammes (3 onces); axonge de porc préparée, 1000 grammes (2 livres). On fait dissoudre à chaud le mercure dans l'acide nitrique, on laisse ensuite refroidir la dissolution: lorsqu'elle est refroidie, on la mêle par petite portion à l'axonge qui a été liquéfiée (dans une capsule de porcelaine), et l'on a soin de mêler avec un bistortier. Le mélange étant achevé, on coule la masse encore liquide dans des moules de papier fort; elle s'étend et se durcit: lorsqu'elle est solidifiée, on l'enlève et on la coupe en morceaux, que l'on introduit dans des pots et qu'on conserve pour l'usage. La pommade citrine est employée contre la gale, en frictions sur les poignets, les jarrets, les cuisses. La dose est de 4 grains (1 gros) pour chaque friction; on en fait une ou deux le matin et le soir.

La proportion du nitrate de mercure employé varie dans diverses formules proposées pour la préparation de l'onguent citrin, mais nous croyons devoir indiquer la formule donnée dans le *Nouveau Codex*. Nous pensons qu'on ne doit pas lui en substituer d'autres, à moins que des expériences faites à plusieurs reprises ne démontrent que la formule proposée donne un médicament qui a des avantages marqués sur celui préparé d'après cette formule. L'emploi de l'onguent citrin a quelquefois déterminé la salivation, causé des douleurs: l'usage du soufre a paru dans ce cas être d'un très grand avantage pour combattre ces accidens.

POMMADE OXIGÉNÉE D'ALYON. Axonge préparée, 500 gram. (1 livre); acide nitrique à 35°, 64 grammes (2 onces). On fait fondre l'axonge à une douce chaleur, en se servant d'une capsule de porcelaine: lorsque la graisse est liquéfiée, on y ajoute l'acide nitrique ; on remue sur le feu avec un pilon de verre ou de porcelaine, jusqu'à ce que le mélange prenne une couleur jaune et qu'il y ait un dégagement de gaz acide nitreux. On retire de dessus le feu, on continue d'agiter, et lorsque la pommade est sur le point de se solidifier, on la coule dans des moules préparés avec de fort papier. La pommade oxigénée est anti-psorique anti-herpétique ; on s'en sert contre les engorgemens des glandes. La dose est de 2 à 4 gram. (de 36 grains à un gros) pour une friction : souvent on élève cette dose. M. Guibourt dit qu'il est convenable d'employer cette pommade récemment préparée ; il pense que son action est due en partie à l'acide nitrique qu'elle retient.

POMMADE D'OXIDE DE MERCURE ROUGE ET D'ACÉTATE DE PLOMB. *V. Pommade de Régent.*

POMMADE D'OXIDE DE ZINC, *Onguent de tuthie.* Oxide de zinc lavé et porphyrisé, 8 grammes (2 gros) ; beurre lavé à l'eau de rose, 16 gram. (4 gros) ; onguent rosat, 16 grammes (4 gros). Faites selon l'art une pommade qui est regardée comme astringente, on l'emploie contre les maladies des paupières qui sont dues au relâchement et à l'atonie.

POMMADE DE PAVOT, DE JUSQUIAME ET DE BELLADONE, *Onguent populéum. (Procédé du Codex.)*

Bourgeons frais de peuplier noir, 500 grammes (1 livre) ; axonge de porc préparée, 1500 grammes (3 livres). On fait fondre l'axonge, on y mêle les bourgeons contusés ; on laisse en macération à une douce chaleur pendant 24 heures. On conserve ensuite ce mélange dans un pot jusqu'à ce que les plantes narcotiques aient acquis assez de vigueur (en juin et juillet). A cette époque, on prend, feuilles fraîches de pavot, de belladone, de jusquiame noire, de morelle noire, de chaque 128 grammes (4 onces) ; on pile ces plantes, on les met en contact avec l'axonge et les bourgeons de peuplier ; on fait bouillir à un feu modéré, en remuant de temps en temps pour que l'eau se volatilise. Lorsque l'opération est terminée, on passe, on exprime à la presse, on laisse refroidir en repos ; on sépare ensuite les matières étrangères et l'eau qui a pu échapper à la volatilisation, on fait ensuite fondre de nouveau la pommade et on la coule dans des pots.

Déjà dans la première édition du Manuel du pharmacien, nous avons indiqué la défectuosité de ce procédé. En effet le temps qui s'écoule depuis le moment où se récoltent les bourgeons de peupliers, et où ils sont mis en macération, et celui où les plantes narcotiques ont acquis assez de vigueur, est plus que suffisant pour que les graisses soient rances. Divers modes ont été proposés pour obvier à cet inconvénient.

Le premier, dû à M. Henry, chef de la Pharmacie centrale, consiste à mettre les bourgeons en contact avec la matière grasse, à faire chauffer jusqu'à ce que l'humidité soit dissipée, puis à couler le mélange dans des pots, à le laisser refroidir, à le recouvrir de graisse, à la conserver ainsi jusqu'à ce que les plantes soient en pleine vigueur, à continuer l'opération comme nous l'avons dit plus haut.

Le second, dû à M. Boullay, est le suivant : on fait bouillir les bourgeons avec la graisse, et l'on continue jusqu'à ce que toute l'humidité soit évaporée ;

on passe alors avec expression, et l'on conserve la graisse chargée des principes jusqu'à la maturation des plantes narcotiques , puis l'on achève l'onguent. —

Le troisième consiste à faire des extraits aqueux et alcooliques avec les bourgeons, puis à les mêler à la graisse qui a réagi sur les plantes.

Le quatrième consiste à opérer avec les bourgeons secs bien conservés, en prenant la moitié de ces bourgeons en poids, 250 grammes (8 onces) pour la dose d'onguent que nous avons indiquée. On opère de la manière suivante : on contuse les bourgeons, on fait cuire la graisse avec les plantes narcotiques ; lorsque la graisse a resté assez long-temps avec ces plantes, on ajoute ces bourgeons ; on laisse en fusion pendant 2 heures, on passe avec expression ; on agit ensuite comme nous l'avons déjà dit. L'onguent populéum est adoucissant, calmant ; on l'étend sur les parties affectées d'inflammations locales. On s'en sert contre les hémorrhoïdes, pour faire cesser les crevasses qui surviennent au sein des femmes en couche et des nourrices ; on le fait entrer dans des lavemens qu'on emploie contre les inflammations du bas-ventre, etc.

Pommade phosphorée. Phosphore pur, 2 grammes (36 grains) ; axonge préparée, 100 gram. (3 onces 1 gros) ; eau, 100 grammes (3 onces 1 gros) : faites bouillir dans un vase de porcelaine, de faïence, ou encore dans une terrine vernissée, en continuant jusqu'à ce que tout le phosphore ait entièrement disparu et que toute l'eau soit évaporée ; filtrez ensuite la graisse liquéfiée au papier joseph. Ajoutez, si vous le voulez, huile volatile de la-vande, 1 gramme (18 grains) ; mêlez. Cette pommade est légèrement phosphorescente ; elle est regardée comme stimulante ; on l'a administrée contre la paralysie ; mais son action n'a pas encore été assez étudiée.

Pommade phosphorée (*formule de M. Lescot*). Phosphore , 3 décigram. (6 grains) ; huile essentielle de romarin , 2 gram. 6 décigrammes (48 grains) ; axonge préparée, 128 grammes (4 onces) ; cire blanche , 8 grammes (2 gros). On met dans un petit matras l'huile volatile ; on y ajoute le phosphore qu'on a coupé sous l'eau en fragmens ; on élève doucement la température (au bain de sable) : lorsque la solution est opérée, on laisse en repos jusqu'à parfait refroidissement ; on décante, et on incorpore la partie décantée avec la graisse dans laquelle on a fait fondre la cire.

Pommade phosphorée. Axonge, 32 grammes (1 once) ; éther phosphoré, 4 grammes (1 gros) ; on donne quelques coups de pilon à la graisse, on ajoute l'éther phosphoré et l'on triture : l'éther s'évapore, le phosphore reste mêlé à l'axonge. Ces pommades s'emploient comme la première , elles jouissent des mêmes propriétés.

Pommade de Régent. Oxide rouge de mercure porphyrisé, 5 décigram. (10 grains) ; acétate de plomb en poudre bien fine, 5 décigrammes (10 grains) ; camphre, 5 centigrammes (1 grain) ; beurre frais, lavé à l'eau distillée de roses, 8 grammes (2 gros). Mêlez exactement pour faire une pommade qui est employée contre l'ulcération des paupières.

Pommade rosat, *Pommade à la*

rose, *Onguent rosat.* Axonge de porc préparée récemment et lavée à l'eau de roses, 250 grammes (8 onces); roses pâles avec leurs calices, 250 grammes (8 onces). Pilez les roses, mettez-les avec de la graisse sur un feu très doux; laissez en contact avec la graisse pendant 2 jours; au bout de ce temps, faites liquéfier, passez avec expression; coulez la graisse sur une nouvelle quantité de roses aussi pilées, 250 grammes (8 onces); laissez de nouveau en macération; faites fondre, passez et laissez déposer; séparez les fèces; faites fondre; colorez au moyen de l'orcanette, que vous mettrez dans un nouet. La pommade ainsi préparée pouvant retenir un peu d'humidité qui aiderait à son altération, on a proposé de faire bouillir les roses avec la graisse pour séparer l'eau contenue dans les fleurs. Par ce moyen, on obvierait à l'inconvénient qui a été signalé. L'onguent rosat est employé pour enduire les lèvres et pour faire de légères frictions sur le bout du sein, dans l'intention d'empêcher les gerçures qui tendraient à se développer sur cette partie.

POMMADE ROSAT POUR LES LÈVRES, *Pommade pour les lèvres.* Cire blanche, 32 grammes (1 once); huile d'amandes douces, 64 gram. (2 onces); écorce d'orcanette concassée, 4 gram. (1 gros). On fait fondre à une douce chaleur (au bain-marie) pendant deux heures; on passe à travers un tissu serré, on décante; on ajoute, huile essentielle de roses, 8 gouttes. On mêle, on introduit dans une fiole à médecine et l'on ferme hermétiquement. Quand on veut s'en servir, on fait fondre à une douce chaleur et l'on coule dans de petites boîtes de bois. Il est convenable de ne couler la pommade dans ces petites boîtes qu'au fur et à mesure

du besoin, cette pommade étant susceptible de rancir, de se décolorer; elle ne peut plus, alors, servir à l'usage auquel on la destine.

POMMADE DE SABINE, *Onguent de sabine.* Axonge préparée, 500 gram. (1 livre); cire jaune, 250 gram. (8 onces); feuilles fraîches de sabine, 250 gram. (8 onces); faites bouillir les feuilles dans la graisse jusqu'à ce qu'elles se retirent sur elles-mêmes; filtrez avec expression; laissez refroidir lentement; séparez les fèces; faites fondre ensuite la graisse; ajoutez-y la cire liquéfiée; mêlez. Cet onguent peut être employé pour le pansement des vésicatoires et pour combattre les gonflemens scrofuleux des articulations.

POMMADE SOUFRÉE, *Onguent soufré.* Soufre sublimé et lavé, 32 gram. (1 once); graisse de porc, 96 grammes (3 onces); mêlez exactement. Cette préparation s'emploie en friction, de 8 à 16 grammes (de 2 à 4 gros), contre la gale, les dartres.

POMMADE SOUFRÉE. Pommade de concombres, 96 grammes (3 onces); soufre sublimé, 32 gramm. (1 once); essence de roses, 8 gouttes. Mêlez, et faites une pommade. Elle peut être employée comme la précédente; elle est d'une odeur plus agréable, et elle agit mieux. On a attribué cette action à la présence d'une petite quantité d'acide qui existe dans le soufre sublimé, qui n'a pas été lavé.

POMMADE SOUFRÉE AVEC LE SOUS-CARBONATE DE POTASSE, *V. pommade anti-psorique d'Helmeric.*

POMMADE DE SUREAU, *Onguent de sureau.* Fleurs récentes de sureau, 1500 grammes (3 livres); axonge récemment préparée, 3 kilogrammes

(4 livres); graisse de mouton préparée, 1000 grammes (2 livres). Faites fondre les graisses, ajoutez les fleurs, et faites chauffer jusqu'à ce que toute l'eau contenue dans ces fleurs soit dissipée; passez avec expression, laissez refroidir, puis séparez les fèces; faites fondre de nouveau, et coulez dans des pots. On prétend que cette préparation est très bonne pour combattre les douleurs rhumatismales. On l'emploie en friction, à la dose de 16 à 32 grammes (de 4 à 8 gros).

POMMADE STIBIÉE *V. pommade émétisée.*

POMMADE DE TABAC, *Onguent de nicotiane, Pommade de nicotiane.* Feuilles récentes de tabac, 500 gram. (1 livre); axonge de porc, 500 gram. (1 livre). On pile les feuilles, on les met en contact avec la graisse fondue, on fait bouillir jusqu'à ce que toute l'eau soit évaporée; on passe en exprimant; on laisse reposer; on dépure; on fait fondre de nouveau et on coule dans des pots. La pommade de nicotiane est employée contre la gale, les dartres; on l'applique aussi comme narcotique.

POMMADE DE TARTRATE ANTIMONIÉ DE POTASSE. *V. pommade émétisée.* (A. C.)

POMME. Fruit du pommier. *V.* ce mot. Le nom de pomme ou melonide a été donné par extension à tous les fruits charnus formés du tube calicinal soudé avec les ovaires pariétaux qui constituent autant de loges membraneuses dans lesquelles sont renfermées des pepins. *V.* FRUIT, t. II, p. 592.

(G...N.)

POMME D'ACAJOU. Le fruit du *Cassuvium occidentale.* *V.* ACAJOU (NOIX D'), t. I, p. 14.

POMME D'AMOUR. Le fruit d'une espèce de morelle (*Solanum pseudo-capsicum*, L.), jolie plante que l'on cultive comme arbuste d'ornement. Ce fruit est une baie rouge de la grosseur d'une cerise, et dont les propriétés sont probablement analogues à celles de la *morelle noire. V.* ce mot.

(G...N.)

POMME CANNELLE. *V.* COROSSOLIER.

POMME DE CHIEN. La mandragore. *V.* ce mot.

POMME DE COLOQUINTE. *V.* COLOQUINTE.

POMME ÉPINEUSE. *V.* STRAMOINE.

POMME DE MÉDIE ou D'ASSYRIE. Le citron. *V.* CITRONNIER.

POMME DE PARADIS. La banane. *V.* BANANIER.

POMME DE PÉROU. La tomate. *V.* ce mot.

POMME DE PIN. Le fruit des diverses espèces du genre Pin. *V.* ce mot.

POMME DE TERRE ou MORELLE TUBÉREUSE. *Solanum tuberosum*, L. — Rich. Bot. méd., t. I, p. 289. (Famille des Solanées. Pentandrie Monogynie, L.) Cette espèce de morelle, improprement nommée *patate* en quelques pays, est cultivée en Europe depuis 1587, année où elle fut introduite en Angleterre par l'amiral Walter Raleigh. Il est probable qu'à cette époque les Espagnols l'avaient aussi rapportée du Pérou et qu'ils la cultivaient dans leur pays. Quoique l'on n'ait jamais contesté à la pomme de terre son origine américaine, on ne possédait néanmoins aucune donnée certaine sur les lieux particuliers où elle croît sans culture. Cette question de la patrie originaire de la pomme de terre a été complètement résolue il y a quelques années, par l'envoi de plusieurs tubercules à la Société horticulturale de Londres. On sait maintenant que ces tubercules ont été récoltés sur des plants de pommes de terre absolument sauvages, dans une vallée peu distante de la ville de la Conception, au Chili. Depuis la fin du 16e siècle, la culture de la pomme de terre s'était propagée avec une grande rapidité dans certaines contrées d'Europe, tandis qu'elle était pour ainsi dire complètement ignorée dans quelques pays voisins. Ce fut seulement sous le règne de Louis XVI, qu'un enthousiasme général succéda, en France, à l'indifférence et même aux préjugés contre la pomme de terre et sa culture. Parmentier, l'honneur de la Pharmacie, put s'en attribuer toute la gloire ; il excita l'intérêt de toutes les classes de la société et surtout des grands, en leur révélant l'importance de la pomme de terre, soit par les écrits qu'il publia sur ce végétal, soit par tous les moyens que lui suggéra son ardente philanthropie. Aussi, par reconnaissance, le nom de *Parmentière* est généralement synonyme de pomme de terre, pour la plupart des pharmaciens français.

Marchant sur les traces de Parmentier, une foule d'économistes et de philanthropes éclairés, en tête desquels nous placerons Cadet de Vaux, ont, à l'envi, porté toute leur attention sur les applications de cette plante aux divers usages de la vie. MM. Payen et Chevallier ont publié un traité spécial (1) qui est le résumé de toutes leurs recherches, et auquel nous renvoyons le lecteur.

La morelle tubéreuse a des racines longues, fibreuses, chargées de distance en distance de gros tubercules qui présentent diverses formes, mais qui ordinairement sont arrondis ou oblongs. Ces tubercules ne sont donc pas les vraies racines, mais des espèces d'exostoses latéraux remplis de fécule, et présentant en divers points de leur superficie les bourgeons ou les rudimens de nouveaux individus. La tige est herbacée, divisée en plusieurs rameaux, garnie de feuilles irrégulièrement pinnatifides, à lobes séparés jusqu'à la côte principale, inégaux en grandeur, ovales et souvent même un peu pétiolés. Les fleurs, de couleur blanche ou un peu violette, forment des corymbes aux extrémités des rameaux. Cette plante jouit d'une constitution assez robuste pour s'accommoder de tous les climats, depuis les tropiques jusqu'aux contrées polaires. Elle est également indifférente pour le sol et l'exposition ; cependant elle vient mieux, et ses tubercules sont d'une qualité supérieure, dans les terrains peu compactes, pas trop humides, médiocrement fumés, et surtout assez profonds. Nous ne nous étendrons pas sur la culture en grand et en petit de la pomme de terre, ni sur l'examen des bénéfices qu'elle présente en la comparant à celle des céréales les plus productives. Obligés de nous restreindre considérablement dans un article de Dictionnaire, nous risquerions de ne présenter que des aperçus incomplets sur un sujet qui exige de longs développemens. D'un autre côté, si l'on réfléchit aux emplois variés que nous allons énumérer, on ne pourra révoquer en doute les avantages pécuniaires que sa culture en grand offre à tous les agriculteurs et surtout aux fermiers. Il nous semble donc inutile de reproduire les puissans

---

(1) *Traité de la pomme de terre.* Paris 1826; chez Thomine, libraire, rue de la Harpe, n° 78.

motifs que l'on a fait valoir en faveur d'une question que nous regardons comme jugée.

Dans le grand nombre de variétés cultivées de préférence, les unes, parce qu'elles sont plus ou moins hâtives, les autres, parce qu'elles ont des tubercules très riches en fécule amilacée, nous signalerons les suivantes :

La BLANCHE LONGUE, PATRAQUE BLANCHE, BLANCHE IRLANDAISE. Corolles blanches; feuilles d'un vert obscur; tubercules presque cylindriques, très farineux. Cette variété est une des plus productives.

La POMME DE TERRE A VACHES, POMME DE TERRE DE HOWARD. Corolles d'abord rouges panachées, puis gris de lin ; tubercules grands, presque cylindriques. C'est la variété la plus commune.

La PATRAQUE JAUNE. Fleurs panachées ; feuilles crêpues ; tubercules presque arrondis. Cette variété très productive est principalement cultivée en grand pour les fabriques de fécule.

La ROUGE LONGUE, VITELOTTE. Fleurs blanchâtres; feuilles d'un vert obscur; tubercules oblongs, ayant une chair ferme, couverts d'un épiderme rouge. Variété estimée pour la table.

La VIOLETTE HOLLANDAISE. Fleurs violacées ; tubercules d'abord presque arrondis, devenant un peu cylindriques, parsemés de taches jaunâtres et violettes.

La PETITE CHINOISE OU SUCRÉE D'HANOVRE. Fleurs bleues ; tiges et feuilles grêles ; tubercules petits, presque ronds.

Le cultivateur doit s'appliquer à chercher, parmi ces variétés, celles qui sont le mieux appropriées à la nature de son terrain. Dans les années de disette, il y aura de l'économie à recueillir pour planter les germes ou yeux des tubercules plutôt que les tubercules entiers. Il ne négligera pas l'emploi des tiges et feuilles comme fourrage, mais en ayant soin de faire préalablement dessécher ces tiges au soleil, lorsque la floraison est passée, ainsi que l'a conseillé M. Dubuc de Rouen. L'incinération des fanes de pomme de terre offrira quelquefois des avantages pour l'extraction de la potasse. Mais M. Vauquelin a reconnu que ces avantages ne pouvaient pas être obtenus constamment, parce que l'influence des saisons et des sols, les diverses époques de la végétation, font varier les proportions de carbonate de potasse. M. J.-B. Mollerat, de Pouilly (Côte-d'Or), a publié, dans les Annales de Chimie pour 1826, un mémoire très précis à cet égard, où il a présenté des données numériques qui pourront guider les cultivateurs sur le degré d'utilité de l'extraction de la potasse dans les diverses localités et selon les phases successives de la végétation.

Le principal usage de la pomme de terre est sans contredit son emploi comme nourriture de l'homme et des animaux domestiques. Sous ce rapport, on en fait une immense consommation, surtout dans les contrées du nord et de l'ouest de l'Europe, où le peuple les mange ordinairement cuites à l'eau sans aucune préparation. L'art culinaire est parvenu à transformer ces simples tubercules en une foule d'excellens mets. On les accommode à toutes sauces, et de plus on en fait de la polenta, du gruau, de la semoule, du vermicelle, du riz, du tapioka, etc. Lorsque le blé est cher, on mêle au pain une certaine quantité de pommes de terre cuites à l'eau ; quelques personnes sont même dans l'habitude d'en mettre toujours dans leur pain pour le conserver frais. En Allemagne, les gens de la classe ouvrière trouvent moyen d'en introduire dans le beurre et le fromage qu'ils mangent sur leur pain, ce qui rend ces substances plus nutritives et d'une digestion plus facile. Ces préparations, vraiment utiles et économiques, ont donné l'idée d'une fraude qui se pratique, surtout en Angleterre : elle consiste à introduire la pâte de pommes de terre cuite dans les graisses destinées à la fabrication du savon ; fraude qui cause un grand préjudice aux fabricans de savon, parce que, non-seulement ils paient une denrée d'une valeur très faible aussi cher que de la graisse, mais parce que l'addition des pommes de terre rend les solutions alcalines visqueuses et oblige d'employer une plus forte dose de soude et de potasse. Il est facile de découvrir cette supercherie en tenant pendant deux heures les graisses liquéfiées à l'aide de la chaleur d'un bain-marie ; la pomme de terre se dépose en grande partie au fond du vase.

Aux articles AMIDON et FÉCULE, il a été traité de la manière d'extraire cette substance, et de sa composition organique et chimique. Nous parlerons avec détails, au mot SUCRE, de l'emploi important que l'on fait maintenant de la fécule de pommes de terre, en la transformant en une espèce de sucre par l'intermède de l'acide sulfurique et de l'eau. Le sirop de fécule donne par la fermentation de l'alcool, dont le goût légèrement herbacé peut être détruit par le moyen du chlore ou du chlorure de chaux. *V.* ALCOOL. L'eau-de-vie de pommes de terre s'obtenait autrefois directement par la fermentation de la pulpe de pommes de terre bouillies.

La pomme de terre a encore été appliquée à une foule d'arts économiques et industriels. On en prépare, 1°. une colle de pâte qui peut être employée utilement par les cartonniers, les relieurs, les papetiers, etc. ; 2°. une sorte d'encollage incolore, susceptible d'être appliqué avantageusement par les tisserands à la confection des toiles blanches ; c'est avec la fécule que l'on fabrique cet encollage ; 3°. une peinture en détrempe qui est très convenable pour badigeonner les murailles intérieures des maisons, des casernes et des constructions rurales. Enfin, on a proposé de faire avec la pomme de terre, toutes les préparations usuelles que l'on obtient d'autres substances végétales riches en principes gommeux, farineux ou sucrés. Ainsi, on a publié un procédé, au moyen duquel on obtient de la pomme de terre un produit analogue à celui qui résulte de la torréfaction de la racine de chicorée, et qui paraît être beaucoup plus convenable pour mêler au café. M. Payen a donné une recette de cirage dit anglais, dans laquelle la fécule de pommes de terre est substituée à la gomme et à la mélasse que l'on emploie ordinairement, et qui, dans les grandes fabriques, sont des ingrédiens d'une valeur encore assez considérable.

N'oublions pas de signaler d'autres usages plus importans. La pulpe de pommes de terre, introduite dans les chaudières de machines à vapeur, empêche les particules de sels calcaires contenus dans l'eau et dont la quantité augmente à mesure de l'évaporation, de se déposer sur les parois et d'y former des croûtes épaisses de matière dure qui, en permettant au calorique de s'accumuler dans le métal, déterminent des ampoules sur les parois ainsi fortement chauffées, et souvent l'explosion de ces machines. Enfin, Cadet de Vaux a proposé d'employer la pomme de terre en guise de savon dans le blanchissage des toiles et des lins. Des expériences, tentées à Paris et répétées dans quelques départemens, ont donné des résultats très satisfaisans.

A la demande de la Société d'Agriculture de Paris, M. Vauquelin a fait (1) l'analyse de la pomme de terre, sur diverses variétés, au nombre de 47. Il a déterminé d'abord les quantités d'eau que chacune contient, quantités très variables, puisque les unes ont perdu deux tiers, les autres trois quarts et même près de quatre cinquièmes de leur poids. La quantité d'amidon varie également depuis un huitième de leur poids jusqu'à un quart; mais il a observé que tout l'amidon ne pouvait être retiré du parenchyme. En résumé, M. Vauquelin a retiré de 1000 parties de pomme de terre, les substances suivantes : eau, 670 à 780 parties ; amidon, 214 à 244; parenchyme, 60 à 189; albumine, 7; asparagine, 1; matière animalisée particulière, 4 à 5; citrate de chaux, 12; une résine amère et aromatique d'un aspect cristallin, des phosphates de potasse et de chaux, du citrate de potasse et de l'acide citrique libre.

D'après l'analyse de la pomme de terre rouge, par Einhof, elle contient à peu près les trois quarts de son poids d'eau. Sur les 7680 parties qui formaient le résidu de la dessication, il obtint : amidon, 1152; matière fibreuse amilacée, 540; albumine, 107; mucilage à l'état de sirop épais, 312. Le suc de la pomme de terre contient en outre un acide qui, selon Einhof, paraît être un mélange d'acide tartarique et d'acide phosphorique. Cependant l'analyse de M. Vauquelin, dont nous avons donné plus haut les résultats, signale de l'acide citrique. Au

(1) Mémoires du Muséum d'Histoire naturelle de Paris, t. III, p. 241. Journal de Pharmacie, 1817, p. 481, et Journal de Physique 1817.

reste, les chimistes sont assez d'accord sur la nature des autres principes ; mais ils ne peuvent l'être sur les quantités proportionnelles de ceux-ci, puisqu'elles sont extrêmement variables, jusque dans les mêmes variétés. De tous ces principes, c'est l'amidon qui joue le plus grand rôle ; la résine amère et la matière animalisée sont les seules qui aient des qualités physiques très prononcées.

Comme la famille des Solanées est fort remarquable par les propriétés narcotiques de la plupart des plantes qui la composent, on s'est beaucoup étonné de ne rencontrer dans les pommes de terre aucun principe nuisible : cependant on a dit qu'elles ne faisaient pas exception à la règle, et que le suc des pommes de terre n'était pas exempt de principe actif ; que l'eau dans laquelle elles avaient bouilli produisait un fâcheux effet sur l'économie animale, surtout lorsqu'elle avait subi plusieurs décoctions. Quelques expériences tentées sur des cochons d'Inde et d'autres animaux n'ont pas confirmé ce résultat. Du moins on doit considérer le principe actif comme extrêmement faible et facile à dissiper par la dessication ; il paraît exister principalement dans les parties herbacées, et dans les baies, qui sans doute participent aux propriétés des autres morelles. *V.* Morelle noire.

(G...n.)

POMMIER. *Pyrus Malus*, L. — *Malus communis*, Lamck. D.C. Fl. française, t. IV, p. 429. — A. Rich. Bot. méd., t. II, p. 533. (Famille des Rosacées, tribu des Pomacées. Icosandrie Pentagynie, L.) Cet arbre, que nous croyons superflu de décrire ici, vit sauvage dans les forêts de l'Europe, et on le cultive dans les jardins et les vergers, où il a produit un très grand nombre de variétés. Les pommes diffèrent entre elles par leur forme ; leur couleur, leur grosseur, suivant les diverses variétés. Les unes sont des fruits excellens à manger ; les autres, au contraire, d'une saveur âpre et désagréable, sont principalement cultivées pour la fabrication du cidre. Parmi les plus estimées pour la table, nous mentionnerons ici : la *calville blanche* d'hiver ou *bonnet carré*, à fruit relevé de côtes, ayant la peau luisante d'un jaune clair, et la chair très sucrée ; la *calville rouge* d'automne, excellente pomme dont la chair a une odeur de violette ; les *reinettes*, savoir : la *reinette franche*, une des variétés qui se conservent le plus long-temps ; la *reinette d'Angleterre* ou *pomme d'or* ; la *reinette du Canada*, remarquable par sa grosseur ; les *reinettes grises* ; le *pigeonnet*, pomme moyenne, rouge, très bonne ; les *rambours* ; la *pomme d'api*, fruit très petit, mais aussi bon qu'agréable à la vue, etc., etc. Toutes ces pommes sont des alimens très sains ; elles ne sont jamais fondantes comme les poires, et leur chair est toujours cassante. La cuisson y détermine la prédominance des principes sucrés, et l'on en prescrit l'usage aux malades et aux convalescens. La décoction de pommes de reinette est une tisanne rafraîchissante que l'on ordonne souvent dans les inflammations des poumons et des organes digestifs. On prépare avec le suc une gelée transparente qui est fort recherchée des gourmets.

Les pommiers réussissent mieux que les poiriers dans toutes sortes de terrains, parce que leurs racines ne sont point pivotantes comme celles de ces derniers arbres. Ils ne peuvent néanmoins prospérer dans les terrains secs, sablonneux ou trop calcaires ; le terrain qui leur convient le mieux est une terre franche, humide et légère. Les pommiers fournissent un cidre d'autant meilleur, qu'ils sont cultivés en plein champ dans un terrain plus pierreux et en pente, parce que leurs fruits sont plus petits et que le suc est moins aqueux et plus élaboré. On multiplie les variétés en les greffant sur des sauvageons ou sur des variétés de pommiers sauvages obtenus par le moyen de graine, et désignées sous le nom de *doucins* et de *paradis*. Les sujets greffés sur doucins sont un peu plus forts que ceux qui sont greffés sur paradis.

Le bois du pommier est très compacte et agréablement veiné, ce qui le fait employer à divers ouvrages de menuiserie.

(A. R.)

POMPHOLIX. Nom sous lequel on a désigné l'oxide de zinc obtenu par sublimation.

POPULEUM (Onguent). *V.* Pommade de pavot, de jusquiame et de belladone.

PORILLON. Un des noms vulgaires du narcisse des prés. *V.* ce mot.

PORPHYRE. On a donné le nom de porphyre : 1°. à une pierre d'une très grande dureté et qui sert à faire des vases, des colonnes, des mortiers, des tables pour broyer les couleurs, des molettes, etc. : cette pierre est susceptible du plus beau poli ; 2°. à un instrument construit avec la pierre dont nous venons de parler. Cet instrument consiste en une table de porphyre et en une molette de la même nature que la table. Le porphyre est employé pour réduire diverses substances solides en une poudre impalpable : plus la table et la molette sont dures et polies, meilleur est l'instrument. On ne doit pas se servir d'un porphyre fait avec une pierre tendre ; les poudres qui seraient préparées avec un semblable instrument ne seraient pas pures, elles seraient mêlées d'une portion de poudre provenant de l'instrument même.   (A. C.)

PORPHYRISATION. L'un des modes de pulvérisation. *V.* Pulvérisation.

PORTULACA. *V.* Pourpier.

PORTULACÉES. *Portulaceæ.* Famille de plantes Dicotylédones Polypétales, à étamines périgynes, ayant pour type le genre Pourpier (*Portulaca*), qui lui a donné son nom. Elle se compose de végétaux en général succulens et rafraîchissans, mais à peu près dénués de propriétés médicales. Quelques unes sont usitées comme alimens. *V.* Pourpier.   (A. R.)

POSOLOGIE. Partie de la Science qui traite de l'indication des doses auxquelles les divers médicamens peuvent être administrés.

POTABLE. Ce que l'on peut boire. On a appliqué ce mot particulièrement à l'eau et à d'autres liquides ; on dit que l'eau est *potable* lorsqu'elle contient de l'air en quantité convenable, et qu'elle est privée de sels et de corps étrangers qui la rendent insalubre et qui empêchent qu'elle ne soit employée dans l'économie animale pour servir de boisson. *V.* Eau.   (A. C.)

POTASSE. La potasse est le résultat de la combinaison de l'oxigène avec le potassium. On obtient cet oxide en faisant brûler et incinérer des bois, divers végétaux, traitant le résidu (les cendres) par l'eau, filtrant les solutions et les faisant évaporer jusqu'à siccité, calcinant le résidu dans un four à réverbère pour détruire les matières qui auraient pu échapper à la combustion, laissant refroidir, introduisant ensuite le produit calciné dans des tonneaux bien fermés qui sont expédiés pour le commerce. C'est ce produit qui est vendu sous le nom de potasse. La potasse est principalement préparée en Russie, en Amérique, en Toscane, à Dantzick ; on l'obtient avec le bois brûlé sur le sol dans un lieu abrité du vent ; on recueille le résidu que l'on traite comme nous l'avons dit plus haut.

Le produit résultant de l'incinération n'est pas de l'oxide de potassium pur, mais un mélange d'un grand nombre de substances solubles et insolubles. Les premières sont de l'oxide de potassium combiné avec une certaine quantité d'acide carbonique, du sulfate de potasse, du chlorure de potassium. Les substances insolubles sont : l'alumine, la silice, les oxides de fer et de manganèse, le sous-carbonate et le sous-phosphate de chaux. Les espèces de potasse que l'on rencontre principalement dans le commerce sont au nombre de six ; ces produits sont : *la potasse de Russie, celle d'Amérique, la potasse perlasse, celle de Trèves, celle de Dantzick*, et enfin *la potasse des Vosges.*

Ces potasses et d'autres que l'on rencontre encore dans le commerce varient par leur valeur. On doit à M. Vauquelin des essais pratiques sur les six espèces que nous avons énumérées ; les résultats obtenus par l'analyse ont été consignés dans le tome LX des Annales de Chimie. Nous avons cru devoir faire connaître ici ces résultats, qui sont d'un très grand intérêt pour ceux qui vendent, achètent, livrent et emploient des potasses, soit pour le lessivage, soit pour la préparation de divers produits qui s'emploient journellement dans les arts et dans les manufactures

Tome IV.

NOMS DES POTASSES.	POTASSE réelle.	SULFATE de potasse.	CHLORURE de potassium	RÉSIDU insoluble	Acide carbon. et eau.
Potasse de Russie, 1152 parties. } 772		65	5	56	254
Potasse d'Amérique, même quantité. } 857		154	20	2	119
Potasse perlasse, même quantité. } 754		80	4	6	308
Potasse de Trèves, même quantité. } 720		165	44	24	199
Potasse de Dantzic, même quantité. } 603		152	14	79	304
Potasse des Vosges, même quantité. } 444		148	510	34	16

Les potasses, comme on le voit, contiennent des quantités d'alcali très variables ; on a dû chercher un moyen facile d'apprécier les quantités réelles d'alcali qui existent dans ces produits qui sont livrés au commerce. Ce moyen, indiqué par M. Vauquelin, consiste à saturer une quantité donnée de la potasse à essayer par de l'acide sulfurique étendu d'eau marquant 10° Baumé, à noter la quantité d'acide employée et à établir par comparaison la quantité du même acide nécessaire pour saturer la même quantité de sous-carbonate de potasse sec à l'état de pureté. Ainsi, il est démontré que 5 parties (5 grammes, par exemple) de sous-carbonate de potasse pur et sec exigent 42 grammes 40 centigrammes d'acide sulfurique à 10°. Si 5 parties (5 grammes) de la potasse essayée n'exigeaient que 21 gram. 20 centigr. d'acide à 10°, elle serait au sous-carbonate de potasse pur comme 1 est à 2, ou comme 50 est à 100 ; elle ne devrait donc être payée que d'après cette évaluation. Si 5 grammes de la potasse essayée n'exigeaient que 10 grammes 60 centigrammes d'acide, elle serait au sous-carbonate de potasse pur comme 1 est à 4, et ne devrait être payée que le quart de la valeur du sous-carbonate de potasse pur, etc. Descroisilles a établi, sur le même principe, un instrument nommé alcalimètre : cet instrument sert à faire les essais des soudes et potasses : il est divisé en degrés. Pour s'en servir, on remplit la capacité de l'instrument, divisé comme nous l'avons dit, avec de l'acide à 10° ; on sature ensuite la solution faite avec la potasse ou la soude à essayer. La quantité d'acide employée, et qui remplissait un certain nombre des degrés de l'alcalimètre, sert à apprécier la valeur de la potasse à essayer ; ainsi une potasse qui aurait exigé une quantité d'acide remplissant 40 des divisions de l'alcalimètre serait d'une valeur double de celle qui n'aurait exigé que la quantité d'acide remplissant la capacité de 20 des divisions du même instrument, *et vice versâ*. L'emploi de l'instrument de M. Descroisilles demande de l'habitude : on peut ajouter trop d'acide, employer du papier de tournesol plus ou moins coloré, opérer à des températures diverses, etc. Ces variations peuvent avoir une certaine influence ; car des calculs faits sur des grammes se reportent ensuite sur des masses de plusieurs milliers. Nous renverrons, pour l'étude de l'alcalimètre, au Mémoire consigné dans les *Annales de Chimie*, t. LX, p. 17, à un *ouvrage spécial* qui se vend avec l'instrument (1), et enfin aux *observations* de MM. Gay-Lussac et Welter, sur cet instrument et sur son emploi, observations qui font partie du tome XIII des *Annales de Chimie et de Physique*. Le sous-carbonate de potasse impur (*la potasse du commerce*) est employé dans la fabrication du salpêtre, de l'alun, du verre, du savon vert, du bleu de Prusse ; on s'en sert pour le blanchissage du linge, etc., etc.

La potasse, comme nous l'avons dit, nous est fournie pour la plus grande partie par l'étranger. L'examen des tableaux des *douanes royales de France* démontrent que les quantités suivantes de potasse ont été importées en France :

---

(1) L'*Alcalimètre* et la brochure qui traite de la manière de s'en servir, se vendent chez M. Chevallier, opticien, quai de l'Horloge, n° 1.

en 1822...6,014,239 kilogr.   valeur de 3,617,377 fr.
1823...4,223,850   2,498,301
1824...7,333,768   4,359,534
1825...5,080,202   3,003,884
1826...7,045,753   6,197,410

en tout...29,697,812   d'une valeur de 19,676,506

Cette immense importation de sous-carbonate de potasse a depuis long-temps fixé l'attention des savans et des chimistes. De nombreuses expériences ont été faites dans le but de reconnaître, 1°. quelles sont les plantes cultivées en France; 2°. celles qui croissent sans culture, qui pourraient servir à l'extraction du salin et fournir un produit qui nous mît à même de nous passer d'une partie de la potasse apportée de l'étranger. Parmi les travaux faits sur ce sujet, mais qui ne peuvent pas être décrits dans ce Dictionnaire, on doit citer les observations de M. Pertuis, 1795, *Ann. de Chim.*, t. XIX, p. 157; le moyen de l'extraire de la cendre du marron d'Inde, *Bull. de la Soc. d'Encouragement*, 1805, p. 68; les observations de M. Boichoz, même Bulletin, 1820; les travaux de M. Mathieu de Dombasle, *Bulletin de la Société d'Encouragement*, t. XV, p. 260; le travail de M. Flahaut Fokeday, 1817, *Bulletin de la Société d'Encouragement*, t. XVI, p. 231 (1); celui de M. Lapostolle, sur l'extraction de la potasse par l'incinération des fanes de la pomme de terre, *Bulletin de la Société d'Encouragement*, t. XVI, p. 163. Parmi les plantes ou leurs parties qui ont été indiquées comme pouvant fournir la potasse, on a cité les suivantes : le genévrier, le grand et le petit houx, la grande et la petite bruyères, la viorne, le lierre, le troène, les épines, les ronces, les orties, les chardons, le bouillon blanc, la ciguë, la jusquiame, l'hièble, l'arrête-bœuf, la nielle, le chiendent, le tithymale, la rue, la bourrache, les seneçons, le panais sauvage, le millepertuis, la digitale,

---

(1) Déjà l'un de nous a commencé avec M. Payen des expériences sur le même sujet; mais ce travail n'a pu être terminé faute de temps.

les roseaux, les glayeuls, les jones, les menthes, la paille de blé noir, les feuilles de vigne, les sarmens, la paille de blé de Turquie, les feuilles et les cosses des pois, des fèves et des haricots; les pavots; les feuilles du noyer, du châtaignier, de l'orme; les fruits et les feuilles du marronnier d'Inde, la fane de la pomme de terre, la feuille du chanvre, les marcs de cidre, de bière; les pailles de navette, de colza; les mousses, les camomilles, le *chenopodium vulvaria* et les autres chénopodées, etc., etc.

Dans un travail spécial, M. Boichoz fait connaître les résultats qu'il a obtenus de divers essais; ces résultats sont les suivans:

NOMS DES PLANTES.	QUANTITÉ de cendre fournie par 100 livres de plantes sèches.		QUANTITÉ de potasse réelle retirée de la cendre	
	livres	onces	livres	onces
Angélique.	19	3	9	10
Tanaisie.	9		4	10
Phytolacca decandra.	13	4	4	9
Apocyn..	11	4	4	15
Pavot.	7	14	3	10
Verge d'or.	7		3	5
Armoise.	6	8	3	4
Grand Aster.	6		2	15
Sureau Hièble.	10		2	13
Sureau noir.	6		2	12
Topinambour.	8	5	2	7
Chicorée sauvage	7		2	4
Fougère..	5	8	2	5
Ortie dioïque.	11	10	2	2
Hélianthe annuel.	8		1	15

Nous terminerons là nos citations, regrettant de ne pouvoir donner plus d'étendue à un article que nous regardons comme étant de la plus haute importance par ses résultats. Nous dirons cependant qu'il serait utile que les pharmaciens qui habitent les diverses parties de la France s'occupassent d'expériences dans le but de reconnaître, 1°. quelles sont les plantes qui croissent abondamment sans culture dans leur département, 2°. quelles sont les quantités de cendres et de potasse qu'elles peuvent fournir. L'opération à faire consiste à recueillir les plantes, à les peser, à les faire sécher, à prendre de nouveau le poids, puis à les incinérer, à laver les cendres, à filtrer, à faire évaporer à siccité les liqueurs de lavage, puis à déterminer la valeur réelle du résidu sec et calciné, en se servant de l'acide à 10° pris en poids, ou en employant l'alcalimètre de Descroisilles.

(A. C.)

POTASSE A l'ALCOOL. *V*. Oxide de potassium.

POTASSE CAUSTIQUE. *V*. Oxide de potassium.

POTASSE A LA CHAUX. *V*. Oxide de potassium.

POTASSE VITRIOLÉE. *V*. Sulfate de potasse.

POTASSIUM. Corps combustible simple métallique, découvert en 1807 par M. Davy. Les propriétés de ce métal furent étudiées par ce chimiste, par MM. Gay-Lussac et Thénard. D'autres travaux sur ce métal sont dus à Curaudau, à MM. Vauquelin et Sérullas, etc.

Le potassium, lorsque l'on vient de l'obtenir, est un solide d'une couleur blanche analogue à la couleur de l'argent. Exposé pendant quelque temps au contact de l'air, il perd de ce brillant et acquiert une couleur terne qui lui donne l'apparence du plomb qui a été exposé au contact de l'air. Il est ductile, mou comme de la cire, pouvant être pétri avec la main. Si on le coupe, le point coupé offre une section lisse, unie et brillante; si on le rompt, on voit que la masse résulte de l'assemblage d'une très grande quantité de petites particules cristallines dont la forme n'a pas été déterminée. Sa pesanteur spécifique, moins grande que celle de l'eau et plus grande que celle de l'huile de pétrole, a été évaluée à 0,865. A la température de 15°, il est susceptible de s'enflammer lorsqu'on le manie; on prévient cette inflammation en le coupant ou le rompant lorsqu'il est recouvert d'huile de pétrole; à

58°, il entre en fusion ; à la chaleur rouge, il se volatilise sous forme de vapeurs vertes (1). A la température ordinaire, le potassium absorbe l'oxigène ; il se forme alors à la surface une couche d'oxide blanc : la formation de cet oxide a lieu sans dégagement de lumière, mais avec une légère élévation de température qui augmente ou qui se ralentit, selon que la combustion a ou n'a pas lieu. A une température élevée, la combinaison a lieu avec rapidité ; il y a inflammation et formation de peroxide d'une couleur blanche-jaunâtre. Projeté sur l'eau, il brûle avec rapidité ; il y a décomposition de ce liquide et formation d'oxide de potassium qui se dissout, et d'hydrogène qui se dégage. Le potassium se combine avec tous les corps combustibles non métalliques, le bore et le carbone exceptés ; il s'allie aux métaux, et il donne à ceux qui sont les plus ductiles la propriété de devenir cassans. Le potassium peut se préparer par plusieurs procédés ; le suivant est dû à MM. Gay-Lussac et Thénard.

On prend un canon de fusil, on le nettoie intérieurement en le frottant avec du grès humide, on le rince ensuite avec de l'eau, et on le fait sécher ; on le fait ensuite rougir successivement en C et en B, pour le recourber, comme on le voit dans les planches. On recouvre le canon ainsi courbé depuis la partie B jusqu'en C d'une couche d'un demi-pouce de lut fait avec 5 parties de sable, 1 partie de terre à potier et une demi-partie de crottin de cheval. On a soin de luter bien exactement ; on laisse ensuite sécher à l'ombre le canon ainsi luté. Si au bout de quelques jours le lut se fend, on remplit les gerçures avec une nouvelle quantité du même lut. Le canon ainsi préparé et le lut sec, on remplit la capacité du tube depuis B jusqu'en C d'une tournure de fer bien sèche et bien nette. On place ensuite ce tube dans un fourneau

---

(1) Cette opération se fait à l'aide d'une petite cloche recourbée remplie de mercure : on fait passer le potassium sous la cloche ; à cause de sa légèreté, il va occuper la partie supérieure de la cloche ; on chauffe ensuite graduellement à l'aide d'une lampe à esprit-de-vin.

à réverbère, en lui donnant la position indiquée dans le des-
sin ; on l'assujettit au moyen de briques et de lut. Cela
étant fait, on introduit des fragmens de potasse à l'alcool
depuis B jusqu'à A, et l'on adapte d'une part à l'extrémité
supérieure A un tube de verre M, que l'on·fait plonger dans
du mercure. On dispose pour l'extrémité inférieure un récipient de cuivre formé de deux parties GH, qui entrent l'une
dans l'autre à frottement. Ce récipient, placé sur un support
L, peut être adapté à volonté à l'extrémité du canon D. A son
ouverture H est adapté un tube de verre recourbé I. On
place la tuyère d'un bon soufflet dans le cendrier E, on
bouche ensuite avec des morceaux de brique et du lut. On
apprête une grille demi-cylindrique N, pour la placer à volonté sur la partie AB du canon, afin qu'elle puisse l'envelopper inférieurement et·latéralement, en ayant soin que cette
grille soit éloignée du tube d'environ un pouce.

L'appareil disposé, lorsque les fissures sont bien bouchées,
les luts bien secs, on met dans le fourneau une petite quantité
de charbon allumé, on chauffe doucement. On augmente ensuite successivement la chaleur, en versant alternativement
par la cheminée du charbon froid et du charbon incandescent,
continuant d'en mettre jusqu'à ce que le fourneau soit plein ; on
met un linge mouillé sur la partie B du tube, de peur que la potasse ne se fonde. On fait agir le soufflet lentement pendant quelques instans ; on augmente ensuite le courant d'air, lorsque la
flamme dépasse le dôme du fourneau. Aussitôt que le canon
du fusil est rouge-blanc, ce que l'on peut apercevoir en regar-
dant par le tube placé à la partie du canon A, on enlève le
linge mouillé, on dispose la grille, on la garnit de charbons
incandescens en assez grande quantité pour entourer le tube.
On commence par fondre la potasse qui se trouve à la partie
B du canon, et l'on va successivement de B à A. Dès ce moment
il faut avoir la précaution de faire entrer par la partie du canon D une tringle de fer garnie de papier joseph, afin de dessécher l'extrémité du tube, et d'enlever quelque peu d'eau
(contenue dans l'hydrate de potasse) qui est volatilisée par la

chaleur. Cette dessication étant opérée, on adapte le récipient de cuivre GH. On continue de chauffer fortement le tube : l'oxide de potassium se fond ; il coule à la partie la plus basse du tube, occupée par la tournure de fer ; il s'y décompose, et donne lieu à deux produits différens. Le premier, résultant de la décomposition de l'oxide de potassium par le fer, est du potassium, qui se volatilise, et va se condenser à la partie du canon, d'où il coule dans le récipient GH ; le deuxième est de l'hydrogène résultant de la décomposition de l'eau contenue dans l'hydrate, par le fer.

Les signes auxquels on reconnaît que l'opération va bien, sont : 1°. le dégagement de gaz, qui doit être rapide par le tube I sans qu'il y ait production de vapeurs épaisses par le même tube. Si au milieu de l'opération, le dégagement de gaz venait à cesser en I, ou à se faire en M. Cet accident peut être dû, dans le premier cas, à la fusion du tube, si le feu est trop fort et si le canon est mal luté ; dans le second, à ce que le feu est trop faible. Le protoxide de potassium passe alors sur la tournure de fer sans se décomposer, et il obstrue le canon.) Il faut de suite augmenter la chaleur et chauffer la partie du tube D, pour la dégager du protoxide de potassium qui l'obstrue. Si l'on ne parvient pas à désobstruer cette partie du tube, il faut arrêter l'opération. Quand l'opération a été bien conduite et qu'elle est terminée, on laisse refroidir l'appareil, après avoir bouché avec du lut les tubes M et I. On ouvre ensuite le récipient GH, qui contient le potassium, on le retire, et on l'enferme dans un vase contenant de l'huile de pétrole distillée. On doit encore rechercher avec une tringle s'il n'y a pas de potassium condensé dans la partie D du canon.

100 parties d'hydrate d'oxide de potassium ne fournissent pas 25 de métal ; mais la quantité n'est pas toujours la même, elle dépend de la manière dont l'opération a été conduite, et des précautions que l'on a prises pour la réussite.

On prépare le sodium par le même procédé ; mais il est plus difficile de l'obtenir. Le degré de chaleur donnée doit être plus élevé. M. Thénard recommande d'ajouter à la soude (à l'alcool) destinée à être convertie en sodium un **ou deux** centièmes de potasse : ce mélange facilite singulièrement la réduction. Il est vrai que l'on obtient par ce moyen un alliage de potassium et de sodium ; mais on en sépare le potassium, qui n'y existe qu'en petite quantité. A cet effet on réduit l'alliage obtenu (sodium et potassium) en plaques minces, que l'on met dans l'huile de naphte. On renouvelle l'air du vase : le potassium seul brûle dans l'espace de quelques jours ; le sodium reste à l'état de pureté.

D'autres procédés et appareils pour obtenir le potassium et le sodium sont dus à Bucholz et à Tromsdorff. Dernièrement M. Brunner, professeur de Chimie et de Pharmacie à Berne, a indiqué l'emploi d'un appareil qui consiste en une cornue de fer forgé d'un demi-pouce d'épaisseur, à laquelle on adapte à vis un canon de fusil recourbé de manière à représenter un U renversé ; ce tube pénètre dans un cylindre en cuivre en s'appuyant contre les parois prolongées intérieurement d'une ouverture pratiquée dans la base supérieure ; du haut de la surface latérale de ce récipient part un canal métallique horizontal terminé par un tube de verre. Lorsque l'appareil est monté, on place dans la cornue les substances suivantes : 1°. 128 grammes (4 onces) de potasse fondue ; 2°. 192 grammes (6 onces) de tournure de fer ; 3°. 32 grammes (1 once) de charbon végétal. On recouvre le tout de 64 grammes (2 onces) de tournure de fer ; on place la cornue dans un fourneau de fusion, de manière à ce qu'une grande partie du canon qui sort hors du fourneau soit entourée d'eau ; le cylindre est rempli d'une assez grande quantité d'huile pour que l'extrémité du canon plonge dans le liquide.

M. Brunner ayant fait un grand nombre d'expériences, il a reconnu : 1°. que l'appareil qu'il a décrit a, sur ceux que l'on chauffe dans un fourneau à vent, l'avantage d'une plus longue durée ; il est sujet à moins d'accidens et donne comparativement autant de métal qu'aucun de ceux qui ont été proposés.

2°. Que l'on doit préférer pour la préparation du potassium et du sodium, aux mélanges d'alcalis caustiques et de fer, les mélanges de carbonates alcalins et de charbon, ou mieux encore, le résidu alcalin de la calcination des tartrates acides, dans lequel règne un contact intime entre le charbon et le carbonate alcalin.

3°. Que la chaleur du fourneau ne paraît pas capable d'opérer la réduction par le fer, tandis qu'elle la produit très bien par la réaction du charbon ; et non-seulement l'addition du fer est superflue, mais elle peut être nuisible en ce qu'une partie de ce métal peut s'allier avec le potassium.

4°. La décomposition n'est jamais complète, alors même que l'on emploie un excès de charbon.

5°. Il y a toujours perte de ce métal par les vapeurs pyrophoriques, et l'auteur n'a trouvé aucun moyen d'y obvier.

Le potassium et le sodium ayant des propriétés analogues, nous croyons devoir indiquer ici les moyens qu'il faut employer pour les distinguer l'un de l'autre. On prend séparément une petite quantité de chacun de ces deux métaux, on les met séparément dans des verres à expérience, et l'on ajoute une petite quantité d'eau distillée ; les deux métaux décomposent l'eau, il y a production de lumière, dégagement d'hydrogène et formation d'oxides de potassium et de sodium qui se dissolvent dans l'eau distillée. On essaie ces deux dissolutions : 1°. à l'aide de l'hydro-chlorate de platine qui donne un précipité avec la solution de potasse et qui n'en fournit pas avec celle de soude ; 2°. à l'aide de l'acide acétique et de l'évaporation. On obtient avec la potasse un sel déliquescent, et avec la soude un sel qui cristallise bien et qui n'attire pas sensiblement l'humidité de l'air.

Le potassium est employé, dans les laboratoires de Chimie, pour opérer diverses décompositions.   (A. C.)

POTENTILLE. *Potentilla.* Genre de plantes de la famille des Rosacées, très nombreux en espèces, dont quelques-unes ont eu autrefois quelque réputation pour leurs propriétés médicales. Telles sont les *Potentilla anserina* et *P. reptans* qui croissent abondamment dans les localités aquatiques. La première est connue sous le nom vulgaire d'*argentine. V.* ce

mot. La seconde porte le nom de *quintefeuille*, et possède
des vertus analogues à celles de l'argentine.   (A. R.)

POTIONS, MIXTURES. On a donné le nom de potions à
des médicamens magistraux liquides et destinés à l'usage interne. Ces médicamens ne sont jamais administrés aux malades pour boisson habituelle, au contraire, on les donne à
des doses et à des heures prescrites par le praticien : ces doses
et ces heures sont ordinairement indiquées, et elle devraient
l'être toujours sur les ordonnances. Les potions se prennent,
les unes par cuillerées à des intervalles plus ou moins éloignés,
d'autres en une seule fois. On a aussi désigné sous le nom de
mixtures, des médicamens analogues aux potions, mais qui
diffèrent dans leur composition ; ce qui est dû à ce que la nomenclature de ces médicamens n'est pas exactement appliquée,
car souvent les praticiens désignent sous le nom de *mixture* une
préparation qui devrait tenir sa place parmi les potions, et
sous le nom de *potion* un médicament qui devrait faire partie
des mixtures. On a ainsi défini ces préparations. *Potions*. Les
potions résultent du mélange des sirops, d'eaux distillées, d'*infusum*, de *decoctum*, dans lesquels on fait entrer des teintures, de l'éther, des électuaires, des poudres, des sels, des
huiles, des gommes-résines, des résines, en agissant de manière à ce que ces substances soient dissoutes ou incorporées
d'une manière convenable. *Mixtures*. Les mixtures sont formées de liquides qui n'ont besoin que d'être agités ensemble
pour former un tout homogène.

Les potions pouvant varier infiniment dans leur composition, il est nécessaire de varier leurs modes de préparation ; aussi elles exigent de la part du pharmacien du soin et
la connaissance approfondie de sa profession. Comme un grand
nombre de maladies peuvent exiger l'usage long-temps prolongé d'une de ces préparations, il ne serait pas suffisant qu'elle
fût toujours faite avec les mêmes substances employées à la même
dose, il faut encore que chaque fois que l'on en réitère la préparation le malade ne puisse trouver aucune différence dans
la couleur, l'odeur, la saveur, la limpidité : pour cela on a

besoin d'apporter dans la manipulation la plus grande exactitude, car la plus légère différence dans le mode d'opérer peut faire varier les caractères physiques les plus marqués des médicamens. Cette vérité peut être démontrée par quelques exemples. Un looch blanc dans lequel on fait entrer un demi-grain de kermès minéral aura une couleur plus ou moins prononcée, selon que la trituration du kermès a été plus ou moins prolongée. Une potion dans laquelle on fait entrer la teinture de castoréum sera presque limpide, si lors de la préparation on a mêlé la teinture au sirop; elle sera trouble, au contraire, si l'on ajoute la teinture après que la potion est préparée. Une potion avec le musc, les eaux et l'huile n'aura pas l'odeur de musc, si l'huile est ajoutée après que la potion sera faite. Nous allons indiquer en général les règles que l'on doit suivre lors de la préparation des potions.

1°. Lorsque l'on fait entrer du kermès dans une potion, on doit le diviser en le triturant avec une petite quantité de sucre, le délayer dans le sirop, et ajouter ensuite les liquides.

2°. Lorsque le beurre de cacao doit faire partie d'une potion, on doit le faire dissoudre à l'aide de la chaleur dans une petite quantité d'huile d'amandes douces (4 parties d'huile pour une de beurre de cacao); on tient ensuite le mélange en suspension à l'aide d'un mucilage.

3°. La térébenthine ou les résines doivent être divisées, puis incorporées à l'aide d'un jaune d'œuf.

4°. Les teintures doivent être mêlées aux sirops avant d'ajouter les autres liquides.

5°. Les huiles volatiles doivent être broyées avec un peu de sucre.

6°. L'éther ne s'ajoute que le dernier, et après que l'on a choisi et ajusté le bouchon qui doit fermer la fiole contenant la préparation.

7°. Lorsque l'on doit faire entrer dans une potion l'huile d'amandes douces ou le baume de copahu, on divise la gomme avec une portion du sirop, on ajoute un peu d'eau pour faire le mucilage dans lequel on incorpore peu à peu le corps gras, en ayant soin de remuer continuellement; on verse ensuite le reste des eaux qui ont été mêlées ensemble. (On obtient, en agissant ainsi, un mélange homogène ayant la blancheur du lait.)

8°. Lorsque le camphre doit entrer dans une émulsion, on le divise d'abord en le triturant avec un pilon que l'on a humecté d'alcool; on ajoute ensuite un peu de sucre, on triture de nouveau, on ajoute le sirop, on agite, puis on mêle les eaux distillées. Si le camphre doit entrer dans une émulsion, on peut le mettre en suspension dans ce liquide par l'intermède de la magnésie (une partie de magnésie est suffisante pour huit parties de camphre). On divise le camphre, on le triture avec la magnésie, et l'on ajoute peu à peu l'émulsion.

9°. Lorsque dans une potion on fait entrer en même temps de l'huile et du laudanum, on doit avoir soin de mêler le laudanum au sirop et aux autres liquides avant d'ajouter l'huile; si l'on ajoutait le laudanum en même temps que l'huile, le mélange ne serait pas exact, en agitant la potion on remarquerait des gouttes d'huile plus colorées les unes que les autres : le malade prendrait alors l'opium d'une manière irrégulière, et en plus ou moins grande quantité dans un moment que dans l'autre.

POTION ANODINE. *V. Julep anodin*, t. III, page 292.

POTION ANTI - ÉMÉTIQUE DE RIVIÈRE, *Potion effervescente*. (*Formule du Codex*.) Sirop de limons, 32 grammes (1 once); suc de citron frais, 16 grammes (4 gros); eau de rivière, 96 grammes (3 onces); bi-carbonate de potasse, 2 gram. (36 grains). Pour bien préparer cette potion, on doit agir de la manière suivante : on introduit les substances liquides dans une bouteille, on prépare le liége qui doit la fermer, et lorsqu'il est prêt, on ajoute le bi-carbonate, puis on ferme promptement. Le but qu'on se propose d'atteindre, en administrant au malade la potion de Rivière est de profiter de l'action de l'acide carbonique gazeux, qui est dégagé du bi-carbonate par l'acide contenu dans le jus de citron. On doit donc, lorsqu'on administre cette potion, la faire avec promptitude pour perdre le moins de gaz possible.

Quelques praticiens ont ordonné de prendre la potion de Rivière de la manière suivante : on fait dissoudre le carbonate de potasse dans les substances composant la potion. On fait prendre cette préparation au malade, puis on lui administre ensuite le suc de citron : de cette manière, la décomposition du sel se fait dans l'estomac, et l'acide carbonique ne risque pas de se volatiliser. D'autres praticiens font faire le mélange du bi-carbonate avec les liquides au lit du malade, et le font prendre de suite. Une discussion de la valeur de ces procédés a été le sujet d'une remarque publiée dans un ouvrage qui a paru récemment; mais l'auteur nous paraît avoir donné son jugement d'une manière hasardée et sans avoir assez réfléchi.

On pourrait au besoin, d'après l'ordonnance du médecin, remplacer le bi-carbonate de potasse par les bi-carbonates de soude ou de magnésie.

POTION ANTI-ÉMÉTIQUE DE RIVIÈRE, *Éthérée de Rivière.* Sirop de limons, 32 grammes (1 once); suc de citrons, 16 grammes (4 gros); eau de fleurs d'oranger, 16 grammes (4 gros); eau distillée de tilleul, 64 grammes (2 onces); laudanum liquide, 6 décigrammes (12 grains); éther sulfurique, 6 décigrammes (12 grains); bi-carbonate de potasse, 2 gram. (36 grains). Les remarques que nous avons faites à la formule précédente peuvent s'appliquer à cette seconde formule.

POTION ANTI-HYSTÉRIQUE. Sirop d'armoise composé, 32 gram. (1 once); teinture de castoréum ou d'assa-fœtida, 12 décigrammes (24 grains). Mêlez; ajoutez ensuite, eaux distillées de valériane, de fleurs d'oranger, de chaque, 64 grammes (2 onces); éther sulfurique, 2 grammes (36 grains). Mettez dans une fiole, et fermez exactement.

POTION ANTI-SEPTIQUE CAMPHRÉE, *Potion camphrée.* Serpentaire de Virginie, 8 grammes (2 gros); eau à 100° centigrad., 128 gram. (4 onces).

Faites selon l'art une infusion que vous laisserez refroidir; prenez ensuite, sirop de quinquina, 32 gram. (1 once); teinture alcoolique de quinquina, 8 grammes (2 gros); camphre, 6 décigrammes (12 grains); acétate d'ammoniaque, 32 grammes (1 once). Commencez par faire dissoudre le camphre dans la teinture en vous servant d'un mortier; ajoutez le sirop, l'acétate d'ammoniaque, enfin *l'infusum;* puis mettez le mélange dans une bouteille.

POTION ANTI-SPASMODIQUE ÉTHÉRÉE, *Potion éthérée.* Sirop de fleur de nénuphar, 32 grammes (1 once); eaux distillées de fleurs d'oranger et de tilleul, de chaque, 64 grammes (2 onces); éther sulfurique, 4 gram. (1 gros). Faites selon l'art. Cette potion s'administre par cuillerées à bouche d'heure en heure, après toutefois qu'on a pris le soin d'agiter la bouteille. Quelques praticiens ajoutent quelquefois à cette potion quelques gouttes de laudanum. Cette potion est alors *calmante et anti-spasmodique.* La quantité d'eau distillée de fleurs d'oranger qui entre dans cette ordonnance est trop considérable; la potion a un goût fade, désagréable, qui déplaît au plus grand nombre des malades.

POTION ANTI-VOMITIVE. *V. potion anti-émétique.*

POTION AROMATIQUE, *Potion cardiaque, Potion cordiale. (Formule du Codex.)* Sirop d'œillets, 32 gram. (1 once); alcool de cannelle, 16 gram. (4 gros); confection de safran, 8 gram. (2 gros). Mêlez dans un mortier; ajoutez, eau de menthe poivrée, eau de fleurs d'oranger, de chaque, 96 gram. (3 onces); mêlez.

POTION CALMANTE. Sirop diacode, 32 grammes (1 once); eau de laitue, 64 grammes (2 onces); eau de tilleul, 32 grammes (1 once); eau de fleurs d'oranger, 8 grammes (2 gros). Mêlez. Cette potion se donne par cuillerées à bouche d'heure en heure.

POTION CORDIALE. *V. Potion aromatique.*

POTION DE COPAHU AVEC L'ALCOOL, *Potion de Choppart, Potion astringente.* Baume de copahu pur, alcool à 36°, sirop de capillaire, eau distillée de menthe poivrée, de chaque, 64 grammes (2 onces); acide nitrique alcoolisé, 4 grammes (1 gros). On mêle, et l'on a soin, chaque fois qu'on en fait prendre au malade, d'agiter la potion. La potion de Choppart est employée pour arrêter les écoulemens blennorrhagiques. La dose est de deux à trois cuillerées par jour; elle agit comme purgatif, et quelquefois comme vomitif.

POTION DE COPAHU ÉMULSIONNÉE. Baume de copahu, eau distillée aromatique de rose ou de menthe poivrée, sirop de grande consoude, de chaque, 64 gram. (2 onces); gomme arabique en poudre, 32 grammes (1 once). On mêle dans un mortier, la gomme avec le sirop, puis 16 grammes (demi-once) d'eau; on ajoute ensuite peu à peu le baume de copahu et le reste de l'eau, en triturant continuellement pour obtenir un mélange exact. La potion astringente ainsi préparée doit être blanche; elle ne doit pas se séparer; elle s'administre dans les mêmes cas que la précédente.

POTION EFFERVESCENTE. *V. Potion anti-émétique de Rivière.*

POTION D'IPÉCACUANHA COMPOSÉE, *Potion contre la coqueluche.* (*Codex.*) Ipécacuanha contusé, 4 grammes (1 gros); follicules de séné, 8 gram. (2 gros); faites infuser pendant 12 heures dans eau bouillante, 192 gram. (6 onces); passez; ajoutez à la colature, oximel scillitique, sirop d'hyssope, de chaque, 32 grammes (1 once). Mêlez. Cette potion se prend par cuillerées. On pourrait remplacer dans cette potion l'ipécacuanha par l'émétine impure, à la dose de 6 décigrammes (12 grains).

POTION ÉMULSIVE. *V. Looch.*

POTION DIURÉTIQUE, *Potion scillitique acidule.* Oximel scillitique, 16 grammes (4 gros); eau distillée de pariétaire, 128 gram. (4 onces); eau distillée de menthe poivrée, 32 gram. (1 once); acide nitrique alcoolisé, 2 gram. (36 grains). Mêlez exactement pour en faire une potion qu'on tient dans une fiole bien *fermée.*

POTION ÉMÉTIQUE, *Potion vomitive.* Tartrate antimonié de potasse, 15 centigrammes (3 grains); eau distillée, 288 grammes (9 onces). Mêlez, et divisez en trois doses que l'on fait prendre à environ dix minutes d'intervalle. Si la première ou la seconde dose produisent assez d'effet, on ne donne pas la troisième.

POTION AVEC L'IPÉCACUANHA. Ipécacuanha, 12 décigram. (24 grains); sirop de capillaire, 32 gram. (1 once); eau commune, 288 grammes (9 onces). Faites, selon l'art, une potion que l'on divise en trois doses, après l'avoir agitée, et que l'on donne en trois doses : chacune contient le tiers de l'ipécacuanha employé. Si les deux premières doses produisent assez d'effet, on ne donne pas la troisième.

Potion éthérée. *V. potion anti-spasmodique.*

Potion éthérée avec la gomme ammoniaque et la scille, *Potion incisive*, *Potion expectorante.* Feuilles d'hyssope, 4 grammes (1 gros); faites infuser dans eau bouillante, 128 grammes (4 onces). Passez, laissez refroidir l'infusion; pendant que le refroidissement s'achève, prenez, gomme ammoniaque en poudre, 6 décigrammes (12 grains); oximel scillitique, 32 gram. (1 once). Triturez pendant long-temps dans un mortier de verre; ajoutez l'infusion en continuant de triturer jusqu'à dissolution complète. On peut encore activer la préparation du médicament, en dissolvant la gomme ammoniaque dans quelques gouttes d'alcool à 22°, mêlant ensuite la solution alcoolique avec l'oximel scillitique, ajoutant plus tard l'infusion froide.

Potion hydro-cyanique. Acide prussique médicinal préparé en étendant l'acide pur de 8 fois son poids d'eau, 4 grammes (1 gros); eau distillée, 500 grammes (1 livre); sucre très blanc, 48 gram. (1 once 4 gros). Mêlez exactement. Ce mélange s'administre par cuillerées à bouche, une le matin, une le soir; on peut, par suite de l'usage, élever la dose; mais on doit avoir soin de remuer ce mélange chaque fois qu'on veut en prendre une nouvelle quantité.

Potion hydro-cyanique, *Potion pectorale.* Infusion de lierre terrestre, 64 grammes (2 onces); acide hydro-cyanique médicinal (préparé comme nous l'avons dit), 15 gouttes; sirop de guimauve, 32 grammes (1 once). Mêlez exactement. On en prend une cuillerée à bouche, de 3 en 3 heures.

après avoir pris soin d'agiter chaque fois la potion.

Potion avec le musc, *Potion anti-spasmodique.* Valériane, 4 gram. (1 gros); eau bouillante, 96 grammes (3 onces). Faites une infusion passez; ajoutez ensuite, musc, 3 décigrammes (6 grains); sirop de fleurs d'oranger ou de menthe, 32 grammes (1 once); à prendre par cuillerée à bouche d'heure en heure.

Potion purgative au jalap. Poudre de jalap, de 6 à 18 décigram. (de 12 à 36 grains); sirop de fleurs de pêcher, 32 grammes (1 once); eau pure, 32 grammes (1 once); eau distillée aromatique de fleurs d'oranger, de citron ou de menthe, 4 grammes (1 gros). Faites, selon l'art, une potion à prendre en une seule fois.

Potion purgative avec l'huile d'euphorbe. Huile d'euphorbia latyris, 8 gouttes; sirop simple, 1 once (32 grammes), eau distillée simple, 64 grammes (2 onces); eau de menthe, 8 grammes (2 gros). Divisez l'huile à l'aide d'une petite quantité de jaune d'œuf, ajoutez le sirop; mêlez; puis ajoutez les eaux distillées.

Potion purgative avec l'huile de ricin. Huile de ricin récente, 48 grammes (1 once 4 gros); sirop de limons, 32 grammes (1 once); eau de menthe poivrée, 16 grammes (4 gros). Faites, selon l'art, une potion à prendre en une seule fois.

Potion purgative avec l'huile de ricin. Huile de ricin récente, 48 grammes (1 once 4 gros); sirop de fleurs d'oranger, 32 gram. (1 once); eau commune, 32 grammes (1 once); jaune d'œuf, 32 grammes (1 once). Faites, selon l'art, une potion à prendre en une seule fois.

POTION PURGATIVE AU SÉNÉ. Séné mondé, 8 grammes (2 gros); rhubarbe concassée, 4 grammes (1 gros); sulfate de soude, 12 grammes (3 gros); manne choisie, 64 grammes (2 onces); eau commune, 128 gram. (4 onces); esprit de citrons, 2 grammes (demigros). Faites, selon l'art, une potion à prendre en une seule fois. Quelquefois le praticien prescrit de clarifier la médecine; cette clarification s'opère à l'aide de l'albumine; mais comme elle ne se fait qu'en détruisant une partie des principes actifs, on doit, dans ce cas, augmenter d'un tiers la dose des médicamens.

POTION PURGATIVE AVEC LA RÉSINE DE JALAP. Résine de jalap, 6 décigrammes (12 grains); huile d'amandes douces, 32 grammes (1 once); émultion simple 96 grammes (3 onces); sirop de fleurs d'oranger 32 grammes (1 once). Faites selon l'art une potion à prendre en une seule fois.

POTION VOMITIVE. *V. Potion émétique.*

Nous avons borné là les formules des diverses potions; nous renvoyons aux prescriptions données journellement par les praticiens, et aux divers formulaires qui en contiennent un grand nombre.

(A. C.)

POTIRON. Espèce de courge. *V.* ce mot.

POUDRES. Les poudres sont des produits que l'on obtient en soumettant diverses substances à la pulvérisation, séparant ensuite les parties les plus fines à l'aide d'un instrument auquel on a donné le nom de *tamis*. Elles peuvent être divisées en deux grandes séries, les *poudres simples* et les *poudres composées*. Les poudres simples sont celles qui proviennent de la pulvérisation d'une seule substance; les poudres composées résultent, ou de la pulvérisation de plusieurs substances mêlées ensemble (mais il faut que ces substances soient de la même nature et d'une dureté à peu près semblable), ou du mélange de plusieurs poudres simples. Voici les règles générales qui s'appliquent à la pulvérisation des substances simples : 1°. on doit pulvériser dans des endroits très secs, les substances susceptibles d'attirer l'humidité; 2°. avoir soin de ne mettre à la fois dans le mortier qu'une très petite quantité de la substance à pulvériser; lorsqu'il y en a plus qu'il n'en faut, la masse amortit les coups du pilon et la pulvérisation est plus longue; 3°. recouvrir le mortier avec un sac de peau, et ne pas employer le même sac lorsqu'on pulvérise des substances âcres et énergiques, et lorsqu'on réduit en poudre d'autres substances ; 4°. consulter la nature chimique du corps pour choisir le mortier et le pilon à employer, et pour laisser ou non un résidu ; 5°. séparer, à l'aide d'un tamis approprié, la poudre à mesure que la pulvérisation a lieu ; 6°. réunir les poudres obtenues dans les diverses tamisations pour les repasser ensuite à travers un tamis d'un tissu plus large, dans le but d'obtenir une poudre homogène; 7°. approprier le mode de pulvérisation aux corps que l'on veut pulvériser, c'est-à-dire employer *la contusion* pour les substances très dures, *la trituration* pour les substances friables, *le frottement* pour celles qui exigent l'emploi de ce moyen (la céruse, la magnésie), *la porphyrisation à sec ou à l'eau* pour les substances minérales, *le lavage* pour les terres, enfin un intermède qui n'altère pas les médicamens pour ceux qui ne peuvent être réduits en poudre sans l'intervention d'une substance quelconque ; *V*. PULVÉRISATION ; 8°. employer un mortier qui ne puisse pas être altéré par la substance et qui soit assez dur pour ne pas être attaqué par le pilon.

POUDRES SIMPLES.

POUDRE D'AGARIC BLANC. *V. Poudre de coloquinte.*

POUDRE DE BOIS D'ALOÈS. Prenez, bois d'aloès bien sain, râpez-le, portez les râpures à l'étuve, et lorsqu'elles sont sèches, pilez dans un mortier de fer ; passez au tamis pour séparer les parties les plus fines ; continuez ensuite la pulvérisation, et lorsqu'elle est terminée, passez de nouveau les poudres dans un tamis dont le tissu soit moins serré. On prépare de la même manière les poudres des bois de GAYAC, des SANTAUX, de SASSAFRAS, etc.

POUDRE D'ARGENT. L'argent métallique divisé étant quelquefois prescrit par le praticien, on le réduit en poudre en agissant de la manière suivante : on prend des feuilles d'argent, on les met avec du sucre dans un mortier, on triture ; lorsqu'à l'aide du sucre le métal est passé à l'état pulvérulent, on traite par l'eau qui dissout le sucre et laisse le métal; celui-ci étant bien lavé, on le fait sécher. On peut aussi se servir, pour pulvériser les feuilles d'argent, des sels solubles dans l'eau. On obtient de la même manière la *poudre d'or*, préparée avec l'or battu et en feuilles.

POUDRE D'AUNÉE. On prend une quantité indéterminée de racine d'aunée bien sèche et bien choisie, on la pile dans un mortier de fer, on passe au tamis, on remet le résidu dans le mortier, et l'on continue la pulvérisation; lorsqu'elle est achevée, on passe la poudre dans un tamis moins serré. On prépare de la même manière les poudres de racines de GENTIANE, de JALAP, de RHUBARBE, et celles des autres racines dont la texture est analogue à celle de la racine d'aunée.

POUDRE DE CAMPHRE. Cette pulvérisation, qui demande l'intermède de l'alcool, s'opère de la manière suivante : prenez, camphre, la quantité que vous voudrez, mettez-le dans un mortier de verre, concassez-le, ajoutez quelques gouttes d'alcool, puis triturez légèrement. Le camphre ainsi immergé d'alcool se réduit facilement en une poudre très fine ; mais on ne doit préparer cette poudre qu'au moment de s'en servir, parce qu'elle se prend en masse peu de temps après sa préparation. Nous avons indiqué l'emploi de l'éther pour diviser l'iode qui doit entrer dans les pommades. *V. Pommade d'iode.*

POUDRE DE CANNELLE DE CEYLAN. On prend de l'écorce de cannelle de Ceylan choisie, on la pile dans un mortier de fer, on passe au tamis, on remet le résidu dans le mortier, on continue la pulvérisation, et l'on mêle les diverses poudres obtenues. On obtient de la même manière les poudres des écorces de CANNELLE DE CHINE, de CANNELLE BLANCHE DE WINTER, etc.

POUDRE DE CANTHARIDES. On prend les cantharides sèches et mondées, on les met dans un mortier de fer couvert d'une peau, on pile, on passe ensuite à travers un tamis d'un tissu plus ou moins serré, selon que l'on veut obtenir une poudre plus ou moins fine.

POUDRE DE CASCARILLE. Elle se prépare de la même manière que la poudre de quinquina. *V.* ce mot.

POUDRE DE CASSIA LIGNEA. *Voyez Poudre de cannelle.*

POUDRE DE CHARBON. On prend du charbon de bois qui soit bien brûlé et bien sonore, on le met dans un mortier de fer, on pile, on passe la poudre, on continue la pulvérisation ; lorsqu'elle est terminée, on lave la poudre obtenue, on jette les eaux de lavages (1), et on laisse égoutter la pâte ; on la réduit ensuite en trochisques que l'on fait sécher au soleil, ou bien encore on fait dessécher la masse entière que l'on réduit en poudre lorsqu'elle est bien sèche. On prépare de la même manière les poudres avec les charbons de BOURDAINE, de CHÈNEVOTTES, de PEUPLIER, de QUINQUINA, de SAULE, de TILLEUL, d'Os, et ceux qui proviennent de la calcination des matières animales à vase clos. Il est quelquefois utile de porphyriser la poudre de charbon ainsi obtenue.

POUDRE DE CÉRUSE, *Poudre de sous-carbonate de plomb.* On prend de la céruse blanche, on la frotte sur un tamis de soie d'un tissu serré, placé sur une feuille de papier ; on a soin de ne pas trop appuyer, pour ne pas rompre le tissu. On recueille ensuite la poudre qui a passé à travers les

---

(1) Lorsqu'on lave le charbon, on a pour but de lui enlever les substances étrangères qu'ils retient. Parmi ces matières, on peut signaler la potasse, des sels, etc.

mailles du tamis et qui se trouve sur le papier. On pulvérise de la même manière le Carbonate de magnésie. On employait autrefois ce procédé pour amener l'agaric blanc à l'état de poudre ; on se sert maintenant d'un autre procédé, décrit dans l'article suivant.

Poudre de coloquinte. La coloquinte ayant un tissu coriace et membraneux, on a proposé l'emploi de la gomme adragante comme un intermède susceptible de favoriser la pulvérisation de ce produit. Voici le procédé mis en usage. On prend 8 parties de parenchyme sec de coloquinte, 1 partie de gomme adragante; on amène la gomme à l'état de mucilage, on mêle ensuite ce mucilage à la coloquinte en triturant dans un mortier de manière à former une masse que l'on divise en tablettes. Celles-ci, séchées, sont pilées et réduites en une poudre très fine que l'on fait passer au tamis de soie. On doit avoir soin, lorsque l'on s'occupe de la pulvérisation de la coloquinte, d'éviter de respirer la poudre qui s'élève pendant cette opération. On pulvérise de la même manière l'Agaric blanc, la Chair de vipère, et les autres substances élastiques qui s'aplatissent sous le pilon.

Poudre d'éponges brulées. On prend les éponges brûlées, on les triture dans un mortier de marbre, on passe la poudre au tamis de soie, et on la conserve dans un flacon bien fermé.

Poudre d'étain. On prend de l'étain pur, on le fait fondre ; lorsqu'il est en fusion, on le coule dans une boîte de forme ronde (1); on ferme promptement, et l'on agite vivement ; par ce mouvement, une partie du métal est réduite en une poudre très fine susceptible de passer à travers les mailles d'un tamis de soie très fin. On doit avoir soin que la boîte ferme bien, sans cela, le métal pourrait s'échapper, tomber sur les mains du manipulateur et le brûler. On prépare de la même manière les poudres des métaux facilement fusibles (le plomb, le zinc) qui ne pourraient être amenés à l'état pulvérulent à l'aide de la contusion.

Poudre de fer. La limaille de fer se réduit en poudre par porphyrisation. On prend le métal divisé et à l'état de limaille bien pure, on porphyrise sans eau dans un lieu et par un temps sec. Lorsque le métal est réduit en une poudre noire très fine qui ne présente plus de points brillans , on l'enferme dans un vase bien sec que l'on bouche hermétiquement. La pulvérisation du fer demande beaucoup de soin pour ne pas obtenir un mélange de métal et d'oxide.

Poudre des feuilles des plantes. On prend les feuilles sèches des plantes, on les pile dans un mortier, on passe au tamis ; on reprend le

---

(1) La boîte peut être en métal, et même en bois. On se sert souvent des boîtes dites *à savonnettes*. On enduit les parois de carbonate de chaux. Lorsque l'on a employé une boîte de bois garnie de carbonate de chaux, on doit avoir soin de séparer le carbonate en traitant par un peu d'acide acétique faible, lavant ensuite et faisant sécher le métal ainsi traité.

résidu que l'on pulvérise de nouveau. Lorsque l'on n'a plus que des fibres, on cesse la pulvérisation; on passe toutes les poudres obtenues dans un tamis moins serré, et l'on conserve pour l'usage.

POUDRE DE GAYAC. *V. Poudre de bois d'aloès.*

POUDRE DE GENTIANE. *V. Poudre de racine d'aunée.*

POUDRE DE GOMME ADRAGANTHE. On prend de la gomme adraganthe bien sèche, on la pile d'abord dans un mortier de fer échauffé; on passe au tamis de soie; on met de côté les premières portions obtenues qui sont colorées; on met le résidu dans le mortier, et l'on continue la pulvérisation et la tamisation. On prépare de la même manière la POUDRE DE GOMME ARABIQUE. La première poudre doit être mise de côté. Cette première poudre est colorée et souvent amère.

POUDRE DE GUIMAUVE. On prend de la racine de guimauve bien séchée, on la coupe en petits morceaux, on la met dans un mortier de fer, on pile, on sépare les poudres à l'aide d'un tamis de soie, on rejette ensuite le résidu ligneux. Divers ouvrages prescrivent de réduire en rondelles très minces la racine de guimauve qui doit être pulvérisée; nous regardons cette précaution comme nuisible. En effet, une partie de la fibre ligneuse inerte, amenée à un état de division extrême, passe avec la poudre, elle augmente le poids et diminue les propriétés médicamenteuses. On prépare de la même manière la poudre de RACINE DE RÉGLISSE et celles des autres racines fibreuses.

POUDRE D'IPÉCACUANHA. On prend de la racine d'ipécacuanha bien mondée et bien sèche, on la met dans un mortier de fer, on pile ensuite doucement, de manière à détacher la partie extérieure, du milieu de la racine (*le meditullium*) qui est ligneux. Lorsque la partie extérieure est détachée, on sépare le ligneux que l'on rejette, et l'on continue de pulvériser les parties détachées qui sont cassantes; on passe au tamis de soie très fin, et l'on mêle les poudres, comme nous l'avons dit, pour en faire un tout homogène.

POUDRE DE JALAP. *V. Poudre d'aunée.*

POUDRE D'OXIDE DE PLOMB. On prend de la litharge fondue déjà pulvérisée, on la porphyrise à l'eau, de manière à en faire une pâte très fine et bien homogène; on la délaie dans une grande quantité d'eau, puis on laisse reposer pendant quelques instants, et l'on décante l'eau encore trouble: celle-ci par le repos laisse déposer une poudre très fine que l'on recueille et que l'on met à sécher. On reprend la litharge qui s'était déposée dans le premier vase, on la porphyrise de nouveau, et l'on continue l'opération jusqu'à épuisement complet du résidu. On amène de la même manière à l'état de poudre très fine le SULFURE D'ANTIMOINE qui, dans cette opération, perd de l'oxide d'arsenic que ce sulfure contient quelquefois en quantité notable, et qui pourrait être nuisible (1).

---

(1) *V.* le Journ. de Chimie méd., t. IV, année 1828.

POUDRE DE QUINQUINA. On prend de l'écorce choisie et bien sèche de quinquina gris avec épiderme, on la pile dans un mortier de fer; on met de côté la première poudre qui participe et du quinquina et des lichens qui recouvrent l'écorce. On continue ensuite la pulvérisation, et l'on met de côté les autres poudres, on les mêle pour obtenir une poudre homogène. La première poudre ne doit pas être jetée; elle peut être employée pour en extraire les alcalis végétaux; on l'ajoute à cet effet aux résidus des infusions et des décoctions qui doivent être réservés pour être traités par les acides. On prépare de la même manière la poudre des autres quinquinas avec écorces, et lorsque l'on emploie les quinquinas privés de leurs épidermes, on n'a pas besoin de mettre de côté la première poudre. Si l'on pulvérise du quinquina jaune, on sépare, au contraire, les dernières portions de poudre qui sont très fibreuses, et on les met de côté pour en opérer le traitement et obtenir de la quinine.

POUDRES DES RÉSINES ET DES GOMMES-RÉSINES. On prend la résine que l'on veut pulvériser, on la met dans un mortier de marbre, et à l'aide d'un pilon de buis on triture. Quelques auteurs ont dit que l'on pouvait imprégner l'extrémité du pilon et le fond du mortier avec de l'huile. Cette précaution, faite dans le but d'empêcher les résines de s'attacher au mortier et au pilon, a l'inconvénient de donner, au bout d'un certain temps, à la poudre, une odeur rance des plus désagréables; il vaut mieux choisir, autant que possible, un temps froid pour opérer la pulvé-risation des résines, ou bien encore opérer dans un endroit frais, en agissant toujours par trituration, ne mettant dans le mortier que de petites quantités des substances à pulvériser.

POUDRE DE RHUBARBE. *V. Poudre de racine d'aunée.*

POUDRE DE SALEP. On prend les bulbes d'orchis, on les lave dans l'eau tiède, on les fait sécher promptement, puis on les pile dans un mortier de fer. On jette la première poudre qui passe dans le tamis; on continue ensuite de pulvériser, on passe au tamis de soie, et l'on obtient la poudre connue sous le nom de *salep*. On se sert du même procédé pour obtenir la farine de riz; mais comme cette semence est lisse et qu'elle se soustrait à l'effort du pilon, on la fait tremper dans l'eau froide, et on pile lorsqu'elle est encore humide.

POUDRE DE SANTAUX. *V. Poudre de bois d'aloès.*

POUDRE DE SASSAFRAS. *V. Poudre de bois d'aloès.*

POUDRE DE SELS. On pile les sels dans des mortiers de marbre, de porcelaine ou de verre; d'autres, qui sont moins faciles à être pulvérisés, sont soumis à la porphyrisation avec ou sans eau. On n'emploie la porphyrisation à l'aide de l'eau que lorsque les sels sont insolubles.

POUDRE DE SULFURE D'ANTIMOINE. *V. Poudre d'oxide de plomb.*

POUDRE DE SULFURE DE MERCURE. *V. Poudre d'oxide de plomb.*

POUDRES DES TERRES ARGILEUSES. On prend la terre sigillée, on l'humecte, on en fait une pâte, on délaie celle-ci dans une grande quantité d'eau ; on laisse reposer pendant deux ou trois minutes, afin que les parties les moins ténues se précipitent ; on passe l'eau encore trouble et qui contient en suspension les parties les plus divisées, à travers un tamis de soie très fine, et on laisse reposer. La terre sigillée la plus fine se dépose, on décante l'eau claire, on rassemble le dépôt, et lorsqu'il est égoutté, on le réduit en trochisques que l'on fait sécher à l'étuve.

POUDRE DE VANILLE. On prend des gousses de vanille bien choisies, on les coupe en petits morceaux, puis on les mêle à du sucre dans la proportion d'une partie de vanille pour quatre parties de sucre ; on pile, on passe au tamis de soie. Lorsque la pulvérisation est achevée, on conserve la poudre dans un flacon bien bouché. Quelques personnes divisent le sucre en deux parties : la première partie est mise avec la vanille au commencement de la pulvérisation, et la seconde sert à traiter le résidu.

POUDRE DE WINTER. *V. Poudre de cannelle.*

POUDRE DE VIPÈRES. *V. Poudre de coloquinte.*

POUDRE D'YEUX D'ÉCREVISSES. On prend les pierres d'écrevisses, on les lave à l'eau de rivière que l'on a fait tiédir, on laisse en macération ; on renouvelle l'eau à plusieurs reprises et jusqu'à ce qu'elle reste inodore et insipide ; on retire les pierres, on les fait sécher : lorsqu'elles sont bien sèches, on les pile dans un mortier de fer, on porphyrise ensuite en ajoutant une quantité d'eau convenable pour amener le tout à l'état de pâte que l'on réduit en trochisques, lorsque le tout est bien homogène. On prépare de la même manière les poudres avec les COQUILLES D'ŒUFS, les ÉCAILLES D'HUITRES, la CORNE DE CERF CALCINÉE A BLANC, etc.

POUDRES COMPOSÉES.

Les règles suivantes doivent être appliquées, autant que possible, à la préparation des poudres composées. 1°. On ne doit jamais faire entrer dans les poudres des sels déliquescens ; ces sels absorbant l'humidité de l'air, rendent ces poudres humides, bientôt elles s'altèrent. 2°. On doit éviter de faire entrer dans les poudres des semences émulsives ; l'huile contenue dans ces semences ne tardant pas à rancir, elle communique à la poudre une odeur désagréable : si cependant ces semences sont prescrites, on ne les mêle à la poudre qu'au moment de l'employer. 3°. Lorsque les huiles essentielles entrent dans la poudre, on les divise en se servant du sucre et faisant d'avance un oléo-saccharum que l'on pulvérise par trituration. 4°. Lorsque l'on fait entrer dans une poudre des substances métalliques très pesantes, on doit les réduire en poudre très fine à l'aide du porphyre, afin que leur pesanteur, qui est plus considérable que celle des autres substances ne les entraîne pas au fond des bocaux qui contiennent le mélange de poudre; ce mélange ne serait plus homogène. Des faits nous ayant démontré que, malgré la finesse de la poudre, cette séparation avait lieu, malgré ces précautions, il est plus rationnel de mêler, chaque fois que l'on en délivre, les poudres qui contiennent de ces substances métalliques, et cela en les agitant et de manière à faire de nouveau un mélange s'il y avait eu séparation. 5°. Lorsque l'on prépare une poudre par le mélange de plusieurs autres, on prend la quantité prescrite de chacune de ces poudres, on les mêle par trituration, on les fait ensuite passer à travers un tamis dont les mailles soient plus larges que ne l'étaient celles du tamis qui a servi à obtenir ces poudres la première fois. 6°. Lorsque la poudre se compose de substances minérales, comme la poudre de Stahl, on lui donne plus de ténuité en la porphyrisant après avoir fait un mélange parfait. 7°. Les poudres doivent être conservées dans des flacons très secs, bien bouchés et couverts de papier coloré: par ces précautions, on les met à l'abri du contact de l'air et de la lumière; malgré cela, elles subissent, avec le temps, un commencement d'altération. En effet, on a remarqué que l'ipécacuanha pulvérisé depuis long-temps perdait de sa vertu émétique, que la rhubarbe était moins active et que la cantharide n'agissait pas autant comme épispastique. On doit donc ne préparer ces poudres et d'autres qui pourraient s'altérer, qu'en quantité convenable pour le débit que l'on en fait.

POUDRE ABSORBANTE, *Poudre de magnésie.* Magnésie calcinée, 8 gram. (2 gros); sucre en poudre, 8 gramm. (2 gros). Mêlez exactement et conservez dans un flacon bien fermé.

POUDRE D'ALCAROTH. *V. Sous-hydro-chlorate d'antimoine.*

POUDRE D'ALOÈS ET DE CANNELLE. (*Dublin.*) Poudre d'aloès, 128 gram. (4 onces); poudre de cannelle blanche, 24 grammes (6 gros). Mêlez.

POUDRE D'ALOÈS ET DE RÉSINE DE GAYAC. (*Dublin.*) Aloès, 48 gramm. (1 once et demie); résine de gayac, 32 grammes (1 once); poudre aromatique, 16 grammes (4 gros). Mêlez pour faire une poudre composée.

POUDRE D'AMBRE ET DE CANNELLE.

COMPOSÉE. Cannelle de Ceylan, 16 grammes (4 gros) ; girofles, macis, muscades, racines de galanga, de zédoaire, de chaque, 12 gram. (3 gros) ; bois d'aloès, de santal citrin, racines de sassafras râpée, zestes de citrons, semences de cardamome, de chaque, 8 gram. (2 gros) ; ambre gris, 4 gram. (1 gros). Faites selon l'art une poudre regardée comme stomachique et qui est administrée à la dose de 6 à 18 décigrammes (de 6 grains à un demi-gros).

POUDRE D'AMBRE ET DE STORAX, *Poudre dite joviale et létificante.* Racines de galanga minor, de zédoaire, bois d'aloès, girofle, macis, muscades, safran, zestes de citrons, storax, calamite, de chaque, 24 gram. (6 gros) ; semences de basilic, thym, pierres d'écrevisses préparées, de chaque, 20 gramm. (5 gros) ; camphre, ambre gris, musc, de chaque, 4 grammes (1 gros) Faites, selon l'art, une poudre qui jouit des mêmes propriétés et se donne aux mêmes doses que la précédente.

POUDRE AMMONIACALE AROMATIQUE. On a donné ce nom au collyre sec ammoniacal de Lacyson. (*V.* t. II, p. 176.)

POUDRE D'ANIS ET DE CANNELLE. Anis vert, coriandre et fenouil, de chaque, 48 gram. (1 once et demie) ; cannelle de Ceylan, écorce de citrons, écorces d'oranges amères, de chaque, 12 grammes (3 gros) ; girofles, rhubarbe, de chaque, 4 gram. (1 gros) ; sucre blanc, 250 grammes (8 onces). Faites du tout une poudre qui est donnée comme digestive et carminative.

POUDRE ANTI-ARTHRITIQUE AMÈRE,

Poudre amère composée. Racines de gentiane, d'aristoloche , de chaque, 64 grammes (2 onces) ; fleurs de petite centaurée, 128 gram. (4 onces) ; feuilles de germandrée, de chamæpithys, de chaque, 64 gram. (2 onc.). Mêlez, et faites selon l'art une poudre.

POUDRE ANTI-ARTHRITIQUE PURGATIVE. *V. Poudres de séné, de scammonée et des bois sudorifiques.*

POUDRE ANTI-ASTHMATIQUE. *Voy. Poudre de soufre et de scille.*

POUDRE ANTI-HYSTÉRIQUE. *Voyez Poudre d'assa-fœtida et de galbanum.*

POUDRE ANTI-SPASMODIQUE. *Voyez Poudre de gui et de valériane.*

POUDRE AROMATIQUE. (*Dublin.*) Cannelle, semences de petit cardamome.dépouillé de son écorce, gingembre, poivre-long, de chaque, 32 grammes (1 once). Faites, selon l'art, une poudre.

POUDRE ARSENICALE DU DOCTEUR PATRIX. Cinabre porphyrisé, 128 gr. (2 onces) ; sang-dragon , 32 grammes (1 once) ; arsenic blanc, 4 grammes (1 gros). Faites, selon l'art, une poudre qui ne s'emploie qu'à l'extérieur et sous forme de pâte pour cautériser les cancers. *V. Pâte caustique,* t. III, p. 139.

POUDRE D'ARUM COMPOSÉE, *Poudre de pied de veau composée.* Racines d'*Arum vulgare,* d'acore odorant, de petit boucage, de chaque, 48 gram. (1 once et demie) ; yeux d'écrevisses, 12 grammes (3 gros) ; sulfate de potasse, 6 grammes (1 gros et demi) ; muriate d'ammoniaque, 2 grammes (36 grains). Faites, selon l'art, une poudre très fine. Cette poudre est sternutatoire.

POUDRE D'ASARET COMPOSÉE, *Poudre sternutatoire*. Feuilles sèches de marjolaine, de bétoine, d'asarum, fleurs sèches de muguet, de chaque, 16 grammes (4 gros). Faites, selon l'art, une poudre que l'on prend par petites pincées et que l'on respire comme on le fait du tabac.

POUDRE D'ASARUM COMPOSÉE. Feuilles d'asaret, 12 grammes (3 gros); feuilles de marjolaine, fleurs de lavande, de chaque, 4 gram. (1 gros). Faites, selon l'art, une poudre sternutatoire. On donne cette poudre comme la précédente, en place de tabac: la dose est de 2 à 3 décigrammes (4 à 6 grains).

POUDRE D'ASSA-FŒTIDA ET DE GALBANUM, *Poudre anti-hystérique*. Assa-fœtida, galbanum, de chaque, 20 grammes (5 gros); myrrhe et castoréum, de chaque, 16 grammes (4 gros); racines d'asarum, d'aristoloche ronde, feuilles de sabine, de cataire, de matricaire, de dictame de Crête, de chaque, 8 gramm. (2 gros). Faites, selon l'art, une poudre que l'on donne à la dose de 6 à 18 décigrammes (de 12 à 36 grains).

POUDRE DE BELLADONE COMPOSÉE, *Poudre sédative de Wetzler*. Poudre de racine de belladone, 12 décigrammes (24 grains); sucre, 4 gram. 12 décigram. (96 grains). Faites une poudre que l'on divise en 96 prises. On la donne aux enfans contre la coqueluche: la dose est de 2 à 6 prises, selon l'âge de l'enfant.

POUDRE DE BENJOIN ET DE MASTIC. *Poudre fumigatoire*. Benjoin, baies de genièvre, mastic, oliban, de chaque, 32 grammes (1 once). Faites, selon l'art, une poudre que l'on répand sur des charbons incandescens. Par la combustion, elle répand une odeur balsamique qui le plus souvent sert à masquer les odeurs désagréables.

POUDRE DE BISTORTE COMPOSÉE, *Poudre astringente*. Racines de bistorte, de tormentille, de chaque, 16 grammes (4 gros); fleurs de grenadier, semences de berbéris, cachou, mastic en larmes, sang-dragon, de chaque, 8 grammes (2 gros); succin, bol d'Arménie, terre sigillée, corail rouge, de chaque, 2 gram. (36 grains); extrait d'opium, 3 décigr. (6 grains). Faites, selon l'art, une poudre que l'on donne à la dose de 6 décigramm. à 4 grammes (12 grains à 1 gros).

POUDRE CACHECTIQUE D'HARTMANN. *V. Poudre de fer carbonaté*.

POUDRE DE CANNELLE ET DE GIROFLE, *Poudre cordiale*. Cannelle, 12 décigrammes (24 grains); girofle, 6 décigrammes (12 grains); vanille, 3 décigram. (6 grains); sucre blanc, 32 grammes (1 once); farine de riz, 24 grammes (6 gros). Faites, selon l'art, une poudre que l'on regarde comme un bon digestif. On la fait entrer dans des préparations alimentaires à la dose de 3 à 12 décigrammes (de 6 à 24 grains).

POUDRE DE CANNELLE, DE GINGEMBRE ET MUSC, *Poudre impériale de Lémery*. Poudre de cannelle, 40 grammes (10 gros); de gingembre, 32 grammes (1 once); de girofles, 16 grammes (4 gros); de petit galanga, de macis, de muscades, de chaque, 8 gram. (2 gros); musc, 7 décigram. (14 grains). Faites, selon l'art, une poudre. Elle est excitante: on la donne à la dose de 1 à 2 grammes (de 18 à 36 grains).

POUDRE CATHARTIQUE. *V. Poudre de jalap et de scammonée.*

POUDRE DE CHARBON ET DE QUINQUINA. On prend parties égales de charbon porphyrisé et de quinquina, on les mêle ; on peut ajouter à cette poudre, et du sucre et un aromate : la poudre ainsi préparée est plus agréable. La poudre de charbon et de quinquina est un excellent dentifrice ; elle désinfecte les gencives sanieuses et donne de la blancheur aux dents.

POUDRE CONTRE LA COQUELUCHE ET LES CONVULSIONS. *V. Poudre de musc composée.*

POUDRE CORDIALE. *V. Poudre de cannelle et de girofle.*

POUDRE CORNACHINE, *Poudre de Tribus.* Scammonée d'Alep, tartrate acidule de potasse, oxide d'antimoine blanc lavé (*antimoine diaphorétique*), de chaque, 4 gramm. (1 gros). Faites une poudre qui est purgative. On la donne contre les maladies cutanées : la dose est de 1 à 4 grammes (de 18 grains à 1 gros).

La poudre *cornachine* ne doit pas être préparée long-temps à l'avance, car de purgative qu'elle est primitivement, elle devient émétique ; il vaut mieux ne la préparer qu'au moment de l'employer.

POUDRE DE CORNE ET D'ASSA-FŒTIDA. Corne râpée, 16 gram. (4 gros) ; assa-fœtida, 4 gram. (1 gros). Faites une poudre grossière. Cette poudre n'est pas administrée à l'intérieur, mais elle sert à produire des vapeurs fétides que l'on fait respirer aux personnes qui ont des attaques d'hystérie.

POUDRE DE CORNE DE CERF ET

D'OPIUM. (*Londres.*) Opium sec, 4 grammes (1 gros) ; corne de cerf calcinée, 32 grammes (1 once) ; cochenille, 4 grammes (1 gros). Faites, selon l'art, une poudre homogène.

POUDRE DE CONTRAYERVA COMPOSÉE. Contrayerva en poudre, 160 gr. (5 onces) ; écailles d'huîtres préparées, 750 grammes (1 livre 8 onces). Faites, selon l'art, une poudre que l'on regarde comme sudorifique et *alexipharmaque.*

POUDRE DE CRAIE COMPOSÉE. (*Londres.*) Craie préparée, 250 grammes (8 onces) ; écorce de cannelle, 64 gram. (2 onces) ; racine de tormentille, gomme arabique, de chaque, 48 gram. (1 once et demie) ; poivre-long, 8 grammes (2 gros). Faites, selon l'art, une poudre qui est administrée contre les faiblesses de l'estomac et contre les aigreurs. Si à 208 grammes (6 onces 4 gros) de la poudre de craie composée on ajoute de l'extrait d'opium en poudre, 4 gram. 12 décigr. (96 grains), mêlant exactement, on obtient la *Poudre de craie composée avec opium*, à laquelle on attribue la propriété de faire cesser le relâchement qui provient des causes d'acidité.

POUDRE DENTIFRICE. Bol d'Arménie préparé, corail rouge préparé, os de sèches porphyrisés, de chaque, 48 grammes (1 once et demie) ; résine de sang-dragon, 84 gramm. (6 gros) ; cochenille en poudre, 6 gram. (1 gros et demi) ; tartrate acidule de potasse, 72 grammes (2 onces 2 gros) ; cannelle, 12 gramm. (3 gros) ; girofles, 2 gram. (demi-gros). Faites, selon l'art, une poudre très fine.

POUDRE DENTIFRICE AU CHARBON. *V. Poudre de charbon et de quinquina.*

POUDRE DENTIFRICE D'HUFFELAND. Santal rouge en poudre, 16 grammes (4 gros); sulfate d'alumine, 4 gram. (1 gros); quinquina gris, 32 gramm. (1 once); huiles essentielles de cédrat et de girofle, de chaque, 2 gouttes. Faites, selon l'art, une poudre très fine.

POUDRE DENTIFRICE DE LA PHARMACOPÉE POLONAISE. Poudre de quinquina gris, 64 grammes (2 onces); d'iris de Florence, 32 gram. (1 once); d'hydro - chlorate d'ammoniaque, 16 grammes (4 gros); poudre de cachou et de myrrhe, de chaque, 24 grammes (6 gros). Mêlez exactement et aromatisez avec suffisante quantité d'huile volatile de girofles ou avec une autre huile essentielle si la prescription le porte.

POUDRE DENTIFRICE AU SULFATE DE QUININE. (*Formule de M. Pelletier.*) Corail préparé, 32 grammes (1 once); laque carminée, 4 décigram. (8 grains); sulfate de quinine, 2 décigram. (4 grains); essence de menthe (ou toute autre, *ad libitum*), 2 gouttes Mêlez exactement.

POUDRE DE DOWER. *V. Poudre d'ipécacuanha et d'opium.*

POUDRE DE FENOUIL ET DE NIELLE. Semences d'anis et de fenouil, de chaque, 32 grammes (1 once); semence du *Nigella sativa*, 12 gram. (3 gros); trochisque de carbonate de chaux, trochisques d'yeux d'écrevisses, de chaque, 20 grammes (5 gros); sucre blanc, 64 grammes (2 onces). Faites, selon l'art, une poudre à laquelle on attribue la propriété d'augmenter le lait chez les nourrices, d'absorber les acides des premières voies et de faciliter la chilification.

POUDRE DE FER CARBONATÉ, *Poudre cachectique d'Hartmann.* Carbonate de fer, 32 grammes (1 once); cannelle fine, 64 grammes (2 onces); sucre en poudre, 160 gram. (5 onces). Mêlez. On la donne à la dose de 4 à 8 grammes (1 à 2 gros).

POUDRE DE FER ET DE MYRRHE, *Poudre chalibée.* Limaille de fer porphyrisée, 64 grammes (2 onces); cannelle, 24 gram. (6 gros); myrrhe, sommités de thym, de rue, de matricaire, de calament, d'armoise, de cataire, de sabine, de chaque, 16 gram. (4 gros); racines d'aristoloche ronde, de garance, de boucage saxifrage, semences d'ache, sesseli, de chaque, 8 gramm. (2 gros). Faites, selon l'art, une poudre composée que l'on donne contre la chlorose, les cachexies, etc., à la dose de 1 à 14 gram. (de 18 grains à 1 gros).

POUDRE DE FOUGÈRE ET DE SEMENCINE. (*Pharmocop. Wurtemberg.*) Poudre de racines de fougère, de rhubarbe, de semencine du Levant, de mousse de Corse, de chaque, 8 grammes (2 gros). Mêlez.

POUDRE FUMIGATOIRE. *V. Poudre de benjoin et de mastic.*

POUDRE FUMIGATOIRE AU SUCCIN. *V. Poudre de succin et de sucre.*

POUDRE DE GENTIANE COMPOSÉE. *V. Poudre anti-arthritique amère.*

POUDRE DE GOMME-GUTTE COMPOSÉE, *Poudre hydragogue.* Racine jalap, 24 grammes (6 gros); racine de méchoacan, 12 grammes (3 gros); racine de rhubarbe, écorce de cannelle de Ceylan, de chaque, 8 gram. (2 gros); gomme-gutte, 3 grammes (54 grains); feuilles sèches de soldanelle, 6 gram. (1 gros et demi); semences d'anis,

12 grammes (3 gros). Faites, selon l'art, une poudre drastique. On la donne contre les vers, à la dose de 6 à 12 décigrammes (de 12 à 24 grains).

POUDRE GOMMEUSE ALCALINE, connue sous le nom de *savon végétal*. Gomme arabique en poudre, 64 gram. (2 onces); bi-carbonate de potasse, 4 grammes (1 gros). Mêlez. Cette poudre est propre à combattre les calculs; elle est anti-acide; on la donne à la dose de 4 à 8 gram. (1 à 4 gros).

POUDRE GOMMEUSE AMYGDALINE, *Poudre d'Haly, Poudre contre la phthisie.* Amandes douces mondées à l'aide d'une lame de couteau, 8 gram. (2 gros); semences de coings, de pavots blancs, gomme arabique, gomme adraganthe, amidon, de chaque, 4 grammes (1 gros); réglisse, 2 grammes (36 grains); sucre blanc, 24 grammes (6 gros). Faites, selon l'art, une poudre qui doit être passée à travers un tamis dont le tissu soit peu serré. On donne cette poudre à la dose de 4 à 8 grammes (1 à 2 gros) par jour, à plusieurs reprises; elle est considérée comme adoucissante; on l'administre contre l'hémopthysie, la phthisie, la dyssenterie. Cette poudre contenant des substances oléagineuses, on ne doit la préparer que lorsqu'elle est demandée ; au bout de quelque temps, elle acquiert une odeur de *ranci*, elle devient irritante; elle serait plutôt nuisible qu'utile.

POUDRE DE GUI ET DE VALÉRIANE, *Poudre antispasmodique.* Gui de chêne, 48 grammes (1 once et demie); racines de valériane sauvage, de dictame blanc, de pivoine, semences de pivoine, de chaque, 16 gram. (4 gros); semence d'arroche, 12 gram. (3 gros);

corail rouge préparé, corne de cerf calcinée, succin, de chaque, 6 gram. (1 gros et demi); castoréum, 2 gram. (36 grains). Faites, selon l'art, une poudre qui est administrée contre l'épilepsie, à la dose de 2 à 4 grammes (36 grains à 1 gros).

POUDRE OU SEL DE GUINDRE. *Voy. Poudre de sulfate de souda composée.*

POUDRE DE GUTTÈTE, *Poudre du Marquis, Poudre de la princesse de Carignan.* Gui de chêne, racines de dictame blanc, de pivoine, semences de pivoine, de chaque, 16 grammes (4 gros); semences d'arroche, corail rouge préparé, de chaque, 8 grammes (2 gros); ongle d'élan, 16 grammes (4 gros). Faites, selon l'art, une poudre homogène. On fait prendre cette poudre comme anti-épileptique ; on la donne aux enfans contre les maladies convulsives : la dose est 10 à 30 centigrammes (2 à 6 grains). Les adultes la prennent de 2 à 6 grammes (de demi-gros à un gros et demi).

POUDRE D'HALY. *V. Poudre gommeuse amygdaline.*

POUDRE D'HELMITHOCORTON COMPOSÉE, *ou poudre vermifuge sans mercure.* Coralline de Corse, semen contra, sommités d'absinthe, de tanaisie, feuilles de scordium, de séné, rhubarbe choisie, de chaque, 8 grammes (2 gros). Faites, selon l'art, une poudre homogène. Elle se donne à la dose de 12 décigrammes à 4 grammes (24 grains à 1 gros).

POUDRE HYDRAGOGUE. *V. Poudre de gomme-gutte composée.*

POUDRE INCISIVE. *V. Poudre de soufre et de scille.*

POUDRE D'IPÉCACUANHA ET D'OPIUM, *Poudre de Dower.* Sulfate de potasse, 4 grammes (1 gros); nitrate de potasse, 4 grammes (1 gros). Réduisez les deux sels en poudre, faites-les fondre dans un creuset, versez la masse fondue dans un mortier avant qu'elle ne soit refroidie, ajoutez extrait d'o-pium, 1 gramme (18 grains); triturez le tout, ajoutez ensuite à la poudre, racine d'ipécacuanha et racine de ré-glisse, de chaque, 1 gram. (18 grains). Faites, selon l'art, une poudre très fine. La poudre de Dower est consi-dérée comme un sudorifique des plus sûrs. On la donne contre le rhuma-tisme, l'hydropisie : la dose est de 2 à 10 décigrammes (4 à 20 grains).

POUDRE DE JALAP COMPOSÉE. Pou-dre de racine de jalap, 4 grammes (1 gros); tartrate acidule de potasse, 8 grammes (2 gros). Broyez et faites une poudre homogène. Elle se donne de 2 à 3 gram. (de 36 à 54 grains).

POUDRE DE JALAP ET DE SCAMMO-NÉE, *Poudre cathartique.* Poudre de jalap, 4 grammes (1 gros); tartrate acidule de potasse, 8 gram. (2 gros); poudre de scammonée, 4 grammes (1 gros). Mêlez dans un mortier de verre et triturez pendant long-temps. Cette poudre se donne à la dose de 12 à 24 décigram. (24 à 48 grains).

POUDRE DE JAMES. *V. Poudre de phosphate de chaux et d'antimoine.*

POUDRE DE KINO COMPOSÉE. (*Lon-dres.*) Kino, 60 grammes (15 gros); cannelle, 16 gramm. (4 gros); opium sec, 4 gramm. (1 gros). Cette poudre est anodine et astringente. On la donne à la dose de 2 à 5 décigrammes et plus (de 4 à 10 grains).

POUDRE DE LEAYSON. *V. Collyre sec.*

POUDRE LÉTIFICANTE. *V. Poudre d'ambre et de storax.*

POUDRE DE LICHEN SUCRÉE. C'est la préparation indiquée par M. Robi-net pour remplacer le lichen pulvé-risé, dans la préparation des pastilles. Pour l'obtenir, on épuise de tout le principe amer, 500 gramm. (1 livre) de lichen d'Islande, on en tire ensuite un *decoctum* qu'on mêle à 500 gram. (1 livre) de sucre. On fait évaporer à une douce chaleur, on agite jusqu'à ce que la matière soit sèche et pulvé-rulente; on la passe ensuite au tamis, et on la conserve pour l'usage. Cette préparation a été décrite pour la pre-mière fois par M. Robinet, dans le Ier volume du Journal de Chimie médicale, à la page 123.

POUDRE DE LUPULINE. Lupuline, 4 grammes (1 gros); sucre blanc, 8 grammes (2 gros). Mêlez selon l'art. Cette poudre peut servir à remplacer la poudre de houblon. 15 centigram. (3 grains) de poudre de lupuline rem-placent 5 décigrammes (10 grains) de poudre de houblon.

POUDRE DE MAGNÉSIE COMPOSÉE. *V. Poudre anti-acide.*

POUDRE DE MUSC COMPOSÉE, *Pou-dre contre la coqueluche et les con-vulsions.* Musc, 8 décigr. (16 grains); poudre de valériane, 12 décigrammes (24 grains); camphre, 3 décigrammes (6 grains). Cette poudre se donne à la dose de 5 à 10 décigrammes (10 à 20 grains) pour les adultes, et 3 à 6 décigrammes (6 à 12 grains) pour les enfans.

POUDRE OPIACÉE. (*Édimbourg.*) Opium, 4 grammes (1 gros); carbo-nate de chaux préparé, 36 grammes (9 gros). Faites, selon l'art, une poudre bien homogène.

POUDRE DE PHOSPHATE DE CHAUX ET D'ANTIMOINE, *Poudre de James.* Sulfure d'antimoine pulvérisé, râpures de corne de cerf, de chaque, 32 grammes (1 once). Jetez le mélange dans une bassine de fer chauffée au rouge, agitez pendant la combustion et jusqu'à ce que le mélange ait acquis une couleur grise; laissez refroidir, mettez le produit dans un creuset brasqué recouvert d'un creuset renversé percé à la partie supérieure d'un trou très petit ; assujettissez les deux creusets à l'aide de lut, chauffez pendant deux heures à une forte température, retirez du feu, laissez refroidir et réduisez en poudre fine.

POUDRE DE PIED DE VEAU. *Voyez Poudre d'arum composée.*

POUDRE DE LA PRINCESSE DE CARIGNAN. *V. Poudre de guttète.*

POUDRE SALINE COMPOSÉE. Hydrochlorate de soude, sulfate de magnésie, de chaque, 16 gramm. (4 gros); sulfate de potasse, 12 gram. (3 gros). Faites, avec les sels desséchés, une poudre qui est laxative et qui agit très bien contre la constipation ; la dose est d'une cuillerée à café dans une pinte d'eau, le matin et à jeun.

POUDRE SÉDATIVE DE WETZLER. *V. Poudre de belladone composée.*

POUDRE DE SÉNÉ, DE SCAMMONÉE ET DE BOIS SUDORIFIQUES, *Poudre anti-arthritique purgative.* Gomme arabique, tartrate acidule de potasse, feuilles de séné mondées, cannelle, de chaque, 16 gram. (4 gros) ; scammonée, racines de salsepareille, de squine, bois de gayac, de chaque, 8 grammes (2 gros). Faites du tout et selon l'art, une poudre très fine que l'on administre à la dose de 4 grammes (1 gros).

POUDRE DE SOUFRE ET DE SCILLE, *Poudre anti-asthmatique ou poudre incisive.* Sucre blanc, 12 grammes (3 gros) ; soufre sublimé lavé, 8 gram. (2 gros); scille pulvérisée, 4 grammes (1 gros). Faites, selon l'art, une poudre que l'on donne à la dose de 2 à 18 décigrammes (de 4 à 36 grains).

POUDRE DE SUCCIN ET DE SUCRE, *Poudre fumigatoire au succin.* Succin et sucre, de chaque, 32 grammes (1 once). Mêlez. On jette de ce mélange sur une pelle ou sur des charbons ardens pour produire des vapeurs que l'on regardait comme utiles pour combattre l'hystérie.

POUDRE DE SULFATE DE POTASSE COMPOSÉE, *Poudre tempérante de Stahl.* Sulfate de potasse, nitrate de potasse, de chaque, 9 gram. (2 gros 18 grains); sulfure rouge de mercure (cinabre) préparé, 2 gram. (36 grains). Faites, selon l'art, une poudre que l'on donne à la dose de 6 à 12 décigrammes (de 12 à 24 grains).

POUDRE DE SULFATE DE SOUDE COMPOSÉE, *Poudre ou sel de Guindre.* Sulfate de soude effleuri, 24 gram. (6 gros); nitrate de potasse, 6 décigrammes (12 grains) ; tartrate de potasse ou d'antimoine, 2 centigrammes et demi (un demi-grain) (pour une dose). On fait dissoudre ce mélange dans une pinte d'eau ou de bouillon aux herbes. Cette dose suffit pour purger un adulte.

POUDRE DE SULFURE DE MERCURE NOIR ET DE SCAMMONÉE, *Poudre vermifuge mercurielle.* Poudre cornachine ou de Tribus, sulfure noir de mercure, de chaque, 4 gram. (1 gros). Faites, selon l'art, une poudre bien homogène. On la donne à la dose de

12 décigrammes à 4 gram. (24 grains à 1 gros).

Poudre de Tribus. *V. Poudre cornachine.*

Poudre vermifuge avec la fougère et le semen contra. *V. Poudre de fougère et de semencine.*

Poudre vermifuge sans mercure. *V. Poudre d'helminthocorton composée.*

Poudre vermifuge mercurielle. *V. Poudre de sulfure, de mercure noir et de scammonée.*

Poudre de vitriol, *Poudre de vernix.* Cette poudre s'emploie à l'extérieur ; elle est astringente ; elle sert à arrêter le sang qui coule des plaies, à préparer des injections contre la gonorrhée; on la prépare de la manière suivante : on prend des sulfates de zinc, de cuivre, d'alumine et de potasse, du carbonate de plomb et de la terre sigillée, de chaque, 16 gram. (4 gros). On fait liquéfier les trois sulfates, on les coule dans un mortier, on pulvérise, on y ajoute les deux autres substances pulvérisées préalablement, et l'on passe au tamis.

(A. C.)

POULIOT. Nom vulgaire et officinal d'une espèce de menthe. *V.* Menthe-pouliot.

Plusieurs espèces du genre *Teucrium* ou Germandrée ont aussi été nommées pouliot, mot dérivé du latin *Polium,* sous lequel les anciens botanistes ont décrit ces plantes. Le Pouliot jaune des montagnes est le *Teucrium aureum,* Schreb., ou *Teucrium flavicans,* Lamck. Le Pouliot blanc des montagnes est le *Teucrium creticum,* Lamck. Ce sont des Labiées amères, peu odorantes, qui entraient dans la composition de la thériaque et d'autres vieilles drogues composées. Elles croissent dans la région méditerranéenne. (A. R.)

POULPE. *Octopus.* Ce genre d'animaux Mollusques Céphalopodes de la famille des Sépialées de Lamarck, fut connu dès la plus haute antiquité ; car Aristote en fit une histoire assez complète, et il est entré dans des détails anatomiques tellement exacts, que les naturalistes moins anciens ont eu peu à y ajouter. En ces derniers temps, M. Cuvier a publié, dans les Annales du Muséum, une excellente anatomie du poulpe qu'il a pris pour type des Céphalopodes. Les poulpes furent confondus dans le genre Seiche (*Sepia*) par Linné et la plupart des zoologistes classificateurs ; mais ils en furent distingués génériquement par MM. Cuvier et De Lamarck. Les poulpes sont habitans des mers ; ils se tiennent au fond de l'eau près des rivages, où ils se cachent au fond des rochers. Ils abondent sur les côtes vers le printemps, époque à laquelle ils détruisent beaucoup de Crustacés, surtout de ceux qui sont les plus recherchés pour la nourriture de l'homme ; ce qui porte un grand préjudice aux pêcheurs. Ces Mollusques eux-mêmes fournissent une nourriture, si ce n'est délicate, du moins abondante ; leur chair, ferme et dure, a besoin d'être fortement battue avant d'être préparée pour la cuisine. Certains poulpes acquièrent de très grandes dimensions ; mais les auteurs ont singulièrement exagéré leur taille gigantesque, et l'on doit regarder comme fabuleux ce qu'on a dit des poulpes comparables sous ce rapport aux plus grands Cétacés, et capables, en se jetant sur les navires, de les faire sombrer sous voile par leur force et leur pesanteur. Cependant, il y a des poulpes assez grands pour faire périr un homme qui nage, en empêchant ses mouvemens par l'enlacement de leurs bras. On assure aussi que le contact des ventouses qui garnissent les appendices tentaculaires des poulpes, occasione à la peau une vive rougeur et même des irritations pustuleuses.

Le Poulpe commun, *Octopus vulgaris*, Lamck., Encycl., pl. 76, fig. 1 et 2 ; *Sepia Octopus*, L., abonde dans les mers d'Europe.

Romé de Lisle, et récemment M. Virey, ont prétendu que l'ambre gris était le résultat de la décomposition dans l'eau du poulpe musqué (*Octopus moschatus*, Lamck.) ; mais cette espèce vit dans la Méditerranée, où l'on n'a jamais trouvé d'ambre gris. D'ailleurs, l'hypothèse la plus probable sur l'origine de cette substance est encore celle de Swediaur. *V.* AMBRE GRIS.   (G...N.)

POURPIER CULTIVÉ. *Portulaca oleracea*, L.—Rich. Bot. méd., t. II, p. 613. (Famille des Portulacées. Dodécandrie Monogynie, L.) Plante annuelle herbacée que l'on dit originaire des Indes orientales, mais qui est maintenant naturalisée et comme spontanée en Europe, dans le voisinage des jardins potagers. On en connaît plusieurs variétés, les unes à feuilles larges, les autres à feuilles vertes ou jaunâtres ; cette dernière a reçu des jardiniers le nom de *pourpier doré*. Le pourpier a une saveur un peu âcre qui se dissipe par la cuisson ; on le mange en salade, ou cuit et assaisonné de diverses manières. Ses feuilles mâchées passent pour anti-scorbutiques et pour détersives des ulcères de la bouche. Il était employé autrefois comme vermifuge et diurétique. (G...N.)

POURPIER MARITIME. Nom vulgaire de l'Arroche Halime, *Atriplex Halimus*, L., petit arbuste des bords de la mer, dont on fait confire au vinaigre les feuilles qui se mangent en salade. Cette plante est une de celles qui, par l'incinération, donnent une assez grande quantité de soude. (G...N.)

PRÉCIPITÉ. On a donné ce nom au corps qui se sépare d'un liquide où il était dissous, ou en suspension, soit parce que sa densité est plus considérable que celle du liquide, soit par l'effet d'une réaction chimique. (A. C.)

PRÉCIPITÉ BLANC. On a donné ce nom au proto-chlorure de mercure obtenu par précipitation.

PRÉCIPITÉ JAUNE. *V*. Sous-sulfate de mercure.

PRÉCIPITÉ ROUGE. *V*. Oxide rouge de mercure.

PRÊLES ou ÉQUISÉTACÉES. Petite famille de plantes cryptogames, composée uniquement du genre *Equisetum*, nommé en français Prêle. Ce genre renferme des espèces très reconnaissables à leurs tiges garnies de rameaux verticillés qui leur donne quelque ressemblance avec la queue d'un cheval ; d'où le nom générique latin. Les prêles n'ont aucune saveur ni odeur bien prononcées ; elles passent néanmoins pour légèrement astringentes ; quelques-unes ont été aussi vantées comme diurétiques, et M. Lenhossek, de Vienne, les croit même spécifiques dans certains cas où il est nécessaire d'activer la sécrétion urinaire. Suivant ce praticien, ces plantes n'exercent aucune influence funeste sur les organes digestifs, et n'apportent aucun trouble dans l'exercice des fonctions de la circulation et de l'inervation. C'est en cela surtout qu'elles semblent mériter la préférence sur la scille, le digitale, le colchique et les autres médicamens diurétiques, dont l'administration entraîne trop souvent les conséquences les plus fâcheuses. Les cas d'accumulation de serosité par atonie ou à la suite de maladie exanthématique sont ceux dans lesquels il a observé particulièrement les résultats avantageux de l'emploi de ce médicament, qui lui a, au contraire, paru contre-indiqué lorsque l'affection est inflammatoire. Selon le même auteur, les espèces qui sont les plus actives sont l'*Equisetum hiemale* et l'*Equisetum limosum*. La plante sèche est préférable à la verte, qui a trop d'activité. (*Journ. de Chimie méd.*, t. III, p. 554.)

Les tiges des prêles étant couvertes d'aspérités très fines et en même temps très dures, sont d'un usage fréquent pour donner le dernier poli au bois et même aux substances métalliques. On se sert de plusieurs espèces qui croissent abondamment dans les localités aquatiques de l'Europe, telles que la prêle d'hiver, *Equisetum hiemale*, L.; la prêle des champs, *E. arvense*, L.; la prêle des bourbiers, *E. limosum;* et la prêle des rivières, *E. fluviatile*. La première de ces espèces est celle qui convient le mieux pour le polissage.   (G...N.)

PRÉSURE. On donne ce nom au lait caillé imprégné d'acide gastrique, que l'on trouve dans l'estomac des jeunes veaux, et qui sert à faciliter la coagulation du lait lorsque l'on veut obtenir du petit-lait ou du fromage.

La présure est employée, de préférence aux acides, dans les grandes fabriques de fromages; on la conserve, à cet effet, après l'avoir salée et desséchée.   (G...N.)

PRIMEVÈRE OFFICINALE. *Primula officinalis*, Jacq — *Primula veris*, L. Var. *officinalis*. (Famille des Primulacées ; Pentandrie Monogynie, L.) Cette plante, vulgairement nommée *coucou*, *herbe à la paralysie*, etc., est excessivement commune dans les pâturages et les bois de toute l'Europe où elle fleurit dès le printemps. Ses feuilles sont toutes radicales, ovales-oblongues, rugueuses, bullées, et presque dentées. Ses fleurs, au nombre de huit à douze, forment un sertule ou petite ombelle au sommet de la hampe; leur corolle est hypocratériforme, à limbe concave, d'un jaune pâle, marqué de cinq petites taches orangées. Ces fleurs sont douées d'une odeur

particulière, analogue à celle du miel, et d'une
douceâtre. On les emploie fréquemment en infus.
Médecine populaire, principalement contre les douleu.
matismales, où elles font l'effet de toutes les autres pi.
légèrement excitantes et diaphorétiques. Les racines ont un
odeur d'anis, une saveur d'abord un peu styptique, ensuite
amère avec acidité; elles sont sternutatoires. Dans quelques
cantons, les feuilles de primevère se mangent en salade.

Selon Bergius, les femmes de la campagne, en Suède, préparent une boisson sapide, très pétillante par la grande quantité d'acide carbonique qu'elle contient, en faisant fermenter
dans l'eau une certaine quantité de miel avec des fleurs récentes de primevère. C'est une sorte d'hydromel aromatisé.
V. Hydromel.   (G...n.)

PRIMULACÉES. *Primulaceæ*. Famille de plantes dicotylédones monopétales, à étamines hypogynes, ayant pour type
le genre Primevère (*Primula*). Ce sont des plantes herbacées
ou à peine frutescentes, à feuilles ordinairement opposées, à
fleurs d'un aspect en général fort agréable, et cultivées comme
plantes d'ornement. Les propriétés générales de cette famille
sont à peu près nulles; quelques espèces seulement (*Cyclamen europœum*, *Anagallis arvensis*) sont douées d'un principe âcre encore mal connu.   (G...n.)

PRODUITS. On donne ce nom aux substances qu'on obtient pour résultats des diverses opérations chimiques ou pharmaceutiques. Ainsi l'on dit *produits chimiques, produits pharmaceutiques*.   (A. C.)

PROPHYLACTIQUE. Ce mot a été employé pour désigner les
substances propres à conserver la santé et à préserver des maladies. On avait donné le nom de *vinaigre prophylactique* au
vinaigre des 4 voleurs, parce qu'on croyait qu'il jouissait de
la propriété de préserver de la peste et des maladies conta-
gieuses.   (A. C.)

PROPOLIS. Substance résineuse et cireuse dont les abeilles
se servent pour enduire leurs ruches, en boucher les fentes, etc.
Elles la récoltent sur les végétaux, probablement sur les fleurs,

et elle adhère à leurs pattes de telle sorte, qu'elles ne peuvent elles-mêmes s'en débarrasser ; ce sont leurs compagnes qui leur rendent ce service, et réciproquement. La propolis est d'abord molle, puis elle se solidifie ; mais la chaleur des doigts suffit pour la ramollir ; elle est soluble dans l'alcool, et saponifiable par les alcalis ; sa saveur est nulle, son odeur aromatique, ayant quelques rapports avec celle des bourgeons de peuplier. D'après l'analyse de M. Vauquelin (*Annales de Chimie,* t. XLVII, p. 8o), la propolis est composée des matières suivantes : résine, 57 ; cire, 14 ; impuretés, 14 ; acide et perte, 15. Cette substance sert dans les arts pour prendre des empreintes. Elle passe pour avoir des propriétés résolutives ; on en fait des fumigations, et on l'applique à l'extérieur sous forme de pommade. (G...N.)

PROSCARABÉE. Nom vulgaire d'un insecte du genre *Méloé,* remarquable par ses propriétés vésicantes. *V.* MÉLOÉ.

PROTOXIDES. *V.* OXIDES.

PRUNE ET PRUNEAU. *V.* PRUNIER DOMESTIQUE.

PRUNELLE ET PRUNELLIER. *V.* PRUNIER ÉPINEUX.

PRUNIER D'AMÉRIQUE. *V.* CHRYSOBALANUS ICACO.

PRUNIER CULTIVÉ. *Prunus domestica,* L. — Rich. Bot. méd., t. II, p. 517. (Famille des Rosacées, tribu des Drupacées. Icosandrie Monogynie, L.) Cet arbre, originaire de l'Asie-Mineure, est trop connu pour qu'il soit nécessaire d'en donner une description. On en cultive, dans les jardins, un grand nombre de variétés remarquables par l'excellence de leurs fruits, dont la saveur est douce, sucrée, parfumée d'un arôme fort agréable. Telles sont surtout les prunes connues sous les noms vulgaires de *reine-Claude, mirabelle, prune de monsieur, prune de Sainte-Catherine, petite prune de Damas,* etc. Les prunes mangées en trop grande quantité à la fois sont laxatives et ne conviennent pas aux personnes faibles ou à celles dont l'estomac ne digère que péniblement ; mais c'est à tort qu'on les accuse de produire la dyssenterie. On fait avec ces fruits d'excellentes confitures. Séchés au soleil après avoir été passés au four, ils forment les *pruneaux,* qui sont à la fois un aliment et un médicament. On sert sur les tables les pruneaux qui sont faits avec les grosses variétés de prunes, particulièrement avec la reine-Claude et la Sainte-Catherine. Les plus estimés, en France, viennent des environs de Tours et d'Agen. Les pruneaux usités en Médecine se font avec la *prune de Saint-Julien* (*Prunus domestica*, var. *Juliana*, L.) dont on distingue plusieurs sous-variétés ; ils ont une odeur assez prononcée et une saveur sucrée, un peu acide. Ils contiennent du sucre non cristallisable et une assez grande quantité d'acide malique libre. On emploie ces fruits comme laxatifs pour purger les enfans, soit en les leur faisant manger après les avoir fait cuire dans l'eau, soit en se servant de la décoction comme d'excipient pour de la manne, du séné ou d'autres substances purgatives dont cette décoction masque en grande partie la saveur désagréable. La pulpe de pruneaux entre dans la préparation de l'électuaire lénitif et du diaprun solutif. Les falsificateurs s'en servent fréquemment pour sophistiquer les tamarins. *V.* ce mot.

Les nombreuses variétés de prunes étant presque toutes extrêmement succulentes et sucrées, on en obtient abondamment de l'alcool par la fermentation. Dans quelques contrées d'Allemagne, presque toute l'eau-de-vie consommée par le peuple provient de la distillation des prunes. On a aussi extrait avec bénéfice, des prunes, du sucre cristallisé identique avec celui de la canne.

Les amandes des différentes espèces de pruniers contiennent beaucoup d'huile fixe que l'on retire par expression. Une variété du prunier domestique, désignée comme espèce par Villars, dans la Flore du Dauphiné, sous le nom de *Prunus Brigantiaca,* parce qu'elle est cultivée près de Briançon, fournit une huile fixe, d'une odeur d'acide hydro-cyanique, et que l'on connaît sous le nom vulgaire d'*huile de marmotte.* Celle-ci est douce, fort agréable, et employée aux mêmes usages que les huiles d'amandes douces et d'olives. Le marc ou résidu de l'expression des amandes de ce prunier sert à la nourriture des bestiaux ; mais on ne doit leur en donner que de petites.

quantités, car il est imprégné d'acide hydro-cyanique qui pourrait occasioner des accidens.

Le bois du prunier est d'un grain fin et serré, agréablement veiné de rouge, et employé, comme celui du cerisier, pour des ouvrages de menuiserie. Il suinte du tronc et des branches des vieux pruniers une matière visqueuse qui se dessèche et devient une sorte de gomme connue sous le nom de gomme du pays (*Gummi-nostras*). *V.* ce mot.   (A. R.)

PRUNIER ÉPINEUX ou PRUNELLIER. *Prunus spinosa*, L. (Famille des Rosacées. Icosandrie Monogynie, L.) Petit arbrisseau très commun dans les haies de toute l'Europe. Ses branches sont terminées par des épines très dures qui disparaissent dans les terrains fertiles. Ses fruits, nommés *prunelles*, sont des drupes noires de la grosseur d'une petite cerise, et d'une saveur excessivement acerbe qui s'adoucit en partie lorsque ces fruits ont été frappés de la gelée. Les habitans des campagnes préparent de la piquette, en écrasant les prunelles et les faisant infuser dans l'eau avec du genièvre ou d'autres substances végétales aromatiques. Le suc de prunelles épaissi en consistance d'extrait sec porte le nom de *suc d'Acacia nostras*. *V.* ce mot.

L'écorce du prunellier est très astringente, et a été proposée comme succédanée du quinquina.   .(A. R.)

PRUSSIATES. *V.* Hydro-cyanates, t. III, p. 2o5.

PRUSSIATE DE FER. *V.* Hydro-cyanate de fer, t. III, p. 2o6.

PRUSSIATE DE MERCURE. *V.* Cyanure de mercure.

PRUSSIATE DE POTASSE ET DE FER. *V.* Hydro-cyanate de potasse et de fer, t. III, p. 2o6.

PRUSSIATE DE SOUDE. *V.* Hydro-cyanate de soude, t. III, p. 2o8.

PRUSSIATE DE POTASSE ROUGE, *Ferro-cyanure de potassium rouge*. A l'art. Hydro-cyanate, nous n'avons pas traité de ce produit ; nous croyons devoir y revenir, pour réparer une omission involontaire : ce produit alors ne nous était pas connu.

Le ferro-cyanure de potassium rouge a été indiqué, par M. Berzélius, comme un réactif qui doit être employé dans les eaux minérales. Ce produit s'obtient de la manière suivante. On prépare une solution presque concentrée de prussiate de potasse et de fer; lorsqu'elle est préparée, on y fait passer un courant de chlore, continuant de faire passer de ce gaz jusqu'à ce que la liqueur, qui d'abord précipitait en bleu les sels de fer au maximum, ne donne plus lieu à aucun trouble, ni ne détermine de coloration dans les solutions de fer en maximum. On fait évaporer les deux tiers du liquide, on porte dans une étuve chauffée à 3o°, on laisse la cristallisation s'opérer. Au bout de quelque temps, on sépare les cristaux qui ont une forme aiguillée, et qui sont disposés en rosaces. On fait évaporer de nouveau la liqueur, qui fournit de nouveau des cristaux qu'on met égoutter et que l'on réunit aux premiers.

Le ferro-cyanure ainsi obtenu est d'une couleur rouge de rubis; il est transparent. Selon M. Girardin, ces cristaux sont des octaèdres très allongés. Ce sel jouit de la propriété, 1°. d'indiquer les sels de fer protoxidés, qu'il précipite en vert ou en bleu, suivant les proportions dans lesquelles ils sont en solution; 2°. de ne pas précipiter les sels de fer peroxidés.

M. Girardin a reconnu que ce réactif était plus sensible que le ferro-cyanate de potasse. En effet, le premier n'indique dans l'eau le protoxide de fer en solution que lorsqu'il y est dans les proportions de $\frac{1}{18,000}$, tandis que le second décèle $\frac{1}{90,000}$ de cet oxide.

Le cyanure rouge est soluble dans deux fois son poids d'eau froide, et dans moins de son poids d'eau bouillante; l'alcool à 32° ne le dissout pas sensiblement; l'alcool absolu, en quantité convenable, le précipite de sa dissolution aqueuse sous forme d'une poudre jaunâtre. Sa saveur est légèrement savonneuse; il est sans action sur le tournesol; il verdit le sirop de violettes. M. Girardin, élève distingué de la Pharmacie centrale, s'occupe de l'étude de ce corps (1).

PRUSSIQUE. *V*. ACIDE HYDRO-CYANIQUE.

----

(1) Un nouveau travail de MM. Robiquet et Clenison vient de paraître dans le *Journ. de Pharm.*, t. VII, juillet 1828.

PSYCHOTRIA EMETICA. Nom scientifique de la plante qui fournit l'ipécacuanha strié. *V.* Ipécacuanha.

PSYLLIUM. *V.* Plantain.

PTARMIQUE. *V.* Millefeuille ptarmique.

PTERIS AQUILINA. *V.* Fougère femelle.

PTEROCARPUS DRACO et **PTEROCARPUS SANTALINUS.** Noms scientifiques de deux arbres exotiques dont l'un fournit la résine sang-dragon, l'autre le bois de santal rouge. *V.* ces mots.

PTISANE. *V.* Tisane.

PULMONAIRE. Les anciens donnaient ce nom à plusieurs espèces de plantes qu'ils croyaient propres à guérir les maladies des poumons, parce que les taches que l'on voit sur leur surface simulent les marbrures qui existent sur la surface externe des poumons, ou bien les ulcérations et autres lésions de cet organe. Ainsi ils nommaient :

Pulmonaire de chêne, un lichen que l'on trouve au pied des vieux chênes. *V.* Lichen pulmonaire, t. III, p. 354.

Pulmonaire des Français, une espèce d'épervière (*Hieracium murorum*, L.), plante de la famille des Synanthérées, très commune sur les murs et dans les bois.

PULMONAIRE OFFICINALE. *Pulmonaria offic.*, L.—Rich. Bot. méd., t. I, p. 278. (Famille des Borraginées. Pentandrie Monogynie, L.) Cette plante est fort abondante dans les bois, où elle fleurit dès le premier printemps. Ses feuilles radicales sont allongées, rétrécies à la base en un long pétiole, souvent maculées de taches blanches, ce qui leur donne cet aspect de poumons malades dont nous avons parlé plus haut. Celles de la tige sont lancéolées, aiguës, non pétiolées. Les fleurs sont versicolores, c'est-à-dire qu'elles passent du bleu au pourpre, et qu'on en voit de nuances intermédiaires à ces deux couleurs sur le même corymbe. Les feuilles de *Pulmonaria officinalis* ainsi que celles de *Pulmonaria angustifolia,* autre espèce que l'on avait confondue avec la précédente, peuvent être employées aux mêmes usages que la bourrache.   (A. R.)

PULPATION. C'est l'opération que l'on pratique en pharmacie, dans le but de réduire en *pulpes* diverses substances végétales.

PULPES. On a donné le nom de pulpe à la partie tendre et charnue séparée de diverses parties des végétaux, à l'aide de tamis et du pulpoir. Les parties des végétaux dont on extrait le plus souvent la pulpe sont les racines, les feuilles et les fruits. Les différentes substances qui fournissent les pulpes usitées n'ayant pas une texture homogène, on emploie un mode d'extraction qui varie selon la nature des substances. En général, les pulpes s'obtiennent ou sans intermède ou avec intermède : sans intermède, lorsque la substance est aqueuse, molle, charnue; avec intermède, lorsque la substance est sèche ou peu succulente. Dans le premier cas, on se sert seulement de la râpe ou du tamis ; dans le second, il faut y joindre l'emploi de l'eau froide, de l'eau chaude, du vin et quelquefois la coction. Les auteurs d'un nouvel ouvrage sur la Pharmacie ont divisé les pulpes en cinq sections : 1°. les pulpes à préparer *par rasion ;* 2°. *par épistation ;* 3°. *par humectation;* 4°. *par coction;* 5° enfin celles préparées *par coction* et *par épistation.* Les pulpes qui se préparent par rasion sont celles d'aunée, de carottes ; celles par épistation sont les pulpes de ciguë, de roses rouges ; celles par humectation sont les pulpes de casse, de tamarin ; celles par coction sont les pulpes de pruneaux ; enfin celles qui s'obtiennent à l'aide de la coction et de l'épistation sont les pulpes de dattes, de jujubes, les pulpes des plantes émollientes. Nous rapporterons ici les règles générales que nous avons déjà indiquées dans notre *Manuel du pharmacien,* dont la deuxième édition va être mise sous presse. Elles peuvent être appliquées à la préparation des pulpes diverses qui pourraient être demandées au pharmacien.

1°. Si la substance est succulente, il suffit de la broyer dans un mortier; 2°. si l'on opère sur des racines ou sur des fruits charnus, il faut les râper et les pulper ensuite ; 3°. si la substance est peu succulente, on la fait ramollir par la coction au four, à la vapeur ou sous la cendre ; 4°. on doit varier le liquide selon la nature et l'état de la substance, c'est-à-dire se servir de vin blanc pour préparer la pulpe de cynorrhodon, de l'eau chaude pour le tamarin, de l'eau froide pour la casse; 5°. lorsque la pulpe obtenue est trop molle, on doit faire évaporer au bain-marie l'humidité superflue. (A. C.)

PULPE D'AUNÉE. On prend de la racine d'aunée récente et bien charnue; on la divise à l'aide d'une râpe, on la fait ensuite passer, à l'aide d'un pulpoir, à travers un tamis de crin bien serré. On prépare de la même manière les pulpes de BRYONE, de CAROTTES, de PATIENCE, de POMMES DE TERRE, de POMME, etc.

PULPE DE BULBES DE LYS. On prépare cette pulpe par plusieurs procédés. Le premier et le plus anciennement suivi consiste à envelopper de papier l'oignon, à l'enterrer dans de la cendre chaude, et à le laisser cuire jusqu'à ce que sa consistance soit telle, qu'une paille puisse le traverser sans éprouver de résistance et sans la rompre. Lorsqu'il est arrivé à ce point de cuisson, on enlève le papier, on retranche les squames extérieures qui quelquefois sont brûlées; on broie l'oignon dans un mortier; on porte ensuite sur le tamis, et à l'aide du pulpoir, on fait passer à travers les mailles serrées d'un tamis de crin. Le second procédé diffère du premier, en ce qu'au lieu de faire cuire les bulbes sous la cendre, on les expose à la vapeur de l'eau, qui leur donne le degré de coction convenable, portant ensuite dans le mortier et continuant l'opération comme nous l'avons dit. Quelques praticiens, et cette opinion aurait besoin d'être examinée, pensent que les pulpes obtenues en suivant ce dernier procédé qui avait été indiqué dans notre Manuel n'ont pas la même efficacité que celles préparées avec le bulbe cuit sous la cendre.

On prépare de la même manière la pulpe avec l'OIGNON DE SCILLE. (A. C.)

PULPE DE CASSE. On l'obtient en agissant de la manière suivante. On prend de la casse de bonne qualité, on la lave à l'extérieur, en la passant dans un linge mouillé; on l'ouvre, en frappant avec un marteau sur les sutures; on fait sortir les cloisons transversales, les semences et la pulpe. On met les cloisons recouvertes de pulpe dans un vase avec une petite

quantité d'eau, afin de ramollir la pulpe : lorsqu'elle est augmentée de volume et qu'elle est bien ramollie, on la fait
passer, à l'aide du pulpoir, à travers les mailles d'un tamis
de crin. Lorsqu'elle est passée, on la reprend de nouveau, et on
la fait passer à travers les mailles d'un tamis plus serré ; alors
si elle est trop molle, on l'amène en consistance convenable à
l'aide de l'évaporation au bain-marie. On prépare de la même
manière la pulpe de TAMARINS. On doit cependant employer
l'action de la chaleur en même temps que celle de l'eau pour
ramollir les tamarins, avant de les mettre sur le tamis pour en
tirer la pulpe.

PULPE DE CYNORRHODON. On prend cynnorhodons déjà
rouges, mais non entièrement mûrs, 500 grammes (1 livre) ; on
sépare la partie inférieure du fruit, on le fend ensuite, et l'on
sépare les graines et les poils intérieurs ; on met le fruit, débarrassé de toutes ces substances, dans un vase de faïence, et
l'on verse dessus 64 grammes (2 onces) de vin blanc de bonne
qualité ; on mêle, à l'aide d'une spatule d'ivoire ou d'argent,
et on laisse macérer pendant quelques jours et jusqu'à entier
ramollissement ; on pile dans un mortier de marbre, et l'on
fait passer la pulpe à travers un tamis très serré.   (A. C.)

PULPE DE DATTES. On fait cuire les dattes à la vapeur
d'eau ; lorsqu'elles sont cuites, on sépare le noyau, on les broie
dans un mortier, on les met sur un tamis de crin serré, et, à
l'aide d'un pulpoir, on sépare la pulpe. On prépare de la même
manière les pulpes de FIGUES, de JUJUBES, de RAISINS DE CO-
RINTHE.   (A. C.)

PULPE DE FEUILLES DE GUIMAUVE. On prend des
feuilles de guimauve récentes, ou au besoin des feuilles
sèches, on les sépare de leurs tiges, et l'on fait cuire à la vapeur.
Lorsqu'elles sont suffisamment ramollies, on les divise dans un
mortier de marbre, et l'on obtient la pulpe à l'aide du tamis. On
prépare de la même manière les pulpes des diverses feuilles des
plantes émollientes, telles que le BOUILLON BLANC, la MAUVE.

                                    (A. C.)

PULPE DE PRUNEAUX. On lave les pruneaux à l'eau

froide; on les fait ensuite cuire à la vapeur : lorsqu'ils sont ramollis, on en retire la pulpe, à l'aide du tamis et du pulpoir.

(A. C.)

PULPE DE RAISINS DE CORINTHE. *V.* P̪ᴜʟᴘᴇ ᴅᴇ ᴅᴀᴛᴛᴇs.
PULPE DE SCILLE. *V.* Pᴜʟᴘᴇ ᴅᴇ ʙᴜʟʙᴇ ᴅᴇ ʟʏs.
PULPE DE TAMARINS. *V.* Pᴜʟᴘᴇ ᴅᴇ ᴄᴀssᴇ.
PULSATILLE. Nom vulgaire d'une espèce d'*anémone*. *V.* ce mot.

PULTACÉ. On donne cette épithète (peu employée de nos jours) aux substances qui ont une consistance molle, analogue à celle d'une bouillie.

PULVÉRISATION. C'est l'opération par laquelle on réduit les corps solides à un état de division plus ou moins grand, selon l'usage auquel on les destine. En effet, toutes les substances pulvérisées employées en Médecine ne sont pas amenées à un même degré de ténuité. Le quinquina, par exemple, doit être amené à un état de division extrême, tandis que les cantharides doivent être réduites en une poudre grossière ; car on a établi que la poudre de cantharides très fine détermine l'inflammation du tissu sur lequel on l'applique. Il en est de même de la poudre sternutatoire trop fine qui a souvent occasioné des maux de tête violens, quelquefois même la céphalite. Le but qu'on se propose d'atteindre, en soumettant les corps à la pulvérisation, est de rompre la force d'agrégation, qui réunit entre elles les molécules d'un corps solide ; mais son action ne s'étend jamais sur ses molécules constituantes ; en sorte qu'on peut diviser un corps à l'infini, sans pour cela le décomposer. C'est ainsi que du sulfure de fer, très finement pulvérisé, offre tout-à-la-fois, dans chacune des molécules les plus fines, du soufre et du fer dans le même état et dans les mêmes proportions.

Pour pulvériser un corps d'une manière convenable, il faut avoir égard à ses propriétés physiques et chimiques. On voit, comme l'a dit Parmentier, qu'on ne doit pas appeler *mécanique* une opération qui exige des connaissances précédemment acquises sur les matières qui en sont l'objet. Tous les corps n'ayant pas une texture semblable, et la nature des principes qui les constituent étant très variable, il est néces-saire de varier la nature et la forme des instrumens et le mode de pulvérisation à mettre en usage. Dans notre *Manuel du pharmacien*, nous avons considéré la pulvérisation dans tous ses détails et dans l'ordre que voici : 1°. nous avons décrit les divers instrumens employés ; 2°. les divers modes de pulvé-risation ; 3°. les règles générales à suivre ; 4°. les causes des déchets que fournissent les substances que l'on pulvérise ; 5°. les exemples de l'application des diverses substances. Dans ce Dictionnaire, nous avons dû suivre une autre marche basée sur l'ordre alphabétique ; ainsi nous avons parlé des instrumens dans divers articles. *V.* MORTIERS et MOULINS, t. III, pages 508 et 511. Nous indiquerons ici les modes de pulvérisation qui sont la *contusion*, la *trituration*, la *porphyrisation*, le *frottement*, l'*intermède* et le *la-vage*. La *contusion* consiste à faire tomber perpendiculaire-ment, et à coups redoublés, le pilon sur les substances à pulvériser. On l'emploie pour les corps qui offrent beaucoup de résistance, les bois, les racines sèches, les tiges, les écorces. La *trituration* se fait en comprimant la substance avec un effort proportionné à la résistance qu'elle oppose, entre le mor-tier et le pilon, qu'on promène circulairement contre ses pa-rois. On s'en sert pour les résines, les gommes-résines qui, par la percussion, s'échaufferaient et s'aggloméreraient au lieu de se réduire en poudre. La *porphyrisation* consiste à faire passer entre la molette et le porphyre un corps déjà grossièrement pulvérisé, afin de l'amener à un plus grand état de division ; elle s'opère avec ou sans eau, selon la nature des matières ; ainsi les substances que l'eau n'attaque point peuvent être ré-duites sur le porphyre en une bouillie médiocrement claire, qu'on broie jusqu'à ce que la molette cesse de crier, ou bien encore, jusqu'à ce que, par le frottement sur l'ongle, on ne sente aucune aspérité. Parmi les substances qu'on peut ainsi porphyriser, nous citerons les yeux d'écrevisses, la corne de cerf calcinée, les sulfures de mercure et d'antimoine. Les substances que l'eau dissout doivent être broyées à sec ; il en est de même de celles que l'eau altère ; de ce nombre sont les sels, le fer métallique, etc. Le *frottement* se fait en passant la substance à pulvériser sur un tamis de crin ; la poudre passe à travers les mailles du tamis, et elle est recueillie sur du papier ; on pulvérise ainsi la magnésie carbonatée, la céruse. L'*intermède* s'emploie, 1°. pour les corps qu'on ne peut dessécher sans les altérer, et qui doivent, malgré leur état de mollesse, être amenés à l'état pulvérulent ; de ce nombre sont le macis, la muscade, la vanille ; 2°. pour ceux qui, quoique secs et durs, sont composés de molécules très adhérentes qui s'aplatissent sous l'effort du pilon ; tels sont divers métaux, l'argent, l'étain, l'or. Dans ces deux cas, on emploie alors un corps qui aide la pulvérisation ; c'est ce corps qu'on appelle *intermède*. Les intermèdes journellement employés sont le sucre, le sulfate de potasse, l'eau, l'éther, la vapeur, le calorique, une poudre sèche, etc., etc. Les corps choisis comme intermèdes peuvent agir de plusieurs manières : 1°. en absorbant l'humidité ; cet effet a lieu dans le mélange de la vanille avec le sucre ; 2°. de s'interposer entre les molécules des corps ; c'est ce qui arrive lorsqu'on prépare le calomélas à l'aide de la vapeur ; 3°. d'agir par sa dureté, en faisant l'office d'une râpe, phénomène qui se présente lorsqu'on divise l'or à l'aide du sucre ou d'un sel (le sulfate de potasse). Le *lavage* ou la *lévigation* est regardé comme un mode de pulvérisation ; mais nous ne l'avons considéré que comme une cribration par l'eau, et nous l'avons décrit dans un article spécial, t. III, p. 345. Les règles à suivre pour opérer convenablement la pulvérisation ont été décrites à l'article Poudres, contenu dans ce volume, page 288. Les pertes qu'on éprouve lorsqu'on applique la pulvérisation à diverses substances sont dues, 1°. à l'état de sécheresse plus ou moins grand de la substance à pulvériser, et par conséquent de l'évaporation de l'humidité contenue dans ces substances ; 2°. à des préparations préliminaires qu'il est souvent nécessaire de faire subir aux substances avant de les pulvériser ; ainsi l'on sépare le *meditullium* ligneux de l'ipécacuanha, l'écorce de la guimauve, etc.; 3°. à la volatilisation spontanée d'une partie de la poudre la plus ténue; 4°. au résidu qu'on est obligé de garder et de ne pas pulvériser, afin de ne pas atténuer la vertu de la poudre qu'on prépare. Ce résidu, comme on le verra aux articles POUDRES *simples* et *composées*, varie selon la nature des substances : ainsi dans le quinquina gris, c'est la première poudre qu'on rejette, parce qu'elle est formée, en grande partie, par la pulvérisation des lichens qui recouvrent l'écorce de ce quinquina; dans le quinquina jaune, au contraire, ce sont les dernières portions qui sont mises de côté, parce qu'elles ne contiennent guère que du ligneux. Il en est de même de la digitale, de la guimauve, de la réglisse.

M. Henry, dont les travaux scientifiques sont des plus nombreux, a donné, dans les *Annales de Chimie* de 1810, décembre, un tableau du déchet qu'éprouvent, par la pulvérisation, quelques-unes des substances les plus employées. Voici ce tableau.

NOMS DES SUBSTANCES.	QUANTITÉ employée.	PRODUIT en poudre.	DÉCHET.
	kilogrammes.	kilogrammes.	kilogrammes.
Ipécacuanha........	100	87	13
Jalap...........	Idem.	92	8
Rhubarbe.........	Idem.	93,800	6,200
Scille...........	Idem.	87,500	12,500
Quinquina........	Idem.	93,700	6,300
Gomme arabique...	Idem.	93,500	6,500
Scammonée........	Idem.	95	5
Cantharides........	Idem.	92,700	7,300
Sel ammoniac......	Idem.	98	2
Crème de tartre.....	Idem.	97	3
Antimoine.........	Idem.	97	3
Gomme adraganthe.	Idem.	93,600	6,400
Cannelle..........	Idem.	93,600	6,400

M. Henry a aussi remarqué que le déchet est d'autant moins grand qu'on opère de suite sur de plus fortes masses ; que dans les grands magasins où l'on met à part les résidus qui peuvent servir comme ceux de jalap, de quinquina, de cannelle, et les employant lors d'une nouvelle pulvérisation, les déchets alors étaient moins considérables. M. Henry s'est aussi assuré que toutes les plantes réduites en poudre, et conservées dans des boîtes ou dans des bocaux, jouissaient de la propriété hygrométrique, et qu'elles reprenaient du poids en absorbant une certaine quantité d'humidité.

Nous terminerons ici l'article PULVÉRISATION, renvoyant au mot POUDRES pour les exemples de préparation des poudres simples, sur lesquels nous nous sommes étendus autant que possible. (A. C.)

PURGATIF. Nom générique des médicamens qui déterminent des évacuations. Ces médicamens sont divisés en plusieurs classes : les *laxatifs*, les *cathartiques*, les *drastiques*. Les laxatifs et les cathartiques sont employés pour produire une action locale ; les drastiques sont mis en usage pour déterminer un effet général et une prompte dérivation. (A. C.)

PUTRÉFACTION. On a désigné sous ce nom la décomposition particulière qui se développe dans les matières animales, végétales et végéto-animales, et qui se développe par le concours de l'humidité et d'une température de 15 à 20°. Cette décomposition s'opère avec dégagement de gaz acide carbonique, de gaz hydrogène carboné, d'acide acétique, d'ammoniaque ; elle est ordinairement accompagnée d'une matière gazeuse animale, ayant une odeur fétide particulière. *V.* FERMENTATION, t. II, p. 535. (A. C.)

PYRÈTHRE. *Anthemis Pyrethrum*, L. (Famille des Synanthérées Corymbifères de Jussieu. Syngénésie égale, L.) Plante indigène de l'Europe méridionale et des contrées d'Asie et d'Afrique que baigne la Méditerranée. Ses racines sont cylindracées, longues et grosses comme le petit doigt, droites ou un peu flexueuses, quelquefois garnies d'un petit nombre de radicelles d'un brun cendré et marquées à l'extérieur de

rugosités longitudinales blanchâtres en dedans, dures et cassantes à l'état sec. Leur odeur est nulle quand il y a long-temps
qu'elles ont été séchées. Mais ce qui distingue essentiellement
les racines de pyrèthre, c'est la saveur particulière dont elles
sont douées : cette saveur est tenace, âcre, comme saline et
acide en même temps ; elle excite fortement la salivation, ce
qui a fait employer fréquemment ces racines dans les maladies de la bouche, lorsque l'on veut y déterminer une vive
excitation. La pyrèthre entre dans la préparation de plusieurs
poudres et élixirs dentifrices ; on l'emploie également comme
sternutatoire et pour donner du mordant au vinaigre. Malgré
son âcreté, la racine de pyrèthre est une de celles que les vers
attaquent le plus facilement. On substitue quelquefois à la véritable racine de pyrèthre, celles de plusieurs autres Corymbifères qui sont loin d'avoir la même énergie : telles sont les
racines du *Chrysanthemum frutescens*, L., des Canaries, et
celles de l'*Achillæa Ptarmica*, L.

Selon M. Gauthier (*Journal de Pharmacie*, 1818, p. 53),
la racine de pyrèthre se compose des principes suivans : huile
volatile, des traces ; huile fixe à laquelle M. Gauthier attribue les propriétés actives, 5 ; principe colorant jaune, 14 ;
gomme, 11 ; inuline, 33 ; ligneux, 35 ; muriate de chaux, des
traces ; perte, 2 ; total, 100.   (G...ɴ.)

PYROLE A FEUILLES RONDES. *Pyrola rotundifolia*, L.—
Rich. Bot. méd., t. I, p. 337. (Famille des Éricinées. Décandrie Monogynie, L.) Petite plante vivace qui croît dans les
bois ombragés et montueux de l'Europe. Sa racine est rampante et fibreuse ; ses feuilles sont arrondies, entières, glabres,
luisantes, naissant en rosettes à la base d'une sorte de hampe
simple et terminée par un épi de fleurs blanches, à étamines
jaunes, d'un aspect fort agréable. Les feuilles de cette plante
ont une saveur acerbe ; elles étaient employées autrefois dans
les maladies qui réclament l'usage des toniques et des astringens. On les administrait aussi, à titre de vulnéraire, à la
suite des fortes contusions. Ce médicament est aujourd'hui
presque entièrement oublié.

Le *Pyrola umbellata*, L. , que les médecins de l'Amérique méridionale ont beaucoup préconisé, fait partie d'un genre nouveau nommé *Chimophila*. *V*. CHIMOPHILE A OMBELLES.

(A. R.)

PYROMÈTRES , *Thermomètres solides*. On a donné ce nom à des instrumens destinés à mesurer les hautes températures. Quelques-uns d'eux sont des verges métalliques disposées de manière à apprécier la dilatation que la chaleur leur fait éprouver. Le plus généralement employé, le pyromètre de Wegdwood, est basé au contraire sur la propriété qu'a l'argile de prendre du retrait lorsqu'on l'expose à une haute température ; le 0° de cet instrument correspond au 580°,55 du thermomètre centigrade, et chacun des degrés au-dessus de 0° équivaut à 72°,22 du même thermomètre centigrade d'après Wegdwood ; mais les chimistes pensent que la marche de ce thermomètre n'est pas proportionnelle à celle de la chaleur, et il en est de même de tous les pyromètres. Le pyromètre de Wegdwood est composé de deux pièces : la première est un cylindre d'argile de 12,17 de diamètre, de 14 à 15 millimètres de longueur, un peu aplati d'un côté et cuit à une chaleur rouge ; la seconde est une *jauge* destinée à mesurer la diminution de volume de l'argile qui a été soumise à une température plus ou moins élevée. Cette jauge est formée d'une plaque en cuivre jaune, sur laquelle sont soudées deux règles de métal parfaitement égales et longues de 609,592 millimètres ; la réunion de ces deux règles et leur disposition forment un canal convergent dont l'ouverture est de 12,7 millim., et de 7,62 millim. à l'autre ouverture : l'une des règles est divisée en 240 parties égales qu'on appelle degrés ; le zéro de l'échelle est placé à l'extrémité la plus large. On divise ordinairement l'instrument, figuré dans les planches, en 2 parties, afin de le rendre portatif, et l'on aura sur la même plaque deux canaux convergens , dont l'un est la suite de l'autre. Nous allons donner ici un exemple de l'emploi du pyromètre. Si l'on veut connaître la température à laquelle un métal se fond, le cuivre, par exemple, on met le cuivre dans un creuset, on y ajoute un des petits cylindres d'argile, puis on porte au fourneau. Aussitôt que le métal est fondu, on retire le cylindre, on le laisse refroidir, on le place dans la jauge ; on voit alors que ce cylindre, qui a subi le degré de température nécessaire pour fondre le cuivre, est tel qu'il peut aller jusqu'à la vingt-septième division. On dit alors que le métal est fusible au vingt-septième degré du pyromètre. Lorsque la substance que l'on soumet à l'action de la chaleur est de nature à se vitrifier ou à s'attacher au cylindre, on enveloppe celui-ci dans un étui fait avec un mélange de terre à creuset.   (A. C.)

PYROPHORE. On a donné ce nom aux composés chimiques qui jouissent de la propriété de s'allumer et de prendre feu lorsqu'ils sont exposés au contact de l'air. La découverte du pyrophore est due à Homberg, qui, en s'occupant de la transmutation, obtint de la calcination (dans une cornue) d'un mélange de sulfate d'alumine et de potasse, et de matière fécale, un résidu qui, exposé à l'air, prit feu. L'expérience répétée ayant fourni les mêmes résultats, Homberg publia son procédé, qui, pendant long-temps, fut scrupuleusement suivi. Plus tard, Lémery fit voir qu'on pourrait remplacer la matière fécale par du sucre, du miel, ou encore par de la farine. Le procédé suivi maintenant est celui que nous allons décrire. On prend 3 parties d'alun à base de potasse, et 3 parties de sucre ou de mélasse; on mêle, on fait dessécher dans une cuillère de fer ; on continue la dessication jusqu'à ce que la matière devienne brune. A ce point de l'opération, on retire le composé de la cuillère, on le pulvérise, on en remplit aux deux tiers une fiole dont la panse est recouverte de lut ; on place cette fiole sur un fromage dans un fourneau ; on l'environne peu à peu de charbons allumés, on chauffe de manière à rougir légèrement. On continue ensuite de chauffer jusqu'à ce qu'une flamme bleue, qui sort du col de la fiole, commence à disparaître; on retire la fiole du fourneau, on la ferme hermétiquement, et on laisse refroidir. Ce produit, tenu à l'abri du contact de l'air, conserve ses propriétés pendant très long-temps. Le pyrophore, versé sur du papier, prend feu à l'instant; l'air humide favorise son inflammation. Ce produit est considéré comme du sulfure de potassium et d'aluminium mêlé à du charbon très divisé. Il existe d'autres corps *pyrophoriques*, qui jouissent de la propriété de prendre feu lorsqu'on les expose au contact de l'air.

Dans la séance du 30 juin 1828, M. Gay-Lussac a présenté à l'Académie un échantillon d'un nouveau pyrophore inflammable, même à l'air sec; il a préparé ce produit en soumettant à la calcination dans un vase clos 27 gram. 3 décigram. de sulfate de potasse ou de soude, et 15 grammes de charbon. Ce nouveau pyrophore paraît devoir sa plus grande inflammabilité à son état de division qui est plus grand, à l'absence d'une substance neutre inerte (l'alumine), et à une moindre proportion de soufre. Selon M. Gay-Lussac, l'inflammation des pyrophores analogues à celui dont nous parlons dépend de la grande combustibilité du sulfure de potassium ou de sodium, et de son action sur l'eau et sur l'air (1).   (A. C.)

PYROTHONIDE. M. Ranque a donné ce nom à un produit demi-liquide, qu'on obtient par la combustion d'un tissu de lin, opérée sur des assiettes. Ce produit a la plus grande analogie avec l'huile et l'esprit de papier autrefois employé. Depuis la publication du procédé de M. Ranque, un pharmacien, dont le nom nous est échappé, a adressé à l'Académie royale de Médecine le moyen suivant pour obtenir à l'état sec le pyrothonide de M. le docteur Ranque. On fait brûler du tissu de lin sur une assiette; on délaie dans l'eau le résidu de la combustion; on filtre, et l'on fait évaporer le produit filtré sur des assiettes et à l'étuve. On enlève le produit sec, et on le conserve dans un flacon bien fermé : ce produit se présente sous la forme d'écailles brunâtres, ressemblant à de l'émétine colorée. Le pyrothonide a été conseillé dans divers cas; mais

---

(1) Ne pourrait-on pas tirer parti de ces sulfures de potassium et de sodium obtenus d'après le procédé de M. Gay-Lussac, pour extraire facilement les métaux contenus dans ces sulfures?   (A. C.)

l'efficacité de ce produit, ressemblant à beaucoup d'autres qui n'ont de mérite que leur nouveauté ou leur exhumation, a besoin d'être constatée.   (A C.)

Q

QUADROXALATE DE POTASSE. *V*. Oxalate de potasse.

QUARTZ. *V*. Silice.

QUASSATION. Ce mot, un peu dur à la prononciation, désigne la *pulvérisation par contusion*, c'est-à-dire l'opération mise en usage pour réduire les corps durs en parties plus ou moins fines, soit à l'aide du marteau, soit en les frappant dans un mortier.   (A. C.)

QUASSIA AMARA. On désigne, dans le commerce de la droguerie, sous ce nom et sous ceux de *bois de Surinam* et de *bois de Quassie,* la racine de deux arbres ou arbrisseaux de la famille des Simaroubées, qui croissent dans l'Amérique méridionale, principalement à la Guiane et à la Jamaïque. L'un de ces arbres est le *Quassia amara,* L. fils, Supplém. , 235 ; l'autre le *Quassia excelsa,* Swartz, ou *Simaruba excelsa,* D.C. Cette racine est en bûches cylindriques d'une grosseur variable depuis 1 pouce à 1 pouce $\frac{1}{2}$ de diamètre jusqu'à la grosseur de la cuisse, sur une longueur de plusieurs pieds. Son écorce est unie, peu épaisse, grisâtre, tachetée de noir, fragile, peu adhérente à la partie ligneuse. Celle-ci est blanche, légère, quoique solide et dure ; elle offre dans sa coupe transversale des rayons divergens, ce qui a porté M. Fée (*Cours d'Hist. natur. pharmaceutique,* t. I, p. 596) à considérer le *Quassia amara* comme le bois du tronc et des jeunes branches, au lieu d'en être la racine. Cependant, il fait ensuite remarquer que l'écorce du vrai *Quassia amara* ne présente point de lichens parasites sur son épiderme, tandis que celle du *Quas. excelsa* est couverte de plusieurs *Opegrapha, Graphis, Verrucaria, Lecanora,* et autres cryptogames. Le *Quassia amara* que l'on trouve le plus fréquemment dans le commerce se compose donc des racines, et celui qui se présente quelquefois en bûches droites et cylindriques appartient aux branches.

Celles-ci sont douées de propriétés moins actives que les racines. L'odeur du *Quassia amara* est nulle ; sa saveur extrêmement amère, dépendant d'un principe particulier, soluble dans l'eau et dans l'alcool, découvert par Thompson, qui l'a nommé *Quassine*. *V.* ce mot. Il n'y a aucune trace d'acide gallique ni de tannin. Cette qualité franchement amère du *Quassia amara* en fait un médicament tonique d'une grande énergie, et qui était fort employé autrefois ; mais aujourd'hui on lui substitue sans inconvénient les amers indigènes, tels que la gentiane, le houblon, etc. On l'administrait en poudre ou en infusion, à la dose de 1 gros pour 1 livre d'eau. On en préparait un extrait aqueux, un vin et une teinture alcoolique.

Les vases que l'on fait avec ce bois communiquent de l'amertume aux liquides qu'on y laisse séjourner. La teinture de *Quassia* a été proposée pour empêcher les herbiers d'être attaqués par les insectes ; mais c'est une précaution inutile contre les larves de la plupart, qui semblent au contraire rechercher les plantes chez lesquelles domine le principe amer.

Le genre *Simarouba* est très voisin, sinon identique avec le *Quassia*, et se compose d'espèces dont l'écorce de quelques-unes jouit de propriétés semblables à celles du *Quassia amara*. *V.* Simarouba.   (G...n.)

QUASSINE. On a donné ce nom au principe amer du *Quassia amara*. On l'obtient en évaporant à une douce chaleur l'extrait aqueux du bois de quassia. Ce produit est transparent, d'une couleur jaune-brunâtre. Soumise à l'action du feu, elle se décompose comme les matières végétales ; elle ne fournit pas d'ammoniaque. Sa solution aqueuse précipite, 1°. les sels de fer en flocons jaunâtres ; 2°. l'acétate de plomb en jaune ; 3°. le nitrate de mercure en blanc ; 4°. elle ne précipite pas l'émétique, l'hydro-chlorate de zinc, le nitrate de plomb, le sulfate de fer, le nitrate de cuivre ; 5°. elle est soluble dans l'alcool aqueux, insoluble dans l'alcool absolu et dans l'éther. Cette substance, qui n'est pas pure et qui cependant est désignée par un nom particulier, a beaucoup d'analogie avec les principes amers que l'on extrait d'un grand nombre de plantes amères.   (A. C.)

QUATRE EAUX ANTI-PLEURÉTIQUES. Les anciens praticiens avaient réuni en collections divers médicamens ; nous n'avons pas cru devoir passer sous silence les médicamens connus sous des noms oubliés, et dont il est parlé dans les anciens ouvrages de Médecine ; de ce nombre sont les *quatre semences froides,* etc. Nous avons eu recours pour ces dénominations, à l'ouvrage publié par Baumé, et qui est encore le meilleur ouvrage de Pharmacie pratique qui ait paru jusqu'à présent.

Sous le nom de *quatre eaux anti-pleurétiques,* on désignait les eaux distillées de chardon bénit, de coquelicot, de pissenlit, de scabieuse.

Les *quatre eaux cordiales* sont les eaux distillées de buglosse, de chicorée, d'endive, de scabieuse. Les *quatre farines résolutives* sont celles de fèves, d'orge, d'orobe, de lupin. Les *quatre onguens froids* sont le blanc rhasis, le cérat de Gallien, l'onguent populeum, l'onguent rosat. Les *quatre grandes semences chaudes* sont les semences d'anis, de carvi, de cumin, de fenouil ; on les appelait aussi *semences carminatives.* Les *quatre grandes semences froides* sont celles de concombre, de courge, de potiron et de melon. Les *quatre petites semences chaudes* sont les semences d'ache, d'anis, de daucus et de persil. Les *quatre petites semences froides,* auxquelles on a donné le nom de *mineures,* sont celles de chicorée, de laitue, d'endive et de pourpier. Outre les collections de médicamens par quatre, on en connaissait aussi de faites en différens nombres, telles sont les *cinq racines apéritives,* celles d'ache, d'asperge, de fenouil, de petit houx, de persil ; les *cinq capillaires,* l'adianthum noir, le blanc, le polytric, le cétérach ou la scolopendre, le *Ruta muraria;* les *cinq fragmens précieux,* l'hyacinte, l'émeraude, le saphir, le grenat et la cornaline ; enfin, les *trois fleurs cordiales,* les fleurs de bourrache, de buglosse et de violettes ;

les *trois huiles stomachiques*, les huiles d'absinthe, de coings et de mastic; les *trois onguens chauds*, l'onguent d'Agrippa, l'onguent d'althéa et l'onguent nerval. (A. C.)

QUERCITRON ou CHÊNE JAUNE, *Quercus tinctoria*, Michaux, Chênes d'Amérique, t. 24 et 25. Cet arbre indigène de la Pensylvanie, des Carolines et de la Géorgie, parvient à une grande hauteur; il est reconnaissable parmi les nombreuses espèces de chênes, à ses feuilles pétiolées, larges, obovales, peu profondément découpées en lobes anguleux et mucronés au sommet, d'un vert obscur en dessus, légèrement pubescentes en dessous. Ses fleurs mâles n'ont généralement que quatre étamines. Ses glands sont arrondis, un peu déprimés, à moitié recouverts par la capsule. Le bois du quercitron est rougeâtre et poreux; néanmoins on l'emploie très fréquemment en Amérique pour les constructions, et il résiste fort long-temps dans l'eau. L'écorce étant très riche en principes astringens, on s'en sert pour le tannage des cuirs. La partie cellulaire de cette écorce contient un principe jaune que l'on peut extraire par la décoction dans l'eau. Les alcalis rendent plus intense et les acides plus claire la nuance de jaune qui est fournie par la décoction. On fixe cette couleur sur la laine, la soie et les papiers de tenture, au moyen de l'alun et des sels d'étain. Des expériences ont démontré qu'une partie de quercitron donne autant de principe colorant que 8 part. de gaude. Comme substance tinctoriale, on fait, en Europe, une grande consommation de quercitron que l'on importe à grands frais de l'Amérique; il est donc à désirer que la culture de cet arbre soit prise en considération par l'administration forestière. Depuis plusieurs années on a essayé cette culture dans le bois de Boulogne, près d'Auteuil, où l'on en voit des plantations qui sont dans l'état le plus prospère.

(G...n.)

QUININE. Substance alcaline découverte par MM. Pelletier et Caventou, dans l'écorce de quinquina jaune, où elle est accompagnée d'une certaine quantité de cinchonine. Le procédé employé pour l'obtenir consiste à décomposer le sulfate de quinine pur par un alcali, à recueillir le précipité qui s'est formé, à le laver jusqu'à ce que l'eau qui en sort soit insipide, à faire sécher, à dissoudre dans l'alcool à 36°, à faire évaporer lentement pour obtenir le produit de l'évaporation.

La quinine est blanche, friable; elle cristallise difficilement; exposée à une douce chaleur, elle se fond comme le ferait une résine; si on laisse refroidir, elle devient cassante; elle est plus amère que la cinchonine, à peine soluble dans l'eau; elle est soluble dans l'alcool, l'éther sulfurique; traitée par les acides, elle fournit des sels qui cristallisent facilement; projetée sur des charbons incandescens, elle se décompose en répandant une odeur aromatique particulière, analogue à celle de l'aubépine.

La quinine est employée à l'état salin par les praticiens. Ils préfèrent employer le sulfate de cette base à celui de cinchonine. Cette préférence n'est peut-être pas basée sur l'expérience; c'est ce que nous avons essayé de démontrer à l'article CINCHONINE, t. II, p. 137, où nous avons fait connaître les expériences de M. Bally.   (A. C.)

QUINQUINA. *Cortex Peruvianus* officin. On donne ce nom aux écorces de plusieurs arbres appartenant au genre *Cinchona*, qui fait partie de la famille des Rubiacées et de la Pentandrie Monogynie, L. Ces arbres croissent tous dans l'Amérique méridionale, particulièrement dans le Pérou et dans les régions situées sur le revers occidental des Andes. Quelques espèces, en petit nombre, ont été trouvées au Brésil et dans les parties adjacentes du continent de l'Amérique méridionale. A l'égard de plusieurs quinquinas qui croissent dans les Antilles et sur le continent voisin de ces îles, ce sont des arbres un peu différens des *Cinchona*, quoique l'on en ait confondu quelques-uns avec ces derniers. On en a formé le genre *Exostemma*, particularisé essentiellement par ses étamines saillantes. D'autres écorces connues sous le nom de quinquinas appartiennent à des genres dont les uns, tels que *Cosmibuena*, *Portlandia*, *Macrocnemum*, appartiennent à la famille des Rubiacées, et les autres sont des plantes fort éloignées de cette famille. Ainsi le *Myroxylum peruiferum*, le *Croton Cascarilla*, le *Bonplandia trifoliata*, le *Quassia amara*, le *Strychnos pseudo-quina*, et une foule d'autres écorces, ont été désignées sous le nom de quinquinas, uniquement parce qu'elles étaient, les unes franchement amères, les autres amères et légèrement aromatiques. Nous parlerons de ces *faux quinquinas* à la suite de l'histoire naturelle, commerciale et médicale des véritables.

Les propriétés médicales du quinquina commencèrent à être connues en Europe vers l'année 1640, époque à laquelle la comtesse del Cinchon, femme d'un vice-roi du Pérou, fut guérie, par son emploi, d'une fièvre intermittente qui avait résisté à tous les médicamens employés jusqu'alors. Ce fut un gouverneur de Loxa qui lui fit prendre en poudre cette substance dont un Indien lui avait révélé les vertus. On donna d'abord au nouveau remède le nom de *poudre de la comtesse*, puis celui de *poudre des jésuites*, parce que, en 1649, ces révérends pères en ayant reçu à Rome une assez grande quantité, le divulguèrent sans donner de renseignemens sur son origine. C'était même un secret pour la masse des médecins, qui étaient obligés de s'adresser aux jésuites, dont la richesse s'accrut extraordinairement par ce monopole. Enfin, en 1679, Louis XIV acheta d'un Anglais nommé Talbot la connaissance de la poudre fébrifuge des jésuites, et bientôt, par la munificence de ce grand roi, cette connaissance fut répandue, non-seulement en France, mais encore en Allemagne et par toute l'Europe.

Long-temps après que l'usage du quinquina eut été introduit en Europe, La Condamine, l'un des académiciens français qui étaient allés, sous l'équateur, faire des observations relatives à la figure de la terre, décrivit et figura le premier, dans les Mém. de l'Acad. des Sciences pour 1738, l'arbre qui fournit cette précieuse substance. Linné lui imposa plus tard (en 1742) le nom de *Cinchona officinalis*, dédiant le genre à la mémoire de la comtesse espagnole qui, ayant la première éprouvé ses heureux effets, en avait fait profiter les Européens. Mais bientôt l'arbre décrit par La Condamine ne fut pas le seul qui fournit l'écorce de quinquina ; plusieurs autres espèces appartenant au même genre *Cinchona* en produisirent de diverses sortes qui arrivaient toutes en Europe sous le même nom, et qu'on trouvait ordinairement mélangées dans le commerce. Les botanistes portèrent leur investigation sur la détermination des espèces de *Cinchona*, tandis que les médecins, les pharmaciens et les droguistes s'attachèrent à constater la diversité des écorces, tant sous le rapport des propriétés médicales que sous celui de leurs qualités physiques. Mais, comme ces travaux n'étaient pas simultanés, il en résulta une grande confusion qui dure encore aujourd'hui et ne pourra cesser complètement que lorsqu'un botaniste instruit et possédant en même temps la connaissance des drogues, aura constaté, dans le pays même des quinquinas, la synonymie de leurs diverses sortes. Nous devons néanmoins signaler, comme d'une éminente utilité, les renseignemens fournis par Mutis, directeur de l'expédition botanique de Santa-Fé de Bogota ; par Ruiz et Pavon, auteurs de la Flore du Pérou et du Chili ; par Zéa et Tafalla, leurs successeurs ; et surtout par MM. De Humboldt et Bonpland, qui, dans la relation de leur mémorable voyage, ont jeté une si vive lumière sur toutes les branches des sciences physiques et naturelles (1). Parmi les savans européens qui ont fait une étude spéciale de la *Quinologie*, nous n'omettrons pas de citer particulièrement M. Lambert, auteur d'une dissertation sur le genre *Cinchona* (2) ; Rhode, qui a publié une monographie sur le même genre de plantes (3) ; M. Laubert, ex-pharmacien en chef des armées, auteur, conjointement avec M. Mérat, de l'ar-

---

(1) *V.* surtout les descriptions et les figures des *Cinchona Condaminea, ovalifolia, magnifolia*, etc., dans l'ouvage intitulé Plantes équinoxiales, Paris 1808. *V.* aussi les descriptions de toutes les espèces de *Cinchona*, rapportées par MM. De Humboldt et Bonpland, et publiées par M. Kunth, dans les *Nova genera et species plantarum œquinoctialium.*

(2) *Description of the genus Cinchona.* London, 1797.

(3) *Monographiæ Cinchonæ generis tentamen.* Gottingue, 1804.

ticle *Quinquina* du Dictionnaire des Sciences médicales ;
M. Guibourt, qui, dans son excellente Histoire abrégée des
Drogues simples , a donné les descriptions des écorces de quinquina usitées en Pharmacie ; et M. Fée, qui a publié, dans
le Journal de Chimie médicale, une concordance synonymique
des quinquinas. et dans son Cours d'Histoire naturelle pharmaceutique, l'exposition la plus détaillée des connaissances
acquises jusqu'à ce jour sur ces importantes écorces. Mettant
à profit les travaux de ces savans, nous en présenterons un résumé succinct, cherchant surtout à en élaguer tout ce qui
ne nous semblera pas d'une utilité indispensable, soit aux
personnes qui s'occupent de l'art de guérir, soit à celles qui,
ne voulant étudier la question des quinquinas que sous le
rapport commercial et pharmaceutique, ou sous celui de la
composition chimique, négligent, avec raison, tous les détails
de Botanique sur des arbres qu'elles n'auront jamais l'occasion
d'observer vivans, même dans les serres de nos jardins d'Europe, puisqu'à l'exception d'une ou deux espèces (1), on n'a pas
encore pu les cultiver comme objets d'étude et de curiosité.
Cependant, avant de décrire les écorces répandues dans le
commerce, nous présenterons quelques généralités sur les caractères botaniques des *Cinchona*, sur la récolte et le commerce de leurs écorces.

Les quinquinas sont des arbres de diverses grandeurs ; à rameaux droits, opposés, à fleurs disposées en panicules thyrsi-
formes. Chaque fleur a un calice adhérent dont le limbe est à
cinq dents ; une corolle infundibuliforme à cinq divisions ;
cinq étamines renfermées dans l'intérieur du tube. Le fruit est
une capsule ovoïde allongée, couronnée par les dents du calice, à deux loges renfermant plusieurs graines membraneuses

---

(1) Le *Cinchona pubescens* de Vahl, ou *Cinchona ovata* de la Flore du
Pérou, qui fournit le *quinquina Havane*, est le seul vrai *Cinchona* cultivé
en France comme plante de curiosité. Quant au *Cinchona caroliniana* de
l'Encyclopédie, qui se cultive avec assez de facilité chez nous comme toutes
les plantes de l'Amérique septentrionale , il forme un genre particulier sous le
nom de *Pynckneia*.

sur leurs bords. Ces arbres se plaisent dans les localités montueuses, à des élévations moyennes. Plusieurs espèces atteignent à une grande hauteur; mais le plus grand nombre des individus ne parviennent pas à leur maximum de grosseur, à cause de la décortication qui entraîne la mort de l'arbre.

Les hommes chargés d'enlever les écorces reconnaissent que la branche est à son point de maturité convenable, quand, après avoir enlevé un fragment d'écorce, celle-ci se colore en rouge par l'action de l'air. C'est dans la saison sèche, de septembre à novembre, que l'on pratique la décortication à l'aide de couteaux aiguisés pour les jeunes rameaux, et d'instrumens tranchans pour les grosses branches. On fait sur celles-ci des incisions longitudinales dans toute l'épaisseur de l'écorce, et on la détache avec le dos de l'instrument. On fait sécher au soleil les écorces, qui se roulent d'autant plus, qu'elles sont plus minces et qu'elles proviennent de branches plus jeunes; d'où il suit que l'enroulement et le volume des écorces ne sont point des caractères distinctifs des sortes de quinquinas, puisque l'écorce d'un même arbre peut être plus ou moins volumineuse et plus ou moins enroulée, selon l'âge de la branche.

La couleur, la saveur, l'odeur, l'aspect extérieur, la cassure, l'épaisseur, le poids et l'enroulement des écorces servent à établir des distinctions importantes dans le choix ou plutôt dans le triage des quinquinas. Quant à leur couleur, ceux que l'on regarde comme d'une qualité supérieure sont orangés; de cette couleur jusqu'au blanc, les nuances indiquent les qualités de plus en plus inférieures. La saveur doit être amère, légèrement acide, mais pas très astringente, encore moins âcre ou nauséabonde. Une odeur particulière bien prononcée fait encore reconnaître les bonnes sortes de quinquina.

Il ne faut pas qu'une écorce soit trop mince; cela indique qu'elle a été récoltée sur de trop jeunes branches, et en ce cas elle a peu d'activité. Si elle rompt net lorsqu'on la casse, c'est encore un mauvais indice; les fibres qu'elle laisse dans cette cassure ne doivent pas être trop longues; si elles sont au contraire trop courtes, c'est encore un mauvais signe: dans le premier cas, l'écorce provient de jeunes branches; dans le second, de vieilles. C'est, comme nous l'avons dit plus haut, d'une cause semblable que dépend l'enroulement des diverses écorces. Enfin l'abondance des plantes cryptogames parasites sur les écorces, surtout de celles qui ont besoin de beaucoup d'eau pour leur végétation, indique que ces écorces ont été arrachées aux troncs ou aux vieilles branches les plus rapprochées de la surface du sol.

Avant l'établissement des nouvelles républiques de l'Amérique du sud, les Espagnols faisaient exclusivement le commerce des quinquinas. Cadix était le port où ces écorces arrivaient en plus grande abondance. Les Anglais, et surtout les Anglo-Américains, en faisaient aussi le commerce par contrebande. Aujourd'hui, les Européens des diverses nations vont directement les acheter dans les ports des nouvelles républiques américaines. Lorsque l'on ne connaissait que les quinquinas du Pérou, c'était à Payta que l'on embarquait ces écorces pour les conduire en Europe en doublant le cap Horn; mais depuis les découvertes de Mutis dans le royaume de la Nouvelle-Grenade, on les expédia, non-seulement des ports du Pérou, mais encore de Carthagène et d'autres ports d'Amérique. Suivant MM. De Humboldt et Bonpland, la quantité de quinquina que l'on récolte annuellement est d'environ 12 à 14 mille quintaux, sur laquelle quantité Santa-Fé en fournit 2000 qui sortent par Carthagène des Indes. Les forêts de Guacabamba, Ayavaca, Cuença et Jaen de Bracamoros produisent la plus grande quantité des quinquinas versés dans le commerce et expédiés en Europe par les ports de Lima, Payta, Guayaquil, etc. Loxa n'en expédiait, au temps où M. De Humboldt a visité l'Amérique du sud, que 110 quintaux, parce que les Espagnols estimant beaucoup la vertu du quinquina de ce pays, ont encore voulu en augmenter le prix par sa rareté; car, avant 1779, on tirait plus de 4000 quintaux de quinquina de Loxa. Aujourd'hui, le commerce a dû remettre les choses sur l'ancien pied, puisque ce quinquina est un des plus estimés et conséquemment des plus répandus; mais sous le nom de quinquina de Loxa, on comprend des quinquinas qui, bien qu'ils proviennent d'espèces botaniques différentes ou de patries diverses, peuvent fournir la même sorte commerciale.

D'après leur couleur, soit à l'intérieur, soit à l'extérieur, les quinquinas ont été distingués en 4 groupes, savoir : 1°. les *quinquinas gris*, 2°. les *quinquinas jaunes*, 3°. les *quinquinas rouges*, 4°. et les *quinquinas blancs*. Chacun de ces groupes se subdivise en un assez grand nombre de variétés dont nous allons énumérer les principales.

I. QUINQUINAS GRIS.

Ils sont généralement fournis par le *Cinchona Condaminea*, décrit et figuré par MM. De Humboldt et Bonpland (*Plantes équinoxiales*, t. I, p. 33, tab. 10), ou par quelques espèces très voisines qui, peut-être, n'en sont que de simples variétés. Il sont tirés principalement de la province de Loxa et de diverses parties du Pérou. Ces écorces sont roulées en tuyaux d'une longueur variable, d'une demi-ligne à une ligne d'épaisseur. Leur surface extérieure est rugueuse, revêtue d'un épiderme crevassé transversalement et en long, d'une couleur grise, blanchâtre, souvent aussi brunâtre et terne, chargée de lichens foliacés et filamenteux. Les couches corticales sont fauves ou brunâtres, d'une cassure nette dans les échantillons minces, un peu fibreuse dans ceux qui sont plus épais. La poudre de ces quinquinas est d'un fauve grisâtre plus ou moins pâle, d'une odeur faible, et d'une amertume mêlée de beaucoup d'astringence. Par l'analyse chimique, ils donnent beaucoup de tannin et de cinchonine, mais peu de quinine. L'abondance des lichens sur l'épiderme de ces quinquinas n'est pas un indice certain de leur qualité supérieure, comme on le croit communément dans le commerce de la droguerie, car on trouve souvent de très bons quinquinas qui en sont totalement privés. Dans tous les cas, il faut soigneusement les monder de ces cryptogames avant de les soumettre à la pulvérisation, ou rejeter les premières portions de la poudre.

Le nombre des sous-variétés ou sortes de quinquinas gris

est assez considérable ; mais la plupart reposent sur des caractères difficiles à saisir par de simples descriptions. Nous nous bornerons donc à mentionner celles qui sont les plus répandues dans le commerce, et sous ce rapport, nous suivrons la nomenclature admise par M. Guibourt (1).

1°. QUINQUINA GRIS-BRUN DE LOXA. Cette écorce varie en grosseur depuis celle d'une petite plume à celle du petit doigt, d'une très faible épaisseur et conséquemment d'une grande légèreté, d'une longueur de 12 à 18 pouces, entièrement roulée et recouverte d'un épiderme brun ou d'un gris foncé, rugueux, offrant des fissures transversales parallèles, souvent blanchi par différentes cryptogames qui sont des plantes lichénoïdes appartenant, selon M. Fée, aux Graphidées et aux Lécanorées, c'est-à-dire de petites croûtes ou expansions non foliacées, mais non pas des Lichens à thallus foliacés, et à plus forte raison des Mousses ou des Jongermannes.

2°. QUINQUINA GRIS DE LOXA. Cette sous-variété a été décrite par M. Laubert (*Bulletin de Pharmacie*. v. II, p. 296) sous le nom de *Delgada*, et attribuée au *Cinchona hirsuta* de Ruiz et Pavon, var. du *C. cordifolia* de Mutis. Elle est un peu rugueuse à l'extérieur, avec de petites fissures transversales. Sa couleur est le *gris clair*, due à une couche de cryptogames blanchâtres qui la recouvre en partie. En général, elle est moins rugueuse et moins brune que la précédente sorte. Son extrême finesse la fait encore facilement reconnaître ; car elle est souvent *aussi mince et aussi roulée que la cannelle de Ceylan*, lors même qu'elle provient de branches d'un grand diamètre. A la vérité, on trouve du quinquina gris de Loxa qui a jusqu'à 2 lignes d'épaisseur, et dont l'apparence est celle d'un quinquina jaune ; mais on le reconnaît toujours à sa cassure nette, à sa texture fibreuse, quoique extrêmement fine, et à sa surface interne presque aussi unie que celle de la cannelle. La saveur de ce quinquina est astringente et amère, son odeur faible. Le quinquina Delgada est très rare, à cause de

---

(1) Hist. abrégé des Drogues simples, t. I, p. 417 et suiv.

son extrême finesse qui ne fait pas le compte des *cascarilleros* (ouvriers écorceurs), car ils perdent beaucoup de temps à l'exploiter (1).

3°. Quinquina de Lima. Il est attribué au *Cinchona lancifolia* de Mutis, et au *C. purpurea* de Ruiz et Pavon. Mais ces déterminations sont très douteuses, et les pharmacologistes sont fort divisés sur ce point qui, cependant, n'eût pas été des plus difficiles à éclaircir. On distingue dans cette sous-variété deux sortes commerciales, sous les noms de *quinquina gris fin de Lima* et de *quinquina gros Lima* ou *Lima blanc*. La première varie en grosseur, depuis celle d'une forte plume à celle du petit doigt. Son épiderme est fin, légèrement fendillé, d'un gris blanchâtre assez uniforme; son épaisseur, d'une ligne environ; sa cassure nette, compacte et résineuse à l'extérieur, ligneuse ou légèrement fibreuse à l'intérieur, où elle offre une couleur jaune-orangé dans les écorces fraîchement récoltées, grisâtre et terne dans les vieilles; d'une saveur astringente et amère, et d'une odeur faible. La seconde sorte est d'une grosseur variable entre celle du petit doigt et celle du pouce; elle est ordinairement blanchâtre à l'extérieur à cause des cryptogames crétacés qui envahissent son épiderme. Cet épiderme est médiocrement rugueux, offrant plusieurs fissures transversales ou quelquefois irrégulières; il est souvent mince et adhérent au bois, mais quelquefois épais, fongueux, et pouvant se détacher par lames écailleuses. L'écorce est épaisse, d'un jaune prononcé ou un peu rougeâtre, offrant une cassure compacte et serrée à l'extérieur, entièrement ligneuse à l'intérieur; d'une saveur amère et d'une odeur peu sensible.

Ces deux sortes commerciales de quinquina de Lima arri-

____

(1) Les deux sortes de quinqnina gris de Loxa ne sont point séparées en deux sous-variétés par M. Fée dans son Cours d'Histoire naturelle pharmaceutique. Il n'en fait qu'une sorte unique sous le seul nom de *Q. gris de Loxa*, et il y comprend aussi le *Q. gris Lagartijada* de M. Guibourt, dont il sera fait mention plus tard, ainsi que les *Q. fin d'Uritusinga*, *Q. Delgada* et *Q. peruviana* de M. Laubert.

vent souvent mélangées ensemble, ainsi qu'avec le *quinquina gris de Loxa,* précédemment décrit, et deux autres sortes dont l'une est le *quinquina gris Huanaco,* et l'autre le *quinquina gris imitant le jaune royal.* Mais ces dernières sortes ne s'y trouvent qu'en petite quantité.

Le *quinquina gris Huanaco* paraît provenir du *Cinchona glandulifera* de Ruiz et Pavon. Il est gros comme le pouce, épais d'une ligne et demie, entièrement roulé, à surface raboteuse avec des fissures transversales très rapprochées, recouvert d'un épiderme mince, fongueux, se séparant facilement de l'écorce par petites écailles qui laissent de nombreuses impressions circulaires. Sa cassure est compacte et ligneuse, sa couleur intérieure jaune, son odeur presque nulle, et sa saveur amère, un peu pâteuse. Une autre sorte, connue aussi dans le commerce sous le nom de *quinquina Huanaco,* a été nommée *quinquina ferrugineux.* C'est le *Cascarilla ferruginea* de M. Laubert. (*Bull. de Pharm.,* t. II, p. 310.) Elle est caractérisée par sa couleur d'ochre, tant intérieurement qu'extérieurement; quelquefois cependant, l'épiderme n'étant pas usé par le frottement, ce quinquina est d'un gris-noirâtre à sa surface extérieure. Il a une odeur qui rappelle celle de la véritable angusture, et une saveur nauséabonde.

Le *quinquina gris imitant le jaune royal* est probablement le *quinquina Lagartijada,* décrit par M. Laubert. (*Bulletin de Pharm.,* t. II, p. 298.) M. Fée le réunit au quinquina gris de Loxa. Les petites écorces de ce quinquina ont une teinte grise-bleuâtre, l'épiderme fin, rugueux et très fendillé. L'écorce elle-même est très dure, pesante, à cassure nette dans les morceaux provenant des jeunes branches, d'une apparence ligneuse, résinoïde à la circonférence dans les grosses écorces. Celles-ci ressemblent beaucoup au quinquina jaune dit *Calisaya,* non mondé de son épiderme; mais il est d'une couleur plus obscure, d'une dureté plus grande sous la dent, et d'une amertume bien moins marquée; de plus, il ne précipite pas la dissolution de sulfate de soude, ce qui forme le caractère essentiel du quinquina Calisaya.

4°. QUINQUINA HAVANE. Cette sorte est attribuée au *Cinchona pubescens* de Vahl ou *C. ovata* de Ruiz et Pavon. On croit aussi qu'elle est fournie par le *C. glandulifera*, le même arbre dont on retire le *Quinquina Huanaco* décrit plus haut. L'écorce est ordinairement roulée, de 3 lignes à 1 pouce de diamètre, épaisse d'une à deux lignes, quelquefois dure, compacte et pesante, le plus souvent légère, fibreuse et facile à briser. L'épiderme est gris avec une teinte rougeâtre ou rosée, mince, feuilleté, un peu rugueux, tantôt sans aucune fissure transversale, tantôt offrant des fentes circulaires régulièrement espacées à une distance de 2 à 3 lignes. L'écorce est assez unie intérieurement, et jaunâtre. Lorsqu'elle est privée de son épiderme, elle ressemble beaucoup au *quinquina cannelle*, et elle se rapproche aussi du *quinquina blanc de Loxa*, dont il sera fait mention par la suite. Enfin, M. Guibourt cite comme synonyme de cette sorte la *Cascarilla pagiza* (couleur de patte d'oie) du commerce espagnol.

Les dernières sortes de quinquinas que nous venons d'énumérer sont peu usitées, et conséquemment peu importantes à bien connaître. L'attention des médecins et pharmaciens doit donc se porter principalement sur les quinquinas de Loxa et de Lima qui, dans la section des quinquinas gris, occupent le premier rang quant aux propriétés médicales, et dans lesquels l'analyse a démontré la présence de la cinchonine en assez grande quantité pour que l'on doive attribuer à ce principe la vertu de ces écorces. Nous reviendrons sur ce sujet en traitant de l'histoire chimique et médicale des quinquinas.

II. QUINQUINAS JAUNES.

Ces écorces sont plus grosses que les quinquinas gris ; leur texture est très fibreuse, leur amertume beaucoup plus forte et plus dégagée d'astringence. Ils donnent une poudre jaune-fauve ou orangée, et ils contiennent une si grande quantité de sels à base de chaux et de quinine, qu'ils précipitent instantanément la dissolution de sulfate de soude.

Le nombre des sortes de quinquinas jaunes est peu considérable, mais elles ont une grande importance. En effet, l'une d'elles est de tous les quinquinas le plus fréquemment employé en Médecine, soit qu'on l'administre en nature, soit qu'on s'en serve pour l'extraction de la quinine.

1°. QUINQUINA CALISAYA OU JAUNE ROYAL. On attribue généralement cette sorte au *Cinchona lancifolia* de Mutis, dans lequel rentrent, à titre de variétés, plusieurs espèces décrites par divers auteurs, telles que les *C. angustifolia, nitida, lanceolata,* etc., de Ruiz et Pavon. Son nom de *Calisaya* vient de celui de la province du Pérou où l'on en récolte la plus grande quantité. Les écorces nommées *Calisaya de Plancha, de Quito et de Santa-Fé,* par M. Laubert, sont des sous-variétés du quinquina jaune royal qui est tantôt muni, tantôt privé d'épiderme ; ce qui le fait distinguer en deux sortes commerciales, sous les noms de *quinquina Calisaya en écorces* et de *quinquina Calisaya mondé.*

Le *quinquina Calisaya en écorces* varie dans ses dimensions depuis la grosseur du doigt jusqu'à celle de 2 à 3 pouces de diamètre, tantôt n'atteignant à peine que 3 ou 4 pouces, et tantôt ayant jusqu'à 1 pied et demi de long. Les petites écorces ont l'épiderme mince, très rugueux, crevassé transversalement, d'une couleur brune extérieurement, quelquefois envahi par des cryptogames parasites qui en altèrent diversement la teinte. Cet épiderme est presque toujours détaché partiellement par plaques de l'écorce proprement dite, et laisse des empreintes transversales. L'écorce est épaisse d'une ligne environ, d'une couleur jaune-fauve à l'intérieur, d'une cassure très fibreuse, et d'une saveur très amère, un peu astringente. Les grosses écorces ont l'épiderme semblable à celui des petites, mais beaucoup plus épais, conséquemment plus rugueux et plus profondément crevassé, mais les crevasses ne vont pourtant pas jusqu'à l'écorce proprement dite et n'y laissent point d'impressions circulaires. L'épiderme est formé de plusieurs couches ou lames fongueuses rouges, entremêlées de fibres qui ressemblent à des poils blancs, et chaque couche est séparée des autres par une membrane d'un rouge brun, comme veloutée. Au reste, cet épiderme, qui fournit une poudre d'un rouge foncé, est insipide et ne participe en rien aux propriétés de l'écorce intérieure. Celle-ci est épaisse de 2 lignes, d'un jaune fauve foncé, d'une texture entièrement fibreuse, mais fine et uniforme. Elle est parsemée de points brillans qui paraissent être les extrémités des fibrilles, lesquelles, vues à la loupe, sont jaunes et transparentes lorsqu'elles sont dépouillées d'une matière rouge briquetée qui les recouvre. Ces petites fibres se détachent avec facilité et croquent un peu sous la dent à la manière de la rhubarbe de Chine ; elles s'introduisent dans la peau et y causent de la démangeaison. La saveur de l'écorce est très amère, astringente, plus intense dans la partie externe que vers l'interne.

Le *quinquina Calisaya mondé* présente quelques sous-variétés d'après l'âge où les écorces ont été récoltées. Quelquefois ce quinquina est en morceaux de la grosseur du pouce, bien roulés, cylindriques, ressemblant à de la grosse cannelle, très compactes, pesans, d'une très forte amertume, et par conséquent d'une qualité supérieure. Ordinairement les morceaux sont d'un volume plus considérable, tantôt larges et plats, épais de 2 à 3 lignes, tantôt roulés et comprimés en divers sens. En général, plus le quinquina jaune royal est épais et ligneux, moins il a de pesanteur et d'amertume. Quelquefois il présente à son intérieur des parties d'aubier qui en augmentent l'épaisseur, mais qui ne possèdent pas les propriétés de l'écorce. Le quinquina jaune mondé est, à poids égal, plus actif que celui qui est recouvert de son épiderme.

2°. Quinquina jaune orangé. Cette écorce a de si grands rapports avec le quinquina Calisaya, que plusieurs pharmacologistes les regardent comme identiques. Elle s'en distingue par son peu d'épaisseur (moins de 2 lignes), par sa texture encore plus fine et plus compacte, enfin, par un caractère très marqué dans les nouvelles écorces, mais qui disparaît en partie dans les vieilles : c'est que la partie externe est rose, tandis que l'interne est d'un jaune pur. Le mélange de ces deux couleurs produit la teinte orangée qui caractérise mieux ce quinquina que toute autre sorte. La désignation des quinquinas par les couleurs a dû causer beaucoup de confusion ; car on a donné le nom de quinquina orangé, non-seulement à des variétés du quinquina jaune, mais à plusieurs quinquinas rouges. Une sous-variété du quinquina orangé dont il vient d'être question est en petites écorces roulées, de la grosseur du petit doigt, et ayant une sorte de ressemblance avec la cannelle de Chine, d'où lui est venu le nom de *quinquina cannelle*. Enfin, ces écorces sont tantôt en morceaux un peu plus gros, convexes ou plats, pourvus ou privés d'épiderme. Leur saveur est très amère, un peu moins pourtant que celle du vrai quinquina jaune royal, et leur odeur faible. Elles sont rares dans le commerce.

III. QUINQUINAS ROUGES.

Le nom spécifique de ces quinquinas indique leur principal caractère, quoique la couleur rouge de quelques sortes ne soit pas très vive, et qu'elle se fonde par des nuances insensibles avec celle de certains quinquinas jaunes. Cette couleur peut aussi être altérée par le mélange du rouge et du jaune, de manière à produire la couleur orangée ; aussi quelques sortes de quinquinas rouges ont-ils reçu, dans le commerce, le nom de quinquinas orangés. La poudre de ces écorces est conséquemment d'un rouge diversement nuancé. Leur texture est fibreuse, mais moins fine que celle des quinquinas jaunes ; leur saveur très amère et astringente ; elles contiennent à la fois de la cinchonine et de la quinine. Il résulte de ce que nous venons de dire sur les transitions de couleur des quinquinas rouges, que les diverses sortes commerciales ne doivent pas se distinguer avec facilité par des caractères tranchés. En conséquence, nous ne décrirons avec détails que les écorces de ces quinquinas qui offrent au plus haut degré les caractères du groupe, et qui sont les plus recherchées pour leurs usages médicaux.

Le QUINQUINA ROUGE ORDINAIRE est produit par le *Cinchona oblongifolia* de Mutis, et par le *Cinchona magnifolia* de Ruiz et Pavon, qui n'est pas la même espèce, quoiqu'on les ait quelquefois cités comme synonymes. Le premier de ces arbres croît dans la Nouvelle-Grenade près de Mariquita, et fournit certainement l'écorce que l'on désigne spécialement sous le nom de quinquina rouge de Santa-Fé ; le second se trouve dans les Andes du Pérou. M. Guibourt, dans son Histoire abrégée des Drogues simples, distingue les quinquinas rouges en plusieurs sortes, savoir : 1°. *Q. rouge non-verruqueux ;* 2°. *Q. rouge verruqueux ;* 3°. *Q. rouge de Santa-Fé ;* 4°. *Q. rouge orangé plat.*

Le Quinquina rouge non verruqueux est sous forme d'écorces de différentes dimensions, à surface recouverte d'un épiderme diversement coloré par les cryptogames, épais, plus ou moins rugueux et crevassé. L'écorce proprement dite est d'un rouge plus ou moins vif, fibreuse, quelquefois très dure. La substance rouge qui recouvre les lames de l'épiderme des grosses écorces possède une amertume et une astringence marquées, quoique beaucoup moins intenses que celles de la partie ligneuse ; cette même substance est, au contraire, moins colorée que les lames de l'épiderme, et insipide dans les gros quinquinas Calisayas qui, sous plusieurs rapports, peuvent être confondus avec les écorces dont il est ici question.

Le Quinquina rouge verruqueux est aussi en écorces de différentes dimensions, roulées ou plates, revêtues d'un épiderme gris-rougeâtre ou blanchâtre, mince, et ordinairement remarquable par un grand nombre de points qui correspondent à des verrues ou proéminences de formes variées qui existent sur la partie externe de l'écorce. Celle-ci est d'un rouge vif, d'une saveur très amère et astringente.

Le Quinquina rouge de Santa-Fé est roulé, cylindrique, de la grosseur du pouce, très rugueux à l'extérieur, crevassé en divers sens, et offrant de distance en distance des fissures transversales plus apparentes. Son épiderme est mince, très adhérent, gris foncé, taché en jaune. L'écorce est d'un rouge assez vif, fragile, d'une cassure très peu fibreuse, inégale, blanchissant au bout de quelque temps, à cause d'une sorte d'exsudation blanche et grenue qui se forme dans cette cassure. Ce quinquina est pâteux sous la dent, d'une saveur peu amère, mais acide et astringente.

Enfin il est une dernière sorte de quinquina rouge, nommée QUINQUINA ROUGE-ORANGÉ PLAT, qui est en écorces plates ou peu roulées, peu épaisses, à texture fine et fibreuse, à épiderme rougeâtre, mince et foliacé, non fendillé, et dont le liber est inégal, raboteux, d'un rouge pâle ou orangé ; sa saveur est amère et astringente. Sous plusieurs rapports, ce quinquina ressemble au quinquina jaune-orangé, dont il se distingue seulement par une moindre amertume et par les verrues ou proéminences de la surface de son liber. Il semble donc intermédiaire entre les quinquinas rouges et les quinquinas jaunes. D'un autre côté, il ressemble beaucoup au quinquina rouge plat à épiderme blanc, que l'on trouve mêlé ainsi que plusieurs autres sortes avec les quinquinas-rouges, et dont il sera fait mention ci-après. M. Laubert (*Bull. de Pharm.*, t. II, p. 307) a décrit cette écorce sous le nom de *Cascarilla del rey*. Peut-être ne diffère-t-elle du vrai quinquina du roi d'Espagne (qui est un quinquina jaune voisin du Calisaya), que par sa couleur et l'âge auquel on l'a récoltée.

IV. QUINQUINAS BLANCS.

Sous ce nom, ou sous celui de *quinquinas à épiderme blanc* qui est plus convenable, sont réunies en un groupe particulier plusieurs écorces qui appartiennent réellement aux quinquinas gris, jaunes et rouges. On les trouve souvent, dans le commerce, mélangés avec ces quinquinas, dont ils ne se distinguent que parce qu'ils sont recouverts d'un épiderme blanc comme micacé ; car, du reste, l'écorce proprement dite est assez semblable pour la couleur, la texture et les propriétés, à celles des diverses sortes que nous avons passées en revue. Comme ces quinquinas n'ont pas un usage fréquent en Médecine, nous ne donnerons que peu de renseignemens sur chacun d'eux.

Le QUINQUINA ROUGE-BLANC ne diffère du quinquina rouge-orangé plat que par sa couleur moins foncée et son épiderme blanc. On le trouve mêlé aux quinquinas rouges.

Le Quinquina blanc de Loxa, attribué au *Cinchona macrocarpa* de Vahl, ou *C. ovalifolia* de Mutis et de Bonpland (*Plantes équinoxiales*, v. I, p. 67, tab. 19), par M. Laubert, qui l'a décrit (*Bull. de Pharm.*, t. II, p. 315) sous le nom de *quinquina blanc de Santa-Fé.* Il se trouve mêlé en assez grande quantité au quinquina gris de Loxa (var. Delgada), et il s'en rapproche par plusieurs de ses caractères. Les petites écorces sont longues, très minces, roulées comme le quinquina de Loxa; elles ont l'épiderme tantôt d'un blanc plus ou moins pur, tantôt d'un gris rosé, et alors elles ressemblent au quinquina dit Havane; les plus grosses écorces sont presque plates, dures, compactes, à cassure fibreuse très fine; leur épiderme est blanc, leur surface interne lisse et rouge. La saveur de ce quinquina est astringente et amère, pâteuse et désagréable; l'odeur, assez développée, est celle des quinquinas gris. Enfin, dans ce quinquina, on trouve une certaine quantité d'écorces de la grosseur du petit doigt à celle du pouce et au-delà, épaisses de 1 à 3 lignes, dont l'épiderme est tout-à-fait blanc, et qui sont surtout remarquables par leur cassure fibreuse, presque blanche, devenant avec le temps d'un rouge assez vif. Leur saveur est extrêmement amère et astringente.

Le Quinquina Carthagène brun, à épiderme blanc, sans fissures, à écorce dure, compacte, très pesante, raboteuse au côté externe, d'environ 6 lignes d'épaisseur, d'une couleur de chocolat à l'intérieur, d'une saveur amère et astringente, plus désagréable que celle des quinquinas gris avec laquelle elle a d'ailleurs de l'analogie.

Le Quinquina Carthagène jaune, en fragmens également recouverts d'un épiderme blanc, mais dont les écorces n'ont que 1 à 3 lignes d'épaisseur, et sont moins compactes et plus fibreuses que la précédente sorte, d'une couleur beaucoup plus pâle et jaunâtre, un peu spongieux sous la dent et d'une saveur amère.

Le Quinquina Carthagène rouge se distingue des quinquinas

rouges, avec lesquels on le trouve mélangé, par son épiderme blanc, lisse et micacé. D'ailleurs cette sorte est assez semblable, quant à la couleur, aux quinquinas rouges ; elle est quelquefois en écorces aussi compactes et amères, mais quelquefois ces écorces sont spongieuses, peu sapides et analogues à une autre sorte (*quinquina Carthagène spongieux*) qui est attribuée à une plante de la famille des Rubiacées, mais différente des *Cinchona* ; c'est le *Portlandia hexandra*, Jacq., ou *Coutarea speciosa*, Aublet.

L'épiderme blanc et micacé de ces diverses sortes de quinquinas n'est pourtant pas le seul caractère qui les distingue ; dans tous, on observe, à la simple vue, au milieu de leurs fibres, des points blancs perlés dont on retrouve des traces dans le quinquina jaune-orangé qui, par son épiderme mince, se rapproche du groupe des quinquinas blancs.

Nous ne pousserons pas plus loin l'énumération des vrais quinquinas. Parmi ceux que nous venons de décrire succinctement, il en est même un grand nombre qui sont rares dans le commerce, non-seulement parce que les arbres qui les fournissent ne croissent pas en quantité considérable dans les mêmes localités, et conséquemment ne peuvent être l'objet de grandes exploitations, mais encore parce qu'ils ne jouissent pas de propriétés aussi énergiques que le quinquina gris de Loxa, le quinquina jaune royal, et le quinquina rouge ordinaire dont l'usage en Médecine est immense, et qui, dans ces derniers temps, ont donné lieu aux découvertes des principes auxquels les quinquinas doivent leurs merveilleuses propriétés.

On s'était borné pendant long-temps à déterminer les quantités de parties solubles dans l'eau et dans l'alcool, c'est-à-dire à évaluer les quantités de principes gommeux et résineux que contiennent les quinquinas ; plus tard, on y démontra la présence de l'acide gallique et du tannin. On y constata en outre une huile volatile particulière à laquelle était due leur odeur particulière, etc. Fourcroy et M. Séguin furent les premiers qui publièrent des expériences chimiques assez précises sur les quinquinas ; experiences qui parurent d'abord complètes et qui furent long-temps citées comme des modèles d'analyse végétale. M. Deschamps, pharmacien de Lyon (1) , retira d'une livre de quinquina jaune jusqu'à 3 onces d'un sel cristallisé , qu'il nomma *quinquinate de chaux,* et dont M. Vauquelin (2) parvint à isoler l'acide qu'il nomma *acide kinique.* Le nouveau sel reçut donc le nom de *kinate de chaux,* qui a prévalu , malgré son impropriété , puisque celui d'acide kinique pourrait faire croire qu'il dérive de la substance nommée kino (3). M. Vauquelin fit une analyse de dix-sept sortes de quinquinas, et s'attacha principalement à faire ressortir leurs différences d'après l'action des réactifs chimiques. M. Séguin avait aussi remarqué avec raison que l'on devait trouver dans l'action des réactifs de meilleurs caractères que dans les qualités physiques et extérieures des quinquinas, les seules que l'on est dans l'usage de consulter lorsque l'on veut juger de leurs divers degrés de bonté. M. Vauquelin établit trois classes de quinquinas d'après la nature des précipités qu'ils fournissent par la gélatine et les astringens , mais ces précipités sont excessivement variables et indiquent la présence de principes qui se modifient d'une manière spéciale dans chaque sorte.

Les chimistes étrangers ont fait aussi beaucoup d'essais sur les quinquinas. Reuss de Moscou isola du quinquina rouge les principes colorant et amer. Le professeur Duncan d'Édimbourg attribua la précipitation de l'infusion de quinquina par la noix de galle à la présence d'un nouveau principe végétal qu'il nomma *cinchonine;* mais il ne fit pas connaître autrement cette substance. Gomez publia , dans les Mémoires de l'Académie royale des Sciences de Lisbonne , un travail sur la cinchonine de Duncan, qu'il obtint par un procédé particulier en petits cristaux blancs et aciculaires.

---

(1) **Ann. de Chimie**, t. **XLVIII**, p. 65.

(2) *Ibid.*, t. **LIX**, p. 162.

(3) En modifiant l'orthographe du mot *kinique* en *quinique,* ainsi que l'ont fait quelques chimistes, on éviterait toute confusion de termes.

Tel était l'état des connaissances sur la constitution chimique des quinquinas, lorsque M. Laubert publia, en 1816, dans le *Journal de Médecine, Chirurgie et Pharmacie militaires*, de nouveaux essais d'analyse, principalement sur le quinquina gris, dont il retira une matière qu'il décrivit avec beaucoup d'exactitude sous le nom de résine pure blanche, et que plus tard MM. Pelletier et Caventou considérèrent comme de la cinchonine plus de la matière grasse. Enfin, c'est à ces derniers savans que la science est redevable des plus importantes découvertes sur la composition chimique des quinquinas. Ils donnèrent le nom de *cinchonine* au principe actif du quinquina gris, et celui de *quinine* au principe du quinquina jaune; mais ils firent remarquer que la quinine et la cinchonine pouvaient exister simultanément dans quelques sortes, et notamment dans le quinquina rouge. Ils démontrèrent que ces principes étaient de vraies bases salifiables qu'ils supposèrent unies naturellement à l'acide kinique dans les écorces de quinquinas et qui sont susceptibles de se combiner avec les divers acides pour produire des sels cristallisables.

MM. Henry fils et Plisson (1), donnant encore plus d'étendue aux recherches chimiques sur les quinquinas, ont prouvé d'une manière irrécusable la préexistence de l'alcalinité des principes immédiats du quinquina. A cet effet, ils se sont servis du procédé de M. Robinet pour analyser les substances végétales, qui consiste à obtenir, par l'emploi des sels neutres et par double décomposition, les substances alcalines combinées à l'acide du sel employé. A l'aide d'un autre procédé, ils ont isolé les sels naturels que la quinine et la cinchonine forment avec l'acide kinique dans les quinquinas. Ils ont en outre reconnu une autre combinaison naturelle de ces alcaloïdes avec la matière colorante. Enfin, on leur est redevable d'un moyen très simple pour obtenir à la fois du sulfate de qui-

---

(1) Mémoire lu à l'Académie de Médecine dans la séance du 14 avril 1827, et ayant pour titre: *Recherches pour faire suite à l'histoire de la cinchonine, de la quinine et de l'acide kinique.*

nine, du quinate de chaux, et par suite de l'acide quinique (*V. Journ. de Chimie médicale*, mai 1827, v. III, p. 257, et juillet 1827, p. 358.)

Enfin, un nouvel alcali a été annoncé tout récemment par le docteur Nicolas Mill, dans le *Cinchona ovalifolia*; il diffère de la quinine ainsi que de la cinchonine, et l'auteur lui a imposé le nom de *blanquinine*. (*Quaterly Journ. of Sciences*, avril et juillet 1828, p. 379.)

L'emploi de la quinine et de la cinchonine, à l'état de sulfate, devint bientôt général dans la Thérapeutique, et fit beaucoup diminuer celui du quinquina en nature. Les médecins praticiens n'hésitèrent pas à donner la préférence à des substances pures très énergiques, uniformes en action et qui pouvaient s'administrer avec facilité et sans dégoût. Les pharmaciens, de leur côté, cherchèrent à simplifier les procédés pour l'obtention de ces substances, et surtout du sulfate de quinine. *V.* les art. CINCHONINE, QUININE, SULFATE DE QUININE et SULFATE DE CINCHONINE.

Nous donnons ici les résultats des dernières analyses des principales sortes de quinquinas, afin que l'on puisse juger comparativement du degré de vertu de chacune de ces écorces par la seule inspection des principes qu'elles contiennent.

QUINQUINA GRIS DE LOXA (*Cinchona Condaminea*).

Matière verte très âcre, très soluble dans l'éther, soluble en petite quantité dans l'eau, intermédiaire aux résines et aux huiles essentielles ;

Matière jaune aromatique, contenant une matière cristalline que l'on peut séparer par la potasse caustique.

Matière cristalline presque insoluble dans l'éther, insoluble dans l'eau, contenant une matière azotée ;

Matière colorante contenant une substance amylacée.

Analyse de M. Laubert. (*Journ. de Méd. mil.*, 1816, p. 124.)

Cinchonine unie à l'acide kinique ;

Matière grasse verte semblable à celle obtenue par M. Laubert ;

Matière colorante rouge, très peu soluble, pouvant être convertie en tannin par l'action successive des alcalis et des acides. C'est le rouge cinchonique découvert antérieurement par Reuss;

Autre matière colorante rouge soluble et jouissant de propriétés tannantes, indépendamment de l'action des alcalis ; elle paraît être du tannin à l'état de pureté;

Matière colorante jaune, soluble dans l'eau et dans l'alcool, précipitable par le sous-acétate de plomb. Elle diffère de la matière jaune de Laubert en ce qu'elle est privée de cinchonine ;

Kinate de chaux, gomme, amidon et ligneux.

Analyse de MM. Pelletier et Caventou. (*Journ. de Pharm.*, t. VII.)

QUINQUINA JAUNE ROYAL OU CALYSAYA. (*Cinchona lancifolia.*)

Quinine et kinate acide de quinine ;
Matière grasse (de Laubert);
Matière colorante rouge peu soluble (rouge cinchonique);
Matière colorante rouge soluble (tannin);
Matière colorante jaune;
Kinate de chaux, amidon et ligneux.
    Analyse de MM. Pelletier et Caventou. (*Loc. cit.*, p. 89.)

QUINQUINA ROUGE NON-VERRUQUEUX. (*Cinchona magnifolia.*)

Une grande quantité de kinate acide de quinine et de kinate acide de cinchonine ;
Beaucoup de matière colorante rouge peu soluble (rouge cinchonique);
De la matière colorante rouge soluble (tannin);
De la matière colorante jaune;
De la matière grasse ;
Du kinate de chaux, du ligneux et de l'amidon.
    Analyse de MM. Pelletier et Caventou. (*Loc. cit.*, p. 92.)

Ces résultats d'analyse démontrent que les types des trois principales sortes de quinquinas offrent de l'analogie dans leur composition chimique, mais que les écorces diffèrent essentiellement entre elles par la nature et la quantité de leurs principes alcaloïdes. Ainsi le quinquina gris contient de la cinchonine et peu ou point de quinine (1). Dans le quinquina jaune, c'est ce dernier principe qui en détermine les propriétés. Enfin,

------

(1) D'après quelques nouveaux essais de MM. Pelletier et Caventou, le quinquina gris donne une petite quantité de quinine, et l'on trouve également un peu de cinchonine dans le quinquina jaune.

le quinquina rouge, offrant la réunion de ces deux principes, qui s'y trouvent même en plus grande quantité que dans les autres sortes, doit être l'espèce douée des propriétés les plus actives.

On a beaucoup écrit sur les propriétés médicales du quinquina. Les uns, et c'est le plus grand nombre, l'ont préconisé comme le remède fébrifuge par excellence ; d'autres ont prétendu qu'il n'agit que comme un stimulant dérivatif, et quelques-uns même ont blâmé et proscrit son emploi. Nous ne nous occuperons pas de ces opinions contradictoires, la plupart émises parce qu'on adopte avec un zèle irréfléchi des hypothèses qui ne sont pas basées sur la généralité des faits et des observations. Tous les jours, chaque médecin, dans sa pratique, peut constater l'efficacité du quinquina contre les fièvres, surtout contre celles qui ont un type intermittent. Si quelques exceptions se présentent de temps en temps, elles n'infirment aucunement la règle générale, et elles ne prouvent autre chose que l'ignorance du médecin dans l'application de ce remède, ou son inhabileté à reconnaître les complications de la maladie, le tempérament et la constitution du malade, etc. Ainsi, sans rechercher pourquoi et comment le quinquina guérit les fièvres intermittentes, cause et mode d'action qui resteront probablement encore long-temps mystérieux, tenons le fait comme une des choses les plus assurées de la Thérapeutique. Cependant il n'est pas indifférent de connaître les effets immédiats du quinquina sur l'économie animale, car cette connaissance peut éclairer le praticien dans les nombreuses circonstances qui réclament l'emploi de cette substance.

Les principes actifs du quinquina paraissent être la quinine, la cinchonine et les sels que ces substances alcaloïdes forment avec les acides. Quant aux autres principes, ils n'exercent qu'une action secondaire extrêmement faible. L'odeur du quinquina nous semble néanmoins jouer un certain rôle dans l'usage de cette écorce, car l'infusion préparée avec soin et à chaud dans des vases clos a beaucoup plus d'efficacité que la décoction trop prolongée ; de même la poudre bien conservée est préférable à celle qui a été exposée à l'air ; les extraits de quinquinas ont un effet moins certain que les infusions et dé-coctions de l'écorce récente. Nous pensons donc, avec plusieurs praticiens très éclairés, que l'emploi du quinquina en nature ne doit pas être totalement abandonné, et qu'il est des cas où il est préférable à celui des sulfates de quinine ou de cinchonine, dans lesquels résident, à la vérité, les propriétés fébrifuges, mais qui n'agissent certainement pas avec autant d'efficacité, si on les administre dans d'autres vues, par exemple, comme toniques et astringens. Lorsqu'un malade a pris du quinquina sous quelque forme que ce soit, ou des sels de quinine et de cincho-nine, il éprouve dans l'estomac, au bout d'environ un quart d'heure, une sensation de chaleur plus ou moins vive qui se répand ensuite dans toute la région épigastrique, de là dans la région abdominale, et même dans la poitrine. Quelque-fois d'autres symptômes se joignent à celui-ci, comme par exemple, des dégagemens de gaz par la bouche et l'anus, des borborygmes, des déjections alvines ; souvent aussi le malade éprouve une augmentation du pouls artériel et une agitation semblable à celle que produit le café. La sensibilité et la con-tractilité reçoivent une nouvelle activité, et les forces ac-quièrent un notable accroissement sans que cette impression tonique générale puisse être attribuée à un mode d'action spé-cial sur un système particulier d'organes. Ces effets peuvent être modifiés selon la dose du médicament, mais surtout se-lon l'état particulier des organes gastro-intestinaux. Souvent l'estomac ne peut supporter le quinquina, ni même les sels de quinine, lorsqu'il est dans un état d'excitation nerveuse ou d'inflammation ; il les repousse par le vomissement, ou bien il en est affecté péniblement. Si l'irritation produite dans ces cas particuliers par le quinquina se manifeste avec moins de promptitude et d'intensité, il peut encore en résulter une chaleur brûlante à l'estomac, et alors le quinquina, loin d'a-paiser les symptômes fébriles, les exaspère et produit quelque-fois une véritable gastrite ou gastro-entérite. C'est ainsi que son emploi irrationnel et intempestif sur des personnes qui ne pouvaient le supporter, a fourni un argument contre ce précieux remède. Il est donc fort important de porter toute son attention sur l'état des organes intestinaux avant d'administrer, soit le quinquina, soit les sels de quinine et de cinchonine. On peut affaiblir l'action trop vive de ceux-ci en les associant avec des mucilagineux, tels que de la gomme, de l'amidon, de la mie de pain, des poudres de réglisse, d'althœa, etc. Ces substances gommeuses ou mucilagineuses-ligneuses, représentent les matières de nature à peu près semblable qui existent conjointement avec les alcaloïdes dans l'écorce de quinquina.

Le quinquina en écorces mondées et concassées s'administre en infusion ou en décoction, à la dose d'une demi-once à 2 onc. pour 2 livres d'eau. La plupart des principes actifs du quinquina étant peu solubles dans l'eau froide, les infusions doivent être faites à chaud dans des vases clos. Nous avons déjà fait remarquer d'un autre côté, que les décoctions trop prolongées ont moins d'efficacité que les infusions convenablement préparées; c'est que plusieurs des principes actifs, ou se dissipent par l'évaporation, ou éprouvent un changement chimique en absorbant l'oxigène de l'air. On emploie les infusions et décoctions de quinquina en tisanes ou apozèmes, en potions, en gargarismes, en injections, en lavemens, en fomentations ou en bains. Le résidu des infusions et décoctions de quinquinas retient toujours une partie des principes actifs, et l'on a proposé de les faire servir à l'extraction de la quinine et de la cinchonine. C'est surtout dans les hôpitaux et dans les grands laboratoires que cet emploi pourrait offrir une grande économie.

La poudre impalpable de quinquina est la meilleure forme sous laquelle il convient d'administrer cette écorce dans le traitement des fièvres intermittentes. La dose en est de 2 gros à 1 once que l'on délaie dans quelque liquide approprié, ou que l'on mélange avec quelque sirop ou conserve pour en former des bols qui peuvent être avalés sans répugnance, surtout si l'on prend la précaution de les envelopper dans du pain azime. La poudre de quinquina est employée à l'extérieur en application sur les ulcères de mauvais caractères. On lui attribue des propriétés antiseptiques, et dans cette vue, on la mêle avec de la poudre de charbon. Un semblable mélange est souvent usité comme dentifrice.

On prépare deux sortes d'extraits de quinquina, les uns mous, les autres secs. Les premiers contiennent en grande partie les principes actifs de l'écorce, moins une petite quantité de matière résineuse insoluble dans l'eau qui retient avec elle de la quinine ou de la cinchonine. L'extrait sec connu anciennement sous le nom impropre de *Sel essentiel de La Garaye,* se prépare à froid et ne contient qu'une bien faible quantité de quinine ou de cinchonine; ce qui a fait abandonner presque entièrement cette préparation. *V.* EXTRAITS DE QUINQUINAS, t. II, p. 488.

Enfin, la teinture, le vin et le sirop de quinquina sont des composés pharmaceutiques dont l'emploi est fréquent. La teinture et le vin ont l'avantage de réunir, sous un petit volume, les principes actifs du quinquina, et le menstrue agit aussi par lui-même à un assez haut degré comme excitant diffusible. Sous ce rapport, ces préparations ne conviennent pas aux individus dont l'estomac est très irritable. Il en est de même du sirop préparé au vin, quoiqu'il contienne plus de principes actifs et qu'il soit d'une conservation plus facile que celui préparé à l'eau. *V.* d'ailleurs les art. TEINTURE et SIROP DE QUINQUINA.

Dans la vue de développer les propriétés du quinquina, quelques praticiens ajoutent des sels alcalins, tels que du sous-carbonate de potasse ou de soude, de la magnésie, du tartrate de potasse, à la dose d'un demi-gros à un gros; du muriate d'ammoniaque, à la dose d'un scrupule pour une pinte de décoction. Ces substances salines donnent, en effet, plus d'intensité à la couleur et à la saveur amère de la décoction. Les acides sulfurique et hydro-chlorique (1 scrupule à ½ gros par pinte), quoique déterminant des combinaisons différentes de celles qui sont produites par l'addition des alcalis et des sels, donnent des résultats qui, sous le rapport pratique, sont également avantageux. Mais l'emploi simultané du quinquina et de certains sels métalliques, comme, par exemple, du tartrate de potasse et d'antimoine, est une erreur de Chimie, dans laquelle des médecins ignorans sont tombés quelquefois. On sait, en effet, que le quinquina décompose ce sel, puisqu'on l'administre comme le meilleur contre-poison, lorsque le vomissement n'a pu faire rejeter tout le poison avalé.

Le haut prix du quinquina et son immense débit ont souvent tenté la cupidité des sophisticateurs, au point de leur faire vendre non-seulement des quinquinas altérés (1), mais encore des écorces d'arbres d'une bien moindre efficacité, quoique ayant quelques analogies apparentes avec celles des *Cinchona*. Indépendamment des qualités extérieures auxquelles on reconnaît ces faux quinquinas, l'analyse chimique fournit des moyens certains de les reconnaître, vu qu'ils ne contiennent point de quinine ou de cinchonine. Mais le pharmacien doit porter toute son attention sur le choix des écorces qu'on lui vend ; il doit surtout ne délivrer aucune poudre de quinquina qui n'ait été confectionnée dans son laboratoire (2).

----

(1) On prétend que des quinquinas rouges ont été vendus après avoir subi la décoction dans l'eau, et après qu'on leur eut restitué une couleur factice au moyen des bois tinctoriaux. Cette fraude pourrait bien se renouveler aujourd'hui que l'on fait un emploi si considérable de quinine et de cinchonine ; il est donc fort important de se prémunir contre une pareille supercherie.

(2) Avant d'acheter une partie de quinquina, il serait dans l'intérêt du pharmacien de s'assurer par un essai d'analyse chimique, de la quantité approximative de quinine ou de cinchonine qu'il contient, de même que l'on essaie un minéral pour connaître la quantité de métaux précieux qui en fait la valeur. Les écorces de quinquina sont, en effet, des sortes de gangues dont la richesse en principes actifs est extrêmement variable. Ce serait ici le cas de faire l'application du procédé indiqué par MM. Henry fils et Plisson, pour vérifier en peu de temps et sans l'emploi de l'alcool, si un quinquina contient ou non de la quinine. (*V. Journ. de Chim. méd.*, t. III, p. 257.)

Quant aux nombreux succédanés qu'on a proposés dans un temps où il était très difficile de se procurer du quinquina, nous pensons qu'ils ne peuvent remplacer absolument cette précieuse écorce. Un très grand nombre de plantes indigènes possèdent, à la vérité, des propriétés fébrifuges, mais sous ce rapport elles ne sont nullement comparables au quinquina, puisqu'il paraît constant que ce n'est point le principe amer seul qui agit dans cette écorce et qui possède la singulière propriété de guérir toutes les maladies à type intermittent, mais quelque principe inconnu inhérent à la quinine et à la cinchonine. La liste de tous les succédanés indigènes serait trop longue pour que nous puissions l'insérer ici; nous nous bornerons à indiquer les principaux, savoir : les écorces de chêne, de marronnier d'Inde, de saule et de frêne; les racines de gentiane ; les feuilles de trèfle d'eau, de chausse-trappe ; les sommités fleuries de petite centaurée, de camomille ; les fruits du lilas, etc., etc. Parmi les plantes exotiques, nous signalerons le *Bonplandia trifoliata*, et le *Brucea ferruginea*, qui fournissent la vraie et la fausse angusture; le *Croton Cascarilla*, qui donne l'écorce de cascarille ; le tulipier, le sapotilier, le *Quassia amara*, le *Swietenia febrifuga*, le *Strychnos pseudoquina*, le *Solanum pseudoquina*, et surtout quelques arbres ou arbrisseaux de la famille des Rubiacées, tels que les *Portlandia hexandra* et *grandiflora*, le *Pynckneia pubescens*, le *Macrocnemum corymbosum*, les *Exostemma caribœa* et *floribunda*, dont les écorces sont connues sous les noms de quinquina caraïbe et de quinquina piton ou de Sainte-Lucie. (*V*. ces mots.)   (G...N.)

FAUX QUINQUINAS.

QUINQUINA BICOLORE. L'origine botanique de cette écorce n'est pas bien connue : on l'attribue, mais sans preuves, à un *Exostemma ;* mais nous avons quelques raisons de croire qu'elle appartient au *Strychnos pseudo-quina*, décrit par M. Auguste Saint-Hilaire, dans ses Plantes usuelles des Bré-

siliens. Elle est en tubes droits, cylindriques, longs de 8 à
10 pouces, enroulés, d'une ligne au plus d'épaisseur, durs,
compactes, à cassure non fibreuse, de couleur orangée foncée.
L'épiderme est lisse, d'un gris jaunâtre; la face interne est
d'un brun foncé. La saveur de cette écorce est amère et
désagréable, analogue à celle de l'angusture. D'après l'analyse
de MM. Pelletier et Pétroz (*Journ. de Chim. méd.*, v. 1,
p. 351), elle ne contient ni quinine ni cinchonine. Ces chimistes en ont retiré une matière jaune-verdâtre; un peu de
chlorophylle; un extrait amer; une matière résineuse; un
acide qui paraît être l'acide malique.

Quinquina caraïbe. Écorce de l'*Exostemma caribæa*, Pers.;
Cinchona caribæa, L. et Jacq., petit arbre qui croît dans les
terrains arides et pierreux des Antilles. Les *Exostemma* appartiennent à la famille des Rubiacées, comme les *Cinchona*,
dont on les a distingués par leurs étamines saillantes hors de
la corolle. Au reste, l'analyse chimique des écorces est venue
confirmer la séparation botanique de ces genres. Le quinquina
caraïbe est en morceaux un peu convexes, longs de plus d'un
demi-pied, revêtus d'un épiderme jaunâtre, profondément
sillonné ou gercé, spongieux et friable; la couche corticale
est fibreuse, assez pesante, ne pouvant se fendre net, et d'un
brun verdâtre. On y aperçoit de petits points brillans et cristallins, mais dont on n'a pas déterminé la nature chimique.
La saveur de cette écorce est d'abord sucrée, mucilagineuse,
puis très amère; elle colore la salive en jaune verdâtre. On
l'a quelquefois employée dans le traitement des fièvres intermittentes, mais presque toujours sans succès; souvent elle a
provoqué le vomissement. Elle ne contient ni quinine ni cinchonine. M. Fée a observé sur l'épiderme de cette écorce,
plusieurs cryptogames, telles que des *Opegrapha*, des *Graphis*, etc., qui ne se rencontrent pas sur le quinquina piton,
écorce d'une autre espèce d'*Exostemma*.

Quinquina nova. Il est fourni par le *Portlandia grandiflora*, L.
et Swartz, arbre de la famille des Rubiacées, et qui croît aux
Antilles et sur le continent de l'Amérique méridionale. Ce

faux quinquina se présente ordinairement en morceaux longs d'environ 1 pied, plats dans les écorces provenant de grosses branches, plus ou moins enroulés dans celles qui ont été recueillies sur de jeunes rameaux, revêtus d'un épiderme dont la couleur varie selon celle des plantes cryptogames qui l'envahissent, offrant quelques déchirures transversales qui répondent à celles du liber et qui paraissent être un effet de la dessication. Les couches corticales sont épaisses de 1 à 3 lignes ; elles ont une couleur rouge pâle incarnat devenant plus foncée à l'air ; leur cassure est fibreuse intérieurement, feuilletée à l'extérieur. Examinée à la loupe, on y découvre, entre les fibres et les feuillets, deux matières grenues, l'une blanche et l'autre rouge, qui donnent à l'écorce la couleur incarnat ; dans quelques morceaux, on voit aussi, près du bord externe, l'exsudation d'une matière jaune transparente, gommeuse ou résineuse. La saveur de cette écorce est fade, astringente ; son odeur tient de celle du tan et du quinquina gris. La poudre est rouge et fibreuse. Selon MM. Pelletier et Caventou (*Journ. de Pharm.*, t. VII, p. 109), le quinquina nova contient les principes suivans : 1°. une matière grasse ; 2°. un acide particulier nommé *kinovique* ; 3°. une matière résinoïde rouge ; 4°. une matière tannante ; 5°. de la gomme ; 6°. de l'amidon ; 7°. une matière jaune ; 8°. une matière alcalescente en petite quantité ; 9°. du ligneux. M. Gruner (*Archiv. apoth.*, n° 35, v. XII, p. 156) a signalé l'existence d'un alcali nouveau dans le quinquina nova, mais ses expériences, opérées sur de trop petites quantités, ont besoin d'être répétées pour que les résultats en soient confirmés.

Quinquina pitaya. Dans le commerce anglais, on donne ce nom à l'écorce connue en Italie et en France sous celui de quinquina bicolore. (*V.* ce mot.) M. Guibourt a décrit sous le même nom de *quinquina pitaya,* une écorce qui diffère de celle-ci quant à sa composition chimique, puisque, d'après quelques essais de M. Henry fils, elle contient une assez grande proportion de cinchonine et de quinine. D'un autre côté, elle se rapproche beaucoup des faux quinquinas, par ses qualités extérieures et surtout par sa saveur amère , désagréable, analogue à celle de l'angusture vraie.

Quinquina piton ou de Sainte-Lucie. L'*Exostemma floribunda*, Persoon, ou *Cinchona floribunda*, L. , est l'arbre qui produit cette écorce. Il fut découvert à Saint-Domingue par Desportes en 1742, et connu d'abord sous le nom de *quinquina de Saint-Domingue;* puis on l'a trouvé dans la plupart des Antilles. Le quinquina piton est en écorces de longueur variable, roulées, cylindriques, de la grosseur du doigt, recouvertes d'un épiderme gris foncé, très mince , ridé longitudinalement, ou offrant des plaques tuberculeuses blanches , quelquefois épais et fongueux. La partie corticale est mince , légère, très fibreuse , facile à déchirer et à fendre longitudinalement. Sa cassure est d'un gris jaunâtre; sa surface interne plus ou moins noire, entremêlée de fibres blanches longitudinales ; son odeur faible et nauséeuse ; sa saveur excessivement amère, un peu aromatique. Ce faux quinquina possède des propriétés vomitives et purgatives.

L'analyse de cette écorce, publiée par Fourcroy, est une des meilleures que l'on ait faites à cette époque où la Chimie végétale était encore dans l'enfance. M. Moretti de Pavie en a publié une seconde en 1811, où l'on trouve une indication plus précise et plus détaillée des principes immédiats. Enfin , MM. Pelletier et Caventou se sont occupés de cette écorce pour y chercher la présence de la quinine et de la cinchonine, mais leur recherche a été infructueuse. Nous donnons ici successivement les analyses publiées par Fourcroy et par M. Moretti.

Analyse de Fourcroy. (Ann. de Chimie, t. VIII, p. 113.)

1°. Principe gommeux de couleur brune ; 2°. principe colorant du plus beau rouge ; 3°. matière cristalline jaunâtre peu soluble dans l'eau, donnant de l'ammoniaque à la distillation ; 4°. flocons blancs-jaunâtres (sorte de gluten, selon Fourcroy); 5°. matière brune extractive, contenant des sels de potasse et de chaux ; 6°. ligneux contenant beaucoup de carbonate de chaux.

Analyse de M. Moretti. (Bull. de Pharm., 1811, p. 487.)

1°. Extractif amer oxigénable ; 2°. tannin ; 3°. extractif muqueux ; 4°. résine ; 5°. principe analogue à celui de la rhubarbe, du kino, etc ; 6°. acide malique libre ; 7°. acide citrique combiné avec la chaux.   (G...n.)

QUINTESSENCE D'ABSINTHE, *Teinture d'absinthe composée*. (*Baumé.*) Feuilles d'absinthe (grande), d'absinthe (petite), de chaque, 12 grammes (3 gros) ; sommités de petite centaurée, 8 gram. (2 gros) ; girofles, 2 gram. (36 grains) ; cannelle, 4 grammes (1 gros) ; sucre, 8 grammes (2 gros) ; esprit-de-vin, 160 grammes (5 onces). On coupe les feuilles d'absinthe et les sommités de la petite centaurée, on concasse le girofle, la cannelle, le sucre, on met toutes ces substances dans un matras, on fait digérer pendant trois ou quatre jours, on passe avec expression, on filtre à travers un papier blanc, et l'on conserve pour l'usage. Cette préparation est tonique, carminative, vermifuge : on la donne à la dose de 4 à 32 grammes (1 gros à 1 once). (A. C.)

R

RABIOULE. Nom vulgaire d'une variété de rave. *V.* ce mot.

RACINES. *Radices.* Les racines sont les organes des végétaux qui servent principalement à leur nutrition, qui les terminent inférieurement en prenant une direction constamment opposée à celle des tiges, c'est-à-dire qu'elles s'enfoncent vers le centre de la terre, tandis que celles-ci s'élèvent dans l'air. Dans le plus grand nombre des plantes, les racines sont implantées dans la terre. Quelques plantes vivent dans les eaux et possèdent des racines flottantes ; telles sont les lentilles d'eau ; d'autres, comme la giroflée commune, la pariétaire, insinuent leurs racines dans les fentes des rochers et des vieux murs ; enfin il en est un petit nombre (les orobanches, l'hypociste, le gui) qui les implantent dans les racines et le tronc des autres végétaux, et, véritables parasites, en absorbent les matériaux nutritifs pour vivre à leurs dépens.

La tige, en ses diverses parties, est susceptible de produire des racines lorsqu'on la met dans certaines conditions favorables, telles que l'humidité et l'absence de lumière. Quelques végétaux jouissent éminemment de cette faculté ; ce sont ceux dont les tiges sont pourvues de nodosités ou d'articulations, comme, par exemple, les œillets, et c'est sur cette propriété que sont fondées la théorie et la pratique du marcotage et de la bouture, moyens de multiplication très employés dans l'art de la culture.

On distingue trois parties dans la racine : 1°. le *corps*, de forme et de consistance variées, quelquefois plus ou moins renflé, comme dans la carotte et le navet ; 2°. le *collet ou nœud vital*, point de démarcation entre la racine et la tige, lequel cesse d'être apparent dans les arbres et arbrisseaux ; 3°. les *radicelles* ou le *chevelu ;* ce sont les fibres plus ou moins déliées qui forment ordinairement les extrémités de la racine. Cette dernière partie est d'autant plus développée que le végétal croît dans un terrain plus meuble. Ainsi, lorsque par hasard l'extrémité d'une racine rencontre un filet d'eau, elle se développe en une infinité de fibrilles capillaires, et constitue ce que les jardiniers désignent sous le nom de *queue de renard.*

On regarde l'organisation des racines comme très analogue à celle des tiges. Ainsi les plantes dicotylédones ont leurs racines composées comme leurs tiges de tubes concentriques. Les racines de monocotylédones manquent de pivot, parce que la radicule centrale se détruit toujours peu de temps après la germination. L'absence du canal médullaire et des trachées dans les racines n'est pas un caractère absolu, car on a observé des végétaux chez lesquels le canal médullaire se prolonge sans interruption. Cette remarque est surtout visible dans les jeunes plantes ; le canal s'oblitère par l'âge, ce qui fait qu'on ne le retrouve pas ordinairement dans les plantes adultes. Quant aux trachées, MM. Link, Treviranus et Amici sont parvenus à trouver ces vaisseaux dans les racines de quelques plantes. Mais la différence la plus tranchée entre les racines et les tiges, c'est que les premières ne s'allongent que par leur extrémité, tandis que les tiges croissent en longueur par tous les points de leur étendue. C'est encore uniquement par l'extrémité de leurs fibrilles ou radicelles que les racines absorbent, au moyen de petits organes auxquels on a donné le nom de *spongioles*, l'humidité dans laquelle sont délayés les matériaux nutritifs.

Les couches corticales des racines ont, en général, beaucoup d'épaisseur ; c'est en elles que résident les principes actifs, tandis que les couches ligneuses ou le *meditullium*, sont presque inertes ; c'est ce que l'on observe principalement dans l'ipécacuanha. Ces couches corticales paraissent sécréter, dans quelques plantes, une matière onctueuse et colorée différente dans chaque végétal, et qui est, à ce que l'on prétend, la cause des antipathies que certains végétaux montrent entre eux.

Les racines, considérées d'après leur durée, se distinguent en *annuelles*, *bisannuelles* et *vivaces* ou *ligneuses*. Ces mots sont tellement intelligibles, que nous nous dispenserons d'en donner la signification. Mais il importe de noter que les racines ne suivent pas, à cet égard, la végétation des tiges ; que, par exemple, beaucoup de plantes sont bisannuelles ou même vivaces par les racines, et seulement annuelles par les tiges.

Le climat est encore une autre cause qui fait varier la durée des racines. La plupart des plantes ligneuses des pays chauds deviennent annuelles dans les pays froids, et réciproquement. Il nous paraît certain également que les propriétés des racines sont considérablement modifiées par les circonstances climatériques. Ainsi, celles des pays chauds (même lorsqu'une espèce semblable croît dans des régions opposées par le climat) contiennent en général beaucoup plus de principes actifs que celles des pays froids ; c'est ce que l'on observe dans les racines d'ombellifères, dans le jalap, etc. Au contraire, les racines de certaines plantes, comme par exemples les gentianes, paraissent avoir plus d'efficacité, lorsqu'elles ont crû dans les pays septentrionaux et montagneux, que celles qui ont végété dans nos contrées tempérées.

Suivant leur forme et leur structure, les racines ont reçu diverses dénominations distinctives. Ainsi, on a nommé *pivotantes* (*R. perpendiculares*), celles qui s'enfoncent perpendiculairement dans le sol. Elles sont *simples*, *fusiformes*, *napiformes*, etc., et sans divisions sensibles, comme dans la rave, la carotte; *rameuses* dans la rhubarbe, le frêne, etc. Les racines *fibreuses* (R. *fibrosæ*) sont celles qui se composent d'un grand nombre de fibres quelquefois épaisses et ramifiées, souvent grêles et capillaires, et dans ce dernier cas, on les désigne par l'épithète de *chevelues*. On nomme racines *tubérifères* (R. *tuberiferæ*) celles qui présentent, soit à leur partie supérieure, soit au milieu ou aux extrémités de leurs ramifications, des tubercules qui ne sont ordinairement que des amas de fécule; tels sont les tubercules de la pomme de terre, des orchidées, des topinambours et des patates. Enfin, les racines *bulbifères* (R. *bulbiferæ*) sont des racines fibreuses ou chevelues surmontées d'un court plateau sur lequel est placé un bulbe ou oignon qui n'est autre chose qu'un bourgeon formé de tuniques appliquées les unes sur les autres; telles sont les oignons proprement dits, ceux du lis, et en général de toutes les plantes que l'on nomme bulbeuses.

Un très grand nombre de racines sont usitées dans la Thérapeutique et dans les arts. On les fait dessécher après les avoir coupées par tranches minces. Quelques-unes doivent être préalablement ratissées : telle est la racine de guimauve. Mais la plupart ayant des écorces riches en principes actifs, ne doivent pas être soumises à cette opération ; on est même dans l'usage de leur enlever le *meditullium* ou la partie ligneuse. Nous avons fait connaître le plus grand nombre des racines dans les articles consacrés aux plantes qui les fournissent, c'est pourquoi nous ne mentionnerons en ce moment que celles désignées vulgairement par les auteurs de matière médicale, avec le nom générique de racines suivi d'un mot qui sert à les distinguer spécifiquement.

RACINES APÉRITIVES. *V*. ESPÈCES APÉRITIVES.

RACINE D'ARMÉNIE. La garance de Smyrne.

RACINE DU BENGALE. On donne ce nom à une racine que l'on trouve mêlée à la zédoaire ronde, dont elle a plusieurs caractères ; on la connaît encore sous le nom de *zédoaire jaune*. *V*. ZÉDOAIRE.

RACINE DU BRÉSIL. L'ipécacuanha.

Racine de Charcis et de Drac. La racine de contrayerva.

Racine de Chine. La squine.

Racine ou bois de couleuvre. Elle est produite par le *Strychnos colubrina*, L., arbre qui croît dans les Indes orientales et qui appartient à la famille des Apocynées. Cette racine varie en grosseur, et atteint jusqu'à 9 ou 10 pouces de diamètre ; elle est revêtue d'une écorce brune, peu épaisse, dure et compacte, présentant à l'extérieur un grand nombre de rides ou lignes circulaires légèrement proéminentes qui lui donnent quelque ressemblance avec la peau d'un serpent. A l'intérieur, la racine de couleuvre a la couleur du bois de chêne, mais on la distingue facilement de toute production végétale, soit bois, soit racine, par sa cassure longitudinale ondulée, ainsi que par des fibres soyeuses et blanches qui sont mêlées aux fibres ligneuses. Cette racine est d'une grande amertume, surtout dans sa partie corticale. MM. Pelletier et Caventou se sont assurés qu'elle contient de la strychnine, et que c'est à ce principe qu'elle doit la propriété de causer des vertiges et des secousses tétaniques.

Racine pour les dents. La pyrèthre.

Racine de Florence. L'iris de Florence.

Racine giroflée. La benoite.

Racine jaune ou d'or. Plusieurs racines, riches en principes colorans, ont reçu ce nom qui conviendrait par excellence au *curcuma* et aux racines d'épinevinette. Cependant on l'a particulièrement appliqué aux racines d'une espèce de *Thalictrum* (*T. sinense*, Loureiro) qui croît en Chine. Le *Thalictrum flavum*, espèce très commune en Europe dans les localités humides, a une racine brune qui teint la laine en jaune, et que l'on connaît vulgairement sous les noms de *rue des prés*, *fausse rhubarbe*, et *rhubarbe des pauvres*.

Racine de Jean Lopez. On a successivement attribué cette racine à un *Menispermum*, à un *Morus*, et à un *Zanthoxylum*, ce qui prouve que l'on n'a encore aucune donnée certaine sur son origine. Redi en fit le premier mention dans un ouvrage publié à Amsterdam en 1681, et lui donna le nom du voyageur portugais qui l'apporta en Europe. Elle varie en grosseur; ordinairement elle est en bâtons qui ont de 6 à 10 pouces de longueur sur 2 à 3 pouces de diamètre; quelquefois, ce sont des troncs ligneux dont le diamètre est de 5 à 6 pouces. Le bois en est poreux quoique susceptible de poli, et d'une pesanteur spécifique moindre que celle de l'eau; son odeur est nulle; sa saveur amère. L'écorce est épaisse d'environ une ligne, compacte, fibreuse, d'un brun foncé à l'intérieur, d'une belle couleur jaune à l'extérieur, et d'une amertume plus forte que celle du bois. Cette racine, aujourd'hui fort rare et peu usitée, était employée autrefois comme anti-dyssentérique; c'est un amer comme il y en a tant, et dont on peut fort bien se passer. D'après une ancienne et très imparfaite analyse de Josse, elle contient une matière jaune, un extrait salin et un extrait résineux. Le sulfate de fer ne cause aucun changement dans la décoction de cette racine.

RACINE MILHOMEUS. M. Brandes, directeur de la Société des pharmaciens de l'Allemagne septentrionale, a adressé sous ce nom, à l'Académie royale de Médecine, une racine provenant d'Amérique, et qu'il dit être celle de l'*Aristolochia grandiflora*, plante sarmenteuse remarquable surtout par l'ampleur excessive et par l'odeur fétide de ses fleurs. Selon M. De Tussac, cette racine à l'état frais est un poison pour les animaux. Desséchée, elle a la forme et la couleur de celle de l'*Aristolochia Clematitis*; son odeur est désagréable, sa saveur aromatique, un peu âcre et amère. On l'emploie contre la paralysie et la dyspepsie, à la dose de 15 à 20 grains, quatre à cinq fois par jour.

RACINE DE RHODES. Le *Rhodiola rosea*, L., ou *Sedum Rhodiola*, D.C., est une plante des Alpes dont la racine a une légère odeur de rose. Il ne faut pas confondre cette racine avec le bois de Rhodes. *V.* ce mot.

RACINE DE SAFRAN. Le curcuma.

RACINE DE SAINTE-HÉLÈNE. On croit que cette racine, qui est apportée d'Amérique, provient d'une espèce de souchet (*Cyperus*). Son odeur rappelle celle du galanga. Quelques auteurs ont donné le nom de racine de Sainte-Hélène au *Calamus aromaticus.*

Racine salivaire. La pyrèthre.

Racine de serpent. La serpentaire de Virginie et le Polygala seneka ont reçu vulgairement ce nom, probablement à cause de leur emploi contre les morsures des serpens venimeux. (G...n.)

RACK. On a donné ce nom à la liqueur que l'on obtient en soumettant à la distillation les liqueurs fermentées préparées avec le fruit de l'*Areca cathecu* et avec le riz.   (A. C.)

RACKASIRA. *V.* Baume rakasira.

RADICULE. *Radicula.* Partie inférieure de l'embryon d'une graine, qui, lors de la germination, doit se changer en racine. *V.* Embryon des végétaux. On se sert aussi de ce terme pour désigner les divisions des racines; mais le mot de *radicelles* est plus convenable. *V.* Racines.   (G...n.)

RADIÉES. On nomme ainsi les fleurs composées dont le centre est formé de fleurons réguliers, et la circonférence de demi-fleurons en languettes qui sont désignés sous le nom de *rayons. V.* Synanthérées.   (G...n.)

RADIS. Nom vulgaire de quelques crucifères appartenant au genre *Raphanus,* plus connu sous celui de raifort. On l'applique particulièrement aux petites racines comestibles du raifort cultivé. *V.* ce mot.   (G...n.)

RAFFINAGE. On donne ce nom à une opération qui consiste à séparer d'une substance les matières étrangères qui en altèrent la pureté. Ce mot s'applique particulièrement à la purification du sucre, du sel marin, de l'huile.   (A. C.)

RAFRAICHISSANS. On a donné ce nom à une classe de médicamens qui calment la soif, tendent à diminuer la température du corps. Les liquides acidules froids sont regardés comme rafraîchissans.   (A. C.)

RAIFORT CULTIVÉ. *Raphanus sativus,* L. — Rich. Bot. méd., t. II, p. 668. (Famille des Crucifères. Tétradynamie siliqueuse, L.) Cette plante est originaire de l'Asie occidentale, de la Chine et du Japon, où, selon Thunberg, elle croît naturellement sur le bord des chemins. On la cultive en Europe dans les jardins potagers, pour sa racine vulgairement nommée *radis*, dont on connaît un grand nombre de variétés plus ou moins estimées, selon leur saveur, qui est en général piquante et qui excite l'appétit. Dans quelques-unes de ces variétés, les racines sont oblongues ou fusiformes; dans d'autres, elles sont arrondies; leur couleur varie du blanc au rose vif; leur chair est blanche, tendre et cassante dans les jeunes racines, filandreuse ou spongieuse dans les vieilles. Ces racines sont journellement servies sur les tables comme hors-d'œuvres; la grande quantité d'eau qu'elles renferment masque le principe volatil dans lequel résident en général les propriétés anti-scorbutiques des Crucifères.

Le raifort oléifère est une variété du *Raphanus sativus*, ainsi nommée parce que ses graines sont nombreuses et qu'on peut en extraire de l'huile, semblable à celle que l'on obtient de la navette et du colza. Par compensation, ses racines sont très grêles et à peine charnues; observation assez générale dans les Crucifères, où les espèces munies d'une racine grosse et charnue n'ont qu'un petit nombre de graines, tandis que celles qui ont de petites racines possèdent des siliques remplies d'un grand nombre de graines; d'où il suit que les premières sont cultivées à cause de leurs racines comestibles, et les autres à cause de leurs graines oléagineuses.

La racine désignée vulgairement sous les noms de *radis noir*, *raifort des Parisiens*, *gros raifort*, appartient encore à une variété du *Raphanus sativus*; elle est fort remarquable par ses grandes dimensions, la couleur noire de son écorce, et sa saveur extrêmement piquante. Cette racine possède des propriétés anti-scorbutiques. Il paraît qu'elle contient en abondance de la fécule; car, selon M. Planche, cette substance y est, comparativement à la quantité de celle que l'on retire de la pomme de terre, dans le rapport de 588 à 800.   (G...n.)

RAIFORT SAUVAGE. *Cochlearia Armoracia*, L. — Rich. Bot. méd., t. II, p. 674. (Famille des Crucifères. Tétradynamie siliculeuse, L.) Cette plante a reçu, entre autres noms vulgaires, ceux de *cran* et *cranson de Bretagne*, et *grand raifort*; elle croît naturellement dans les localités humides de quelques contrées de l'Europe occidentale, et on la cultive dans les jardins. Sa racine est vivace, cylindracée, allongée, rameuse, de la grosseur du pouce et au-delà, souvent même de celle du bras, présentant des nodosités latérales, desquelles partent quelques fibres brunes. L'épiderme est d'un blanc sale ; le parenchyme intérieur est solide quoique succulent, et d'un blanc pur. La tige est rameuse, dressée, glabre, striée, haute de 2 à 3 pieds. Les feuilles radicales sont pétiolées, très grandes, elliptiques, obtuses, veinées, sinueuses et irrégulièrement dentées sur les bords ; les caulinaires sont moins grandes, étroites et lancéolées. Les fleurs sont petites, blanches, disposées en longs épis paniculés à l'extrémité des rameaux.

La racine de raifort sauvage est incontestablement le plus actif des médicamens dits anti-scorbutiques. Son odeur est tellement forte et âcre lorsqu'on la râpe, qu'elle excite le larmoiement ; sa saveur est également piquante ; de plus, elle est chaude et amère, propriétés que cette racine doit à l'huile volatile qu'elle contient en abondance, et qui disparaissent conséquemment par la cuisson ou la dessication.

L'huile volatile existe en si grande quantité dans la racine de raifort sauvage, que, par la distillation, l'eau passe toute laiteuse. Elle est éminemment âcre et caustique, agissant à la manière des vésicatoires, en un mot, semblable à l'huile volatile de moutarde dont il a été question à son article. *V.* Moutarde noire. Outre le principe volatil, la racine de raifort sauvage renferme de l'albumine, de la fécule, du soufre, de l'azote et du phosphore à l'état de phosphate ; mais il n'a pas encore été fait d'analyse régulière de cette racine. Elle accompagne le cochléaria ordinaire, dans la composition d'une foule de médicamens officinaux, par exemple, dans la teinture, le vin et le sirop anti-scorbutiques.

Râpée et prise en petites quantités, on peut en manger avec les alimens pour exciter l'appétit. C'est ce qui lui a valu le nom vulgaire de *moutarde des Allemands.* (G...N.)

RAIPONCE. *V.* Campanule-raiponce.

RAISIN. Fruit de la vigne (*Vitis vinifera*, L.), arbrisseau sarmenteux, originaire des contrées orientales, cultivé dès la plus haute antiquité dans les contrées méridionales et tempérées de l'Europe, ainsi que dans quelques pays éloignés, tels que le cap de Bonne-Espérance, la Louisiane, etc., où il a été transporté par les Européens. Ce fruit est un amas de grains ovoïdes ou arrondis, disposés en une grappe plus ou moins serrée. Chaque grain est une baie succulente, renfermant quelques semences dures, amères, huileuses, nommées *pepins* (*V.* ce mot), qui sont attachées à des vaisseaux flottans dans un liquide plus ou moins sucré. La peau dont les baies sont revêtues est diversement colorée, tantôt blanche-jaunâtre ou verdâtre, tantôt noire ou purpurine, et c'est immédiatement au-dessous que gît une couche de matière colorante et odorante, de sorte que c'est à cette partie de la baie que le vin (produit du suc fermenté) doit sa couleur et son parfum. *V.* l'art. Vin. Selon M. Taddei (*Giorn. di Chimica*, 1824, p. 414), la matière colorante du raisin noir peut s'obtenir en mettant en contact avec l'alcool les pellicules desséchées, après qu'on en a enlevé les pulpes et les pepins. On fait évaporer le produit de cette digestion jusqu'à consistance d'extrait, et l'on obtient une matière rouge-cerise, soluble dans l'eau et l'alcool, et qui ne donne point d'azote par la distillation. Cette liqueur, ainsi que le papier qui en est imprégné, fournit un des réactifs les plus sensibles pour les acides et les alcalis. MM. Robinet et Guibourt ont annoncé que la matière colorante du raisin, ainsi que celle des feuilles de vigne rouge, est un principe qui affecte une forme cristalline. Sous ce rapport, cette matière colorante nous semblerait se rapprocher beaucoup de l'hématine. (*V.* ce mot.) Quant aux autres produits des raisins, *V.* les articles Acide acétique, Acide tartrique, Alcool et Tartrate de potasse.

Les variétés de raisins sont très nombreuses ; ce n'est pas ici le lieu de les énumérer toutes, et il nous suffira de mentionner celles dont on fait un fréquent usage dans la Pharmacie et comme mets de dessert.

Le Verjus est une variété de raisins ainsi nommée parce que la baie, atteignant difficilement sa maturité dans nos climats, ne change point de couleur, et contient un suc ou jus acide avec lequel on prépare un sirop, et qui sert d'assaisonnement dans la cuisine. Ce suc est un remède populaire souvent employé comme vulnéraire. Le suc de raisins blancs cueillis avant leur maturité, contient, selon M. Geiger (*Magaz. Pharm.*, août 1824, p. 165) de l'acide tartrique, une forte proportion d'acide malique, mais pas une trace d'acide citrique, quoique Proust en eût signalé l'existence en quantité notable dans les raisins verts.

Les raisins secs figurent parmi les fruits béchiques dits pectoraux. On les emploie en décoction avec les jujubes, les dattes, et autres fruits mucilagineux et sucrés, et ils entrent dans la préparation de l'électuaire lénitif, du sirop d'Érysimum, etc. Comme ils contiennent beaucoup de principes sucrés et muqueux, en un mot, les élémens du vin, quelques personnes les font fermenter, et composent ainsi une boisson vineuse.

On en distingue plusieurs sortes, savoir :

1°. Raisins de caisse. *Passulæ vulgares, seu gallicæ.* Ils sont jaunes, abondans en principe sucré (1) dont une partie vient s'effleurir à la surface. Ils nous arrivent de nos départemens méridionaux, où on les fait sécher au soleil sur des claies après les avoir trempés avec leurs rafles dans une lessive de soude. On en consomme une grande quantité dans les desserts, et ils sont compris dans la collection de fruits secs que l'on nomme les quatre mendians.

2°. Raisins de Corinthe. *Passulæ corinthiacæ.* Ils sont en grains détachés, très petits, d'une couleur bleue-noirâtre, d'un aspect gras et mielleux, d'une odeur vineuse et d'une saveur sucrée et aigrelette. Les raisins de Corinthe sont ainsi nommés parce que l'on en tirait autrefois une grande quantité

---

(1) Le sucre de raisin n'est point cristallisable; son aspect est pulvérulent, un peu onctueux; il est parfaitement identique avec le sucre que l'on obtient par l'action de l'acide sulfurique sur la fécule de pomme de terre. *V.* l'art. Sucre.

des environs de cette ville. Mais la vigne qui les produit se cultive aujourd'hui en plus grande abondance à Zanthe, Céphalonie, et dans quelques autres îles de la Grèce ionique. On en évalue le produit annuel à 17 millions de livres pesant (sur laquelle quantité Zanthe y est pour 7 millions), ce qui donne une valeur de plus de 3 millions de francs. Ce sont les Anglais et les Hollandais qui en consomment la plus grande quantité.

3°. RAISINS DE SMYRNE OU DE DAMAS. *Passulæ damascenæ.* Le commerce les tire de la côte de Syrie. Ils sont très gros, arrondis, aplatis, jaunes—brunâtres, d'une saveur sucrée avec une odeur de muscat fort agréable.

4°. RAISINS DE MALAGA OU D'ESPAGNE. *Passulæ hispanicæ.* Ils sont plus petits que les raisins de Damas, épais, bleuâtres ou glauques, très sucrés et d'une saveur agréable.

5°. RAISINS DE CALABRE. *Passulæ calabricæ.* Ils ne diffèrent presque pas des précédens, et on les emploie indifféremment les uns pour les autres.   (G...N.)

RAISIN D'OURS. *V.* BUSSEROLE.

RAISINIER D'AMÉRIQUE. *Coccoloba uvifera*, L. Arbre assez élevé, qui croît dans les Antilles et sur le continent de l'Amérique méridionale. Il appartient à la famille des Polygonées et à l'Octandrie Trigynie. L. De son bois, qui a une teinte rougeâtre extérieurement, on obtient, par décoction, un extrait très astringent fort analogue au kino, et dont il a été question en parlant de cette dernière substance. *V.* l'article KINO, t. III, p. 302. Les fruits du raisinier sont rouges, charnus, d'une saveur acidule assez agréable. On les mange et l'on en fait des boissons rafraîchissantes.   (G...N.)

RANA BUFO. *V.* CRAPAUD.

RANA ESCULENTA. *V.* GRENOUILLE.

RANCIDITÉ. On entend par ce mot l'âcreté particulière que les huiles fixes et les graisses contractent par leur exposition à l'air et par l'absorption de l'oxigène. Ces huiles ainsi altérées sont appelées *huiles rances ;* elles ont le goût dit de *ranci.* On a proposé divers moyens pour enlever aux matières grasses ce goût désagréable. Quelques personnes ont proposé le pain, la farine, le charbon, la magnésie ; mais ces moyens ne sont pas exempts de reproches. Il est plus convenable d'empêcher les huiles de rancir, en les mettant à l'abri du contact de l'air, que de les abandonner à ce contact qui les détériore et leur fait acquérir des propriétés nouvelles dont il est difficile de les priver. (A. C.)

RANUNCULUS. *V*. Renoncule.

RAPACES. Premier ordre des oiseaux dans la méthode de M. Cuvier. *V*. Oiseaux.

RAPE. Espèce de grosse lime dont les dents sont très proéminentes. On s'en sert pour opérer la rasion et pour diminuer la grosseur des bouchons en enlevant une portion du liége. (A. C.)

RAPHANUS SATIVUS. *V*. Raifort cultivé.

RAPONTIC. Pour Rhapontic. *V*. ce mot.

RAQUETTE. Nom vulgaire du *Cactus Opuntia*, L., et de quelques autres espèces du même genre sur lesquelles vit l'insecte qui fournit la cochenille. On leur donne aussi le nom de *figuier d'Inde*, à cause de leurs fruits qui ressemblent à des figues. *V*. Figuier d'Inde. Aux détails donnés dans l'article auquel nous renvoyons, nous ajouterons que, selon M. Cambessèdes (*Enumeratio plant. Balear.*, p. 78), les paysans des Baléares mangent les fruits du *Cactus Opuntia*, sans en éprouver ordinairement aucun effet fâcheux, mais que cette nourriture leur devient mortelle lorsqu'ils ont l'imprudence de boire par-dessus une certaine quantité d'eau-de-vie. Plusieurs personnes dignes de foi ont attesté ces effets à M. Cambessèdes, qui n'a pas eu occasion de les vérifier, et par conséquent de découvrir la vraie cause d'un empoisonnement aussi extraordinaire. (G...n.)

RARÉFACTION. On entend par ce mot l'éloignement des molécules intégrantes d'un corps, déterminé par l'action d'un corps impondérable (le calorique) qui s'interpose entre les molécules, leur fait prendre plus de volume sans qu'il y ait augmentation de poids. On dit aussi *raréfiées*. (A. C.)

RASION. On donne ce nom au mode de division qui s'opère à l'aide d'un instrument nommé râpe. On emploie ce moyen pour diviser la corne de cerf, la noix vomique, le bois de santal et les substances d'une texture analogue. Pour opérer plus facilement la rasion, on assujettit, à l'aide d'un étau, la substance à diviser, ensuite on fait agir la râpe, ou bien encore on frotte cette substance sur des tables garnies de *râpes fines.*   (A. C.)

RASPATION, *Rapation.* On a donné ces noms barbares à l'opération décrite à l'article RASION.

RATAFIAS. On nomme ainsi des liqueurs alcoolisées sucrées et chargées des principes odorans ou sapides des végétaux. Ces produits très agréables sont souvent colorés en vert, en rose, en jaune, etc. On donne la couleur jaune à l'aide de la matière colorante du safran privée de sa matière odorante ; la couleur verte s'obtient à l'aide de l'alcool qui a été mis en contact avec les feuilles d'épinard séchées, ou par un mélange de liqueur d'indigo et de safran ; la couleur rouge avec la cochenille et l'alun ; la couleur bleue avec une solution d'indigo obtenue en faisant dissoudre l'indigo dans l'acide sulfurique, séparant l'acide à l'aide d'un alcali ajouté en quantité convenable. Le nom de *ratafia,* selon quelques auteurs, est d'origine indienne ; selon d'autres, il a la même signification que le mot *ratifier,* de ce que cette liqueur était prise en sanctionnant, le verre à la main, des engagemens déjà pris. On pourrait élever une discussion sur ces deux étymologies, mais comme elle n'aboutirait qu'à des résultats futiles, nous croyons devoir nous borner ici à indiquer la préparation de divers ratafias.

RATAFIA D'ABSINTHE, *Liqueur d'absinthe* (1). Feuilles d'absinthe mondées, 2 kilogrammes (4 livres) ; baies de genièvre, 250 gram. (8 onc.) ; cannelle de Ceylan, 64 gram. (2 onc.) ; racine d'angélique, 16 gram. (4 gros) ; eau-de-vie à 22°, 9 litres (17 livres). On introduit dans le bain-marie d'un alambic ; on laisse en macération pendant 8 jours. On distille au filet pour obtenir 6 litres d'alcool aromatique ; on recohobe et l'on distille pour ne retirer que 5 litres d'alcool devant marquer 32°. Lorsque cette

(1) Nous avons tiré plusieurs des formules indiquées ici de l'ouvrage récemment publié par MM. Henry et Guibourt.

préparation est faite, on prend : alcoolat d'absinthe composé, 2 litres (3 liv. 8 onces); eau pure, 1250 gram. (2 livres 8 onces); eau de fleurs d'oranger, 192 grammes (6 onces); sucre blanc, 1250 grammes (2 livres 8 onces); un blanc d'œuf. On fait fondre le sucre dans l'eau, on délaie le blanc d'œuf dans l'eau de fleurs d'oranger, et l'on bat ce mélange; on l'ajoute au sirop et à l'alcool, et l'on mêle; on fait ensuite chauffer dans un bain-marie couvert jusqu'à ce que la main ne puisse plus tenir le couvercle sans éprouver la crainte de se brûler; on laisse refroidir et l'on filtre. La liqueur ainsi obtenue est incolore; on peut lui donner une couleur verte. Dans quelques pays de la France, on obtient cette coloration en mettant l'alcoolat composé d'absinthe en contact avec des feuilles d'orties coupées récemment.

Ratafia d'angélique, *Liqueur d'angélique*. Tiges d'angéliques récentes, 128 gram. (4 onces); amandes amères, 128 gramm. (4 onces); sucre blanc, 2 kilogram. (4 liv.); eau-de-vie à 22°, 6 litres (11 livres); eau commune, 6 litres (12 livres). On divise par morceaux l'angélique, on contuse les amandes amères, on met en macération pendant 4 jours; on ajoute, après ce temps, le sucre pulvérisé, et lorsqu'il est fondu, on filtre.

Ratafia d'angélique composé, *Vespétro*. Coriandre, 32 grammes (1 once); fenouil, 8 gramm. (2 gros); anis, 8 grammes (2 gros); semences d'angélique, 8 grammes (2 gros); sucre, 500 gram. (1 livre); citrons, 1000 gram. (2 liv.); eau-de-vie, 1 litre. On coupe les citrons par tranches, on concasse les semences de coriandre,

d'anis et d'angélique, on les met en macération avec l'eau-de-vie, et au bout de six jours, on ajoute le sucre concassé; on filtre lorsqu'il est fondu. Cette liqueur est carminative, elle aide à la digestion.

Ratafia d'anis, *Liqueur d'anis*. Semences d'anis entières, 48 gramm. (1 once et demie); eau-de-vie à 24°, 1500 grammes (3 livres); eau pure, 1000 gram. (2 liv.); sucre, 1250 gram. (2 livres 8 onces). On agit de la même manière que pour le vespétro.

L'huile d'anis s'obtient en prenant l'alcool distillé d'anis, et le mêlant avec le double de son poids de sucre.

Ratafia d'anis et de carvi. Liqueur connue sous le nom de *clairet* ou *rossolis des 6 graines*. Semences d'anis, d'aneth, de carvi, de coriandre, de daucus de Crête, de fenouil, de chaque, 32 grammes (1 once); eau-de-vie, 2 kilogrammes (4 livres); eau, 500 grammes (1 livre); sucre, 500 grammes (1 livre). Faites selon l'art.

Ratafia de brou de noix, *Liqueur de brou de noix*. Petites noix nouvellement nouées, 30 grammes (7 gros et demi); eau-de-vie, 1 litre; sucre, 192 grammes (6 onces); girofles, macis, cannelle, de chaque, 6 décigrammes (12 grains). On écrase les noix, on les fait macérer dans l'eau-de-vie pendant un mois; on y ajoute ensuite le sucre, et trois semaines après les aromates; au bout de huit jours, on passe avec expression, et l'on filtre. Cette liqueur est tonique. Quelques auteurs recommandent de la laisser deux ans au moins en bouteille avant de l'employer.

. **Ratafia de cacao**, *Liqueur de cacao.* Cacao caraque torréfié et mondé, 500 grammes (1 livre); cacao des îles torréfié et mondé, 250 gram. (8 onc.); eau-de-vie à 22°, 4 kilogram. (8 livres); eau, 750 gramm. (1 livre 8 onces); sucre blanc, 750 grammes (1 livre 8 onces); vanille, 6 décigram. (12 grains). On prend le cacao, on le torréfie de nouveau dans une poêle de fer, en remuant continuellement; lorsque la torréfaction est faite, on laisse refroidir, on réduit en poudre grossière dans un mortier; on met macérer avec la vanille et l'eau-de-vie dans un flacon bouché. Après un mois de contact, on passe avec expression; on ajoute le sucre fondu dans l'eau, et l'on filtre.

Ratafia de café, *Liqueur de café.* Café moka brûlé et concassé, 500 grammes (1 livre); eau-de-vie à 22°, 4 litres (7 livres 8 onces). Mettez en contact et laissez en macération pendant 8 jours; coulez avec expression et ajoutez, sucre blanc, 628 gram. (1 livre 4 onces); eau, 628 grammes (1 livre 4 onces). Filtrez lorsque le sucre sera dissous et que le mélange sera bien fait.

Ratafia de café distillé, *Crème de café.* Café moka brûlé et moulu, 1000 grammes (2 livres); eau-de-vie à 22°, 10 litres (18 livres et demie). Faites macérer pendant 8 jours; distillez au bain-marie pour tirer 6 litres de liqueur alcoolique, recohobez sur le marc; distillez de nouveau pour tirer 6 litres d'alcool aromatique; prenez cet alcool et mêlez-le avec, sucre blanc, 2500 grammes (5 livres) dissous dans eau, 4 kilogrammes (8 livres). Filtrez et conservez.

Ratafia de capillaire composé, *Élixir de Garus, V.* t. I, p. 256.

Ratafia de cassis, *Liqueur de cassis.* Fruits de cassis privés de rafles, 3 kilogrammes (6 livres); eau-de-vie, 9 litres (17 livres), sucre, 1692 grammes (3 livres 6 onces); girofles concassés, 4 grammes (1 gros); cannelle fine, 8 grammes (2 gros). On écrase les cassis dans une terrine, on les introduit dans une cruche, on ajoute l'eau-de-vie, le sucre, les girofles, la cannelle; on laisse macérer pendant 15 jours, on passe et l'on exprime, puis on soumet à la filtration et l'on conserve pour l'usage.

Ratafia de cédrat distillé, *Liqueur de cédrat.* Zestes de 12 cédrats, alcool à 32°, 8 litres. Laissez macérer, puis soumettez à la distillation; lorsque vous aurez l'alcool aromatique, on prend 1 partie de cet alcool, 1 partie d'eau, 1 partie de sucre blanc, on mêle; lorsque le sucre est fondu, on filtre et l'on conserve.

Ce ratafia coloré en rouge par la cochenille est vendu sous le nom de *parfait amour.*

On peut préparer par le même procédé la liqueur de citrons.

Ratafia de cerises, *Liqueur de cerises.* Cerises aigres dites *à courte queue*, mondées et écrasées avec leurs noyaux, 4 kilogrammes (8 livres); eau-de-vie à 22°, 4 kilogram. (8 livres). Faites macérer pendant un mois, passez et exprimez; ajoutez à la liqueur exprimée, sucre, 96 gram. (3 onces). Lorsque le sucre est dissous, filtrez et conservez.

Les ratafias de framboises et de groseilles se préparent suivant le même procédé.

RATAFIA DE COINGS, *Liqueur de coings.* Suc de coings, 3 kilogramm. (6 livres); alcool rectifié, 1500 gram. (3 livres); sucre blanc, 1250 gramm. (2 livres 8 onces); amandes amères pilées, 16 gram. (4 gros); cannelle, 12 grammes (3 gros); coriandre concassée, 8 grammes (2 gros); macis, 4 grammes (1 gros); girofles, 12 décigrammes (24 grains). On mêle le tout ensemble, on laisse macérer pendant un mois, on passe avec expression et l'on filtre.

RATAFIA D'ÉCORCES D'ORANGES AMÈRES, *Curaçao.* Zestes secs d'oranges amères, 500 gramm. (1 livre); girofles, 8 grammes (2 gros); cannelle de Ceylan, 8 gram. (2 gros); eau-de-vie vieille, 10 litres. Faites macérer pendant 8 jours, passez et ajoutez, eau pure, 1 kilogramme (2 livres); sucre, 2500 gram. (2 livres et demie). Filtrez lorsque le sucre sera dissous.

On ajoute quelquefois à cette liqueur une certaine quantité de teinture de Fernambouc, qui lui donne la propriété de rougir lorsqu'elle reste exposée à l'air.

RATAFIA DE FLEURS D'ORANGER, *Liqueur de fleurs d'oranger.* Pétales de fleurs d'oranger, 750 grammes (1 liv. 8 onc.); alcool à 20°, 12 litres; eau de fleurs d'oranger, 1000 gramm. (2 livres); sucre très blanc, 2250 gram. (4 livres 8 onces). On met les pétales de fleurs d'oranger dans une terrine de grès, on les immerge avec 3 ou 4 litres d'eau chauffée à environ 36°, afin de les laver et de les priver d'une partie de leur amertume; on les met ensuite sur un linge, et l'on exprime à la main; alors on les met macérer dans l'alcool faible pendant six heures; on passe la liqueur alcoolique et on la mêle au sucre et à l'eau de fleurs d'oranger. Lorsque la solution est complète, on filtre et l'on conserve.

RATAFIA DE FLEURS D'ORANGER DISTILLÉ, *Crème de fleurs d'oranger.* Pétales de fleurs d'oranger, 1000 grammes (2 livres); alcool à 22°, 4 kilogrammes (8 livres). Distillez au bain-marie pour retirer 2 kilogramm. (4 livres). Ajoutez à ce produit, sucre blanc, 1 kilogramme (2 livres), dissous dans eau de fleurs d'oranger, 1 kilogramme (2 livres). Mêlez, filtrez et conservez.

RATAFIA DE FLEURS D'ORANGER COMPOSÉ, *Eau divine.* Huile volatile de citron, 8 grammes (2 gros); huile volatile de bergamote, 8 grammes (2 gros); alcool à 35°, 4 kilogrammes (8 livres); eau pure, 500 grammes (1 livre). Distillez au bain-marie pour retirer 4 kilogrammes (8 livres) de liqueur spiritueuse à laquelle on ajoute, sucre, 2 kilogram. (4 livres); eau pure, 7 kilogrammes (14 livres); eau de fleurs d'oranger, 1 kilogram. (2 livres). Lorsque le tout est fondu, on filtre.

RATAFIA DE GRENOBLE. C'est un vin de cerises cuit, mêlé d'alcool et de divers parfums, le tout édulcoré par du sirop. Voici la véritable manière de le fabriquer.

On choisit les plus belles cerises noires, on les épluche en enlevant les queues et rejetant les pourries et les vertes. On les écrase avec une petite planche que l'on tient à la main, sur une corbeille plate posée sur une tinette dans laquelle le jus se ramasse. Les peaux et les noyaux restent sur la corbeille. On pile le marc dans un mortier de fer.

On jette le marc pilé avec le jus dans une chaudière que l'on entretient pendant une heure en ébullition, on jette le tout bouillant sur les corbeilles disposées comme dans le premier cas, et on laisse filtrer. On met le marc à la presse, et l'on mêle le jus qui en provient avec celui que contient la tinette, on laisse refroidir. On en remplit alors des barriques préparées, avec la précaution de mettre sur six litres de jus un litre d'alcool à 33° et autant de sirop de sucre; on laisse fermenter pendant tout l'hiver, la liqueur s'éclaircit, et alors elle est propre à assaisonner le ratafia.

On édulcore le ratafia plus ou moins, selon le goût des consommateurs; on le parfume avec l'esprit de noyau, la racine de galanga et un peu d'alcoolat de girofle. Voici la proportion ordinaire : 14 litres de ratafia préparé comme ci-dessus; 7 litres et demi de sirop; 2 lit. d'esprit de noyau à l'eau; un demi-décilitre d'alcoolat de galanga et autant d'alcoolat de girofle. On ajoute plus ou moins de ces deux derniers alcoolats, selon le goût des consommateurs, mais toujours de manière à ce qu'on ne puisse pas découvrir la nature de ces deux parfums. C'est dans l'exacte proportion de ces dernières substances que réside la perfection de cette liqueur.

RATAFIA DE MERISES COMPOSÉ, dit *marasquin de Zara*. Kirschwaser, 96 grammes (3 onces); alcoolat de framboises, 64 grammes (2 onces); alcool à 36°, 250 grammes (8 onces); eau pure, 750 gram. (1 liv. 8 onces); sucre blanc pur, 192 gram. (6 onces). On fait dissoudre et l'on filtre.

RATAFIA DE NOYAUX, *Liqueur de noyaux*. Noyaux de pêches et d'abricots, 60; eau-de-vie, 1 litre; sucre, 160 grammes (5 onces). On casse les noyaux et on les met, amandes et coques, dans l'eau-de-vie, on laisse macérer pendant un mois; on ajoute le sucre et l'on filtre.

L'huile de noyaux s'obtient en soumettant à la distillation l'eau-de-vie qui a macéré avec les noyaux pour en retirer un alcoolat que l'on mêle avec partie égale en poids de sirop de sucre incolore.

RATAFIA D'ŒILLET, *Liqueur d'œillet*. On prend des pétales d'œillets rouges privés de leurs onglets, on les recouvre d'eau-de-vie, et l'on ajoute, par litre, 6 décigrammes (12 grains) de girofles, et 6 décigram. (12 grains) de cannelle; on laisse macérer pendant 15 jours; on passe, on exprime, on ajoute à la liqueur 192 grammes (6 onces) de sucre par litre, lorsque le sucre est fondu, et l'on filtre.

RATAFIA DE ROSES, *Huile de roses*. Alcoolat de roses, 2 kilogram. (4 liv.); eau distillée de roses, 750 grammes (1 livre 8 onces); eau pure, 1250 gram. (2 livres 8 onces); sucre blanc, 1 kilogramme (2 livr.); cochenille, 4 gram. (1 gros); tartrate acidule de potasse, 45 centigrammes (9 grains). Faites bouillir la cochenille avec le sel dans 8 onces d'eau; filtrez. D'autre part, faites fondre le sucre dans le reste de l'eau de roses, ajoutez la solution de cochenille et l'alcoolat de roses. Filtrez après deux jours de repos.

RATAFIA DE SAFRAN COMPOSÉ, *Escubac, Scubac*. Safran, 64 gram. (2 onc.); jujubes, 128 gram. (4 onc.); dattes, 96 grammes (3 onces); raisins de Damas, 96 gram. (3 onces); anis, coriandre et cannelle fine, de chaque, 4 grammes (1 gros); eau-de-vie à 22°,

4 kilogrammes (8 livres); eau pure, 1 kilogramme (2 livres); sucre, 2 kilogrammes (4 livres). On ouvre les raisins, on sépare les noyaux des dattes et des jujubes, on met le tout dans une cruche avec l'anis, la coriandre et la cannelle concassée; on ajoute l'eau-de-vie, on laisse macérer pendant 15 jours, on passe en exprimant, on ajoute le sucre fondu dans l'eau, on agite et l'on filtre.

Ratafia de Tolu, *Liqueur de Tolu.* Baume de Tolu, 64 grammes (2 onces); eau pure, 750 gram. (1 liv. 8 onces). Faites digérer au bain-marie à la température de l'eau bouillante pendant 2 heures, en agitant souvent pour favoriser l'action de l'eau sur le baume; laissez reposer, décantez,

ajoutez à la liqueur tirée à clair, sucre blanc, 750 grammes (1 liv. 8 onces); alcool à 24°, 32 grammes (1 once). Lorsque le sucre est dissous, on filtre et l'on conserve.

Ratafia de vanille, *Crème de vanille.* Alcool à 32°, 500 grammes (1 livre); vanille fine incisée, 4 gram. (1 gros). Faites macérer pendant deux jours, passez, et ajoutez, sirop de sucre blanc, 1 kilogramme (2 livres). Filtrez et conservez.

Ratafia de zestes d'oranges. Zestes d'oranges douces récens, 128 grammes (4 onces); eau-de-vie vieille, 4 litres. Faites macérer pendant six heures, passez; ajoutez, sucre blanc, 750 grammes (1 livre 4 onces). Faites fondre et filtrez.

(A. C.)

RATANHIA. On connaît sous ce nom, dans les pharmacies, la racine d'une plante qui croît dans les lieux arides et sablonneux du Pérou, et qui a été nommée *Krameria triandra* par les auteurs de la Flore du Pérou et du Chili. Elle appartient à la Tétrandrie Monogynie, et on la place, avec doute, dans la famille des Polygalées. Une autre espèce du même genre (*Krameria Ixina,* L.; Tussac, Flore des Antilles, tab. 15), que l'on trouve à Saint-Domingue et à Cumana, fournit aussi des racines très analogues à celles de la plante péruvienne.

Ces racines sont divisées en un grand nombre de ramifications cylindriques, d'une grosseur variable entre celle d'une plume et celle du pouce, revêtues d'une écorce rouge-brune, inégale et lisse, composées à l'intérieur de fibres ligneuses très dures, d'un rouge pâle ou jaunâtre, et d'une saveur excessivement astringente. Comme les écorces de ses racines sont les parties qui possèdent au plus haut degré les propriétés médicales, il convient de choisir les plus ténues d'entre les racines, parce que l'écorce en forme la plus grande partie, ou du moins y est comparativement plus développée que dans les grosses ramifications.

Analysée par M. Vogel (*Journ. de Pharm.*, t. V, p. 203), la racine de ratanhia a donné les résultats suivans : tannin modifié, 40 ; gomme, 1,50 ; fécule, 0,50 ; matière ligneuse, 48 ; acide gallique, des traces ; eau et perte, 0,10. M. Peschier de Genève a signalé dans la racine de ratanhia la présence d'un acide particulier, incristallisable, qu'il a nommé *kramérique*, et dont l'existence est encore douteuse. *V.* ACIDE KRAMÉRIQUE, t. I, p. 122.

Ruiz, l'un des auteurs de la Flore du Pérou, a le premier fait connaître, en Europe, les propriétés médicales de cette racine. Elle est éminemment tonique et astingente ; son emploi est convenable surtout contre les diarrhées chroniques, les hémorrhagies passives, la blennorrhagie uréthrale et la leucorrhée chronique, en un mot, contre toutes les affections où l'emploi des toniques et des astringens est indiqué. Ruiz a vu les dames du Pérou s'en frotter les dents et les gencives pour se les raffermir, et il a constaté, en outre, l'efficacité de cette racine dans une foule de cas morbides où elle est employée par les habitans de l'Amérique méridionale. La plupart des faits annoncés par Ruiz ont été vérifiés par M. Hurtado, médecin espagnol, qui a long-temps résidé à Paris, et par M. Bourdois de La Mothe, auquel on doit la traduction française de la Dissertation de Ruiz.

La racine de ratanhia s'administre en décoction à la dose d'une demi-once à une once pour une livre de boisson que l'on prend par demi-verrées dans la journée. Selon M. Vogel, on doit éviter d'associer aux décoctions ou infusions des acides minéraux et des sels. On en prépare aussi une teinture alcoolique et un extrait qui possèdent, à un état très concentré, les propriétés de la racine. L'extrait se donne à la dose de 1 à 2 scrupules. On ne peut avoir confiance à celui qui vient du Pérou, car ce n'est souvent qu'un produit, non pas précisément falsifié, mais préparé sans aucuns soins. Celui que l'on obtient dans nos laboratoires a une couleur brune-rougeâtre, une cassure vitreuse, l'aspect du sang-dragon, et une saveur fort astringente. Il a beaucoup d'analogie avec le kino du *Nauclea gambir*. M. Guibourt (*Hist. des Drogues simples*, t. II, p. 247) a donné un tableau indiquant les divers précipités que ces substances donnent par l'action des réactifs.

(A. R.)

RAVE. *Brassica Rapa*, L. ; *Brassica asperifolia*, Lamck. (Famille des Crucifères. Tétradynamie siliqueuse, L.) Plante cultivée en abondance dans plusieurs contrées d'Europe, à cause de ses racines qui ont beaucoup de ressemblance avec celles du navet, et qui sont employées comme celles-ci à des usages alimentaires. Cette plante ne diffère du navet que par ses feuilles hérissées et par son calice étalé, caractères qui l'avaient fait confondre dans le genre moutarde (*Sinapis*) par quelques botanistes. Dans plusieurs départemens de l'est de la France, ainsi qu'en Angleterre, en Allemagne, et dans quelques autres contrées d'Europe, les raves sont l'objet d'une grande culture ; leur principal emploi est pour la nourriture des bestiaux pendant l'hiver, et l'on prétend que les vaches auxquelles on en fait manger fournissent un lait plus abondant et d'une aussi bonne qualité que celui qu'elles donnent lorsqu'on les nourrit avec des fourrages secs.

Les raves ont un parenchyme blanc gorgé d'un suc plus ou moins doux, selon la nature du sol, ayant une légère odeur particulière. Ce parenchyme bien privé de suc et traité successivement par la potasse caustique, la chaux et les acides, donne abondamment de l'acide pectique. La décoction de raves édulcorée était autrefois regardée comme un remède excellent dans les affections de poitrine.

Il y a deux variétés principales parmi les raves, savoir : 1°. la Rave proprement dite (*B. Rapa*, var. *depressa*, D.C.), nommée aussi vulgairement *grosse rave*, *rabioule*, et par les Anglais, *Turnep*. Cette racine est blanche, rarement jaunâtre à l'extérieur, quelquefois rougeâtre ou un peu verdâtre vers le collet ; elle est sphéroïde, déprimée et comme étranglée au-dessous du collet, terminée inférieurement par une petite radicelle. Elle acquiert des dimensions considérables : Pline Amatus, C. Bauhin, en citent de 40, 50 et 60 livres, mais il y a sans doute un peu d'exagération dans l'évaluation de ces poids. — 2°. La Rave oblongue (*B. Rapa*, var., *oblonga*, D.C.). Elle est oblongue-fusiforme, amincie insensiblement au sommet. Sa saveur est encore plus douce que celle de la précédente variété. Elle acquiert aussi une grosseur énorme.

(G...N.)

RAVENSARA ou Noix de girofles. On désigne sous ces noms le fruit d'un arbre de Madagascar, que Sonnerat (*Voyages*, v. II., tab. 127) a le premier fait connaître sous le nom de *Ravensara aromatica*, et qui fut ensuite nommé *Agatophyllum aromaticum*, par Jussieu et Lamarck, Illustr., tab. 825. Enfin, Gærtner l'a désigné sous le nom d'*Evodia Ravensara*, nom qui ne peut être admis, puisqu'il y a un autre genre *Evodia* qui appartient à la famille des Rutacées. L'arbre dont il est ici question a le port de certains lauriers exotiques; il fait partie de la Famille des Laurinées et de la Dodécandrie Monogynie, L. On le cultive maintenant dans les îles de France et de Bourbon. Toutes ses parties, mais surtout les fruits, ont une odeur et une saveur extrêmement fortes qui tiennent à la fois du girofle, de la cannelle, de la muscade, et de différentes sortes d'aromates; d'où le nom de *quatre-épices* qu'on lui donne vulgairement dans le commerce.

La noix de Ravensara est deux fois plus grosse qu'une noix de galle ordinaire, arrondie, terminée à la base et au sommet en une petite pointe; celle de la base est le pédoncule, l'autre le style persistant. L'écorce est peu épaisse, brune-noirâtre, et rugueuse au dehors; elle recouvre une sorte de brou jaunâtre qui entoure une coque ligneuse indéhiscente divisée à l'intérieur et seulement à la base en six loges, de sorte que l'amande est inférieurement à six lobes et entière au sommet. Le brou de la noix de Ravensara est infiltré d'huile volatile à laquelle ce fruit doit son excellente odeur. L'amande en contient aussi, mais elle est plus âcre et moins aromatique. On emploie peu, en Europe, le Ravensara; cependant, on le fait entrer comme condiment aromatique dans les liqueurs de table. Ses propriétés sont stimulantes et semblables à celles de la muscade, du girofle, de la cannelle et du macis.   (G...N.)

RAZE (HUILE DE). On nomme ainsi l'huile volatile obtenue par la distillation du galipot. Elle est inférieure en qualité à l'huile volatile de térébenthine.   (G...N.)

RÉACTIFS. Sous le nom de *réactifs* on désigne les corps qui, mis en contact avec d'autres corps, donnent lieu à des combinaisons nouvelles, et qui, pendant la réaction, produisent des phénomènes particuliers et caractéristiques qui servent à faire reconnaître ces corps. Toutes les substances de la nature sont susceptibles de réagir les unes sur les autres, selon les diverses circonstances dans lesquelles elles sont placées. Ainsi, un traité complet des réactifs serait un ouvrage qui devrait indiquer les propriétés de tous les corps connus susceptibles de réagir les uns sur les autres, et celles des produits résultans de ces réactions. Il nous est donc impossible d'indiquer dans ce Dictionnaire tout ce qui serait utile pour l'emploi des réactifs connus, et nous renverrons pour les détails nécessaires à l'emploi des réactifs et à leur application à l'analyse, à un ouvrage spécial sur cet objet (1). Nous eussions pu donner un extrait de ce traité, mais des notions insuffisantes sur un pareil travail sont plutôt nuisibles qu'utiles ; elles pourraient induire en erreur ceux qui n'auraient pas d'autres connaissances que celles données dans cet extrait, et elles seraient inutiles à ceux qui connaissent les réactifs et les moyens de les employer.

Parmi les auteurs qui ont traité des réactifs, il en est quelques-uns qui ont probablement oublié d'indiquer dans quel ouvrage ils ont puisé les documens qu'ils ont publiés.
          (A. C.)

RÉALGAR, *Réalgal, Rizigal.* On a donné ces noms au sulfure d'arsenic.

---

(1) *Traité élémentaire des Réactifs, leurs préparations, leurs emplois spéciaux, et leur application à l'analyse-* Paris, chez Thomine, libraire rue de la Harpe, n° 78, et chez Béchet jeune.

RÉCIPIENT. Nom donné aux vases destinés à recueillir les liquides produits de la distillation.

RÉCIPIENT FLORENTIN. Appareil destiné à recueillir les huiles essentielles plus légères que l'eau. Ce vase consiste en un matras allongé et en forme de poire. A sa partie inférieure est soudé un tube en S lorsqu'on distille ; on fait aboutir le tube du serpentin au col du récipient florentin. L'huile volatile, plus légère que l'eau, occupe la partie supérieure ; l'eau, plus dense, s'écoule par le tube en S qui est à l'extrémité inférieure. (*V.* les planches.) On a cherché à modifier cet appareil, qui laisse encore passer de l'huile volatile ; pour cela, on ajoute au récipient un tube effilé dans lequel l'eau tombe d'abord avant de passer dans le récipient ; l'écoulement du liquide se fait par la partie inférieure du tube, et l'huile qui se serait échappée de ce premier appareil va se réunir à la partie supérieure du récipient florentin. (*V.* le *Journal de Chimie médicale*, t. II, p. 66, 1826.)

(A. C.)

RÉCOLTE DES PLANTES. Les propriétés de la plupart des plantes médicinales étant fondées sur l'existence de certains principes immédiats susceptibles d'être concentrés et conservés par la dessication, il est fort important pour le pharmacien de bien connaître le temps le plus propre à leur récolte ; mais ce moment propice varie non-seulement d'après la saison où chaque plante se développe, mais encore d'après les parties de la plante que l'on se propose de collecter. Ainsi, les racines, les bulbes et bourgeons, les tiges, les écorces, les feuilles, les fleurs et les fruits, atteignent en diverses saisons le degré de maturité que désire le pharmacien. Lorsqu'il s'agit des fleurs, des feuilles et des autres parties délicates, il convient encore d'avoir égard à la température et aux circonstances atmosphériques. Nous croyons donc que des instructions générales sur ce sujet ne seront pas sans utilité pour beaucoup de nos lecteurs. Quant aux opérations qui suivent la récolte des plantes, nous renvoyons aux articles spéciaux où il en a été traité, et notamment aux mots DESSICATION et PLANTES.

Les racines des plantes bisannuelles doivent être récoltées dans le cours de l'automne de la première année, parce qu'alors elles ne sont plus, comme au printemps et dans l'été, gorgées de sucs aqueux retenant en dissolution les matériaux propres à la nutrition des plantes; elles ont, au contraire, alors élaboré les sucs propres dans lesquels résident toutes leurs vertus. Les racines de la seconde année étant presque entièrement converties en substance ligueuse et inerte, doivent être éloignées des officines.

Les racines des plantes vivaces sont à leur maturité convenable dans la jeunesse de l'individu, et à l'époque où celui-ci perd ses feuilles. Cependant, il y a quelques exceptions à l'égard de certaines plantes, comme, par exemple, de la rhubarbe, pour laquelle il faut attendre 5 ou 6 ans.

Les racines des plantes anti-scorbutiques sont employées à l'état frais, parce qu'elles doivent leurs propriétés à un principe âcre et volatil qui se dissipe par la dessication. Ainsi, il ne peut y avoir de saison particulière pour leur récolte.

Les bourgeons de sapin et de peuplier se récoltent au printemps, lorsqu'ils sont enduits d'une substance visqueuse, résineuse, aromatique, dans laquelle résident leurs qualités actives. Les bulbes de colchique doivent être ramassés en automne à l'époque de la floraison.

Les tiges de douce-amère doivent être cueillies en automne après la chute des feuilles, et l'on choisit les pousses de l'année.

A l'exception de l'écorce de sureau que l'on cueille en été et dont on ratisse l'épiderme, toutes les écorces se récoltent également en automne après la chute des feuilles.

Les feuilles sont en général dans le meilleur état pour être récoltées, dans la jeunesse de la plante et avant la floraison; plus tard, elles deviennent dures, ligneuses, moins abondantes en sucs propres qui affluent vers les organes de la fructification. Cependant, dans quelques plantes (les Labiées, par exemple), les feuilles partagent avec les fleurs les qualités aromatiques, et il faut attendre l'époque de la floraison pour les cueillir.

On est même dans l'habitude de les collecter simultanément ; c'est ce que l'on nomme *sommités fleuries*.

Mais c'est principalement pour les fleurs qu'il faut saisir le moment convenable de les récolter. Les roses rouges doivent être cueillies en boutons, parce qu'alors leurs qualités astringentes sont plus énergiques que lorsqu'elles sont épanouies. La plupart des autres fleurs demandent à être récoltées au moment de leur épanouissement et par un temps sec. Si le temps est pluvieux, elles noircissent, perdent une partie de leurs principes aromatiques, et sont très sujettes à se gâter.

Il faut attendre, pour les fruits et graines, qu'ils soient dans un état complet de maturité, à moins que leur vertu réside dans l'astringence de leurs sucs, comme, par exemple, dans le verjus. Ceux de ces fruits qui sont succulens sont ordinairement employés sans être desséchés à la préparation des sirops, des conserves, et d'autres médicamens ou mets de fantaisie. Quelques-uns, comme les prunes, sont destinés à la dessication.

Tableau indicatif des substances végétales que l'on peut récolter chaque mois dans le cours de l'année (1).

JANVIER et FÉVRIER.

La nature est encore dans sa léthargie, et si ce n'est quelques violettes printannières qui commencent à se montrer, on ne récolte, pendant ces deux mois, aucune plante médicinale.

MARS.

Bourgeons de peuplier. Aussi en avril.
Ficaire.
Fleurs de giroflée jaune ; et en avril.
— pêcher,   *id.*

Fleurs de pervenche.
— primevère ; et en avril.
— tussilage.
— violettes. *id.*

AVRIL.

Feuilles d'asarum.
— de mandragore.
Fleurs de narcisse des prés.
— d'ortie blanche.
— de pied-de-chat.

MAI.

Absinthe, première coupe.

(1) Ce tableau est extrait de celui que MM. Henry et Guibourt ont présenté dans leur Pharmacopée raisonnée, ouvrage récemment publié, où l'on trouve d'excellens préceptes sur les diverses branches de l'art pharmaceutique.

Anémone pulsatille ou Coquelourde.
Alliaire.
Blette.
Beccabunga.
Ciguë (grande).
Cochléaria.
Cresson.
Eupatoire.
Lierre terrestre.
Pulmonaire officinale.
Pimprenelle (petite).
Fleurs de muguet.
— pensée cultivée.
Roses pâles,   } quelquefois à la
Roses rouges,   } fin du mois.
Chatons de noyer.

JUIN.

FEUILLES ET SOMMITÉS.

Ache.
Aneth.
Angélique; et juillet.
Armoise.
Aurone.
Asarum.
Bardane.
Belladone.
Bétoine.
Bourrache.
Bugle.
Buglose.
Capillaire de Montpellier.
— Polytric.
Centaurée grande; et en juillet.
— Jacée.
Chamædrys,
Chamæpitys,   } et en juillet.
Chardon bénit ,
— étoilé.
— marie.
Chicorée.
Digitale.
Épurge.
Erysimum.

Euphraise.
Fenouil.
Filipendule.
Fumeterre.
Galiet jaune; et en juillet.
Géranium bec-de-grue.
Guimauve.
Joubarbe.
Jusquiame noire.
Laitue vireuse.
Marrube blanc.
Pariétaire.
Pervenche.
Pissenlit.
Plantain.
Ronce.
Saponaire.
Scabieuse.
Véronique.
Verveine.

FLEURS.

Buglose.
Coquelicot.
Camomille vulgaire.
Genet.
Lis blanc.
Matricaire.
Oranger; et en juillet.
Pied-de-chat.
Ptarmique, herbe à éternuer.
Rose pâle.
— rouge.
Sureau.
Souci cultivé.

FRUITS.

Cerises ,
Framboises ,
Fraises ,   } et en juillet.
Groseilles ,
Petites noix.

JUILLET.

FEUILLES ET SOMMITÉS.

Absinthe, deuxième coupe.
Aigremoine.
Argentine.
Ballote.
Basilic.
Bon-Henri.
Calament.
Cataire.
Clématite brûlante.
Centaurée (petite).
Chélidoine (grande).
Cuscute.
Ésule (petite).
Ésule ronde.
Eupatoire.
Gratiole.
Hysope ; et en août.
Marjolaine.
Marum.
Mauve.
Mélisse.
Mélilot.
Menthe crépue.
Menthe poivrée ; et en août.
Menthe pouliot.
Millefeuille.
Millepertuis.
Nicotiane ou tabac ; et en août.
Origan.
Orpin âcre.
— reprise.
Orvale.
Passerage.
Pied-de-lion.
Persicaire.
Renoncule âcre.
Romarin.
Rossolis.
Rue.
Sabine.
Salicaire.
Sanicle.

Sauge.
Scolopendre.
Scordium.
Scorodone ou Sauge des bois.
Scrophulaire.
Seneçon.
Sumac.
Tanaisie.
Thym.
Ulmaire.

FLEURS.

Bourrache.
Chevrefeuille.
Lavande.
Mauve.
Œillet rouge.
Ortie blanche.
Pivoine.
Scabieuse.
Souci.
Tilleul.
Verge-d'or.

FRUITS ET SEMENCES.

Cassis.
Cerises.
Framboises.
Fraises.
Groseilles.
Lupin.
Merises.
Noix vertes.
Pavot blanc.
Pavot noir.
Persil.
Psyllium.
Thlaspi.
Violette.

AOUT.

ÉCORCES.

Écorce de sureau.

FEUILLES OU SOMMITÉS.

Belladone.

Ményanthe.
Morelle.
Rue.
Stramoine.

FLEURS.

Bouillon blanc.
Grenadier.
Guimauve.
Houblon.

FRUITS ET SEMENCES.

Ammi.
Carvi.
Coriandre.
Concombre; et en septembre.
— sauvage.
Melon.
Mûres.
Noix vertes.

SEPTEMBRE.

Feuilles de mercuriale.

FRUITS ET SEMENCES.

Alkekenge; et en octobre.
Cynorrhodon; et en octobre.
Épinevinette.
Nerprun.
Noisettes.
Potiron.
Sureau.
Yèble.

RACINES.

Angélique.
Aristoloches diverses.
Arrête-bœuf.
Arum.
Asarum.
Asclépiade.
Asperge.
Bistorte.
Calamus aromaticus.
Canne.
Chélidoine.

Chicorée.
Chiendent gros et petit.
Ellébore blanc.
Ellébore noir.
Fenouil.
Filipendule.
Fougère mâle.
Guimauve.
Iris.
Nénuphar.
Orchis.
Oseille.
Pain de pourceau.
Patience.
Persil.
Petit houx.
Pivoine.
Polypode.
Pomme de terre.
Raifort sauvage.
Réglisse.
Scrophulaire.
Tormentille.
Valériane.

OCTOBRE.

Chou rouge.
Gui de chêne.
Bois de genévrier.

ÉCORCES.

Chêne.
Garou.
Marronnier
Orme.

FRUITS.

Coings.
Faînes.
Genièvre.
Noix.
Pivoine.
Pommes.
Raisins.
Ricins.

RACINES.

Aunée.
Bardane.
Bryone.
Chardon roland.
Chausse-trappe.
Consoude.
Cynoglosse.
Fraisier.
Garance.
Impératoire.
Rhapontic.
Rhubarbe.

NOVEMBRE et DÉCEMBRE.

C'est l'époque où le cours de la

végétation totalement suspendu, ne permet plus de récolter d'autres produits que certains fruits qui ne craignent pas les gelées, et qui, au contraire, dans certaines circonstances et pour certains usages, n'en sont que meilleurs lorsque le froid a modifié la nature de leurs sucs; tels sont les fruits du prunellier, lorsque l'on veut en faire de la piquette. C'est aussi pendant l'hiver que l'on se procure quelques plantes cryptogames usitées dans la Thérapeutique, comme l'agaric de chêne et les lichens.

(G...N)

RECTIFICATION. On a donné ce nom à la distillation que l'on fait subir une seconde fois à une liqueur déjà distillée, afin de l'obtenir plus pure. La rectification se fait avec ou sans intermède : dans le premier cas, on introduit la substance à rectifier avec la substance employée comme intermède , on laisse en contact pendant quelque temps , on procède ensuite en agissant convenablement à la distillation d'après la nature des substances que l'on rectifie, et le but que l'on veut atteindre ; dans le second cas, on introduit le liquide ou dans le bain-marie d'un alambic, ou dans une cornue de verre, et l'on distille lentement de manière à obtenir les parties les plus volatiles , tandis que celles qui le sont moins restent dans le fond de l'appareil distillatoire. Déjà, à l'article ALCOOL, t. I, p. 226, nous avons indiqué comment on opère la rectification de ce liquide pour le priver de l'eau. A l'article HUILES, t. III, p. 140 et 141, nous avons décrit la manière de rectifier les huiles de Dippel et de succin. Enfin , à l'article ESPRIT DE CORNE DE CERF, t. II, p. 437, nous avons donné les détails nécessaires pour la rectification de ce produit. Mais à cette époque nous n'avons pu faire part de nouvelles modifications apportées à la rectification de l'alcool, parce qu'elles n'étaient pas basées sur l'expérience; depuis, des essais ayant confirmé nos vues , nous avons indiqué le procédé

suivant, qui a été publié dans le *Journal de Chimie médicale*
pour 1828, t. IV, p. 169. On prend 8 litres d'alcool à 33°, on
les introduit dans le bain-marie d'un alambic, et l'on y ajoute
10 livres de chlorure de calcium bien sec et divisé, on laisse
en contact pendant 12 heures, et l'on procède à la distillation en continuant de chauffer jusqu'à ce que l'alcool ne passe
plus que goutte à goutte (l'esprit ainsi obtenu marquait 42°).
Lorsque l'alcool a cessé de passer, on introduit par la partie
supérieure du chapiteau, 2 litres et demi d'eau, et l'on élève
la température; on obtient de nouveau de l'alcool mis en liberté; mais ce produit résultant de cette seconde opération
ne pèse plus que 38°. Le chlorure de calcium devenu hydro-
chlorate a été de nouveau ramené à l'état de chlorure de calcium, puis mis en contact avec 7 litres d'alcool à 33°. L'opération fut ensuite répétée; les divers produits obtenus mêlés
ensemble fournirent 11 litres et demi d'alcool à 40°.

(A. C.)

REDOUL. Synonyme vulgaire du *Coriaria myrtifolia*, qui
est aussi connu sous le nom de *sumac des teinturiers. V.* Co-
RIARIA.   (G...N.)

RÉFRIGÉRANT. On a donné ce nom au vaisseau qui entoure le chapiteau des anciens alambics, et à celui dans lequel
est placé le serpentin du même appareil. On remplit ces
vases d'eau froide destinée à favoriser la condensation des
vapeurs qui s'élèvent lorsque l'on opère la distillation. On
donne aussi le nom de réfrigérant à toutes les substances qui
jouissent de la propriété de déterminer le refroidissement.

(A. C.)

RÉGALE (EAU). ACIDE HYDRO-CHLORO-NITRIQUE.

RÉGLISSE. *Glycirrhiza glabra*, L. — Rich. Bot. méd.,
t. II, p. 557. (Famille des Légumineuses. Diadelphie Décandrie, L.) Cette plante est originaire de l'Espagne, des départemens méridionaux de la France, de l'Italie, de la Grèce,
de la Barbarie, en un mot, de toutes les contrées que baigne
la Méditerranée. Néanmoins elle peut se cultiver avec facilité
dans le nord de l'Europe; mais ses racines ont une saveur

moins sucrée que celles cultivées dans le midi Ces racines sont traçantes et s'étendent à une grande distance ; elles sont ramifiées, cylindriques, ordinairement de la grosseur du doigt, revêtues d'un épiderme brunâtre ridé par la dessication, et composées intérieurement de couches ligneuses jaunes. Les tiges sont dressées, glabres, presque simples, de 3 à 4 pieds de hauteur, portant des feuilles imparipinnées, composées généralement de treize folioles. Les fleurs sont papilionacées, violettes, et disposées en épis axillaires.

Les racines ont une saveur très sucrée et mucilagineuse, quelquefois mêlée d'un peu d'âcreté. Les plus jaunes à l'intérieur sont en général celles qui sont les plus douces : c'est un indice qu'elles sont récentes et qu'elles n'ont pas été avariées ; car l'humidité altère cette couleur, en lui donnant une teinte rousse plus ou moins foncée. L'épiderme ayant aussi un peu d'âcreté, il convient de ratisser les racines avant de les employer à des usages pharmaceutiques.

Les racines de réglisse sont un objet de commerce assez important pour les provinces d'Espagne adjacentes à la France. Bayonne est le principal entrepôt de cet article ; aussi désigne-t-on, dans le commerce, cette sorte de réglisse sous le nom de *bois de réglisse de Bayonne*.

La racine de réglisse est un peu adoucissante, mais c'est à cela que se bornent ses propriétés médicamenteuses. Si l'on en fait une énorme consommation, c'est par économie de sucre, et comme correctif des médicamens désagréables au goût. Dans les hôpitaux et dans la Pharmacie civile, on édulcore plusieurs tisanes et apozèmes avec de la réglisse ratissée et coupée en petits fragmens, qu'il n'est pas nécessaire de soumettre à une décoction prolongée ; il suffit de la faire infuser ou de l'ajouter seulement sur la fin de la décoction. On a d'ailleurs observé que par une forte ébullition, le principe âcre de nature oléo-résineuse se dissout dans l'eau et communique à la tisane un mauvais goût. La dose est de 2 gros à une demi-once pour 2 livres de décoction. L'infusion de réglisse sert à préparer une pâte pectorale très agréable. *V.* Pate de réglisse.

La poudre de réglisse est d'un jaune-soufre pâle, lorsqu'elle a été faite avec des racines ratissées, et d'un jaune un peu gris lorsque l'on s'est servi des racines avec leur épiderme (1). Son principal emploi pharmaceutique est pour rouler les pilules et pour donner une consistance convenable aux masses pilulaires, aux opiats, etc.; mais il est bon d'observer que, dans ce dernier cas, elle ne peut être considérée que comme un excipient, et qu'il ne faut pas en trop augmenter la quantité, de peur d'affaiblir les propriétés des médicamens actifs. La Pharmacie vétérinaire consomme des quantités considérables de poudre de réglisse, pour les bols et électuaires que l'on fait prendre aux chevaux.

M. Berzélius a donné, dans les Annales de Chimie de Poggendorff, un procédé facile pour extraire la matière sucrée de la réglisse à l'état de pureté. Il consiste à ajouter de l'acide sulfurique par petites portions à de l'infusion de réglisse filtrée et refroidie, jusqu'à ce qu'il ne se forme plus de précipité; à recueillir ce précipité sur un filtre, à le laver avec de l'eau acidulée puis avec de l'eau froide, à le traiter successivement par l'alcool et le sous-carbonate de soude, à séparer par la cristallisation le sel alcalin, et à faire évaporer le liquide restant, jusqu'à consistance sirupeuse que l'on fait dessécher en une masse jaune et transparente qui est la matière sucrée. Celle-ci communique aux solutions une couleur jaune, et en est précipitée par tous les acides. Ces précipités n'ont point d'acidité, sont solubles dans l'eau bouillante qui se prend en gelée par le refroidissement, et sont aussi solubles dans l'alcool. Avec les bases salifiables solubles, le sucre de réglisse forme des combinaisons solubles; avec les oxides métalliques,

---

(1) On vend quelquefois de la poudre de réglisse sophistiquée avec de la farine ou d'autres substances pulvérulentes moins exemptes de dangers. Cette poudre est en général d'un jaune plus pâle; on y reconnaît le mélange de la farine en la faisant bouillir dans l'eau, avec laquelle elle forme de l'empois. L'iode, dans ce cas, n'est pas un réactif à employer, puisque la réglisse elle-même renferme beaucoup de fécule.

des combinaisons neutres insolubles. La matière sucrée de l'*Abrus precatorius* (autre plante de la famille des Légumineuses) est analogue à celle de la réglisse.

M. Robiquet a publié (1) une analyse faite avec beaucoup de soins, de la racine de réglisse. En voici les résultats : 1°. un principe particulier (*glycirrhizine*) qui a une saveur sucrée, à peine soluble dans l'eau froide, très soluble dans l'eau chaude, non susceptible de donner de l'alcool par la fermentation et de l'acide oxalique par l'acide nitrique, en un mot, qui diffère du sucre par tous les caractères chimiques ; c'est la matière obtenue postérieurement par M. Berzélius, et dont il vient d'être fait mention; 2°. un autre principe (*agédoïte*) peu soluble dans l'eau , insoluble dans l'alcool , cristallisable en octaèdres, dégageant de l'ammoniaque lorsqu'on le traite par la potasse ; 3°. de l'amidon, principe déjà signalé par d'autres chimistes; 4°. une matière azotée coagulable par la chaleur (albumine) ; 5°. une huile résineuse , brune , non soluble dans l'eau froide, et à laquelle la réglisse doit son âcreté ; 6°. du ligneux ; 7°. des phosphates et malates de chaux et de magnésie.

On prépare en grand, dans les pays méridionaux , un extrait de racines de réglisse, produit commercial fort important , qui se vend sous les noms de *suc* ou *jus de réglisse* (*Succus Liquiritiæ* , offic.). Il y en a de deux sortes , nommées d'après les pays d'où on les tire. L'*extrait de réglisse d'Espagne* ou *de Catalogne* s'obtient de la manière suivante : on arrache les racines dans le courant du mois de juin, on les fait sécher à demi, on les incise et on les soumet à la décoction jusqu'à ce qu'elles soient épuisées. On exprime fortement et l'on fait bouillir les colatures dans de grandes chaudières de cuivre pour amener le liquide à la consistance d'extrait ; on roule alors celui-ci en magdaléons de cinq à six pouces de long sur un pouce de diamètre, on les expose quelque temps à l'air, et on les enveloppe de feuilles de laurier. Cet extrait est dur, très noir, d'une cassure luisante, d'une saveur su-

____

(1) *V.* Ann. de Chimie, v. LXXII, p. 143.

crée, quelquefois un peu âcre. On doit choisir celui qui se dissout le plus complètement possible dans l'eau, et dont la saveur est la plus exempte d'àcreté, ainsi que d'un certain goût de brûlé. Comme on est dans l'usage de remuer l'extrait sur la fin de l'opération et qu'on l'enlève avec des instrumens de fer, il arrive que cet extrait contient toujours du cuivre métallique ; de plus, on le falsifie souvent avec de la farine, du sable et d'autres impuretés. Il est donc nécessaire de le purifier en le faisant dissoudre dans l'eau, passant la décoction dans un linge fin, et évaporant de nouveau.

Les gens du peuple consomment beaucoup de suc de réglisse brut pour les rhumes ; mais on ne doit employer, dans la Pharmacie, que celui qui a été purifié. En y ajoutant du sucre, de l'huile volatile d'anis ou d'autres aromates, on prépare diverses pâtes pectorales que l'on rend plus actives par l'addition d'une petite quantité d'opium et d'autres médicamens énergiques. L'extrait de réglisse est un des nombreux ingrédiens de la thériaque.

L'*extrait de réglisse de Calabre* paraît avoir été fait avec plus de soins que celui qui nous vient d'Espagne. Il est plus rarement falsifié, plus doux et plus soluble dans l'eau. On l'obtient des racines d'une espèce de réglisse nommée *Glycirrhiza echinata*, remarquable par ses gousses hérissées de soies rudes, tandis que les gousses de la réglisse ordinaire sont glabres.

RÉGULE. Ce nom, diminutif de *Rex*, roi, et qui signifie *petit roi*, avait été donné par les anciens aux substances métalliques pures et qui n'étaient pas de l'or, qu'ils appelaient le *roi des métaux*. On désignait par le mot *régule d'arsenic*, l'arsenic métallique, et l'on donnait le nom d'*arsenic* à l'oxide de ce métal. On a aussi donné le nom de *régule jovial* à un alliage d'antimoine et d'étain, et celui de *régule de Vénus* à un alliage d'antimoine et de cuivre. La plupart de ces noms sont maintenant abandonnés, et l'on ne les trouve plus que dans les anciens ouvrages. (A. C.)

REINE DES PRÉS. Nom vulgaire du *Spiræa Ulmaria*, L.,

plante herbacée très commune dans les prairies, et qui est plus connue sous le nom d'*ulmaire*. *V.* ce mot.

RELACHANS. On donne ce nom aux médicamens propres à déterminer le relâchement des organes qui sont dans un état de tension ou d'éréthisme. Les mucilagineux, les corps gras, sont considérés comme des relâchans. (A. C.)

REMÈDE. On a donné cette épithète à tout ce qui peut déterminer un changement salutaire dans l'économie animale ou dans un organe en particulier. On a donné le nom de remède à un grand nombre de médicamens particuliers : tels sont *le remède du capucin ou du duc d'Antin*, l'eau mercurielle ; *le remède de Durande*, mélange de 12 grammes (3 gros) d'éther sulfurique et de 8 grammes (2 gros) d'huile essentielle de térébenthine ; le *remède de madame Nouffer*, contre le tænia ; *celui de mademoiselle Stéphens*, contre les calculs, etc., etc. Quelques-uns de ces remèdes pouvant être utiles, nous les indiquerons ici. (A. C.)

REMÈDE DES CARAIBES, *Remède anti-goutteux, Remède contre la goutte.* Ce remède, très vanté, paraît avoir la plus grande efficacité contre la goutte ; mais il faut en même temps que l'on emploie cette préparation, suivre un régime approprié, se dispenser de faire bonne chère, de boire des vins, des liqueurs échauffantes. Cette préparation s'obtient de la manière suivante : on prend, résine de gayac, 64 gram. (2 onc.) ; eau-de-vie de sucre (tafia), 3 litres. On réduit en poudre grossière la résine de gayac, on la met dans un matras, on ajoute le tafia, on bouche l'ouverture du vase avec un parchemin, et on le porte dans un endroit chaud ; on l'agite plusieurs fois par jour. Au bout de 10 à 15 jours, on filtre la liqueur, on l'introduit dans des bouteilles, et l'on conserve pour l'usage.

Ce médicament, qui éloigne les accès de goutte, se prend par petites cuillerées à café, deux le matin, buvant par-dessus une tasse de thé, de tisane ou d'eau sucrée. (A. C.)

REMÈDE DE PRADIER. Quinquina rouge concassé, salsepareille, sauge, de chaque, 32 grammes (1 once) ; alcool à

32 degrés, 1500 grammes (3 livres). On fait digérer pendant 8 jours, on passe avec expression ; on ajoute, baume de la Mecque, 24 gram. (6 gros), et l'on filtre lorsque la solution est opérée et l'on conserve. Cette préparation, mêlée avec deux fois son poids d'eau de chaux, forme un savon résino-calcaire qui se trouve en suspension dans un liquide légèrement aromatique.

Le remède de Pradier est employé pour arroser de larges cataplasmes de farine de lin, avec lesquels on enveloppe entièrement les membres affectés de goutte. Avant de s'en servir, on doit avoir soin d'agiter pour bien mêler. (A. C.)

REMÈDE CONTRE LE TÆNIA. *V.* Grenadier, tome III, pages 53 et 54.

RENARD. *Canis vulpes*, L. Cet animal figurait dans les anciens ouvrages de pharmacologie, pour ses poumons auxquels on attribuait des propriétés imaginaires.

(G...n.)

RENONCULACÉES. *Ranunculaceæ*. Famille de plantes dicotylédones polypétales, à étamines hypogynes, ayant pour type le genre Renoncule (*Ranunculus*) qui lui a donné son nom. Elle se compose de plantes herbacées ou très rarement frutescentes, à feuilles alternes (excepté dans les clématites où elles sont opposées), simples, découpées en lobes nombreux et de formes variées. Les organes floraux varient beaucoup, quant à leurs formes et leurs couleurs ; on y trouve des calices pétaloïdes (dans l'ellébore, l'aconit, la staphysaigre, etc.), et des pétales, tantôt planes, tantôt diversement configurés en cornets, en cornes d'abondance, et dans ce cas, les calices ont été décrits comme étant des corolles, et les corolles ont été considérées comme des nectaires. Les étamines sont toujours nombreuses ; les pistils, munis d'un style et d'un stygmate latéraux, sont en nombre variable, mais jamais, si ce n'est par avortement, réduits à l'unité.

Toutes les Renonculacées sont remarquables par une très grande âcreté qui existe dans toutes leurs parties, mais surtout dans leurs racines. Cette âcreté est due à un principe qui se dissipe par la dessication ou l'ébullition dans l'eau. Dans les aconits, la staphysaigre, et d'autres Renonculacées, le principe (aconitine) est fixe et de nature alcaline. Certaines Renonculacées sont tellement âcres, qu'elles déterminent sur la peau des phlyctènes et des excoriations ; telle est la clématite, nommée vulgairement *herbe aux gueux*, parce que les mendians s'en servent pour se faire naître des plaies d'un aspect dégoûtant.

Parmi les Renonculacées employées à des usages pharmaceutiques, ou qu'il est important de connaître à raison de leurs dangereuses propriétés, on distingue principalement les diverses espèces de Renoncules, la Ficaire, la Pulsatille, la Clématite, l'Ellébore, la Staphysaigre, le Pied d'allouette, l'Aconit napel, et la Pivoine. *V.* ces mots.   (A. R.)

RENONCULE. *Ranunculus.* Genre principal de la famille des Renonculacées et de la Polyandrie Polygynie, L., composé d'un grand nombre d'espèces, la plupart indigènes des climats tempérés et froids de notre hémisphère. Elles sont en général âcres et vénéneuses, et M. Orfila les a rangées parmi les poisons âcres. Nous avons dit, en parlant des Renonculacées, que leur principe délétère est de nature volatile, et qu'il peut se dissiper par la cuisson. L'eau paraît être son contre-poison ; en conséquence, il convient de faire boire beaucoup d'eau à ceux qui sont empoisonnés par les renoncules. Malgré ces propriétés délétères qui caractérisent en général les renoncules, quelques espèces sont employées comme fourrages ; telle est la renoncule aquatique (*Ranunculus aquatilis*) qui sert à nourrir les bestiaux dans certaines contrées de l'Angleterre. *V.* les observations économiques sur cette plante par R. Pulteney (*Transact. Linn. soc.*, t. V, p. 14).

Les fleurs des renoncules sont régulières et parées des couleurs les plus vives, jaunes, rouges ou blanches ; aussi quelques-unes sont-elles cultivées comme plantes d'ornement, dans les parterres où elles doublent avec facilité. Telles sont, entre autres, la renoncule asiatique (*Ranunculus asiaticus*), dont les fleurs ont une belle couleur pouceau, la renoncule âcre (*R. acris*), et la renoncule à feuilles d'aconit (*R. aconitifolius*), qui portent les noms vulgaires de *bouton d'or* et de *bouton d'argent*. Nous nous bornerons à mentionner les espèces les plus communes et en même temps les plus actives.

RENONCULE ACRE. *Ranunculus acris*, L. — Rich. Bot. méd., t. II, p. 616; Orfila, Leçons de Médecine légale, table 3. Cette espèce est très commune dans les bois et les prés. Sa racine est fibreuse; sa tige haute de plus d'un pied, divisée supérieurement en rameaux non striés, garnie de feuilles tripartites, à lobes incisés et dentés. Les fleurs sont jaunes et elles ont leur calice étalé, mais non rabattu. Cette plante est employée en Norwège, étant écrasée, comme un excellent remède dans les maladies psoriques et les autres affections cutanées.

RENONCULE BULBEUSE. *Ranunculus bulbosus*, L. — Rich. l. c., p. 615. Vulgairement nommée *grenouillette*. Elle est encore plus commune que la précédente, dont elle se distingue surtout par ses racines fibreuses, surmontées d'un renflement bulbiforme et charnu; ses rameaux supérieurs sont striés longitudinalement; ses divisions calicinales sont tout-à-fait réfléchies et appliquées contre le pédoncule.

RENONCULE SCÉLÉRATE. *Ranunculus sceleratus*, L. — Rich. l. c., p. 617. Cette espèce croît dans les localités humides. Sa tige est dressée, cylindrique, striée, très rameuse; ses feuilles radicales sont glabres, pétiolées, orbiculaires, à cinq lobes cunéiformes obtus et incisés; les caulinaires sont sessiles, lancéolées, irrégulièrement incisées sur les bords; les supérieures sont entières. Les fleurs sont jaunes, nombreuses, très petites; les fruits forment un capitule cylindroïde. Cette renoncule est douée de propriétés si actives, qu'elle corrode la langue et l'arrière-bouche. Appliquée sur la peau, elle agit comme vésicatoire.

RENONCULE FLAMMULE. *Ranunculus Flammula*, L. — Rich. l. c., p. 617. Vulgairement nommée *petite douve*. Cette espèce se trouve fréquemment sur le bord des mares et des ruisseaux. Sa tige est petite, couchée, quelquefois traçante à la base, garnie de feuilles lancéolées-aiguës, glabres et dentées sur les bords ; ses fleurs sont jaunes et terminales.

On trouve aussi dans les lieux aquatiques et parmi les herbages des étangs, le *Ranunculus Lingua*, L., connu sous le nom vulgaire de *grande douve*. Cette espèce s'élève très haut ; ses feuilles sont lancéolées, entières ; ses fleurs d'un beau jaune doré et très grandes.

Le *Ranunculus arvensis*, L., plante commune dans les moissons, et qui est remarquable par ses fruits muriqués, entrait dans l'Épithême de Pluknet contre le cancer.

(A. R.)

RENOUÉE. Nom français donné à quelques espèces du genre *Polygonum*, type de la famille des Polygonées, et qui fait partie de l'Octandrie Trigynie, L. (1).

La Renouée des oiseaux, *Polygonum aviculare*, L., nommée vulgairement *traînasse*, est une petite plante herbacée dont les tiges sont traçantes, très ramifiées, garnies de petites feuilles elliptiques lancéolées, et de fleurs axillaires aussi très petites. Elle est excessivement commune dans les chemins, le long des murs, et dans tous les lieux incultes. Ses graines passaient autrefois pour émétiques et purgatives, propriétés fort douteuses, puisque les oiseaux de basse-cour les mangent avec avidité.

La Renouée-poivre d'eau, *Polygonum hydropiper*, L. — Rich. Bot. méd., t. I, p. 161, vulgairement nommée *persicaire brûlante*, *curage*, etc., croît abondamment dans les fossés pleins d'eau et dans les étangs. Ses tiges sont dressées, noueuses et articulées, hautes d'un pied, rougeâtres, munies de feuilles alternes, glabres, lancéolées, très aiguës, entières, portées sur des pétioles engaînans à la base. Ces feuilles n'offrent pas de taches noires comme celles de la persicaire commune (*Polygonum Persicaria*, L.), espèce dont elle se rapproche sous tous les rapports. Ses fleurs sont verdâtres ou un

______

(1) M. Meisner, de Berne, a publié récemment une excellente Monographie de ce genre qui est très nombreux en espèces.

peu rosées, disposées en épis axillaires et terminaux, grêles et pendans. Le poivre d'eau doit son nom à la saveur âcre de ses feuilles. Celles-ci, appliquées sur la peau, en déterminent la rubéfaction, et elles ont été employées quelquefois pour rappeler les affections arthritiques vagues vers leur siége primitif.

Une espèce de *Polygonum* (*P. tinctorium*, Loureiro; *P. chinense*, Thunb.) est employée en Chine pour la préparation d'une sorte d'indigo. Le *Polygonum multiflorum*, Thunberg, a des racines qui sont réputées cordiales chez les Japonais. Ils les mangent crues, parce que la cuisson y développe un principe amer.

Quant aux autres espèces de *Polygonum* remarquables par leur utilité, *V.* les articles BISTORTE et SARRAZIN.   (A. R.)

RÉPERCUSSIFS. On a donné ce nom aux topiques qui, appliqués sur une partie vivement irritée, font refluer à l'intérieur les liquides qui tendent à l'engorger. La glace, l'eau froide, l'acétate de plomb, sont des répercussifs.

(A. C)

REPRISE. Nom vulgaire d'une espèce d'orpin. *V.* ce mot.

REPTILES. *Reptantia.* Troisième classe des animaux vertébrés dans la méthode de M. Cuvier, et dont l'étude porte le nom d'*Erpétologie.* Ces animaux sont ovipares, à l'exception de quelques-uns qui donnent naissance à des petits vivans. Les uns ont quatre pattes, d'autres deux seulement; l'ordre des Ophidiens ou Serpens en est dépourvu. Beaucoup de reptiles ont le corps couvert d'écailles ou d'une carapace osseuse; les grenouilles et autres Batraciens ont la peau nue. Mais ce qui forme un caractère essentiel et fort remarquable dans les reptiles, c'est le mode particulier de la circulation du sang. Ils ont le cœur disposé de manière qu'à chaque contraction, il n'envoie dans les poumons qu'une partie du sang qu'il a reçu des diverses parties du corps, et que le reste de ce fluide retourne aux parties sans avoir subi l'action de l'oxigène atmosphérique. Or, comme c'est dans l'acte de la respiration que réside la principale cause de la chaleur et de la susceptibilité de l'innervation, il résulte de cette organisation des reptiles, qu'ils ont le sang froid et une force musculaire peu développée. Aussi ces animaux n'exercent-ils que des mouvemens de reptation ou de natation, et quoique plusieurs sautent et courent vite en certaines circonstances, ils se distinguent, en général, par des habitudes paresseuses, une digestion lente, des sensations obtuses, et ils s'engourdissent presque tous durant l'hiver.

Les Reptiles sont divisés en quatre ordres, savoir : 1°. les *Chéloniens* dont le cœur est à deux oreillettes, et le corps porté sur quatre pieds, enveloppé de deux boucliers formés par les côtes et le sternum. Les tortues, aujourd'hui divisées en plusieurs genres, forment cet ordre. 2°. Les *Sauriens*, qui ont le cœur à deux oreillettes, le corps revêtu d'écailles, porté sur deux ou quatre pieds. Exemples : les crocodiles, les lézards, l'iguane. 3°. Les *Ophidiens*, ayant le cœur à deux oreillettes, le corps très allongé, dépourvu de pieds. Parmi ces animaux, connus vulgairement sous le nom de serpens, il en est de très venimeux et qui cependant ont eu quelques emplois en Médecine ; telle est la vipère. 4°. Les *Batraciens*, dont le cœur n'a qu'une oreillette, qui subissent une métamorphose, c'est-à-dire qui passent de l'état de poissons ou d'animaux respirant par des branchies et dépourvus de pieds, à celui d'animaux pulmonés et possédant des membres ; ils n'ont ni écailles ni carapace. Les grenouilles sont les plus remarquables des Batraciens sous le rapport de l'utilité.   (G...N.)

RÉSÉDA. Genre de plantes dicotylédones polypétales hypogynes, type d'une petite famille à laquelle on a donné le nom de Résédacées, et composé de quelques espèces qui sont des plantes herbacées, annuelles ou vivaces, à fleurs petites, nombreuses et disposées en épis simples et terminaux. On en cultive abondamment dans les jardins une espèce à cause de l'odeur suave que répandent ses fleurs ; c'est le *Reseda odorata*, L. La gaude, plante employée dans la teinture en jaune, est aussi une espèce de réséda. *V.* Gaude.   (A. R.)

RÉSIDU. On donne ce nom à ce qui reste d'un corps qui a

subi une ou plusieurs opérations chimiques, par exemple,
l'action de l'eau, de l'alcool, des acides ou d'autres véhicules.

(A. C.)

`RÉSINES. *Resinæ*. On désigne sous ce nom des substances
d'origine organique, qui sont solides à froid, fusibles au feu,
mais moins que la cire, inflammables par l'approche d'un
corps en ignition en répandant beaucoup de noir de fumée,
s'électrisant avec une grande facilité par le frottement, plus
ou moins odorantes, insolubles dans l'eau, solubles dans l'alcool, l'éther et les huiles volatiles, produisant du tannin
artificiel par l'action de l'acide nitrique, susceptibles de combinaisons avec les alcalis, et pouvant les saturer à la manière
des acides faibles (1).

Les résines sont rarement à l'état de pureté, et plusieurs
substances auxquelles on donne communément ce nom pourraient tout aussi bien faire partie de la classe des *gommes-
résines*. *V*. ce mot. Les corps que l'on a été porté à regarder
exclusivement comme des résines pures sont ceux qui, débarrassés des principes étrangers par des affusions successives
d'alcool, d'abord à froid, puis précipitées par le refroidissement
de leur solution dans l'alcool bouillant, affectent une sorte
de forme cristalline. La nature de ces corps a été étudiée, en
ces derniers temps, avec beaucoup de soins, par M. Bonastre,
pharmacien de Paris, qui leur a imposé le nom de *sous-résines;*
nom impropre, puisqu'il tend à faire croire que ces substances
sont des modifications du principe résineux, tandis qu'au
contraire elles seraient, suivant quelques chimistes, ce prin-

---

(1) M. Otto-Unverdorben (*Journ. de Pharm. von Tromsdorff*, 1824,
8e vol., 1er cah., p. 21), considérant que les résines sont des corps électro-
négatifs, c'est-à-dire pouvant se combiner en proportions définies avec les
alcalis et les oxides métalliques qui sont des corps électro-négatifs, a classé
ces substances parmi les acides. C'est principalement avec la colophane ou
résine de pin qu'il a fait ses expériences. Les *résinates* alcalins sont solubles ;
les *résinates* formés avec les oxides insolubles sont aussi insolubles. Celui
que donne la colophane en poudre avec le gaz ammoniac est en partie
soluble.

cipe résineux lui-même, privé des matières qui le salissaient (1). Le travail de M. Bonastre a paru dans les numéros de janvier, mars et avril 1824, du Journal de Pharmacie. Ce chimiste ne considère point ces sous-résines comme agissant à la manière des acides ; il croit, au contraire, qu'elles pourraient être assimilées aux bases salifiables, et étendant encore plus loin l'analogie, il va jusqu'à dire qu'elles ressemblent parfaitement aux alcalis végétaux qui, toujours selon M. Bonastre, ne sont point alcalins dans la stricte acception du mot, mais qui retiennent les acides comme certains sels retiennent l'eau de cristallisation. Nous ne faisons qu'indiquer cette opinion, contre laquelle les objections se sont pressées de toutes parts, mais qui cependant offre aussi quelque chose de spécieux, et nous renvoyons, pour plus de détails, au mémoire original. Nous nous occuperons seulement ici des résines telles que les végétaux les fournissent, et qu'elles se rencontrent ordinairement dans le commerce pour les usages des arts et de la Médecine.

Par leur composition chimique et leurs propriétés, les résines se rapprochent beaucoup des huiles volatiles ; elles semblent même être le résultat de l'épaississement de celles-ci par l'absorption de l'oxigène, phénomène que présentent plusieurs huiles volatiles, et notamment l'huile de térébenthine. De même que les huiles volatiles, elles sont contenues dans des réservoirs ou vaisseaux de sucs propres qui se trouvent principalement dans les parties corticales des végétaux, et elles en découlent, soit spontanément par des fissures naturelles, soit par des incisions artificielles, d'abord sous la forme d'un suc visqueux qui se concrète ensuite à l'air. On les extrait, quelquefois, au moyen de l'alcool que l'on fait digérer sur les

---

(1) D'après la manière de voir de MM. Pelletier et Guibourt, exprimée surtout par ce dernier dans son Histoire abrégée des Drogues simples, 2e vol., p. 322, la plupart des résines ne doivent leur solubilité dans l'alcool qu'à leur combinaison avec un principe qui leur est étranger, et qui est ordinairement une huile volatile. C'est ce qui explique comment le camphre et les huiles volatiles facilitent la dissolution du copal et d'autres résines dures qui sont privées naturellement de principes propres à les faire dissoudre.

substances végétales ; mais l'alcool dissout en même temps plusieurs autres principes. Long-temps on a considéré comme corps résineux tout ce qui se dissolvait dans ce menstrue, tandis que l'on nommait principes gommeux toutes les matières solubles dans l'eau. Les perfectionnemens qu'a subis l'analyse végétale ont fait distinguer des résines une foule de corps qui n'avaient de commun avec elles que leur solubilité dans l'alcool. La nature du principe résineux paraît être au principe gommeux ce que l'huile fixe est à l'eau, c'est-à-dire que ces corps sont entièrement opposés sous le rapport de leur nature chimique et sous celui des propriétés. Dans l'un c'est l'hydrogène qui l'emporte sur le carbone; dans l'autre, au contraire, c'est le carbone qui prédomine. Cette surabondance d'hydrogène dans les résines fait qu'elles sont excessivement inflammables, ainsi que nous l'avons énoncé en parlant de leurs caractères généraux. Quelques résines sont fortement odorantes ; elles doivent cette qualité à la plus ou moins grande quantité d'huile volatile avec laquelle elles sont unies. Il y en a même où l'huile volatile est tellement prédominante, qu'elles restent toujours fluides, ou qu'elles conservent une consistance analogue à celle du miel ; telles sont les térébenthines des conifères, celle de Chio obtenue d'une espèce de pistachier, les matières improprement nommées baume de la Mecque, baume de copahu, etc. Ces substances demi-fluides forment une classe particulière de corps que l'on désigne sous le nom générique de *térébenthines. V.* ce mot.

Non-seulement les végétaux, mais encore quelques animaux ou produits d'animaux, fournissent des substances douées de toutes les propriétés qui caractérisent les résines. Ainsi l'analyse chimique en démontre la présence dans le musc, le castoréum, la bile, les cantharides, etc.

Un grand nombre de résines ont été appelées fort improprement *gommes*, de même que l'on avait désigné des gommes et des gommes-résines sous le nom de résines.

Dans l'énumération suivante, nous ne ferons connaître l'histoire particulière que des vraies résines, renvoyant aux

articles des plantes qui les fournissent lorsqu'il en aura été
fait une mention suffisante , et aux vrais synonymes lorsqu'il
sera question de substances faussement nommées résines.

RÉSINE ALOUCHI. M. Bonastre (*Journal de Pharmacie*, janvier 1824, p. 1) a examiné une résine nommée *alouchi*, dont
l'origine botanique est inconnue, mais qui offre de si grandes
ressemblances avec la résine caragne, qu'on la suppose produite par un arbre du même genre, peut-être l'*Icica Ara-
couchini* d'Aublet ; *Icica heterophylla*, D.C. Elle renferme
les principes suivans : principes résineux solubles dans l'alcool,
68,162 ; sous-résine, 20,455 ; huile volatile, 1,578 ; sel ammoniacal , 0,399 ; principe amer, 1,136 ; acide, approximativement, 0,189 ; impuretés mêlées de chaux, 4,167 ; perte ,
3,914 ; total, 100,00.

RÉSINE ANIMÉE. *V.* ANIMÉE (RÉSINE). Pour suppléer à ce qui a été
omis d'essentiel dans l'article auquel nous renvoyons, nous
ajouterons que les anciens pharmacologistes ont décrit fort vaguement sous les noms d'*animé oriental*, *animé noir*, *animé supérieur*, *animé du Mexique*, etc., des corps résineux qui se rapportent les uns à la résine copal, les autres au bdellium ou à
diverses substances dont la nature est inconnue. Le mot de *résine animée* devrait donc disparaître de la nomenclature, ou du
moins devenir exclusivement synonyme de résine de courbaril.

RÉSINE CACHIBOU OU CHIBOU. *V.* RÉSINE DE GOMART.

RÉSINE CARAGNE. Substance résineuse, oléagineuse, ténace ,
en morceaux de la grosseur d'une noix, diversement comprimés, durs, mais paraissant avoir eu une certaine mollesse,
d'une couleur noire-verdâtre, opaque, et d'une odeur forte,
analogue à celle qui résulterait du mélange des odeurs de résines de pin et de tacamaque. On faisait autrefois quelque
usage de cette résine qui était apportée du Mexique. Elle
découle de l'arbre nommé *Amyris Caranna* (1) par M. De

____

(1) *Caranna* est, de même que *copal*, un mot employé par les indigènes de
l'Amérique, pour désigner , non pas une substance particulière , mais toute
une classe de substances. Ils l'appliquent à d'autres Térébinthacées , comme,
par exemple, à l'*Elaphrium excelsum* de M. Kunth.

Humboldt (*Relation du voyage*, t. II, p. 421 et 435), et que MM. Kunth et De Candolle ont réuni, avec doute, au genre *Icica* de la famille des Térébinthacées.

RÉSINE DE COPAHU. Quoique nous ayons plusieurs fois renvoyé ici pour traiter de la substance vulgairement nommée *baume de copahu*, nous sommes forcés de renvoyer encore au mot TÉRÉBENTHINES, qui est la véritable place de cette substance.

RÉSINE COPAL. Improprement nommée *gomme copal*. Il y en a deux espèces, l'une *dure*, et l'autre *tendre*. On présume que le *copal dur* ou *vrai copal* provient du *Vateria indica*, L., ou *Elæocarpus copallifera*, Retz; mais cette détermination est très douteuse, car M. Guibourt, qui a examiné des fleurs renfermées dans une larme de copal que possède M. Bonastre, y a reconnu des caractères qui tendraient à faire croire que l'arbre qui produit le copal appartient à la famille des Légumineuses, et se place non loin de l'*Hymenœa Courbaril*. On a encore attribué le copal au *Rhus copallina* de Linné, qui croît en Amérique; mais comme le vrai copal nous vient des Indes orientales, il est probable que c'est le *copal tendre* dont il sera question plus bas, qui provient de cette espèce de *Rhus*. Quoi qu'il en soit de l'origine botanique du copal dur, on le recueille dans l'Inde, sous forme de grosses larmes, recouvertes d'une couche de quelques lignes d'épaisseur, formée de résine et d'un sable siliceux dans lequel les masses paraissent avoir séjourné. On enlève cette croûte avant de livrer au commerce le copal qui est alors d'un blanc jaunâtre ou d'un jaune fauve, plus rarement d'un jaune citron. A l'intérieur, il est transparent, vitreux, et tellement dur, que le fer l'entame difficilement; il est insipide, inodore, se ramollit au feu et y devient un peu élastique; il ne se fond qu'à une chaleur très forte, et exhale alors une odeur aromatique analogue à celle du bois d'aloès. Il ne se dissout que difficilement et en partie dans l'alcool (1), l'éther et les huiles volatiles;

---

(1) On facilite la dissolution du copal dans l'alcool en ajoutant du camphre à la solution.

quoiqu'il soit directement insoluble dans les huiles fixes, on en fait cependant les plus beaux et les plus solides vernis, nommés *vernis gras* et *vernis à panneaux*, dont l'excipient est une huile fixe. Pour parvenir à y dissoudre le copal, on le fait d'abord fondre dans un pot, on y ajoute de l'huile de lin lithargyrée bouillante qui s'y mêle bien, ensuite de l'essence de térébenthine, et l'on passe au travers d'un linge.

On a désigné le copal sous le nom de *faux karabé*, à raison de sa ressemblance avec le succin ou karabé. M. Guibourt avait annoncé que le copal donnait de l'acide succinique à la distillation ; mais, depuis, il a reconnu que ce résultat était erroné. Ces deux substances se distinguent en outre par quelques caractères physiques. Ainsi le succin pulvérisé ou renfermé en masses dans un bocal exhale une odeur qui est également fort sensible dans la teinture alcoolique ; humecté avec de l'alcool rectifié, sa surface reste sèche ; tandis que le copal en poudre ne donne qu'une faible odeur de résine, et que sa surface devient poisseuse et collante lorsqu'on l'humecte avec de l'alcool.

Le *copal tendre* ou *faux copal* se trouve quelquefois mêlé au vrai copal de l'Inde, mais on en apporte aussi du Brésil sans aucun mélange. Celui de l'Inde se distingue du vrai copal par sa friabilité, sa moindre dureté, puisqu'on l'entame facilement avec la pointe d'un couteau ; il prend une teinte jaune en vieillissant. Il est en larmes globuleuses, d'une odeur faible ; il se dissout complètement dans l'éther, et seulement en partie dans l'alcool, où il laisse un résidu qui a la consistance et l'aspect du gluten. Le copal tendre qui vient du Brésil a une transparence moins parfaite que le précédent ; il s'en distingue encore par une dureté moins considérable.

Résine de courbaril. *V*. Animée (résine).

Résine élastique. *V*. Caoutchouc.

Résine élémi. L'origine de cette substance est long-temps restée douteuse, et même aujourd'hui elle est encore enveloppée de quelque obscurité. Les anciens pharmacologistes en distinguaient deux espèces : l'une *vraie*, qu'ils disaient venir d'Éthiopie (1) , et qu'ils désignaient aussi sous le nom d'*élémi en roseaux*, parce qu'on l'apportait en masses de 2 ou 3 liv. enveloppées dans des feuilles d'une espèce de balisier ou de palmier, végétaux que l'on confondait sous le nom vague de roseaux. L'autre espèce d'élémi était qualifiée de *fausse*, on ne sait trop pourquoi, puisqu'elle différait à peine de l'autre ; c'est même aujourd'hui celle qui se trouve le plus abondamment dans le commerce. Cette résine est produite par différens arbres de la famille des Térébinthacées, qui appartiennent aux genres *Amyris* et *Icica*, et qui sont originaires du Mexique et de l'Amérique méridionale. L'*Amyris elemifera*, L , auquel M. De Candolle (*Prodrom. Syst. veg.*, t. II, p. 81) rapporte avec doute son *Amyris Plumieri*, était censée en fournir le plus abondamment ; mais on croit que la résine élémi qui aujourd'hui se trouve la plus répandue dans le commerce provient par incisions de l'*Icica Icicariba*, De Candolle , lequel est probablement synonyme d'*Amyris ambrosiaca* de Linné fils. Toutes ces incertitudes sur l'origine botanique de la résine élémi ont été causées par la croyance accréditée sans motifs, qu'il n'y avait qu'un seul arbre d'où provenait la résine en question. Nous sommes convaincus, au contraire, qu'une identité presque parfaite existe entre les produits résineux de plusieurs arbres distincts les uns des autres, quoique appartenant au même groupe de la famille des Térébinthacées.

La résine élémi arrive en caisses de 2 à 300 livres ; elle est en masses d'abord molles, onctueuses, mais qui deviennent sèches et cassantes, surtout à l'extérieur, par le froid et la vétusté. Elles sont demi-transparentes, d'un blanc jaunâtre, marbrées de points verdâtres, d'une odeur forte, analogue à celle du fenouil, due à une huile volatile que l'on peut obtenir

---

(1) Il est probable que, sous le nom d'élémi d'Éthiopie, les anciens avaient en vue la résine du *Canarium commune*, dont il sera question dans le cours de cet article. Le commerce des drogues de l'Inde se faisant autrefois par l'Égypte, on croyait généralement que toutes ces substances médicinales étaient originaires de l'Arabie ou de l'Éthiopie.

par la distillation, et qui se dissipe par le temps; la résine élémi devient alors friable et peu odorante. Elle se ramollit sous la dent, et la chaleur des doigts suffit pour lui donner une consistance emplastique. Selon M. Bonastre (*Journal de Pharmacie*, janvier 1824), la résine élémi se compose des principes immédiats suivans : résine soluble à froid dans l'alcool, dont la solution donne des signes d'acidité, 60,00; sous-résine soluble à chaud dans l'alcool, non acide ni alcaline, 24,00; huile volatile à odeur camphrée, 12,50; principe amer non isolé, 2,00; perte et impuretés, 1,50; total, 100,00. La sous-résine indiquée ici par M. Bonastre paraît être la même substance que M. Baup a signalée sous le nom d'*élémine*.

On vend quelquefois de la résine élémi falsifiée avec de la résine jaune et d'autres produits de conifères. Cette fraude ne peut être facilement reconnue que par les personnes qui ont l'habitude des drogues; car ce n'est qu'à son odeur particulière et à un certain aspect qu'il n'est pas facile de décrire, qu'on reconnaît la résine élémi.

Cette résine entre, en grande proportion, dans plusieurs préparations emplastiques ou onguentaires, telles que les onguens dits d'Arcœus et de Styrax. Elle fait aussi partie de l'alcoolat de Fioraventi.

M. Lesson, naturaliste de l'expédition autour du monde du capitaine Duperrey, a rapporté de la Nouvelle-Guinée une résine qui a beaucoup d'analogie avec l'élémi, et qui paraît produite par le *Canarium commune* ou par d'autres espèces du même genre, lesquelles sont de grands arbres indigènes des Indes orientales, et principalement des Moluques. La résine que M. Perrottet a rapportée des îles Philippines, et qui a été analysée en 1821 par M. Maujean, pharmacien de Paris, nous paraît être la même substance que celle dont M. Lesson a fait connaître l'origine. En effet, la résine du *Canarium* que nous avons examinée nous a présenté tous les caractères de celle des Philippines; elle était verdâtre et d'une odeur de fenouil, d'ailleurs presque semblable à la vraie résine élémi. Celle de la Nouvelle-Guinée était blanche-jaunâtre et couverte d'une efflorescence blanchâtre ; mais la couleur nous semble un caractère peu important pour distinguer ces résines. Au surplus, Rumph (*Herb. amboin.*, v. II, p. 145 et 153, tab. 47, 48 et 49) a donné quelques détails assez précis sur la résine du *Canarium*, genre dont il a décrit et figuré plusieurs espèces.

Résine du garou. L'écorce du garou (*Daphne Gnidium*, L.) contient une substance résinoïde que M. Coldefi-Dorly (*Journ. de Pharm.*, 1825, p. 167) a isolée, et dont il a proposé l'emploi comme vésicatoire, dissoute dans les graisses ou dans l'alcool. Elle a une couleur verte foncée, une consistance butyreuse, une saveur très caustique ; elle est fluide à la moindre élévation de température, plus pesante que l'eau, soluble en grande partie et à froid dans l'alcool absolu, très soluble dans l'éther ainsi que dans les huiles volatiles et fixes, les graisses, etc.

Résine de gayac ou Gayacine. Quelques chimistes, donnant peut-être trop d'importance aux propriétés qui distinguent cette substance résineuse, ont proposé de la séparer de la classe des résines. Ainsi, Brandes et Thomson l'ont désignée sous le nom de *gayacine*. Nous ferons connaître plus bas ses différences essentielles et caractéristiques. Elle découle par des fissures pratiquées naturellement ou artificiellement au tronc et aux branches de gayac (*Guajacum officinale*, L.). Ce moyen ne pourrait fournir que de très petites quantités de résine. On s'en procure plus expéditivement dans les colonies en divisant le bois de gayac en bûches que l'on perce dans le sens de leur longueur ; on chauffe une des extrémités, et la résine s'écoule par l'extrémité opposée. On peut aussi l'obtenir artificiellement en traitant le bois de gayac râpé par l'alcool. Telle que le commerce la fournit, elle est en masses assez considérables, amorphes, friables, d'un brun verdâtre à l'extérieur, et brillantes dans leur cassure. Les fragmens minces sont translucides ; on trouve à l'intérieur des débris d'écorces et de parties ligneuses. La résine de gayac se ramollit sous la dent, fond au feu, et perd alors sa couleur verdâtre, qu'elle reprend par une nouvelle action de l'air et de la lumière. Sa densité est de 1,228. Elle a une odeur qui se rapproche un peu de celle du benjoin, et qui devient surtout sensible par la pulvérisation et la chaleur. Sa saveur est d'abord douce, puis amère et très âcre, agissant principalement sur le gosier. Quoique renfermée dans un bocal de verre, la résine de gayac ne tarde pas à acquérir une belle couleur verte sur les surfaces exposées à la lumière. Il faut donc le concours de celle-ci, et non l'action seule de l'oxigène, pour déterminer ce phénomène, qui d'ailleurs s'observe sur le bois de gayac râpé.

Traitée par l'acide nitrique, elle fournit beaucoup d'acide oxalique, sans donner, comme les vraies résines, du tannin artificiel; sa solution alcoolique passe successivement au vert, au bleu et au brun, par l'action du même acide, ce qui semble lui donner quelque analogie avec l'indigo. L'action de l'acide nitrique sur la teinture de gayac peut fournir un caractère facile à employer pour distinguer la gayacine des autres corps résineux. Il suffit d'exposer un papier imbibé de teinture de gayac à la vapeur de l'acide nitrique, et ce papier ne tarde pas à se colorer en bleu. La teinture de gayac donne un précipité gris cendré par l'acide hydro-chlorique, un précipité vert pâle par l'acide sulfurique, un précipité bleu pâle par le chlore et l'acide hydro-cyanique. Ainsi, l'eau de laurier-cerise et les autres préparations pharmaceutiques qui renferment ce dernier acide, font virer au bleu la teinture de gayac. L'éther dissout également la résine de gayac, et la solution jouit des mêmes propriétés que la teinture alcoolique. Par la distillation, M. Brandes (*Mag. Pharm.*, t. XXV, p. 107) a obtenu les principes suivans : eau acidulée, 5,5; huile brune épaisse, 24,5; huile empyreumatique, 30,0; charbon, 30,5; gaz acide carbonique et gaz hydrogène carboné, 9,0; perte, 0,5; total, 100.

Les propriétés de la résine de gayac sont semblables, mais à un degré bien supérieur, à celles du bois de ce nom. La teinture alcoolique est usitée principalement comme dentifrice.

La poudre entre dans la composition des masses pilulaires, soit comme médicament actif, soit comme simple adjuvant.

La résine de gayac est souvent altérée avec de la colophane. On reconnaît cette fraude à l'odeur de résine térébenthinée qu'elle exhale quand on la met sur des charbons ardens, et à sa solubilité dans l'essence de térébenthine. La résine de gayac pure ne donne pas une odeur analogue aux autres résines lorsqu'on la brûle, et elle est insoluble dans l'huile volatile de térébenthine.

RÉSINE DE GOMART. *Résine de chibou ou cachibou.* Elle est fournie par le *Bursera gummifera*, L., arbre de la famille des Térébinthacées, et qui croît dans les Antilles méridionales, particulièrement à Saint-Domingue où on le connaît, de même que l'*Hedwigia balsamifera*, sous les noms vulgaires de *gomart, gommier, sucrier de montagne, chibou, cachibou, bois à cochon,* etc. Cette résine arrive enveloppée dans des feuilles de *Maranta lutea*, Aublet; elle est solide à l'extérieur, encore un peu molle au centre, à cassure vitreuse et transparente ; d'un jaune pâle, d'une odeur de térébenthine fine lorsqu'on l'écrase, d'une saveur douce et parfumée comme celle du mastic, et nullement amère. Ces qualités rapprochent beaucoup la résine de gomart des résines tacamaques, qui sont produites par des arbres de la même famille. Elle possède à peu près les mêmes propriétés, et quelquefois on l'a substituée à divers produits résineux plus fréquemment employés. Les habitans de Saint-Domingue en font grand cas comme vulnéraire, mais en Europe elle ne fixe plus l'attention des médecins.

RÉSINE D'ICIQUIER. M. Guibourt (*Journ. de Chimie méd.*, juillet 1827, p. 340) a donné ce nom à la substance résineuse que, dans son Histoire des Drogues simples, il avait nommée *tacamaque jaune terreuse. V.* ce mot, ainsi que RÉSINE ÉLÉMI, dans le présent article.

RÉSINE DE JALAP. *V.* EXTRAITS RÉSINIDÉS, t. II, p. 498, et JALAP, t. III, p. 281.

RÉSINE JAUNE. *V.* POIX-RÉSINE.

RÉSINE JAUNE DE LA NOUVELLE-HOLLANDE. Le gouverneur Phillip (*Trav. to Botany-Bay*, 1789) a décrit et figuré un arbre de la Nouvelle-Hollande qui fournit une résine en fragmens jaunâtres, ayant quelques ressemblances avec la gomme-gutte, et remarquable par des propriétés astringentes. Cette substance, peu importante à connaître, n'est pas le *kino* provenant des *Eucalyptus*, arbres très communs dans la Nouvelle-Hollande.

RÉSINE LACTÉE. M. Guibourt (*Histoire abrégée des Drogues simples*, t. II, p. 320) a fait l'histoire d'une résine dont l'origine est inconnue, et pour laquelle il a proposé le nom de *résine lactée*, à cause de l'aspect blanc de lait qu'offre son intérieur. Sa surface acquiert par le temps une couleur jaune paille ; sa cassure est conchoïde, à arêtes tranchantes ; sa dureté aussi grande que celle du copal, et sa tenacité encore plus considérable. Cette résine n'ayant pas encore reçu d'emploi, nous ne devons pas nous étendre plus longuement sur ses propriétés physiques et chimiques, que M. Guibourt a examinées avec détail.

RÉSINE LAQUE. *V*. LAQUE (RÉSINE).

RÉSINE DE MANI. Dans le Journal de Chimie médicale, juillet 1827, p. 337, M. Guibourt a donné quelques renseignemens sur cette résine qui est produite par le *Moronobea coccinea*, Aubl., grand arbre de la famille des Guttifères, qui croît dans la Guyane où il est nommé vulgairement *mani*. Cette résine est en morceaux très irréguliers, grisâtres extérieurement, noirs et luisans dans leur cassure. L'odeur en est légèrement aromatique ; elle se ramollit un peu sous la dent, et brûle avec une flamme blanche sans répandre beaucoup de fumée. Cette résine est employée par les habitans de la Guyane, pour goudronner les barques et les cordages, ainsi que pour faire des flambeaux.

RÉSINE MASTIC. *V*. MASTIC.

RÉSINE DE LA MECQUE. *V*. TÉRÉBENTHINE DE LA MECQUE.

RÉSINE OU GOMME OLAMPI. Les anciens pharmacologistes ont désigné sous ce nom une résine d'Amérique qui, à en juger par les caractères qu'ils lui assignaient, paraît être le *copal du Brésil. V.* RÉSINE DE COPAL.

RÉSINE DE PIN. *V.* POIX-RÉSINE.

RÉSINE SANDARAQUE. *V.* SANDARAQUE.

RÉSINE SANG-DRAGON. *Resina sanguis-draco, Draconthema officin. V.* SANG-DRAGON (1).

RÉSINE TACAMAQUE. *V.* TACAMAQUE.

RÉSINE VERNIX. *V.* SANDARAQUE.   (G...N.)

RÉSOLUTIFS. Les médicamens résolutifs sont ceux qui jouissent de la propriété de déterminer la *résolution* des engorgemens. Ces médicamens peuvent être pris, et dans la classe des émolliens et dans celle des toniques, selon que la tumeur sur laquelle on doit les appliquer est inflammatoire ou atonique.

Les alcalis, les carbonates de soude et de potasse, les hydriodates, l'hydro-chlorate d'ammoniaque, l'hydro-chromate de potasse, l'extrait de ciguë, l'onguent mercuriel, etc., etc., sont employés avec succès comme résolutifs.   (A. C.)

RÉVEILLE–MATIN. Nom vulgaire de quelques espèces d'Euphorbes, et particulièrement de l'*Euph. Helioscopia,* L., plante fort commune dans les lieux humides et dans les terrains cultivés, où elle fleurit pendant presque tout le cours de l'année. Sa tige est annuelle, dichotome, haute d'environ un demi-pied, garnie de feuilles cruciformes dentées au sommet. L'ombelle est quinquéfide, rarement trifide ou quadrifide. Les graines sont réticulées, et donnent une huile purgative semblable à celle de l'épurge. *V.* ce mot.   (G...N.)

---

(1) Cette résine, dont il y a plusieurs sortes dans le commerce de la droguerie, est ordinairement désignée sous le simple nom de *sang-dragon.* Il nous semble donc plus conforme à notre plan d'uniformité, de renvoyer au mot qui se présente plus naturellement à l'idée du lecteur; il en sera de même pour les autres résines qui portent des noms particuliers, et qui pourront se trouver dans la suite à leur ordre alphabétique, comme *sandaraque, tacamaque,* etc. Si, dans le cours de cet article, nous nous sommes écartés de cette règle à l'égard des résines *élémi, copal,* etc., c'est que les articles concernant ces substances étaient dépassés et qu'il n'y avait plus moyen d'y revenir par la suite.

REVIVIFICATION. On a donné le nom de *revivification* à l'opération qui consiste à ramener à l'état de métal les oxides ou les combinés métalliques.   (A. C.)

RHABARBARINE. Nom donné à un principe cristallisable qui existe dans la rhubarbe, et qui a été isolé par M. Caventou. Ce principe est encore peu connu, et il est peu employé. Pfaff a aussi donné le nom de *rhabarbarine* au produit que l'on obtient en traitant la racine de *Rheum palmatum* par l'eau, faisant évaporer la solution, dissolvant le résidu dans l'eau, filtrant, faisant évaporer de nouveau, reprenant par l'alcool absolu et filtrant la solution et la faisant évaporer. Ce produit n'est pas pur, c'est un composé de diverses substances. Un produit analogue à la *rhabarbarine* de Pfaff est décrit dans un ancien ouvrage de Jean-Jacques Weker, 1616. M. Pétroz a aussi fait des travaux sur le principe cristallisable de la rhubarbe, et nous regrettons qu'il ne les ait pas fait connaître.

                                        (A. C.)

RHAMNÉES. Famille de plantes dicotylédones polypétales à étamines périgynes, qui tire son nom du genre *Rhamnus*, nommé en français *nerprun*. Elle se compose d'arbustes, d'arbrisseaux ou d'arbres peu élevés, à feuilles simples, ordinairement alternes et accompagnées de stipules. Les fleurs sont petites, régulières, souvent imparfaitement unisexuées. Aux Rhamnées appartiennent plusieurs plantes dont les diverses parties, mais surtout les fruits, sont employées dans la médecine et dans la teinture. Telles sont les diverses espèces de *nerpruns*, le *houx vulgaire*, le *maté* ou *herbe du Paraguay*, le *jujubier*, etc. *V*. ces mots.   (A. R)

RHAMNUS. *V*. NERPRUN.

RHAPONTIC. Sous ce nom, on a désigné les racines des diverses espèces de plantes usitées autrefois en Médecine. Le *rhapontic blanc* était la racine du *Centaurea Behen*, L., ou le *Behen album* de Murray. *V*. BEHEN BLANC. La racine de la grande centaurée (*Centaurea Centaurium*, L.) était nommée *Rhapontic nostras*. Une plante également placée dans le genre *Centaurea* avait aussi été nommée *Rhaponticum*. Elle constitue maintenant, sous ce dernier nom, un genre particulier et bien distinct des autres Centaurées. On la cultive dans les jardins de Botanique, où elle est fort remarquable par la grosseur de sa calathide qui est solitaire au sommet de la tige, et composée de fleurons rouges, tous fertiles. La jusquiame a aussi porté le nom de rhapontic, chez les anciens. Mais ce nom a été plus généralement appliqué aux racines d'une espèce de rhubarbe (*Rheum Rhaponticum*, L.) et à celles de la patience des Alpes (*Rumex alpinus*, L.). *V.* les articles PATIENCE et RHUBARBE.　　　　　　　　　　　　　　　　　(G...N.)

RHIZOME. *Rhizoma.* On a ainsi nommé la tige souterraine qui, dans certaines plantes, simule une racine, mais dont la position et la structure démontrent évidemment qu'on ne peut l'assimiler à cet organe. Dans un rhizome on aperçoit presque toujours à la surface, au moins les vestiges des feuilles radicales qui occupent ordinairement la partie supérieure, tandis que les vraies racines fibrillaires sont attachées et pendantes à la partie inférieure. Ce que l'on nomme improprement *racines* dans les fougères et l'iris de Florence, sont des exemples de rhizomes.　　　　　　　　　　　　　　　　(G...N.)

RHODES (BOIS DE). *V.* BOIS DE RHODES.

RHODIUM. Corps combustible simple métallique, solide, cassant, d'un gris blanc; exposé à l'action du gaz oxigène à diverses températures, il n'est pas altéré; son poids spécifique est de 11,000; il n'est pas soluble dans les acides, on peut cependant l'oxider en le calcinant fortement dans un creuset avec du nitrate de potasse. Le rhodium n'est pas employé en Pharmacie; on l'a combiné au chlore, au soufre, et à quelques métaux; mais comme il est peu abondant et qu'on ne le rencontre qu'en petite quantité dans le minerai de platine, ce métal sera encore long-temps avant d'être mis en usage dans les arts. MM. Vauquelin, Wollaston et Berzelius, sont les seuls chimistes qui se soient occupés de ce métal. *V.* le Mémoire publié dans le t. LXXXVIII des Annales de Chimie.

　　　　　　　　　　　　　　　　　　(A. C.)

RHODODENDRON. Genre de plantes qui formait le type de

la famille des Rhodoracées de M. de Jussieu, aujourd'hui réunie à celle des Éricinées. Il comprend plusieurs arbustes ou arbrisseaux, tous remarquables par l'élégance de leurs fleurs et de leurs feuillages; tels sont principalement les *R. ponticum* et *R. maximum*, qui font l'ornement des jardins, où on les cultive facilement en terre de bruyère et en serre tempérée.

Le *Rhododendron ferrugineum*, L., est l'ornement des Alpes et des hautes montagnes de l'Europe; ses fleurs sont rougeâtres; ses feuilles entières, oblongues, vertes en dessus, couvertes en dessous d'écailles couleur de rouille. On prétend que ces feuilles sont mortelles pour les brebis et les chèvres. Leur décoction a été employée contre les maladies cutanées.

Le *Rhododendron Chrysanthum*, L., est un petit arbuste qui croît sur les montagnes élevées de la Daourie et de l'Asie mineure; ses feuilles sont oblongues, raides, réfléchies sur leurs bords, inodores à l'état sec, douées d'une saveur astringente et un peu amère. Prises en infusion, elles augmentent la chaleur du corps, excitent la soif et déterminent une transpiration abondante ou une augmentation des autres sécrétions. On s'en sert en Sibérie contre les rhumatismes et la goutte. On en fait infuser environ 2 gros dans 10 onces d'eau bouillante, que l'on maintient à ce degré de chaleur pendant toute la nuit. Le lendemain matin on fait usage de cette infusion, en ayant soin de ne pas boire d'autres liquides, parce qu'ils pourraient provoquer le vomissement. Deux ou trois doses de ce remède suffisent ordinairement pour opérer une complète guérison.　　　　　　　　　(G...n.)

RHODOMEL. *V.* MELLITE DE ROSES, MIEL ROSAT.

RHUBARBE. On désigne sous ce nom la racine de diverses plantes du genre *Rheum* qui fait partie de la famille des Polygonées et l'Ennéandrie Trigynie, L. On en distingue plusieurs variétés commerciales, connues sous les noms des pays étrangers d'où ces racines nous sont apportées. Ainsi, les rhubarbes exotiques sont distinguées en deux principales sortes, savoir : la *rhubarbe de Moscovie* et la *rhubarbe de Chine*, auxquelles il faut ajouter la *rhubarbe Rhapontic*, ou la racine d'une espèce indigène des contrées orientales, qui était beaucoup usitée autrefois en Médecine sous le nom de *rhapontic*. C'est de ces trois sortes de rhubarbes qu'il sera question dans cet article. Nous y joindrons quelques détails sur la rhubarbe produite par les espèces cultivées en France.

RHUBARBE DE MOSCOVIE OU DE BUKHARIE. *Rhabarbarum; Rheum verum seu rossicum*, Offic. Elle est en morceaux un peu aplatis, irréguliers, anguleux, de 2 pouces au moins d'épaisseur, mondés au vif, percés de fort grands trous, d'une couleur jaune-vive à l'extérieur, offrant à l'intérieur une marbrure rouge, jaune et blanche, très irrégulière, quelquefois disposée en étoile. Cette rhubarbe est en général moins compacte que celle de Chine, ce qui la rend assez difficile à couper, car elle cède et ploie sous le couteau, à l'instar des corps spongieux. Son odeur est très prononcée; sa saveur amère, astringente. Elle croque sous la dent et colore fortement la salive en jaune safrané. Sa poudre est d'un jaune assez pur. Cette racine, la plus estimée des rhubarbes, est produite par les *Rheum palmatum, undulatum*, et *compactum*, L., plantes qui croissent naturellement dans la Tartarie et dans les provinces asiatiques de l'empire russe, presque limitrophes de la Chine. On a beaucoup écrit pour prouver que c'était telle espèce plutôt que telle autre qui la produisait, mais il y a lieu de croire que les trois espèces que nous venons de nommer fournissent également cette rhubarbe (1) qui nous vient, de seconde main, par la Russie. Le gouvernement de cet Empire a placé un phar-

---

(1) C'était aussi le sentiment de Murray, d'abord adopté par M. Guibourt, puis ensuite combattu par ce savant dans son Histoire des Drogues simples. D'après l'examen des racines des différentes espèces de *Rheum* cultivées en France, il a été porté à croire que le *R. palmatum* était la source exclusive de la vraie rhubarbe. Il ajoute ailleurs que l'on sait positivement que le *R. undulatum* est cultivé en grand dans la Sibérie, mais que ces racines n'ont jamais pu remplacer, dans le commerce, celles qui sont tirées de la Tartarie, parce qu'elles étaient inférieures en qualités. Mais ne pourrait-on pas répondre à cette objection, que la rhubarbe de Sibérie avait perdu, par le

macien à Kiachta, sur les frontières de la Chine, pour recevoir, choisir et expédier la rhubarbe apportée par une société de marchands bukhares. Nous reviendrons sur ce sujet en parlant du commerce des rhubarbes.

RHUBARBE DE CHINE. *Rheum sinense, tartaricum, seu turcicum*, Offic. Le commerce nous la fournit en morceaux cylindriques ou arrondis, souvent percés d'un petit trou où passait la corde qui servait à les suspendre pendant la dessication ; d'un jaune sale à l'extérieur ; d'une texture compacte ; marbrés de veines serrées, d'une couleur briquetée terne ; d'une odeur prononcée, et d'une saveur amère. La rhubarbe de Chine colore la salive en jaune orangé, et elle croque très fort sous la dent. Elle est plus pesante que la rhubarbe de Moscovie, et la couleur de sa poudre tient le milieu entre le jaune fauve et l'orangé. Cette rhubarbe, quoique moins estimée que la précédente sorte, possède néanmoins des propriétés fort actives. On en trouve, dans le commerce, des morceaux qui sont mondés au vif comme la rhubarbe de Moscovie, mais on les distingue facilement à leur texture plus compacte, à la petitesse des trous dont ils sont percés, et surtout à leur couleur plus obscure ou plus grise.

La rhubarbe de Chine, nommée aussi *rhubarbe de l'Inde*, nous arrive directement de Canton, par transport maritime. On présume que c'est au long voyage qu'elle a fait sur mer, et à l'humidité qui en est la conséquence, qu'il faut attribuer sa couleur plus terne, ainsi que l'inconvénient d'être plus sujette à la moisissure et aux vers. Pendant long-temps on a ignoré sa véritable origine, et l'on conjecturait qu'elle était produite par certaines variétés des espèces qui donnent la rhubarbe de Moscovie. Le docteur Wallich, sur-intendant

---

seul fait de la culture, les qualités qui distinguent éminemment la rhubarbe de Tartarie, et qui paraissent dépendre de l'influence du sol et de l'état sauvage ? Pallas et Georgi, qui ont étudié l'histoire naturelle de la Russie sur les lieux mêmes, assurent en effet que le *R. undulatum* produit, sur les monts méridionaux découverts et secs du Thibet, une racine plus belle que sur les montagnes froides de la Sibérie.

du jardin botanique de Calcutta, ayant reçu des graines de la vraie rhubarbe de Chine récoltées dans les lieux où elle croît naturellement sur le grand plateau de la Tartarie chinoise, les sema et fit naître une espèce à laquelle il donna le nom d'*émodi*, sous lequel cette plante est désignée par les habitans du pays. Colebrooke l'a décrite sous celui de *Rheum australe*.

RHUBARBE RHAPONTIC. *Rhaponticum* Offic. Le commerce nous présente deux variétés de cette sorte, l'une indigène, l'autre exotique. La première, provenant de plantes cultivées avec facilité sous le climat de Paris, est grosse au moins comme le poing, d'une apparence ligneuse, d'un gris rougeâtre extérieurement; sa cassure transversale est marbrée de rouge et de blanc, de manière que ces deux couleurs forment des stries serrées et rayonnantes du centre à la circonférence. Elle teint la salive en jaune, mais elle ne croque pas sous la dent. Sa saveur est mucilagineuse, fort astringente; son odeur est plus désagréable que celle de la vraie rhubarbe; sa poudre a en outre une teinte rougeâtre que n'a pas celle de rhubarbe.

Le rhapontic exotique est en morceaux longs de 3 à 4 pouces, gros de 2 à 3, d'une apparence moins ligneuse que le rhapontic cultivé, d'un jaune pâle moins rougeâtre à l'extérieur, marqués dans leur cassure des mêmes stries rayonnantes, et présentant d'ailleurs les mêmes qualités physiques qui les font distinguer des vraies rhubarbes, telles qu'une odeur particulière, et surtout une saveur mucilagineuse astringente, non sablonneuse. Cependant, on en trouve quelquefois des morceaux mêlés par fraude à la rhubarbe de Chine ou de Moscovie. Le rhapontic provient du *Rheum Rhaponticum*, L., qui croît spontanément dans l'ancienne Thrace, sur les bords de la mer Caspienne, entre le Wolga et les monts Urals, et dans la Sibérie. Dans le temps où cette racine jouissait d'une assez grande réputation médicale, on lui substituait quelquefois la racine de patience des Alpes (*Rumex alpinus*), qui portait encore les noms vulgaires de *rhubarbe des moines* et de *rhapontic de montagne*. La racine de grande centaurée (*Centaurea Centaurium*, L.) était nommée *Rhapontic nostras*, parce qu'on la regardait aussi comme un succédanée du rhapontic exotique. Elle s'en distinguait facilement par son épiderme noir, sa saveur douceâtre et son odeur analogue à celle de la bardane.

RHUBARBE D'EUROPE OU DE FRANCE. *Radices Rhei nostratis,* Offic. Elle se présente communément sous la forme de morceaux volumineux plus longs que gros, d'une texture plus ligneuse que celle des précédentes sortes, marbrés de veines très serrées, d'une odeur désagréable, nauséabonde, d'une saveur astringente, teignant faiblement la salive en jaune, et croquant à peine sous la dent. Sa poudre a une teinte plus rougeâtre que celle des rhubarbes exotiques. Cette sorte, dont il n'y a qu'une seule variété commerciale, provient des diverses espèces de *Rheum* cultivées avec assez de succès en Europe, et sur l'histoire naturelle ainsi que sur la culture desquelles il convient de donner ici un léger aperçu.

Les plantes du genre *Rheum* sont des herbes vivaces dont les vigoureuses tiges prennent beaucoup d'accroissement. Leurs feuilles, situées à la partie inférieure de la tige, sont excessivement larges, pétiolées et engaînantes, tantôt ondulées, tantôt palmées, lobées ou simplement dentées. Les fleurs sont nombreuses, groupées en panicules rameuses et allongées, à l'extrémité de la tige. Chaque fleur est petite et ressemble à celle des genres Patience (*Rumex*) et Renouée (*Polygonum*); mais la rhubarbe diffère génériquement du premier de ces genres par le nombre des étamines qui est de 9 au lieu de 6, et du second par les fruits qui sont munis d'angles très saillans et membraneux.

Le *Rheum palmatum,* L., que l'on considère comme l'espèce qui, à l'état sauvage, produit la meilleure rhubarbe, se distingue de ses congénères par ses feuilles palmées, c'est-à-dire divisées jusqu'au milieu en sept lobes aigus, légèrement scabres, portées sur des pétioles creusés en dessus de sillons peu profonds, et arrondis sur leurs côtés. Les racines à l'état récent sont grosses, divisées en épaisses ramifications, cassantes, jaunes intérieurement, et revêtues d'une écorce brune.

Le *Rheum undulatum*, L., a des feuilles ondulées, presque velues, ayant à leur base de chaque côté un sinus très grand, portées sur des pétioles planes en dessus, à angles aigus sur leurs côtés. Les racines récentes sont grosses, arrondies, divisées en ramifications qui s'enfoncent très profondément dans le sol, d'un jaune foncé intérieurement, et revêtues d'une écorce brune.

Le *Rheum compactum*, L., porte des feuilles presque lobées, denticulées, très obtuses, glabres et luisantes. Ses racines sont grosses, divisées en plusieurs ramifications très longues, d'une belle couleur jaune-rougeâtre à l'intérieur. C'est de cette espèce que nous semble se rapprocher le *Rheum australe* de Colebrooke, auquel on a récemment attribué la véritable rhubarbe de Chine; on lui donne en effet, pour caractère essentiel, d'avoir des feuilles arrondies et dentées.

Le *Rheum Rhaponticum*, L., pousse de sa racine des feuilles très grandes, cordiformes, lisses, d'un vert foncé, portées sur de longs pétioles sillonnés. Les racines sont grosses, charnues, souvent ramifiées, jaunes variées de rougeâtre intérieurement, d'une couleur brune un peu rouge à l'extérieur.

Tout ce que l'on sait sur la culture de la rhubarbe dans les pays où elle croît naturellement, se réduit à fort peu de renseignemens positifs, fournis par les marchands bukhares qui l'apportent à l'entrepôt établi par les Russes. D'après les récits de ces marchands qui se contredisent en plusieurs points, la plante croît au pied d'une chaîne de montagnes; d'autres voyageurs assurent que c'est sur le sommet des hautes montagnes près des neiges éternelles, dans des terrains de diverse nature; mais les terrains légers et sablonneux sont les meilleurs. On fait deux récoltes par an, l'une au printemps, l'autre en automne, et l'on ne commence à arracher les racines que lorsqu'elles ont atteint leur sixième année. Aussitôt qu'elles sont retirées de terre, on les dépouille de leur écorce, on les coupe par morceaux, et on les enfile pour les faire sécher dans des lieux aérés, mais abrités des rayons du soleil. La dessication est l'opération la plus importante, car c'est d'elle que dépendent en grande partie les qualités de la rhubarbe. Elle enlève à la racine environ les quatre cinquièmes de son poids brut. Après la dessication de ces racines, on fait une seconde opération qui est, à proprement parler, la préparation de la rhubarbe, et qui consiste à la nettoyer de nouveau, à la diviser en petits morceaux que l'on perce, non-seulement dans le but de les enfiler pour les exposer à l'air, mais encore pour s'assurer qu'ils ne sont point gâtés intérieurement.

C'est en cet état que la rhubarbe est versée dans le commerce. Une compagnie de Bukhares a reçu du gouvernement chinois, la concession du monopole de son exportation. Elle réside à Si-ning-Fu, à environ 20 journées de Kian-sin et de Schan-sin, villes situées dans la partie occidentale du vaste territoire nommé aujourd'hui Kansu, et qui fait partie de la Tartarie Tongusienne. C'est dans ces villes que les marchands Bukhares s'approvisionnent de rhubarbe. De Si-ning-Fu, cette racine est répandue, d'un côté dans la Chine, de l'autre dans la Russie, par Kiachta.

Les Anglais et autres commerçans d'Europe vont acheter directement des agens de la compagnie bukhare la rhubarbe de Chine à Canton. Ces derniers ne sont pas très scrupuleux sur la bonté des morceaux qu'ils font vendre dans cet endroit; ils apportent, au contraire, beaucoup de soins dans le choix de la rhubarbe qu'ils expédient pour l'entrepôt russe de Kiachta. Il y a, dans ce dernier lieu, un pharmacien délégué par le gouvernement pour examiner avec la plus scrupuleuse attention tous les morceaux de rhubarbe, et auquel il a été enjoint de rejeter et faire brûler toute racine défectueuse. C'est à une telle sévérité de la part des Russes sur le choix des morceaux, que la rhubarbe de Moscovie doit sa réputation bien méritée d'être supérieure aux autres sortes de rhubarbes. La quantité de rhubarbe apportée annuellement à l'entrepôt de Kiachta devait être, suivant les conventions, de 1000 punds; mais il est rare qu'il en arrive autant, et, par suite du triage ainsi que du rejet de la rhubarbe qui n'est pas de bonne qua-

lité, on ne verse dans le commerce qu'environ cinq à six cents
punds de vraie rhubarbe de Moscovie.

En vain les Russes ont, par tous les moyens imaginables,
sollicité les marchands bukhares de leur procurer la véritable
plante qui fournit la rhubarbe; ces marchands ont eu assez
de bon sens pour refuser leurs offres séduisantes, et ils se sont
bien aperçus qu'ils anéantiraient ainsi un commerce lucratif,
sorte de tribut annuel qu'ils lèvent sur la Russie. Si l'on réfléchit, d'ailleurs, que les circonstances climatériques et surtout la nature du sol influent excessivement sur les qualités
des produits végétaux, on restera convaincu qu'il est presque
aussi important de connaître ces détails que de posséder la
plante que l'on regarde comme la souche de la rhubarbe de
première qualité; mais lors même que l'on acquerrait toutes
les connaissances nécessaires à cet effet, pourrait-on imiter
entièrement les procédés de la nature? C'est là le grand
problème de la culture des rhubarbes. Nous ne pensons pas
que l'on puisse parvenir à le résoudre complètement, pas plus
qu'on n'est parvenu à faire du bon vin de Bourgogne ou de
Bordeaux, ailleurs que dans ces localités, quoiqu'on se fût
procuré des ceps bien autenthiques de ces fameux vignobles.
Cependant, c'est en se conformant autant que possible aux
circonstances climatériques, d'après ce que l'on sait de la
distribution géographique des espèces de rhubarbes, ainsi que
de la nature et de l'exposition du sol qu'elles préfèrent, que
le cultivateur européen peut espérer d'obtenir une rhubarbe
indigène qui puisse rivaliser avec l'exotique pour l'ensemble
des propriétés. Déjà cette culture a été beaucoup améliorée en
France, en Angleterre, en Belgique, en Allemagne et jusqu'en
Suède. Nous ne parlerons ici que des efforts que l'on a faits chez
nous pour y faire fleurir cette branche d'industrie.

Les premiers essais ont été faits à Grosbois et à Claye près
de Paris, sur le *Rheum palmatum*. Il est à regretter que cette
espèce, qui, comme nous l'avons dit plus haut, paraît être le
type de la vraie rhubarbe, se soit dénaturée à un tel point
que l'on a délaissé sa culture, et qu'on lui a préféré le *Rheum*

undulatum. Cependant, comme l'a fort bien observé M. Guibourt, la racine du *Rheum palmatum* cultivé, surtout lorsqu'elle est âgée, quoiqu'ayant la compacité d'une substance qui a été gorgée d'eau avant la dessication, est celle qui se rapproche le plus par ses qualités physiques et chimiques de la rhubarbe de Chine. M. Genthon, pharmacien à Lorient, s'est livré avec succès à la culture des diverses espèces de rhubarbes, et il a formé, dans le département du Morbihan, un établissement nommé *rhéumpole,* qui fournit annuellement jusqu'à 1500 livres de rhubarbe indigène. Voici son procédé de culture (1) : on sème la rhubarbe au printemps dans un terrain léger ; on transplante les jeunes pousses dans la même saison de l'année suivante, et on les repique à 3 pieds les unes des autres. On ne récolte les racines qu'à l'automne de la 5e ou 6e année ; elles pèsent alors de 15 à 25 livres, et sont plus spongieuses que fibreuses, d'une dessication difficile à cause de la grande quantité de matière muqueuse et extractive qu'elles renferment. Après avoir arraché les racines, on les lave à grande eau et on en sépare les petites racines et fibrilles radicellaires ; on les fait tremper de nouveau dans de l'eau fraîche ; on les coupe en morceaux de grosseur convenable ; on râpe leur écorce brune, et on les fait tremper une dernière fois dans l'eau froide pendant 3 ou 4 heures. On les fait ensuite égoutter sur des claies ; elles exsudent alors une matière gommeuse, gélatiniforme ; enfin, on les fait sécher dans une étuve chauffée à 120 ou 140° centigr. Par la dessication, la rhubarbe perd 70 à 72 pour 100 de son poids, et elle offre à sa surface des rides que l'on fait disparaître par la râpe, et en introduisant les morceaux dans un baril fixé à un axe auquel on imprime un mouvement de rotation pendant une demi-heure. Les morceaux de rhubarbe sont alors couverts d'une poudre fine occasionée par leur frottement les uns sur les autres ; ils offrent tous les caractères physiques de la bonne

---

(1) Ce procédé est à peu près le même que celui qui avait été indiqué autrefois par Baumé.

rhubarbe exotique, mais on y remarque quelques différences chimiques qui les mettent au-dessous de celle-ci, dans l'estime des thérapeutistes, ainsi que nous le démontrerons dans la suite de cet article.

Les premiers chimistes qui firent une analyse régulière de la rhubarbe, se bornèrent à y reconnaître l'existence des principes gommeux, résineux et colorant. Le célèbre Scheèle, et Model de Saint-Pétersbourg, annoncèrent que la propriété, si saillante dans les rhubarbes de Chine et de Tartarie, de croquer sous la dent, dépend de l'oxalate de chaux qu'elles contiennent abondamment, tandis que les rhubarbes indigènes en sont presque totalement privées. Ils observèrent également que la rhubarbe de Moscovie en contient un peu moins que celle de Chine. L'analyse de la rhubarbe ayant été faite de nouveau par les chimistes modernes, a donné lieu à la découverte de quelques principes végétaux. M. Henry père, chef de la pharmacie centrale des hôpitaux de Paris, y signala un principe colorant jaune d'une nature particulière, volatil au feu et donnant une fumée odorante jaune, ayant l'odeur et la saveur de la rhubarbe. Les alcalis avivent et rougissent cette matière colorante, les acides et dissolutions métalliques la précipitent en jaune, le sulfate de fer en verdâtre ; elle donne du tannin par l'acide nitrique. C'est la *caphopicrite* de plusieurs chimistes. M. Caventou obtint un autre principe colorant auquel il donna le nom de *rhabarbarin*. Il ne faut pas confondre ce principe immédiat avec un principe de nom semblable (*Rhabarbarine*), observé il y a long-temps par Pfaff, et qui était une substance d'un brun foncé, opaque, et dont les propriétés annoncent un mélange de divers principes ; on croit même que cette substance est identique avec la caphopicrite de M. Henry. Le rhabarbarin de M. Caventou est jaune, susceptible de cristallisation, insoluble dans l'eau froide, soluble dans l'eau chaude, l'alcool et l'éther, formant avec tous les acides des composés insolubles, d'une odeur forte de rhubarbe et d'une saveur âpre et amère. Quelques chimistes, et particulièrement M. Nani, pharmacien italien, avaient bien, à la vérité, au-

noncé un alcali végétal dans la rhubarbe, avec lequel ils formaient un sulfate ; mais M. Caventou a reconnu que ce prétendu sulfate de rhabarbarin n'était que du sulfate de chaux
sali par des matières extractives de la rhubarbe. Nous ne
dirons rien de l'*acide rhéumique* d'Henderson, parce que
M. Lassaigne a prouvé que cet acide était identique avec l'a-
cide oxalique.

L'odeur de la rhubarbe est due à un principe volatil très
diffusible, qui paraît être de la nature des huiles volatiles,
quoiqu'on n'ait pas encore obtenu de l'huile volatile de rhubarbe à l'état de pureté. M. Bressy, médecin à Arpajon, avait
annoncé, dans un mémoire adressé à l'Académie de Médecine,
que l'on pouvait retirer une quantité notable d'huile de rhubarbe ; mais les commissaires de l'Académie ne purent en recueillir, quoiqu'ils eussent répété tous les détails du procédé
indiqué par M. Bressy.

Voici les résultats de l'analyse de la rhubarbe de Chine,
publiée par M. Henry : 1°. matière colorante jaune particulière ; 2°. huile douce rancissant par la chaleur, soluble dans
l'alcool et l'éther ; 3°. fécule amylacée ; 4°. gomme ; 5°. tannin ; 6°. ligneux ; 7°. oxalate de chaux (le tiers de son poids,
ainsi que Scheèle l'avait déjà annoncé) ; 8°. surmalate de
chaux , sulfate de chaux , sel à base de potasse et oxide de
fer (ces dernières substances en très petite quantité).

Une autre analyse, publiée par Brandes (Thompson, *Ann.*,
XVII, p. 469), offre ceci de remarquable, que l'oxalate de
chaux n'y est point signalé. Cependant, l'existence de ce sel
dans les rhubarbes exotiques est un fait constant, et qui peut
servir à distinguer ces rhubarbes de celles que l'on obtient en
Europe par la culture, puisque celles-ci n'en contiennent pas
du tout, ou n'en offrent qu'une quantité extrêmement faible
(environ un dixième). En revanche, les rhubarbes cultivées
sont plus riches en tannin et conséquemment plus astringentes
que les rhubarbes étrangères à l'Europe. Elles renferment en
outre beaucoup plus de fécule amylacée et de matière colorante qui a une teinte rougeâtre au lieu d'être jaune. Lorsque

l'on fait servir la rhubarbe indigène à des usages médicaux, il faut en donner une dose double ou triple de la rhubarbe exotique pour produire les mêmes effets.

Enfin une nouvelle analyse de la rhubarbe, par M. Peretti de Rome, a donné les résultats suivans : 1°. du tannin ; 2°. de l'acide gallique ; 3°. du malate de chaux ; 4°. de la gomme ; 5°. du sucre ; 6°. de l'huile fixe ; 7°. de l'huile volatile ; 8°. de la résine ; 9°. une substance colorante jaune solide ; 10°. de l'oxalate de chaux ; 11°. de la fibre ligneuse. D'après les expériences du docteur Tagliabo, la résine serait la partie active de la rhubarbe ; et, prise à la dose de 10 à 12 grains, elle purgerait fortement et sans douleur. (*Journal romain*, 1826.)

Il est reconnu que l'oxalate de chaux, sel insoluble et inerte, n'a aucune influence sur les qualités actives de la rhubarbe ; c'est donc aux principes solubles dans l'eau et l'alcool que cette racine doit ses éminentes propriétés. Voici les proportions de ces parties solubles sur 100 parties de diverses rhubarbes : rhubarbe exotique, dite de Chine, 74 ; rhubarbe indigène du *Rheum palmatum*, 64 ; rhubarbe indigène du *R. compactum*, 50 ; rhubarbe indigène du *R. undulatum*, 32 ; rhubarbe indigène du *R. rhaponticum*, 30.

50 grammes de rhubarbe traitée par l'eau ont fourni les quantités suivantes d'extrait, savoir : pour la rhubarbe de Chine, 22 grammes ; pour celle de Moscovie, 15^{gr},45 ; et pour celle de France, 16^{gr},857. La même quantité de rhubarbe traitée par l'alcool rectifié a donné un extrait dont voici les proportions relatives : pour la rhubarbe de Chine, 8 grammes ; pour celle de Moscovie, 8^{gr},50 ; et pour celle d'Europe, 9^{gr},70.

La rhubarbe est un médicament qui a deux modes d'action tout-à-fait différens. A une faible dose (4 à 8 grains en poudre), elle agit essentiellement comme tonique et concentre son action sur l'estomac, dont elle augmente la force digestive. On la fait prendre avant le repas dans une cuillerée de bouillon ou enveloppée dans des pains azimes. A la dose de 1 à 3 gros, elle agit comme purgative, mais elle manifeste encore quelques signes de la propriété tonique qui caractérise essentiellement cette racine. On l'administre alors sous forme d'infusion, et il suffit de l'employer simplement concassée ou déchirée avec des tenailles. Elle est aussi un des ingrédiens adjuvans des potions purgatives. La poudre est encore administrée comme purgative à la dose de 2 scrupules à 1 gros, mélangée avec 2 gros de magnésie que l'on fait prendre en deux doses.

On en prépare, dans les pharmacies, un sirop simple et un sirop composé (sirop de chicorée composé), une teinture alcoolique, un vin, un extrait, des tablettes, etc. Elle fait partie d'une foule de préparations officinales, telles que les élixirs de Stoughton, de longue vie, le catholicum double, l'opiat mésentérique, etc.

Nous avons dit que la rhubarbe exotique, surtout celle dite de Chine, était souvent gâtée par l'humidité qu'elle éprouve durant son trajet maritime. Elle est encore sujette à être piquée des vers, et les marchands pallient ce défaut en bouchant les trous avec une pâte faite de poudre de rhubarbe et d'eau gommée, ou quelquefois avec de l'ocre jaune, et en roulant les morceaux secs dans de la poudre de rhubarbe; ce que l'on reconnaît facilement lorsque l'on enlève la poudre qui adhère à la surface de ces morceaux.

La rhubarbe a été usitée comme substance tinctoriale. On pourrait faire un emploi avantageux sous ce rapport de celle de France, qui est très riche en principe colorant.

Les feuilles de rhubarbe, et surtout celles du *Rheum Ribes*, L., espèce originaire de Perse, sont fréquemment employées en Angleterre comme alimens. On en fait des tartes, dont le goût acidule rappelle celui des groseilles.

Le nom de rhubarbe a été appliqué à des racines qui n'ont, avec la vraie rhubarbe, que des rapports éloignés de formes et de propriétés. Ainsi, l'on a nommé :

RHUBARBE DES ALPES ET RHUBARBE DES MOINES, la racine de la patience des Alpes (*Rumex alpinus*);

RHUBARBE BLANCHE, le méchoacan;

RHUBARBE DES PAUVRES ou FAUSSE RHUBARBE, la racine du *Thalictrum flavum*, plante de la famille des Renonculacées, très
commune dans les prés humides de l'Europe, et qui possède
un suc âcre, amer, teignant en jaune;

RHUBARBE DES PAYSANS, la bourdaine.   (G...N.)

RHUM. On a donné le nom de *rhum* à la liqueur alcoolique
obtenue de la distillation d'une liqueur fermentée préparée
avec la mélasse ou le sucre liquide de la canne à sucre.

(A. C.)

RHUS. Nom générique latin de plusieurs plantes qui fournissent des produits utiles en Médecine et dans les arts,
parmi lesquelles on distingue les *Rhus Coriaria* et *Rhus radicans* ou *Toxicodendron*. *V*. SUMAC DES CORROYEURS et SUMAC
VÉNÉNEUX.   (G...N.)

RIBES. *V*. GROSEILLER.

RICHARDSONIA. Genre de plantes brésiliennes dont la racine est vomitive. Les *Richardsonia scabra* et *rosea*, espèces
publiées par MM. Auguste Saint-Hilaire et Martius, fournissent
l'*ipécacuanha blanc* de Pison, ou *I. ondulé* de M. Guibourt.
V. ce mot à l'art. IPÉCACUANHA, t. III, p. 265.   (G...N.)

RICIN ORDINAIRE. *Ricinus communis*, L. — Rich. Bot.
méd., t. 1, p. 216. (Famille des Euphorbiacées. Monoecie
Polyandrie, L.) Vulgairement *Palma christi*, *Cataputia
major*, Officin. Ce végétal est originaire de l'Inde et des contrées septentrionales d'Afrique, où il forme un arbre dont le
tronc s'élève quelquefois à 30 ou 40 pieds. On le cultive aujourd'hui dans les jardins, principalement dans la région méditerranéenne de l'Europe, et en Amérique. Dans les pays tempérés, il est annuel ou herbacé, tandis que sur les plages
chaudes de la Méditerranée, comme, par exemple, aux environs de Villefranche près de Nice, il devient arborescent. Les
tiges du ricin, tel qu'on le voit ordinairement dans nos jardins, sont dressées, hautes de 4 à 5 pieds, fistuleuses, glabres,
glauques, un peu purpurines, garnies de feuilles alternes, pétiolées, peltées, palmées, à 7 ou 9 lobes aigus dentés en scie.
Les fleurs sont monoïques, réunies sur une même grappe py-

ramidale ; les fleurs mâles occupent la partie inférieure, et sont composées d'étamines nombreuses formant plusieurs faisceaux rameux réunis dans un calice à cinq divisions ; les fleurs femelles, situées à la partie supérieure, renferment un ovaire globuleux, à trois côtes tuberculeuses et hérissées de pointes charnues, surmonté de trois stigmates allongés, glanduleux, rouges et bifides. Le fruit est une capsule à trois côtes saillantes, à trois loges, renfermant chacune une seule graine ovale, obtuse aux deux extrémités, de la grosseur d'un petit haricot, comprimée d'un côté, bombée de l'autre, munie d'une caroncule ou appendice charnu à son ombilic. Le tégument extérieur est lisse, luisant, d'un gris jaspé de brun, mince, dur et fragile ; une pellicule séparable recouvre immédiatement l'amande qui est formée d'un gros endosperme blanc oléagineux, et d'un embryon à cotylédons foliacés. Cette graine n'a pas d'odeur ; sa saveur est douceàtre, un peu analogue à celle du chenevis, et suivie d'une légère àcreté. Elle rancit très facilement.

On retire par expression ou par ébullition dans l'eau, des graines du ricin, une huile purgative fort employée en Médecine. *V.* Huile de ricin, t. III, p. 122. La culture de cette plante est assez facile, même sous le climat de Paris, et mériterait l'attention des économistes.

Une analyse du ricin, faite par Geyer, et insérée dans le t. 2 du nouveau journal de Tromsdorf, donne les résultats suivans : 69,09 de graine fournissent 23,82 de péricarpe, qui contiennent, résine brune presque insipide, retenant un peu d'un principe amer, 1,91 ; gomme, 1,91 ; fibre ligneuse, 20. Les 69,09 de graine contiennent : huile grasse, qui n'est âcre que lorsqu'elle est rancie, 46,19 ; gomme, 2,4 ; amidon et fibre ligneuse, 20 ; albumine, 0,5 ; eau, 7,09. Pfaff a trouvé, dans le péricarpe, un peu de cire. (A. R)

RIZ. *Oryza sativa*, L. — Rich. Bot. méd., t. 1, p. 69. (Famille des Graminées. Hexandrie Digynie, L.) Le riz est originaire de l'Inde, où on le cultive depuis les temps les plus reculés ; de là, cette culture s'est propagée en Égypte, dans les provinces méridionales de l'Europe, et successivement dans presque tous les lieux du globe qui, par la nature de leur sol et leur température, étaient propres au parfait développement de ce précieux végétal. C'est une plante annuelle, qui se plaît dans les terrains bas et inondés ; cependant certaines variétés désignées sous le nom de *riz sec,* réussissent également dans les terrains à froment. La culture de ces variétés a été tentée avec succès par quelques agriculteurs du midi de la France, et mériterait d'être encouragée (1). Celle du riz ordinaire réussirait, sans aucun doute, dans les pays chauds de l'Europe, où existent naturellement de grandes étendues de terrains très bas et très humides, où croissent une foule d'herbes inutiles, et par conséquent aussi dangereux, sous le rapport hygiénique, que s'ils étaient convertis en *rizières.* Celles-ci sont, en effet, des foyers d'émanations délétères qui, dans plusieurs contrées, et notamment sur la côte du royaume de Murcie, occasionent de graves épidémies. Il est donc fort important pour la santé publique, que la culture du riz à irrigations artificielles soit éloignée des habitations.

On distingue dans le riz cultivé un grand nombre de variétés, les unes sans barbes, les autres munies de barbes ; les unes ayant leurs écailles brunes, les autres ayant celles-ci simplement jaunâtres. Il en est qui diffèrent par le temps qu'elles mettent à mûrir, et qui varie de 3 à 8 mois.

Le riz du commerce offre deux variétés principales, connues sous les noms de *riz de la Caroline* et *riz du Piémont.* Le premier est le plus estimé ; il est tout-à-fait blanc, transparent, anguleux, allongé, inodore, et d'une saveur franche farineuse. Le second est jaunâtre, moins allongé, arrondi, opaque, d'une légère odeur particulière, et d'une saveur un peu âcre.

(1) Un essai fait en 1827, à Neuilly près Paris, par M. Jacques, sur le riz sec de la Chine, a donné des résultats assez satisfaisans pour qu'il soit permis d'espérer que cette culture eût beaucoup de succès dans nos départemens méridionaux. *V. Ann. de la Société d'Horticulture de Paris,* janvier 1828, *p.* 23.

L'analyse du riz, par M. Vogel (*Journ. de Pharm.*, t. III, p. 214), avait donné les résultats suivans : amidon, 96 ; sucre, 1 ; huile grasse, 1,5 ; albumine, 0,2 ; sels, quantité indéterminée. M. Vauquelin a trouvé, ainsi que M. Vogel, des traces presque imperceptibles de gluten, mais pas de matière sucrée. Enfin, M. Braconnot (*Ann. de Chim. et de Physique*, t. IV, p. 370) a publié l'analyse comparative des deux variétés de riz du commerce, dont nous présentons ici les résultats :

	Riz de Caroline.	Riz du Piémont.
Eau....................	5,00	7,00
Amidon..............	85,07	83,80
Parenchyme...............	4,80	4,80
Matière animalisée..........	3,60	3,60
Sucre incristallisable........	0,29	0,05
Matière gommeuse.........	1,71	0,10
Huile..................	0,13	0,25
Phosphate de chaux........	0,40	0,40
Phosphate et muriate de potasse, acide acétique, sel végétal calcaire, sel végétal à base de potasse, soufre.	des traces.	des traces

Le principal usage du riz est de servir d'aliment à une infinité de peuples, qui en font même presque exclusivement leur nourriture. En Perse, en Chine et dans quelques contrées de l'Inde, on en fait des pâtes ou gâteaux que l'on nomme *pilau, sorom,* etc., qui, jusqu'à un certain point, peuvent remplacer le pain, et que l'on assaisonne avec le lait de coco, le suc de grenades, le sucre, les bananes, des viandes, diverses substances aromatiques, et beaucoup d'autres productions naturelles. Mais l'absence du gluten est un obstacle à la panification du riz, et empêche que cette céréale ne soit d'un emploi aussi avantageux que le froment. Le riz est encore usité dans l'Inde pour faire de la bière; on en obtient aussi une liqueur alcoolique semblable à l'arrack, espèce d'eau-de-vie obtenue par la fermentation de la sève des cocotiers, ainsi que d'autres matières sucrées.

Dans notre Botanique médicale, nous avions manifesté quelque étonnement de ce que le riz, contenant si peu de matière sucrée, fournît néanmoins beaucoup d'alcool; mais on conçoit facilement que la grande quantité d'amidon que renferme le riz puisse produire beaucoup d'alcool en se convertissant préalablement en matière sucrée dans l'acte de la fermentation (1).

La décoction de riz est souvent employée en Médecine comme adoucissante, dans les irritations du canal digestif. C'est ainsi que l'on explique la propriété qu'elle a d'arrêter les diarrhées, et non en vertu d'un principe astringent, que lui attribuaient gratuitement les anciens. (A. R.)

RIZIGAL. *V*. Sulfure d'arsenic.

ROBRE ou ROUVRE. Ces noms vulgaires du chêne de nos forêts sont évidemment dérivés du mot *Robur*, par lequel les anciens désignaient cet arbre, emblème de la force. *V*. Chêne commun. (G...n.)

ROBS, *Roobs*. On a donné ces noms, d'origine arabe, à des extraits mous obtenus par la concentration des sucs de fruits, à l'aide de la chaleur, poussant l'évaporation jusqu'à ce que ce produit ait la consistance du miel. Le suc de raisin cuit en consistance de miel est désigné par le nom de *sapa*; un peu moins consistant, il porte le nom de *defrutum*. Nous avons parlé des robs de *nerprun* et de *sureau*, qui sont les seuls employés, à l'article Extraits, t. II, p. 486. (A. C.)

ROCAMBOLLE. Nom vulgaire d'une espèce d'ail (*Allium scorodoprasum*, L.) employée à des usages culinaires. Ses

---

(1) Nous réclamons ici contre l'assertion de M. Fée (*Cours d'Histoire naturelle pharmaceutique*, v. II, p. 250), qui nous prête une opinion que nous n'avons jamais exprimée, savoir: que l'absence du gluten est la seule cause qui empêche le riz de produire de l'alcool par la fermentation.

propriétés sont excitantes et analogues à celles de ses congénères, comme la civette, l'échalote, etc.   (G...n.)

ROCCELLA TINCTORIA. *V.* Orseille.

ROCOU ou ROUCOU. *Pigmentum Urucu,* officin. Substance
tinctoriale retirée des fruits du rocouyer (*Bixa orellana,* L.),
arbre cultivé dans l'Amérique méridionale et au Mexique. Il
est le type d'une nouvelle famille de plantes proposée par
M. Kunth, sous le nom de Bixinées, et formée aux dépens de
celle des Tiliacées de M. De Jussieu. Les fruits du rocouyer
sont des capsules ou gousses à une seule loge, à deux valves
hérissées de pointes, et contenant plusieurs graines recouvertes
d'une matière pulpeuse, gluante, couleur de vermillon. C'est
cette matière qui fournit le rocou. Pour l'obtenir, on écrase
les graines dans des auges de bois, et l'on délaie la pâte dans
de l'eau chaude ; on jette le tout sur un tamis de crin ou sur
tout autre filtre peu serré (1) ; l'eau entraîne avec elle la matière colorante d'autant plus impure que le filtre est moins
serré, et que les graines ont été plus broyées (2). On laisse reposer et fermenter sur son marc cette liqueur colorée ; on décante le dépôt qu'elle forme, et on le met sécher à l'ombre
jusqu'à ce qu'il ait acquis la consistance d'une pâte solide. On
en fait alors des masses ou pains de 3 à 4 livres que l'on enveloppe dans des feuilles de bananier. Ces masses sont apla-
ties, allongées ou de forme carrée, assez lisses, souvent sèches, offrant dans leur cassure des points blancs et brillans
qui sont probablement des efflorescences d'un sel ammoniacal.
On choisit le rocou d'une couleur de sang à l'intérieur, d'une
saveur saline et astringente, et d'une odeur puante de tabac ou
de moisi. Cette odeur fétide provient de l'urine avec laquelle
on le pétrit pour lui donner une consistance molle et pour en
aviver la couleur.

---

(1) Les spathes de quelques palmiers, dont la texture est feutrée, sont souvent employés par les habitans des contrées tropicales en guise de filtre.

(2) A Bogota, on se borne à frotter les unes sur les autres et sous l'eau, les
graines de rocou. Ce procédé est, sans contredit, préférable à celui du broiement, qui introduit des matières étrangères à la substance colorante.

M. Boussingault, chimiste français, établi depuis quelques années dans la république de Colombie, a examiné chimiquement la matière colorante qui entoure les graines du rocouyer, et il a publié une note sur ce sujet dans le XXXVIIIᵉ vol. des Annales de Chimie et de Physique. L'alcool et l'éther dissolvent bien cette matière colorante; la solution à froid est d'une belle couleur orangée, et elle laisse précipiter un dépôt pulvérulent. La potasse, la soude et leurs carbonates, en dissolvent aussi une grande proportion, d'où elle est précipitée par les acides. Le chlore décolore subitement la solution alcoolique. Les acides hydrochlorique, acétique, n'ont aucune action sur le rocou; l'acide sulfurique concentré, au contraire, le fait passer tout-à-coup à un très beau bleu d'indigo, puis au vert et au violet. L'acide nitrique n'a qu'une action lente à froid sur cette couleur; à chaud, il y a inflammation. Le rocou se dissout facilement dans les huiles grasses et volatiles.

Le rocou a été employé en Médecine comme purgatif; mais c'est à tort que l'on a prétendu qu'il était le contre-poison du suc de manioc. Appliqué à l'extérieur, il tue les insectes qui se logent sous la peau. Cette substance est principalement usitée comme tinctoriale. Les peuples sauvages de l'Amérique s'en teignent le corps en l'incorporant avec une matière grasse (*chica*), lorsqu'ils vont faire quelque expédition de guerre. Les Indiens en colorent plusieurs de leurs mets, et on l'emploie de même en Europe pour donner une couleur rougeâtre à la cire et au beurre. On obtient une couleur jaune dorée très belle en traitant le rocou par une dissolution alcaline. Cette couleur peut être appliquée, au moyen de l'acide acétique, sur la soie non alunée, mais elle n'a pas de solidité.   (G...n.)

ROMARIN. *Rosmarinus officinalis*, L. — Rich. Bot. méd., t. I, p. 244. (Famille des Labiées. Diandrie Monogynie, L.) Arbrisseau qui croît spontanément sur les collines pierreuses dans toute la région méditerranéenne. On le cultive dans les jardins, à cause de l'odeur aromatique que toutes ses parties et surtout ses feuilles et ses fleurs exhalent. Sa tige se divise en rameaux grêles, allongés, de couleur cendrée, garnis de feuilles nombreuses, sessiles, opposées, étroites, linéaires, ayant les bords roulés en dessous, très fermes, vertes en dessus, blanchâtres en dessous, et obtuses au sommet. Les fleurs, dont la corolle est d'un bleu pâle ou blanche, sont opposées, presque verticillées dans l'aisselle des feuilles à l'extrémité des branches.

L'odeur forte et la saveur amère-camphrée du romarin sont dues à la présence d'une grande quantité d'huile volatile que l'on extrait par distillation, et qui entre dans la préparation de plusieurs alcoolats aromatiques, employés, soit comme médicamens, soit comme cosmétiques. Ainsi, cette huile volatile domine sur les autres ingrédiens de la fameuse eau de la reine de Hongrie. Les sommités fleuries entrent dans les sirops d'Erysimum et de Stæchas composés, dans l'alcoolat de mélisse, le vinaigre anti-septique, etc. On se sert aussi des feuilles de romarin pour assaisonner différens mets. Elles jouissent de propriétés excitantes assez prononcées, et on les a employées en Médecine comme céphaliques et fébrifuges.

C'est à la grande abondance du romarin dans les pays méridionaux, et particulièrement dans les environs de Narbonne, que le miel de ces pays doit les qualités aromatiques qui le distinguent.   (G...N.)

RONCE COMMUNE. *Rubus fruticosus*, L. (Famille des Rosacées. Icosandrie Polygynie, L.) C'est un des arbrisseaux les plus communs dans les haies de toute l'Europe. Ses rameaux sont longs, glabres, anguleux, sillonnés, couverts, ainsi que les pétioles et les nervures des feuilles, d'aiguillons très acérés. Ses feuilles sont larges, digitées, composées de trois à cinq folioles ; celle du milieu, qui est la plus grande, est portée sur un pétiole plus long ; toutes sont ovales-oblongues, aiguës, dentées en scie, blanches et tomenteuses à leur face inférieure. Les fleurs sont blanches ou légèrement rosées, formant une grappe terminale très allongée ; les fruits sont noirs, accompagnés par le calice, et semblables aux framboises ; ils contiennent un suc noir, inodore, d'une saveur douce et un peu mucilagineuse. Les feuilles de ronce sont légèrement astringentes ; leur infusion est fréquemment employée contre les inflammations légères de la gorge ; elle est le véhicule des gargarismes astringens que l'on édulcore avec du miel rosat ou d'autres sirops appropriés. Les fruits sont quelquefois désignés vulgairement sous le nom de *mûres des buissons*, et effectivement ils ont beaucoup de rapports avec les fruits du mûrier, pour la saveur et les propriétés. On en fait un sirop qui peut être donné aux mêmes doses et dans les mêmes circonstances que celui de mûres.   (G...N.)

RONCE DU MONT IDA. Synonyme de framboisier. *V*. ce mot.

RONDOTE. Un des noms vulgaires du lierre terrestre. *V*. ce mot, t. III, p. 359.

RONGEURS. Quatrième ordre de la classe des Mammifères, dans la méthode de M. Cuvier. *V*. Mammifères.

ROQUETTE. *Eruca sativa*, Lamarck. *Brassica Eruca*, L. — Rich. Bot. méd., t. II, p. 667. (Famille des Crucifères. Tétradynamie siliqueuse, L.) Cette plante croît naturellement dans les lieux incultes de l'Europe australe et de l'Afrique boréale. Cultivée dans les jardins, elle a produit un grand nombre de variétés. Sa racine est annuelle ; sa tige est haute d'un à deux pieds, dressée, un peu pubescente, rameuse supérieurement, garnie de feuilles longues, pétiolées, lyrées ou ailées avec un lobe terminal grand et obtus. Les fleurs sont d'un jaune citrin fort pâle, marquées de veines violettes ou noirâtres. Toute la plante exhale, par le froissement, une odeur forte et désagréable ; cependant elle est usitée comme assaisonnement. Sa saveur âcre et amère décèle des propriétés stimulantes analogues à celles des autres Crucifères. Les graines de cette plante ont eu, dans l'antiquité, une grande réputation comme aphrodisiaques, ainsi que nous l'apprend ce vers si connu :

Excitat ad venerem tardos Eruca maritos.

On a donné le nom de roquette à d'autres Crucifères et

même à des plantes qui n'ont presque pas de rapports avec celles-ci. Ainsi on a vulgairement nommé :

Roquette batarde, le *Reseda luteola. V.* Gaude.

Roquette de mer, le *Bunias Cakile,* L., crucifère qui croît abondamment sur les plages maritimes.

Roquette sauvage, le *Sisymbrium tenuifolium,* L., espèce de crucifère excessivement abondante dans les fossés, les décombres et les lieux incultes de l'Europe tempérée. Son odeur est très forte, et sa saveur âcre, amère, en un mot, douées de propriétés semblables à celles de la roquette cultivée.

(G...n)

ROSACÉES. *Rosaceæ.* Famille naturelle de plantes dicotylédones polypétales, à étamines périgynes, ayant pour genre principal le rosier qui lui a donné son nom. Elle se compose d'un nombre considérable d'espèces dont le port est très varié; ce sont, tantôt de grands arbres, des arbrisseaux ou des arbustes, tantôt des plantes herbacées, annuelles ou vivaces. Leurs feuilles sont alternes, simples ou composées, toujours munies à leur base de deux stipules foliacées qui, assez fréquemment, adhèrent au pétiole. L'inflorescence est aussi très diversifiée. Les fleurs sont tantôt solitaires et axillaires, tantôt fasciculées, tantôt en corymbes, en grappes, en épis ou en panicules. Elles sont composées d'un calice libre ou adhérent, à cinq segmens réguliers, d'une corolle à cinq pétales égaux, réguliers, étalés, et insérés, ainsi que les étamines qui sont nombreuses, à l'entrée du tube du calice, ou à la base de ses divisions lorsqu'il n'est pas adhérent. Le fruit offre aussi beaucoup de modifications: dans toute une tribu, c'est un drupe ou fruit charnu contenant un noyau; dans une autre tribu, c'est une pomme ou mélonide; et dans les autres sections de la famille, le fruit est une baie succulente ou une capsule sèche, composée de plusieurs carpelles agglomérés sur un réceptacle.

La famille des Rosacées, étant composée de plantes aussi hétéromophes, n'offre pas, dans son ensemble, d'uniformité quant aux propriétés médicales; mais si on la considère dans les coupes que l'on y a établies, on peut alors exprimer les propriétés qui sont l'apanage de chacun de ces groupes.

La première tribu ou celle des Chrysobalanées, est tout exotique; elle se compose d'arbres dont les fruits sont comestibles quoiqu'ayant un peu d'astringence; tel est le prunier d'Amérique, *Chrysobalanus Icaco. V.* ce mot.

La tribu des Amygdalées ou Drupacées est caractérisée par la nature de son fruit, qui est plus ou moins charnu, renfermant un noyau et une amande huileuse. Cette tribu se compose de plusieurs arbres fruitiers d'une assez grande importance dans l'économie domestique : tels sont le pêcher, l'amandier, le cerisier et le prunier. *V.* ces mots. Les diverses parties de ces végétaux, mais principalement les noyaux des fruits, sont imprégnés d'acide hydro-cyanique accompagné d'un principe amer et d'une huile volatile extrêmement âcre. C'est dans les feuilles de laurier-cerise et dans les amandes amères que domine cet acide ; aussi sont-elles douées de propriétés fort énergiques. *V.* Laurier-cerise et Amandes amères. Il découle du tronc de plusieurs Drupacées et particulièrement des cerisiers et pruniers, une gomme usitée dans les arts sous le nom de *gomme du pays. V.* ce mot.

La tribu des Spiréacées se compose de plantes herbacées ou frutescentes dont les fruits sont des capsules multiloculaires, formées de plusieurs carpelles ou petits fruits partiels soudés intimement ensemble. On y trouve plusieurs plantes d'ornemens, mais peu de végétaux utiles. La filipendule et l'ulmaire, espèces appartenant au genre *Spiræa,* ont été employées en Médecine, ainsi que le *Spiræa trifoliata,* plante indigène de l'Amérique septentrionale.

Dans la tribu des Fragariacées ou Dryadées, les fruits sont placés sur un gynophore ou réceptacle arrondi plus ou moins proéminent ; ils sont tantôt secs, petits, simulant des graines, comme dans la fraise (1), tantôt succulens et soudés en un

---

(1) Il est presque inutile de rappeler que la partie comestible de la fraise n'est pas le fruit lui-même, mais le support commun des fruits.

seul, comme dans la framboise, la ronce. Plusieurs plantes de cette tribu sont très riches en principe astringent : telles sont les racines de benoite, de tormentille, les feuilles de ronce, d'aigremoine, etc.

La tribu des Rosées se compose uniquement du genre Rosier, auquel nous consacrerons un article spécial ; il est donc inutile de nous étendre sur les caractères et les propriétés de cette tribu, puisqu'ils seront exposés dans l'article Rosier, auquel nous renvoyons.

Les Pomacées forment une tribu très distincte des autres Rosacées, par la structure du fruit qui est une pomme ou mélonide. *V.* ce mot à l'article Fruit. Il suffit de nommer le poirier, le pommier, le coignassier, le néflier et le sorbier, pour donner une idée de l'importance des végétaux qui composent cette tribu.

On a encore formé d'autres tribus dans la famille des Rosacées ; mais comme les plantes qu'elles renferment ne sont aucunement remarquables par leurs propriétés ou leurs usages, nous les passerons sous silence. (G...N.)

ROSAGE. Nom français du genre *Rhododendron.* (*V.* ce mot.)

ROSAT. On a adjoint ce mot à la plupart des compositions dans lesquelles on fait entrer les roses ; ainsi on dit, *miel rosat, onguent rosat, vinaigre rosat.* (A. C.)

ROSES. Fleurs du rosier. *V.* ce mot.

On désigne abusivement, dans les jardins, sous le nom de Rose trémière, l'*Althœa rosea* de Cavanilles, nommée aussi *Alcée passe-rose.* C'est une plante de la famille des Malvacées, originaire d'Orient, et que l'on cultive à cause de sa beauté. Toutes ses parties sont émollientes, et ses racines ont été employées comme celles de la guimauve. (G...N.)

ROSEAU. *Arundo.* Les anciens botanistes donnaient ce nom à diverses Graminées et même à d'autres plantes monocotylédones remarquables par leur tige droite élancée, propre à faire des cannes ou des balais, terminée par une aigrette élégante de fleurs glumacées. Cette dénomination a été conservée avec son acception par le vulgaire, mais les botanistes modernes l'ont restreinte à un genre de la famille des Graminées dont une espèce que nous allons décrire est assez remarquable.

Le Roseau a balais, *Arundo Phragmites*, L., est une plante commune dans les localités aquatiques de l'Europe. De ses racines longues et rampantes, s'élèvent des chaumes droits, hauts de 1 à 2 mètres, garnis de feuilles rubanées, coupantes et denticulées à leurs bords. La panicule est ample, touffue, et d'une couleur noirâtre légèrement teinte de rougeâtre. Cette panicule fournit une couleur verte que l'on applique dans la teinture. On s'en sert aussi pour faire de jolis petits balais d'appartement. Les racines sont douces, et analogues, pour les propriétés, à celles du chiendent. C'est bien gratuitement qu'on leur a attribué des propriétés antisyphilitiques ; et si, comme on le prétend, elles font la base du rob de Laffecteur, nous ne pouvons ajouter foi aux effets merveilleux et sans doute exagérés de cette fameuse drogue.

Parmi les plantes improprement nommées *roseaux*, nous citerons les suivantes :

Roseau aromatique ou odorant. *V*. Calamus aromaticus.

Roseau épineux. Le rotin. *V*. Calamus rotang.

Roseau fléchier. Synonyme de galanga. *V*. ce mot.

Roseau a quenouille. *V*. Canne (racine de).

Roseau rouge ou a larges feuilles. Le balisier (*Canna indica*, L.), plante de la famille des Cannées, remarquable par ses larges feuilles qui servent à envelopper diverses substances extractives ou résineuses. Ses fleurs sont d'un beau rouge, et on les cultive pour l'ornement dans les serres chaudes.

Roseau a sucre. La canne qui fournit le sucre. *V*. ce dernier mot.   (G...n.)

ROSIER. *Rosa*. Genre de plantes qui a servi de type à la famille des Rosacées, composée d'un nombre immense d'espèces qui croissent naturellement dans plusieurs contrées de l'Europe méridionale, de l'Asie et de l'Afrique. Cultivées dans nos jardins, elles en font le plus bel ornement, et leurs fleurs sont tellement connues, que nous croyons superflu d'en décrire la structure. Nous ne mentionnerons ici que les rosiers dont les fleurs ou les fruits sont employés à des usages médicinaux.

Rosier sauvage ou Églantier. *Rosa canina*, L. — Rich. Bot. méd., t. II, p. 529. C'est un arbrisseau très commun dans les haies et les buissons de toute l'Europe, où il fleurit en mai et porte fruit en septembre. Ses rameaux sont effilés, glabres, armés d'aiguillons crochus, garnis de feuilles alternes, pinnées avec impaire, et légèrement glauques. Les fleurs sont grandes, un peu rougeâtres, portées sur des pédoncules courts et glabres. Les fruits, vulgairement nommés *gratteculs* et *cynorrhodons*, sont ovales, inférieurement amincis, couronnés par les découpures du calice, lisses, brillans, d'un rouge vif extérieurement, d'une couleur jaunâtre dans leur parenchyme intérieur, renfermant des graines oblongues, recouvertes d'un test dur et hérissées de poils. La saveur de ces fruits, à l'état de maturité parfaite, est acidule et astringente. Quand la gelée a passé dessus, ils deviennent très mous et d'une saveur sucrée. On les pulpe pour en séparer les noyaux et les poils rudes qui les recouvrent; et c'est avec cette pulpe que l'on prépare la conserve de cynorrhodon, qui, à raison de ses propriétés astringentes, est administrée dans la diarrhée chronique.

Les fruits du rosier sauvage, ou les cynorrhodons, ont été analysés par M. H. Bilz, qui a publié sur ce sujet un mémoire très étendu, inséré dans le Journal allemand de Pharmacie de Tromsdorff, 1824, VIIIe vol., 1er cahier, p. 63. Ces fruits contiennent les principes suivans : une huile volatile, une huile grasse, du tannin, du sucre incristallisable, de la myricine, une résine solide, une résine molle, de la fibre, de l'albumine végétale, de la gomme, de l'acide citrique, de l'acide malique, des sels, etc. D'après l'auteur de cette analyse, les cynorrhodons doivent leur couleur à la résine ; leur brillant à la résine, la myricine et l'albumine ; leur odeur à l'huile volatile ; leur saveur aux acides citrique et malique, ainsi qu'au sucre et à l'huile volatile. L'épiderme est

chimiquement différent de la pulpe ; il se compose de myricine, de résine solide et de fibre. La pulpe contient de la
gomme, du sucre altéré par du mucilage, des acides citrique
et malique, et de la résine molle, qui, incinérée, donne du
phosphate de chaux. Enfin les cynorrhodons non mûrs contiennent plus d'acide et de sucre, mais moins de gomme et
de résine, que ceux qui ne sont pas parvenus à leur maturité
complète.

ROSIER DE FRANCE. *Rosa gallica*, L. —Rich. *loc. cit.*, p. 531.
Ce rosier croît en abondance, non-seulement en France sur
les collines, mais encore en plusieurs autres localités d'Europe.
C'est un arbuste peu élevé, buissonneux, à tiges dressées,
rameuses, munies d'aiguillons courts et nombreux. Les feuilles
sont imparipinnées, composées de folioles ovales-cordiformes,
dentées en scie et crispées. Les fleurs sont d'un beau rouge
cramoisi, très grandes, ayant les pétales échancrés en cœur au
sommet ; les fruits sont ovoïdes, lisses, ayant le parenchyme
ferme. Par la culture, les fleurs de ce rosier doublent facilement, et on les connaît dans les officines sous les noms de
roses de Provins et de *roses rouges*. On les cueille avant leur
complet épanouissement, on les monde de leurs onglets, on
les fait dessécher à l'ardeur d'un beau soleil ou dans une étuve
bien chauffée, et on les conserve dans un endroit sec.

Les roses de Provins desséchées ont une couleur rouge foncée, une saveur styptique, et une odeur assez agréable qu'elles
perdent par la vétusté. On les employait autrefois en Médecine beaucoup plus qu'aujourd'hui, parce qu'on leur attribuait des propriétés imaginaires ; elles sont seulement astringentes et toniques, et conséquemment mises en usage dans la
leucorrhée, la blénorrhée chronique, la diarrhée, en un mot
dans tous les écoulemens dépendant de causes débilitantes.
Les roses rouges sont la base de plusieurs préparations pharmaceutiques, telles que le vinaigre et le miel rosats ; on en
fait aussi un sirop et une conserve qui sont fréquemment employés comme excipiens dans la préparation des bols, pilules,
opiats et autres médicamens magistraux. En raison de la quan-

tité assez considérable de tannin et d'acide gallique que les
roses rouges contiennent, on a proposé de les faire servir dans
la teinture en noir; mais cet emploi serait loin d'offrir de l'é-
conomie. M. Cartier a publié (*Journ. de Pharm.*, t. VII,
p. 531) une analyse des roses de Provins, dans lesquelles il a
trouvé : du tannin et de l'acide gallique; une matière colorante; une huile volatile; une matière grasse; de l'albumine;
des sels solubles à base de potasse; des sels insolubles à base
de chaux; de la silice, et de l'oxide de fer.

ROSIER A CENT FEUILLES. *Rosa centifolia*, L. C'est de tous
les rosiers celui qui se pare des plus belles fleurs et que l'on
cultive dans tous les jardins, où il a produit un nombre
immense de variétés. Parmi celles-ci, nous ne citerons que les
principales, qui ont été figurées avec un rare talent par le
grand peintre de roses, M. Redouté (1), savoir : la *rose
mousseuse*, Redouté, tab. 41 ; la *rose à feuille de laitue*,
tab. 37 ; la *rose unique*, tab. 3; la *rose prolifère*, tab. 65; les
différentes variétés de roses naines connues sous le nom de
roses pompons, etc.

ROSIER DE DAMAS. *Rosa damascena*, Mill.; Redouté, tab. 53;
Rosa bifera, Persoon. On le connaît sous les noms vulgaires
de *rosier des quatre saisons*, de *Puteaux*, *à fleurs pâles*, etc.
Il est originaire de l'Asie-Mineure, et on le cultive depuis des
siècles dans les jardins d'Europe, à cause de l'odeur suave
de ses fleurs. Il a beaucoup de ressemblance avec le rosier à
cent feuilles, et, comme lui, il a produit un grand nombre
de variétés. Ses fleurs sont moins belles que les roses à cent
feuilles; elles se composent de pétales nombreux, de couleur
de chair, obovés et étalés. Ce sont elles qui, dans les pharmacies françaises, sont employées sous le nom de roses pâles
(*Rosæ pallidæ*, *Rosæ catharticæ*, offic.). Selon M. Chéreau,
leur odeur se développe singulièrement par l'action de l'iode;
elle se perd par la dessication; leur saveur est légèrement astringente et amère. Les roses pâles sont laxatives, et l'on en

---

(1) *Les roses*, peintes par Redouté; le texte par Thory, habile amateur.

prépare un sirop fréquemment usité pour purger les enfans. C'est encore avec ces roses que l'on prépare l'onguent rosat et l'alcoolat de roses. Enfin, on en obtient, par la distillation, une eau qui a de nombreux emplois, soit comme parfum, soit comme véhicule de plusieurs médicamens internes ou externes, tels que des potions, des collyres, etc.

L'huile volatile de roses, dont l'odeur est si diffusible, s'obtient dans les contrées orientales et sur les côtes septentrionales d'Afrique, par la distillation des fleurs entières de rosiers qui ont de grands rapports avec celui des quatre saisons. C'est principalement le ROSIER MUSQUÉ, *Rosa moschata*, L., Redouté, tab. 33 et 99, qui sert à l'extraction de cette huile. *V.* HUILE VOLATILE DE ROSES, t. III, p. 157.   (G...N.)

ROSSOLIS. Sous ce nom, qui signifie *rosée du soleil*, on désignait autrefois les plantes du genre *Drosera* de Linné, dont on a formé le type d'une petite famille particulière. Ce sont de petites herbes qui croissent dans les localités tourbeuses, et qui sont très remarquables par leurs feuilles radicales, couvertes de poils glanduleux rougeâtres qui ressemblent aux gouttes de rosée lorsque le soleil y darde ses rayons. Ces plantes figuraient dans l'ancienne Thérapeutique, mais aujourd'hui elles sont complètement oubliées. Les feuilles fraîches ont une saveur légèrement acide, âcre, un peu corrodante; elles font cailler le lait, et l'on prétend qu'elles causent aux moutons une toux opiniâtre, et souvent incurable.

(G...N.)

ROTULES. *V.* PASTILLES.

ROUGE D'ANGLETERRE. C'est le tritoxide de fer.

ROUGE DE CARTHAME. On a donné ce nom à une matière colorante que l'on obtient de la manière suivante : on lave la fleur à grande eau pour dissoudre toute la matière colorante jaune qui accompagne la matière colorante rouge ; lorsque la fleur ne colore plus sensiblement l'eau, on la met en contact avec son poids de sous-carbonate de soude dissous dans 8 à 10 parties d'eau ; au bout d'une heure, on passe la liqueur à travers une toile serrée, on y verse du jus de citrons en quan-

tité plus que suffisante pour saturer l'alcali, et l'on y plonge des écheveaux de coton. L'acide citrique contenu dans ce jus sature le sous-carbonate de soude, et en précipite la matière colorante, qui se combine promptement avec le coton ; on lave de nouveau pour séparer un peu de matière jaune qui a échappé au premier lavage : on traite par une nouvelle quantité de solution de sous-carbonate de soude qui redissout la matière colorante, et on la précipite de nouveau par le jus de; citrons ; elle se rassemble peu à peu au fond du vase. On la sépare de la liqueur surnageante, on la lave et on la fait sécher ; elle prend l'aspect du cuivre ; elle peut être conservée indéfiniment ; il n'en faut qu'une parcelle pour donner à l'eau une couleur rose très foncée. Le rouge de carthame, broyé avec du talc extrêmement fin, fournit le rouge dont les femmes se servent pour la toilette.

On a donné le nom de carthamite à ce produit, qui est soluble dans les alcalis, insoluble dans l'eau et dans l'alcool. Ce produit, très bien préparé, a figuré à l'exposition de 1823, sous le nom bizarre de *rouge vert d'Athènes*.

(A. C.)

ROUGE CINCHONIQUE. On a donné ce nom à un principe colorant qui existe dans les quinquinas. Ce produit ne précipite pas la gélatine, mais il acquiert cette propriété lorsque, après avoir été combiné à une base salifiable, on le sépare au moyen d'un acide. (*V*. les travaux de MM. Pelletier et Caventou sur les quinquinas.) (A. C.)

ROURE ET **ROUVRE.** Un des vieux noms du chêne commun. *V*. ce mot.

RUBIA TINCTORUM. *V*. Garance.

RUBIACÉES. *Rubiaceæ.* Famille naturelle de plantes dicotylédones, composée d'un très grand nombre de genres qui ont des caractères communs assez tranchés et à l'aide desquels on reconnaît facilement les plantes qui appartiennent à cette famille. Ainsi le calice y est toujours adhérent à l'ovaire ; les parties de la fleur sont régulières et au nombre de quatre ou de cinq ; la corolle est monopétale, et porte les étamines qui sont alternes avec ses divisions et en même nombre que celles-ci, tantôt saillantes, tantôt renfermées dans le tube. Les feuilles sont toujours opposées ou verticillées, très entières, et accompagnées de deux stipules interpétiolaires. La garance (*Rubia*) a donné son nom à ce groupe de végétaux qui sont répandus sur toute la surface du globe. Les Rubiacées de nos pays sont des plantes, en général, petites, herbacées et annuelles. Elles ont les diverses parties de leur système floral en nombre quaternaire, les feuilles verticillées, le fruit capsulaire à deux coques; telles sont les nombreuses espèces qui composent les genres GARANCE, GALIET et ASPÉRULE. Les Rubiacées des pays chauds sont, au contraire, des plantes le plus souvent ligneuses et même arborescentes, ayant leur système floral en nombre quinaire, les feuilles simplement opposées. On y remarque les plantes qui fournissent le QUINQUINA, le CAFÉ, l'IPÉCACUANHA, et un grand nombre de végétaux, dont les propriétés sont toniques, astringentes, ou vomitives ; en sorte que sous le rapport des vertus médicales, cette famille, si naturelle d'ailleurs par ses formes, offre aussi la plus grande analogie dans les diverses plantes qui la constituent. Le principe astringent est surtout dominant dans le *Nauclea Gambir,* dont on extrait la substance nommée KINO. La garance (*Rubia tinctorum*) ainsi qu'une espèce d'aspérule (*Asperula tinctoria*) sont riches en principes colorans, et dont on a fait d'utiles applications. *V.* pour plus de détails tous les articles de plantes citées ici.   (A. R.)

RUBINE D'ANTIMOINE. *Magnesia opalina.* Les anciens ont donné ce nom à une espèce de sulfure d'antimoine mêlé d'oxide que l'on préparait avec parties égales de sulfure d'antimoine et de sel marin.   (A. C.)

RUBINE D'ARSENIC. *V.* SULFURE D'ARSENIC.

RUBUS FRUTICOSUS. *V.* RONCE COMMUNE.

RUBUS IDÆUS. *V.* FRAMBOISIER.

RUE DE CHÈVRE. *V.* GALEGA COMMUN.

RUE DES MURAILLES. *V.* DORADILLE.

RUE ODORANTE. *Ruta graveolens,* L. — Rich, Bot. méd.,

t. II, p. 768. (Famille des Rutacées. Décandrie Monogynie, L.)
C'est un arbuste indigène des contrées méridionales de l'Europe et cultivé depuis long-temps dans les jardins, à raison de ses usages médicinaux. Il se ramifie dès sa base en un grand nombre de branches, dont les inférieures sont ligneuses, les supérieures herbacées. Les feuilles sont éparses, d'un vert glauque, composées de folioles cunéiformes un peu épaisses et charnues. Les fleurs sont jaunes, et disposées sur de courts pédoncules en un petit corymbe paniculé et terminal. La fleur centrale a ordinairement dix étamines et cinq divisions à la corolle et au calice, tandis que le nombre des étamines est de huit et celui des parties de la fleur de quatre, dans les autres fleurs du corymbe. Toutes les parties de la rue répandent, surtout quand on les froisse, une odeur forte et peu agréable ; leur saveur est amère, âcre et très chaude. Ces qualités sont dues à une huile volatile fort abondante qui réside dans une foule de vésicules glandulaires très apparentes sur toute la surface de la plante.

La rue était usitée comme condiment chez les anciens, qui avaient probablement des goûts bien différens des nôtres. L'*assa fœtida*, par exemple, était pour eux un régal, tandis que pour nous c'est une drogue insupportable. Encore aujourd'hui, les peuples du midi de l'Italie, de l'Espagne, ne craignent pas ces odeurs fortes, et l'on dit même que celle de la rue, qu'ils considèrent comme antiseptique, leur est assez agréable.

Les feuilles de la rue sont stimulantes et irritantes ; elles ont été souvent employées pour activer le cours des menstrues retardées par une cause débilitante. Mais ce remède doit être employé avec beaucoup de circonspection, car ayant une grande activité sur l'utérus, il peut provoquer une hémorrhagie inquiétante, et même l'avortement. La rue a été aussi administrée comme vermifuge : la dose est d'un demi-gros à un gros, en infusion dans une chopine d'eau, ou de 8 à 12 grains en poudre et sous forme de pilules.

La rue entre dans plusieurs préparations officinales, telles que l'eau vulnéraire, le baume tranquille, le vinaigre anti-septique, etc. (G...n.)

RUMINANS. Septième ordre de la classe des Mammifères dans la méthode du Règne animal de M. Cuvier. *V*. Mammifères.

RUMEX ACETOSA. *V*. Oseille.

RUMEX ACUTUS et PATIENTIA. *V*. Patience.

RUSCUS ACULEATUS. *V*. Fragon piquant.

RUSMA. Nom donné par les orientaux à un dépilatoire composé de sulfure d'arsenic et de chaux vive. *V*. Dépilatoires, t. II, p. 267.

RUTACÉES. *Rutacæa*. Famille naturelle de plantes dicotylédones, à corolle polypétale et à étamines hypogynes, ayant pour type le genre Rue (*Ruta*) qui lui a donné son nom. Elle se compose de végétaux herbacés ou ligneux, à feuilles alternes ou opposées, simples ou pinnées. Les fleurs sont régulières; le calice et la corolle sont à quatre ou cinq divisions; les étamines en nombre égal ou double des divisions de la corolle; l'ovaire est composé de quatre ou cinq carpelles uniloculaires, réunis en une capsule sur un gynophore déprimé. Les Rutacées sont répandues sur toute la surface du globe. Celles de nos pays (la Rue, la Fraxinelle) sont des plantes herbacées ou à peine ligneuses, très odorantes et excitantes. Dans les pays chauds, ce sont en général des arbres dont le bois et l'écorce renferment des principes âcres et amers. Quelques-uns sont employés en Médecine; tels sont le Bois de gayac (*Guajacum officinale*, L.), l'écorce d'Angusture vraie (*Cusparia febrifuga*, Humboldt). *V*. ces mots.

(A. R.)

S

SABADILLA. Nom officinal de la cévadille. *V*. ce mot.

SABINE. *Juniperus Sabina*, L. — Rich. Bot. méd., t. I, p. 144. (Famille des Conifères. Dioecie Monadelphie, L.) Cette espèce de genévrier est un arbrisseau qui croît assez abondamment dans les contrées méridionales de l'Europe. Son tronc s'élève à environ 12 pieds, et porte des branches redressées, très ramifiées. Ses feuilles sont très petites, squammiformes, rapprochées, imbriquées sur la tige, opposées, ovales, aiguës, non épineuses. Les chatons de fleurs sont portés sur de petits pédoncules recourbés et écailleux. Les fruits ont la forme de petits pois, un peu ovoïdes ; ils sont charnus, d'un bleu noirâtre, et contiennent un ou deux noyaux.

Les feuilles de sabine ont une saveur âcre et amère, une odeur forte, aromatique et térébinthacée. Elles doivent ces qualités physiques à une huile volatile très abondante, et elles possèdent des propriétés stimulantes d'une extrême énergie. Leur action a lieu spécialement sur l'utérus ; à la dose de 2 à 6 grains en poudre, elles favorisent le travail de la menstruation ; à une dose plus élevée, elles occasionent des accidens graves, telles que l'inflammation de l'utérus et des intestins, et tous les symptômes des poisons irritans. La sabine n'a été que trop souvent usitée dans des vues criminelles, pour produire l'avortement. La poudre de sabine est un excellent escarrotique pour ronger les excroissances et cicatriser les ulcères vénériens.   (A. R.)

SACCHARIN. Qui est de la nature du sucre.

SACCHAROIDE. Qui a l'aspect du sucre.

SACCHARUM OFFICINARUM. *V.* Sucre.

SAFRAN BATARD ou SAFRANUM. On a donné ces noms aux fleurs de carthame, à raison de leur couleur rouge-orangée, et probablement aussi parce qu'elles servent à sophistiquer le safran. On a aussi nommé *Safran bâtard* le colchique d'automne, à cause de sa ressemblance avec la fleur du safran. *V.* Carthame, Colchique et Safran cultivé.   (G...n.)

SAFRAN CULTIVÉ. *Crocus sativus*, L., var. *officinalis*. Rich. Bot. méd., t. I, p. 107. (Famille des Iridées. Triandrie Monogynie, L.) Pendant long-temps la contrée où croît naturellement le safran a été ignorée ; on disait vaguement qu'il était originaire de l'Orient. Il fut indiqué pour la première fois par Smith (*Prodrom. Flor. græc.*) comme croissant spontané-

ment dans les basses montagnes de l'Attique; et il a été récemment découvert par M. Bertoloni, aux environs d'Ascoli,
dans la Marche d'Ancône. Cette plante a un bulbe arrondi,
déprimé, charnu, et blanc dans son intérieur, recouvert extérieurement de tuniques sèches et brunes. Les feuilles naissent
en septembre et octobre, un peu après l'apparition des fleurs;
elles sont dressées, linéaires, sans nervures, repliées et légèrement ciliées sur les bords. Les fleurs, au nombre d'une à
trois., sortent du milieu des feuilles; elles sont grandes, d'un
violet clair, marquées de veines rouges, entourées d'une
spathe double, et ayant l'entrée du périanthe garni de poils
épais. Le style est divisé supérieurement en trois stigmates
très longs, un peu roulés et crénelés au sommet, d'une belle
couleur jaune foncée. On cultive en grand le safran dans plusieurs contrées de l'Europe et de la France, principalement
dans le ci-devant Gatinais. Ses stigmates triés et desséchés avec
soin sont la substance connue dans le commerce sous le nom
de *safran du Gatinais*, dont la couleur est d'un jaune rougeâtre, l'odeur particulière forte, et pourtant assez agréable,
la saveur amère et piquante. La poudre de safran est d'une
belle couleur orangée.

Analysé par MM. Vogel et Bouillon-Lagrange (1), le safran
a fourni les principes suivans : extrait uni à une matière colorante, 65; huile volatile, quantité indéterminable; cire végétale, 0,50; gomme, 6,50; albumine, 0,50; eau, 10; débris du végétal, 10; sels à base de chaux, de potasse et de
magnésie, 2,50. Le principe colorant a été obtenu à l'état de
pureté par M. Henry, qui l'a nommé *Polychroïte. V.* ce mot.

Le safran est un médicament stimulant et antispasmodique,
mais il convient de ne l'employer qu'à très petite dose, surtout si l'on se propose seulement d'exciter les différentes
fonctions, par exemple le flux menstruel. A la dose de deux
scrupules à un gros, en infusion, il détermine les accidens de

(1) Annales de Chimie, v. **LXXX**, p. 188.

l'ivresse, le délire, une congestion cérébrale plus ou moins forte, etc. On le fait entrer dans plusieurs préparations pharmaceutiques, le laudanum de Sydenham, l'élixir de Garus, etc. Appliqué à l'extérieur, il passe pour résolutif et calmant. Ses usages économiques se bornent à fournir une teinture jaune peu solide, et à servir d'assaisonnement pour certains alimens. Ainsi en Italie, en Espagne et dans le midi de la France, on en met dans les soupes et dans les ragoûts. C'est avec le safran que l'on colore le vermicelle et les autres pâtes de farine, des gâteaux, des liqueurs de table, etc. On falsifie souvent le safran avec les fleurs du *Carthamus tinctorius;* mais cette supercherie est facile à reconnaître, en mettant infuser dans l'eau le safran suspect. Les fleurons du carthame, tubuleux, réguliers, renflés brusquement au sommet, et offrant un limbe à cinq segmens égaux, se distinguent aisément des stigmates du safran dont nous avons décrit la forme dans cet article. Une falsification encore plus blâmable est celle où l'on mêle au safran, du sable, du sous-carbonate de plomb et d'autres substances pulvérulentes qui s'attachent au safran et en augmentent le poids. Nous avons vu du safran ainsi altéré qui laissait déposer dans l'eau plus d'un quart de son poids de poudre blanche en grande partie composée de carbonate de plomb; l'eau se colorait instantanément, parce que l'on avait arrosé les fleurs de carthame avec une forte infusion de vrai safran, dont on avait mêlé le résidu aux fleurs sèches du carthame ou d'autres carduacées qui simulent le safran.

Pour établir une safranière, on choisit un terrain léger, un peu sablonneux et noirâtre. On le fume convenablement, et on l'ameublit par trois labours faits successivement pendant l'hiver. Vers la fin de mai, on plante les bulbes de safran à 3 pouces de distance les uns des autres et à 6 pouces de profondeur. De six semaines en six semaines, on bine et l'on sarcle la safranière, pour la purger des mauvaises herbes (1).

(1) Les safranières sont souvent ravagées par un fléau qui est aux safrans ce que la peste est aux animaux. Ce sont de petits champignons parasites

Le dernier sarclage se fait peu de temps avant l'apparition des fleurs; il est avantageux que des pluies tombent à cette époque, et qu'il fasse chaud et sec pendant la floraison. Comme les fleurs se succèdent pendant trois semaines à un mois, on va tous les jours les cueillir; on les rapporte à la maison, où des femmes et des enfans en séparent les stigmates que l'on met sécher sur des tamis de crin suspendus au-dessus d'un feu doux, en ayant soin de les remuer presque continuellement, jusqu'à parfaite dessication. On met alors le safran dans des sacs de papier, que l'on renferme dans des boîtes, et on le livre au commerce.   (G...N.)

SAFRAN DES INDES. On a donné ce nom à la racine de curcuma, qui fournit une belle couleur jaune. *V.* CURCUMA.

SAFRAN DE MARS ASTRINGENT. C'est le tritoxide de fer.

SAFRANUM. *V.* SAFRAN BATARD.

SAFRE. On a donné ce nom à de l'oxide de cobalt provenant du grillage du minerai, et qui après avoir été pilé et tamisé est mêlé avec 2 à 3 parties de sable ou de quartz. Ce produit sert à colorer en bleu le verre et les émaux; il sert aussi pour faire les couvertes des poteries fines; pour cela, on le fond avec les principes constituans de ces verres.

(A. C.)

SAGAPENUM. Suc gommo-résineux d'une ombellifère encore peu connue, que Willdenow croit être le *Ferula persica*, c'est-à-dire la même plante à laquelle on attribuait la gomme ammoniaque et l'*assa fœtida*. Pline, Dioscoride, et les auteurs de l'antiquité, ont fait mention de cette drogue qu'ils disaient venir de la Médie.

Le sagapenum que le commerce nous apporte encore aujourd'hui des contrées orientales, est en masses amorphes,

---

(*Rhizoctonia crocorum,* D.C.) qui s'attachent à leurs bulbes et les font périr. Il n'y a pas d'autre moyen d'arrêter la contagion qu'en pratiquant des fossés autour des points infectés, en ayant soin de rejeter la terre du côté des safrans malades, et non dans les autres parties de la safranière, car une seule pellée de terre suffirait pour y porter les germes de la contagion.

composées de fragmens mous et adhérens, demi-transparens, rouges-jaunes extérieurement, d'un jaune pâle intérieurement, brunissant à l'air, d'une consistance cireuse et cassante, mêlés d'impuretés et de petits fruits plus ou moins brisés, mais que l'on reconnaît aisément pour des akènes d'ombellifère. L'odeur de cette gomme-résine est alliacée, plus forte que celle du *galbanum*, mais moins que celle de l'*assa fœtida*, dont elle se rapproche également par la saveur et les autres propriétés. Le sagapenum s'amollit sous les doigts et devient tenace : il brûle en répandant une flamme blanche et beaucoup de fumée ; il laisse pour résidu un charbon léger et spongieux. Il fournit par la distillation une petite quantité d'huile volatile ; l'alcool pur le dissout presque en totalité.

Cette gomme-résine était désignée dans les vieux écrits de matière médicale sous le nom de *gomme séraphique;* elle entrait dans les préparations monstrueuses de l'ancienne pharmacie, et encore aujourd'hui quelques médecins de la vieille roche l'administrent comme médicament fondant et pour diminuer l'épaississement des humeurs. Nous ne croyons le sagapenum utile que comme médicament externe, et à ce titre il figure parmi les ingrédiens de l'emplâtre diachylon gommé.

Analysé par M. Pelletier (*Bulletin de Pharmacie*, 181), le sagapenum a fourni les principes immédiats suivans : résine, 54,26 ; gomme, 31,94 ; malate acide de chaux, 0,40 ; matière particulière, 0,60 ; bassorine, 1,0 ; huile volatile et perte, 11,80 ; total, 100.   (G...N.)

SAGOU. Substance féculente, obtenue de la partie centrale du tronc de divers palmiers, et principalement de ceux qui font partie du genre *Sagus*, nommé en français *sagouier*. *V*. ce mot.   (G...N.)

SAGOUIER ou SAGOUTIER. *Sagus*. Genre de plantes de la Famille des Palmiers et de la Monœcie Hexandrie, L., renfermant un petit nombre d'espèces qui croissent dans les contrées tropicales de l'Asie et de l'Afrique. Une des plus remarquables a été transportée dans les colonies d'Amérique, où elle a pris un accroissement rapide, et s'est propagée facilement par le moyen des graines. Comme ces espèces fournissent des produits d'une grande utilité, il nous semble convenable d'entrer dans quelques détails à leur égard.

Sagouier Raphia, *Sagus Raphia*, Lamck., Illustr. gen., tab. 771, f. 1; *Raphia vinifera*, Palisot Beauvois, Fl. d'Oware, tab. 44, f. 1 ; tab. 45 et 46, f. 1. Arbre de moyenne grandeur, dont le stipe est droit, cylindrique, couvert des débris desséchés des anciennes feuilles, garni à sa partie supérieure de feuilles grandes, nombreuses, pendantes, ailées, chargées, ainsi que les pétioles, de petites épines nombreuses. De la base de ces feuilles sortent et pendent de très grands régimes, divisés en un grand nombre de rameaux et ramuscules inégaux, rapprochés, environnés chacun de bractées ou spathes partielles courtes, tronquées et fendues longitudinalement. Ce palmier croît dans les diverses contrées de l'Inde orientale et en Afrique, sur le bord des rivières.

Sagouier pédonculé, *Raphia pedunculata*, Palisot Beauvois, *loc. cit.*, tab. 44, f. 2, et tab. 46, f. 2; *Sagus Ruffia*, var., Wild. ; Jacq., *Fragm. bot.*, 7, tab. 4, f. 2 ; Poiteau, Journal de Chimie médicale, juillet 1825, avec figure. Espèce tellement voisine de la précédente, que la plupart des auteurs l'en considèrent comme une simple variété ; elle s'en distingue par une légère différence de forme dans les fruits, et par ses fleurs mâles pédicellées ; mais ces caractères ne sont pas constans. Ce palmier croît à Madagascar, d'où il a été transporté d'abord aux îles de France et de Bourbon, puis à Cayenne. D'après les renseignemens recueillis par Poiteau dans cette dernière colonie, il ne fleurit qu'à sa quinzième année, et il met près de dix ans pour développer sa panicule entière.

Une troisième espèce de sagouier est celle que Willdenow a nommée *Sagus Rumphii*, parce qu'elle a été décrite et figurée par Rumphius (*Herb. amboin.*, I, p. 72, tab. 17 et 18). Ce palmier est un arbre peu élevé qui croît dans les Moluques, et qui fournit la variété de sagou la plus blanche et la plus estimée.

Avant de donner quelques détails sur l'extraction du sagou, principal produit non-seulement des espèces que nous venons d'énumérer, mais encore de plusieurs autres palmiers, nous devons dire un mot des divers usages auxquels les peuples à demi civilisés de l'Afrique soumettent les diverses parties des sagouiers, et surtout du sagouier Raphia.

Les nègres font des sagaies avec les rachis ou pétioles communs des feuilles : ces sagaies sont des instrumens armés d'une arête de poisson ou d'un hameçon de fer avec lequel ils harponnent très adroitement le poisson. Les feuilles leur servent à construire des palissades, des murs et des couvertures d'habitations.

La sève des sagouiers donne, par la fermentation, une liqueur vineuse très forte, connue à Oware sous le nom de *Bourdon*, et qui est préférée aux autres vins de palme. On l'obtient en coupant ou fracturant au sommet de l'arbre la nouvelle pousse du centre, et l'on reçoit dans des calebasses le suc, qui fermente alors très facilement, vu la grande quantité de principes sucrés et mucilagineux qu'il contient. Les habitans d'Oware font fermenter les amandes du fruit avec la sève étendue d'eau; ils obtiennent ainsi un vin plus coloré, plus spiritueux, et chargé d'acide carbonique, car il pétille comme du vin de Champagne, et la quantité d'un demi-litre suffit pour griser un homme qui n'est pas habitué à cette boisson. Le chou du sagouier se mange, soit cru ou en salade, soit cuit comme nos cardes. L'intérieur du tronc des jeunes sagouiers, ou la partie même qui fournit le sagou, est aussi le manger le plus tendre et le plus délicat dont on puisse se faire une idée.

Le Sagou n'est autre chose que la partie médullaire qui forme la presque totalité du tronc des sagouiers, et que l'on extrait de la manière suivante : on fend l'arbre dans sa longueur, on écrase la partie intérieure qui est fort tendre, spongieuse, à peu près de la consistance pulpeuse d'une pomme ou d'un navet. On rassemble cette pulpe dans des espèces de cônes ou d'entonnoirs faits d'écorces d'arbres dont les interstices sont aussi larges que ceux d'un tamis de crin ; on la délaie ensuite avec de l'eau, qui entraîne la partie la plus fine et la plus blanche de la moelle : celle-ci se dépose peu à peu ; on la sépare, par la décantation, de l'eau qui la surnage, et on la passe à travers des platines perforées, de la même manière qu'on fabrique en Europe le vermicelle et autres pâtes féculentes. Le sagou prend alors la forme de petits grains roussâtres, sous laquelle on nous l'apporte de l'Inde. Tel est le mode d'extraction décrit par les voyageurs ; mais M. Poiteau, qui a essayé de préparer du sagou à Cayenne, explique d'une autre manière la forme granuleuse que cette substance affecte. Selon ce naturaliste, les parties en suspension dans l'eau se précipitent lentement ou même ne se précipitent pas du tout ; il est donc nécessaire de passer au travers d'un linge et d'exposer au soleil le résidu pour le faire sécher. Par le seul effet de la dessication, cette substance se rassemble en grains grisâtres, gros d'abord comme une tête d'épingle, puis trois à quatre fois plus gros et irréguliers. M. Lesson, qui a vu préparer le sagou en plusieurs contrées des Indes et de la Polynésie, nous a confirmé l'exactitude des observations de M. Poiteau.

Le sagou est une matière amylacée, qui se ramollit, devient transparente, et finit par se dissoudre dans l'eau. On en forme avec le lait et le bouillon de légers potages que l'on recommande dans les affections de poitrine. Pour le faire dissoudre et cuire avec promptitude, on en met dans un poêlon environ une cuillerée que l'on délaie peu à peu avec une chopine de lait, de bouillon, ou simplement d'eau chaude ; on place ce poêlon sur un feu doux, et l'on remue sans discontinuer, jusqu'à ce que le sagou soit dissous ; on y ajoute alors du sucre et des aromates. Dans les Moluques et les Philippines, on fait avec le sagou des pains mollets d'un demi-pied carré ; il sert aussi à préparer des sortes de poudingues avec du suc de limons, des coulis de poissons et d'autres mets de fantaisie. (G...N.)

SAINBOIS. *V.* GAROU.
SAINDOUX. *V.* AXONGE.

SALANGANE. Espèce d'hirondelle de l'Inde, dont les nids sont comestibles. *V*. Hirondelle.

SALEP. On donne ce nom aux bulbes desséchés d'*orchis* que le commerce nous apporte de l'Asie-Mineure et de la Perse. Un grand nombre d'espèces produisent ces bulbes, mais il paraît que l'*Orchis mascula* est la plus abondante. Le salep du commerce est en petits morceaux ovales, d'une couleur jaune-blanchâtre, quelquefois à demi transparens, cornés, très durs, inodores ou doués d'une faible odeur, d'un goût semblable à celui de la gomme adraganthe. Ils sont composés presque entièrement de matière féculente, et conséquemment très propres à faire des bouillies épaisses qui sont en grande réputation, surtout chez les Orientaux, comme analeptiques, c'est-à-dire pour restaurer les forces épuisées. Mais ce que l'on a dit des propriétés aphrodisiaques du salep est un préjugé qui ne devrait avoir de crédit que chez des peuples ignorans, dont l'abus des jouissances a détruit les facultés viriles, qu'ils ne peuvent certainement pas recouvrer à l'aide d'une drogue aussi innocente que le salep. Cependant, beaucoup de gens en Europe croient encore à ces merveilleuses propriétés, et nous voyons tous les jours annoncer pompeusement du chocolat au salep et d'autres préparations destinées à restituer la vigueur de la jeunesse aux corps débiles de nos libidineux vieillards. Cette crédulité n'a heureusement pas d'autres fâcheuses conséquences que de nous faire payer assez cher une sorte de tribut à l'étranger, quand il nous serait facile de nous en affranchir par la récolte des bulbes d'orchis qui couvrent nos prairies et nos montagnes (1).

Depuis long-temps Geoffroy, Retzius et d'autres auteurs de Pharmacologie ont attiré sur ce point important, l'attention des économistes, et ils ont donné la manière de préparer ces

---

(1) M. Chevallier a cherché à déterminer quelles sont les quantités d'orchis qu'on peut recueillir dans une journée, et à quel prix ils peuvent revenir. Ces essais ont été commencés dans le département du Cantal, où les orchis sont fort abondans.

bulbes de manière à les rendre parfaitement identiques avec le salep des Orientaux. Pour cela, on choisit les plus gros bulbes, on les nettoie en raclant la peau extérieure, on les fait macérer d'abord quelque temps dans de l'eau chaude, puis l'on porte celle-ci jusqu'à l'ébullition ; on les enfile dans des ficelles, et on les fait sécher en les exposant à un air chaud et sec. Ainsi desséché, le salep peut être réduit en poudre, qui, dissoute dans l'eau bouillante, forme une gelée que l'on rend plus agréable par l'addition du sucre et de divers aromates.

(G...N.)

SALICAIRE. *Lythrum Salicaria*, L. Jolie plante qui a donné son nom à la famille des Salicariées, et qui est très commune en Europe sur les bords des eaux. Ses tiges s'élèvent à 1 mètre et plus ; elles sont droites, effilées, quadrangulaires, garnies de feuilles sessiles, lancéolées, ternées ou quaternées. Un long épi de fleurs roses termine la tige. La salicaire est inodore, d'une saveur herbacée, et légèrement astringente. Elle a été employée contre la diarrhée et la dyssenterie ; mais aujourd'hui elle est tombée en désuétude.

(G...N.)

SALICOR ou SOUDE DE NARBONNE. On nomme ainsi le produit obtenu par l'incinération de quelques plantes maritimes de la famille des Chénopodées et particulièrement des *Salicornia herbacea* et *fruticosa*, L. *V*. SOUDE.   (G...N.)

SALICORNIA HERBACEA ET FRUTICOSA. *V*. SALICOR et SOUDE.

SALIFIABLE. *V*. BASES SALIFIABLES, t. I, p. 394.

SALIN. On a donné ce nom au produit de la combustion des végétaux. Le mot *salin, saline,* est aussi employé pour désigner ce qui appartient au sel, ce qui est de la nature du sel ; ainsi l'on dit *substance saline.*

SALPÊTRE. Nom que porte le nitrate de potasse. *V*. ce mot.

SALSEPAREILLE. *Radix Salsaparillæ seu Sarsaparillæ,* Officin. Racine du *Smilax Salsaparilla,* L.—Rich. Bot. méd., t. I, p.85. C'est un arbuste grimpant de la famille des Asparagées et de la Dioecie Hexandrie, L., qui se trouve au Pérou, au Mexique, au Brésil, sur la côte de Cumana et dans d'autres lieux de l'Amérique méridionale. On croit avec assez de vraisemblance, que les diverses sortes de salsepareille du commerce sont produites par des espèces différentes de *smilax*. MM. De Humboldt, Bonpland et Kunth, en ont décrit onze, parmi lesquelles ils signalent les *Smilax officinalis*, *syphylitica* et *cumanensis*, la première surtout, comme fournissant la majeure partie des salsepareilles qui sont emmagasinées à Carthagène, à Vera-Crux et à Monpox, et de là expédiées en Europe.

On trouve dans le commerce quatre sortes principales de salsepareille que nous allons décrire successivement.

Salsepareille de Honduras. Ces racines sont fort longues, fibreuses, cylindriques, de la grosseur d'une plume d'oie, longitudinalement sillonnées, revêtues d'un épiderme mince cendré, ayant la partie corticale d'un blanc rosé, le méditullium ou cœur ligneux blanc, cylindrique, à fibres continues, ce qui permet de fendre la racine avec la plus grande facilité dans toute sa longueur. Les racines de salsepareille de Honduras sont garnies de leurs souches et de quelques tronçons de tiges noueuses; elles sont repliées en bottes de 2 pieds de longueur, et réunies en balles du poids de 100 à 150 livres. Un enduit noir-grisâtre recouvre cette sorte de salsepareille; il provient de la terre dans laquelle les racines ont végété; car lorsqu'on veut les arracher, on commence par arroser fortement le terrain, qui, ainsi détrempé, salit les racines, et leur communique une odeur dont se charge la décoction dans l'eau. La saveur du cœur ligneux est simplement fade et amylacée; celle de la partie corticale est souvent d'une amertume assez prononcée.

Salsepareille caraque. C'est une variété fort peu distincte de la précédente; elle n'en diffère que parce qu'elle est moins terreuse, d'un gris pâle un peu rougeâtre à l'extérieur, marquée de stries et de cannelures moins apparentes. Elle se fend aussi avec beaucoup de facilité, et sa partie ligneuse est d'une couleur blanche qui tranche avec la couleur rosée de la partie corticale. D'après ces qualités extérieures, cette sorte semblerait préférable à la précédente ; néanmoins elle passe pour moins active, et sa valeur commerciale est moindre.

Salsepareille rouge dite de la Jamaïque. Cette sorte est aussi fort ressemblante, par sa forme générale, à la salsepareille de Honduras. Elle est également garnie de souches, longue de 6 à 7 pieds, ridée, et comprimée par la dessication, mais elle est plus grêle et entièrement privée de terre. L'épiderme est d'un rouge orangé ou d'un gris rougeâtre ; la partie corticale, moins épaisse que celle de la salsepareille de Honduras, est habituellement plus humide et plus souple, parce qu'elle contient une plus grande quantité de sel marin. La saveur de cette sorte de salsepareille est plus amère et plus aromatique. On la regarde comme supérieure en qualité à la salsepareille de Honduras, mais elle est assez rare dans le commerce de la droguerie française.

Salsepareille du Brésil dite de Portugal. Elle nous arrive privée de souches, en bottes cylindriques d'un poids variable. Son épiderme est d'un rouge terne, marquée de légères stries longitudinales. Toute la partie intérieure est blanche et paraît formée presque entièrement d'amidon. Sa saveur est un peu amère.

Les diverses sortes de salsepareille que nous venons d'énumérer subissent une préparation très simple avant que d'être employées en Médecine. On se contente de les fendre longitudinalement et de les couper en petits fragmens longs d'environ 1 pouce.

Les propriétés actives de ces racines résident dans la partie corticale, ainsi que M. Pope, pharmacien de Londres, l'a annoncé, et non dans le méditullium, qui ne renferme que de l'amidon, du ligneux, c'est-à-dire des principes absolument inertes. Cependant M. Folchi a publié, à Rome, des recherches chimiques sur la salsepareille, où il a prétendu que le principe actif, qu'il a regardé comme un nouvel alcali végétal (*smilacine*), était contenu dans la partie médullaire.

Un autre médecin italien, le docteur Palotti, a découvert presqu'à la même époque, dans la salsepareille, un principe qu'il a nommé *parigline*, qui détermine des nausées, ralentit le mouvement circulatoire, et cause un abattement général. Ce principe est-il différent de la smilacine du docteur Folchi? Nous ne le pensons pas; mais ces nouvelles substances sont encore trop peu connues, tant dans leur nature que dans leurs effets, pour qu'on doive les considérer définitivement comme les vrais principes actifs de la salsepareille. *V.* PARIGLINE et SMILACINE.

Il est peu de médicamens qui aient en autant de réputation que la salsepareille. C'est le remède antisyphilitique par excellence, celui que les médecins, même les plus sceptiques, emploient lorsque la maladie n'a pas cédé au mercure. Ceux qui veulent expliquer le mode d'action de toutes les drogues, disent que la salsepareille agit comme sudorifique; mais quoique cet effet ait souvent lieu, on voit encore plus souvent la décoction de cette racine ne pas occasioner de diaphorèse plus marquée que la décoction de toute autre racine, et cependant produire des résultats assez heureux. Ne vaudrait-il pas mieux avouer que l'on ignore complètement comment agit la salsepareille, et qu'on ne l'emploie que d'une manière tout-à-fait empirique? Il suffit, pour le médecin praticien, de constater ses bons effets à telle dose et sous telle forme déterminées; le physiologiste en déterminera, s'il le peut, la cause et le mode d'action.

On administre la salsepareille à la dose de 2 à 3 onces pour trois livres d'eau réduites à 2 livres par l'ébullition. Ordinairement on lui associe la gayac, la squine et le sassafras, qui composent avec elle ce que l'on nommait autrefois les quatre bois sudorifiques. On en fait un sirop simple et un sirop composé légèrement purgatif, connu sous le nom de sirop de Cuisinier.

La salsepareille que l'on vend coupée chez les droguistes est sujette à être falsifiée avec les rhizomes du *Carex arenaria*, qui sont connus sous le nom de *salsepareille d'Allemagne*.

V. l'article LAICHE DES SABLES, où nous avons indiqué les moyens de reconnaître cette fraude.					(G...N.)

SALSIFIX NOIR. Synonyme de scorzonère. *V*. ce mot.

SALSIFIX SAUVAGE. On donne vulgairement ce nom à la racine du *Tragopogon pratense*, L., plante herbacée qui appartient à la famille des Synanthérées, tribu des Chicoracées, et qui croît en abondance dans les prairies. Cette racine est très analogue pour les propriétés et les usages, à celle de la scorzonère. *V*. ce mot.					(G...N.)

SALSOLA. Genre de plantes de la famille des Chénopodées, composé de plusieurs espèces qui croissent sur les bords de la mer ou dans les lieux salés, et qui fournissent de la soude par l'incinération. Les plus remarquables de ces espèces sont les suivantes : 1°. *Salsola Soda*, L., nommée vulgairement herbe au verre, ou soude commune; 2°. *S. Kali*, L., ou soude kali; 3°. *S. Tragus*, L., ou soude épineuse; 4°. *S. sativa*, L., ou soude d'Alicante. *V*. pour plus de renseignemens l'art. SOUDE.
					(G...N.)

SALVIA OFFICINALIS ET SCLAREA. *V*. SAUGE.

SAMARE. On nomme ainsi une sorte de fruit sec indéhiscent bordé d'ailes membraneuses. Tel est le fruit de l'orme, du frêne, etc.					(G...N.)

SAMBUCUS EBULUS. *V*. HIÈBLE.

SAMBUCUS NIGRA. *V*. SUREAU.

SANDARACINE. On a donné ce nom à un produit qui, suivant Geise, fait le cinquième en poids de la résine sandaraque. On l'obtient pour résidu en traitant cette résine avec de l'alcool à froid. La sandaracine est blanche, fragile, friable, insoluble dans l'eau, très soluble dans l'éther, et précipitable par l'alcool sous forme de flocons blancs.					(A. C.)

SANDARAQUE. Substance résineuse fournie par le *Thuya articulata*, Desf. *Flore atlant.*, t. II, p. 353, tab. 252, petit arbre de la famille des Conifères, qui croît sur les côtes septentrionales d'Afrique. On l'a pendant long-temps attribuée à une espèce de genévrier (*Juniperus Oxycedrus*, L.); mais cet arbrisseau ne produit presque point de résine dans nos contrées méridionales, où il n'est pas rare. D'ailleurs, l'opinion qui attribue la sandaraque au *Thuya articulata* est celle de Broussonnet et de M. Schousboe, consul de Danemarck à Tanger, observateurs dignes de confiance. La sandaraque est en larmes rondes ou allongées, blanchâtres ou d'un jaune citrin pâle, brillantes, transparentes, se brisant sous la dent, brûlant avec une flamme claire, et exhalant une odeur balsamique et agréable, soluble presque en entier dans l'alcool, moins soluble dans l'huile volatile de térébenthine, d'une saveur résineuse et un peu balsamique.

La sandaraque entre dans la composition des vernis à l'alcool ; on se sert de sa poudre pour empêcher le papier de se laisser traverser par l'encre, lorsqu'on a enlevé l'écriture par le grattage. (G...N.)

SANG. Le sang est un liquide animal produit par l'élaboration du chyle. Il acquiert ses qualités vivifiantes dans l'acte de la respiration ; il pénètre tous les organes à l'aide de la circulation, distribuant les principes à tous les tissus organiques ; c'est le conducteur de la chaleur animale, la source principale des sécrétions et des exhalaisons. Le sang est blanc dans les mollusques et dans les animaux des ordres inférieurs appelés *animaux à sang blanc*. Il est rouge chez les autres, les mammifères, les oiseaux, les reptiles, les poissons. Examiné au microscope, il se compose de globules d'une extrême ténuité, et dont la forme varie dans les diverses classes d'animaux ; ils sont arrondis dans la plupart des mammifères, et elliptiques dans les oiseaux, les poissons, les reptiles et dans d'autres animaux, ainsi que l'ont prouvé les observations de Hewson, Prévost et Dumas, etc. Pris dans l'homme, c'est un composé d'eau, d'albumine, de fibrine, d'une substance animale colorée, d'un peu de matière grasse et de différens sels, les hydro-chlorates de potasse et de soude, le sous-phosphate de chaux, les sous-carbonates de soude, de chaux, de magnésie, l'oxide de fer. M. Berzélius y avait aussi signalé du lactate de soude uni à une matière animale ; mais depuis, l'acide lactique ayant été considéré comme de l'acide acétique, plus une matière animale, on peut croire que c'est ce dernier acide qui était uni à la soude dans le sang examiné par Berzélius.

Un grand nombre d'auteurs se sont occupés de l'analyse du sang de l'homme et de celui des animaux. Parmi ces auteurs on doit citer : Vieussens et Villis, Lémery, Menghini, Rhades, Vestrumb, Margraf, Rouelle le cadet, Abilgaard, Gmelin, Sage, Gren, Parmentier et Deyeux, Proust, Baumé, Fourcroy, Vauquelin, Berzélius, Hildebrant, Buquet, Rose, John, Pearson, Home, Marcet, Brande, Orfila, Lassaigne, Dumas. Les premiers essais sur le sang sont dus à Barbatus et à Bohnius ; ils datent du 17e siècle. Ruysch, ensuite, traita la partie solide du sang, et il en sépara des fibres, des tissus, des membranes. Lewenoeck et Hartsoeker se servirent du microscope pour l'examiner, et ils décrivirent sa structure, qu'ils reconnurent être globuleuse. Hales, plus tard, disserta sur l'analyse du sang par le feu, et sur le fluide élastique qui est dégagé de ce corps par cet agent. Lémery démontra la présence du fer dans le sang ; Menghini en détermina la proportion. Hoffman, le premier, décrivit les caractères chimiques des diverses parties du sang séparées spontanément. Langrish, Cheyne, Swencke, en firent l'analyse chimique, Gaubius l'examina. Plus tard, Rouelle le jeune fit connaître avec précision les sels contenus dans le sang. G. Hewson décrivit plus tard des propriétés du sang qui avaient échappé à ses devanciers. Buquet, après Rouelle, étudia les propriétés chimiques du caillot et de la partie fibreuse. Dehaen fit voir que sa coagulation, son sérum, sa couenne, variaient suivant les circonstances de son extraction par la saignée. Cygna ne négligea rien pour découvrir la cause de sa rutilation à l'air, que les expériences de Lavoisier, de Meuziez et de Godwin ont mise ensuite hors de doute. Crawford détermina la différence de chaleur spécifique du sang artériel et du sang veineux. Deyeux et Parmentier, Vauquelin, Berzélius et d'autres chimistes, ont depuis étudié les différens matériaux du sang, soit pris sur l'animal à l'état sain, soit pris sur l'animal dans divers états de maladie. Le sang est fluide, de couleur rouge, d'un grand degré de consistance,

qui varie dans le même animal d'après diverses circonstances ;
il est onctueux au toucher ; il a une saveur légèrement salée,
une odeur particulière. Le poids spécifique du sang humain
est, d'après Haller, de 1,0527, et celui du sang de bœuf,
d'après Fourcroy, de 1,056 à la température de 15 à 16° centigrades ; mais ces poids spécifiques varient beaucoup dans les
divers animaux, et cette variation se présente dans les mêmes
animaux selon la nature des circonstances dans lesquelles il
est pris.

Le sang tiré de l'homme ou d'un animal, puis laissé en
repos, se prend promptement en une masse solide ; cette masse
se sépare ensuite peu à peu en deux parties distinctes, l'une liquide et qui a été désignée par le nom de *serum*, l'autre, qui
est solide, est désignée par les noms de *caillot*, de *coagulum*
et de *cruor*.

L'analyse de ces deux produits séparés du sang a fourni, à
M. Berzélius, les résultats suivans, sur 1000 parties de sérum ·

Sérum du sang de taureau (1).		Sérum du sang humain.	
Eau	905,000	Eau	905,0
Albumine	79,990	Albumine	80,0
Acétate de soude et matière extractive	6,175	Hydro-chlor. de soude et de potasse	6,0
Hydro-chlorates de soude et de potasse	2,565	Acétate de soude et matière animale	4,0
Soude et matière animale	1,520	Soude, phosphate de soude et mat. anim.	4,1
Perte	4,750	Perte	0,9
	1000,000		1000,0

Le même auteur a reconnu que le caillot était composé de
matière colorante, 64 ; de fibrine et d'albumine, 36 ; la matière colorante examinée par Berzélius lui a fourni :

---

(1) L'animal était jeune.

1°. Oxide de fer..................... 5o,o
2°. Sous-phosphate de fer........... 7,5
3°. Phosphate de fer et traces de magnésie. 6,o
4°. Chaux pure..................... 20,o
5°. Acide carbonique et perte........ 16,5
____
100,o

Le pharmacien étant quelquefois appelé à reconnaître les taches de sang sur les étoffes, nous avons cru devoir terminer cet article en donnant quelques détails sur les caractères qui peuvent faire reconnaître ces taches. Ces détails ont été puisés dans les mémoires de M. Orfila, lus à l'Académie royale de Médecine, en juillet 1827 et le 29 janvier 1828 (1).

Ces taches, causées par une petite quantité de sang, sont d'un rouge clair ; elles sont d'une couleur brune foncée lorsque le sang qui les forme est en plus grande quantité. Pour examiner et reconnaître si elles sont formées par le sang, on coupe la place qu'elles occupent sur l'étoffe qu'elles salissent, on réunit les parties coupées, qui doivent contenir le sang, à l'aide d'un petit morceau de fil et on les suspend dans l'eau, bientôt on aperçoit des stries rougeâtres qui vont du haut en bas et donnent à l'eau une couleur rouge-brunâtre, tandis que des flocons de fibrine se précipitent et occupent le fond du vase.

Traitée par divers réactifs, l'eau sanguinolente présente les caractères suivans : 1°. chauffée à 100° dans un tube de verre, elle se trouble et fournit un coagulum d'un *gris verdâtre*. Ce coagulum est soluble dans la potasse ; la solution vue par réfraction est d'une couleur brune tirant sur le rouge.

2°. Les acides nitrique et sulfurique coagulent cette liqueur ; il se forme un précipité de couleur *gris* tirant sur le *rose ;* la liqueur surnageante est incolore et un peu louche.

3°. L'infusion aqueuse de noix de galle versée dans cette liqueur coagule le sang en *gris rosé.*

____

(1) *V.* le *Journ. de Chim. méd.*, t. III, p. 366, et t. **IV**, p. 105.

4°. Les dissolutions d'alun et de per-chlorure d'étain délaient la liqueur du sang sans la changer.

5°. L'alcool concentré mêlé à la liqueur obtenue des taches, y détermine (lorsque l'alcool y est en assez grande quantité) un coagulum *couleur de chair;* la liqueur filtrée est décolorée.

6°. L'ammoniaque n'altère pas ou altère à peine la couleur de l'eau sanguinolente.

7°. L'acide hydro-chlorique ne jaunit pas les taches de sang.

8°. L'hydro-cyanate de potasse ne trouble pas la liqueur sanguinolente.

9°. Le chlore ajouté au liquide le verdit sans le précipiter ; si l'on en ajoute davantage, il le décolore sans lui faire perdre sa transparence.

La réunion de tous ces caractères peut aider à affirmer la présence ou non du sang, sur une étoffe. Depuis peu on a prétendu que ces caractères n'étaient pas suffisans, et qu'un *sang artificiel* formé à l'aide de l'albumine colorée par de la garance, présentait les mêmes phénomènes que le sang lorsqu'on le mêlait avec les réactifs. Cette assertion, si elle eût été vraie, eût eu des résultats fâcheux, et peut-être la société aurait eu à craindre que des crimes restassent impunis, faute d'indices, qui, la plupart du temps, lors des débats, deviennent des pièces de conviction. Mais elle a été combattue, et par le raisonnement, et par l'expérience. En effet, on a vu que le sang de garance offrait des différences notables qui sont les suivantes :

1°. Ces taches ne fournissent pas de fibrine.

2°. La solution fournie par les taches faites avec la garance est *rouge orangé* au lieu d'être d'un rouge brun.

3°. Par la chaleur on obtient, avec ce liquide, un coagulum qui est *rosé* au lieu d'être *gris*, et la liqueur surnageante, au lieu d'être grisâtre comme avec le sang, est d'un *jaune rosé* ou *rouge*.

4°. Par les acides nitriques, au lieu d'obtenir un précipité *gris rosé* et un liquide incolore, le *sang artificiel* fournit un précipité *jaune paille* et un liquide jaunâtre.

5°. L'infusion de noix de galle coagule la solution garancée en *blanc jaunâtre* au lieu du *gris rosé* obtenu avec le sang.

6'. Les dissolutions d'étain et d'alun jaunissent le prétendu sang; il n'en est pas de même avec le sang.

7'. L'alcool, comme on l'a vu, fournit avec le sang un coagulum *rouge de chair* et un liquide incolore; avec la préparation de garance, on a un coagulé *rose*, et le liquide surnageant est d'une couleur *fauve tirant sur le rose*.

8°. L'ammoniaque, qui altère à peine la couleur du sang, fait virer au violet le *sang factice*.

Nous bornerons là nos observations, tout en émettant l'opinion qu'il est encore une foule de réactifs qui, au besoin, pourraient faire distinguer le sang des animaux du *sang de garance*, qui d'ailleurs ne se rencontre pas dans la nature, et qui est le résultat d'un mélange fait à plaisir.   (A. C.)

SANG-DRAGON. Substance résineuse, d'une couleur rouge vive, dont il existe plusieurs variétés commerciales, produites par diverses espèces de végétaux qui croissent dans les pays chauds du globe.

Le SANG-DRAGON EN ROSEAU est extrait des fruits du *Calamus rotang*, petit palmier des Indes orientales. On l'obtient, soit en exposant ces fruits à la vapeur de l'eau bouillante, qui les ramollit et fait exsuder la résine, soit en les cuisant dans l'eau après avoir été concassés. Le premier procédé fournit un sang-dragon d'une très belle qualité, dont on forme de petites masses ovales d'un rouge brun, dures, d'une cassure peu brillante, de la grosseur d'une prune, que l'on entoure de feuilles de *Calamus*, et que l'on vend disposés en colliers.

Le sang-dragon contient, selon Thomson, un peu d'acide benzoïque; mais cet acide y est en trop petite quantité pour que l'on doive placer le sang-dragon au rang des baumes ainsi que le chimiste anglais l'a proposé. L'alcool dissout presque en

totalité cette substance résineuse ; la dissolution est d'un beau
rouge , tache le marbre et pénètre d'autant plus profondément
que le marbre est plus chaud , propriété dont on a profité
pour faire une composition qui imite le granit. Le sang-dragon
se dissout aussi dans les huiles ; il forme du tannin par l'action
des acides nitrique et sulfurique. On lui attribue des propriétés astringentes , et on l'emploie en pilules contre la blennorrhagie ; mais son principal usage est pour la composition
des couleurs et des vernis à l'usage des peintres.

Comme le sang-dragon en roseau a une valeur plus considérable que les autres sortes , les marchands vendent souvent
du sang-dragon altéré auquel ils donnent la forme et l'apparence du sang-dragon en roseau. Le procédé par la coction des
fruits dans l'eau donne une résine moins pure que la précédente et d'une moins belle couleur ; on la façonne en petits
palets arrondis, d'un demi-pouce environ d'épaisseur sur 2 à
3 pouces de diamètre.

Une seconde sorte de sang-dragon découle , par des fissures naturelles , du tronc du *Dracœna Draco,* L., plante ar-
borescente de la famille des Asparaginées, qui croît dans les
îles Canaries, où son tronc acquiert souvent d'énormes dimensions. Il est en fragmens lisses , durs , secs , d'un brun rouge ,
à cassure un peu brillante, et entourés des feuilles de la
plante.

Enfin il y a une troisième sorte de sang-dragon qui est
beaucoup moins estimée que les précédentes , et qui provient
du *Pterocarpus Draco,* L., arbre de la famille des Légumineuses. Ce sang-dragon est en morceaux cylindriques, comprimés , longs environ d'un pied, et épais d'un pouce, souvent
altérés par des corps étrangers , et jamais entourés de feuilles
de monocotylédones.   (G...N.)

SANGSUE. *Sanguisuga, Hirudo.* Genre d'animaux de la
classe des Annélides, type de la Famille des Hirudinées de
MM. de Lamarck, Savigny et Latreille. Ces animaux étaient
connus dans l'antiquité ; il en est fait mention dans la Bible,
et leur faculté de sucer le sang des autres animaux, leur a

valu chez les Grecs les noms de βδέλλα et φιλαίματος. Les Latins leur donnaient ceux de *hirudo* (1) et *sanguisuga*, qui ont été conservés dans nos nomenclatures. A l'époque où Linné introduisit la plus utile réforme dans la classification des êtres naturels, neuf espèces de sangsues avaient été décrites, auxquelles ce grand naturaliste en ajouta une dixième. Depuis ce temps, par les travaux d'une foule de savans qu'il est superflu de citer ici, le nombre des *hirudo* s'augmenta considérablement, et leur histoire se compliqua d'obscurités, ou se débrouilla insensiblement, selon le défaut de sagacité ou la justesse des vues des observateurs.

Dans ce Dictionnaire, uniquement consacré aux objets utiles en Médecine ou dans les Arts, nous ne devons point nous occuper de ces divers travaux qui ont eu pour résultats : la création de plusieurs genres, aux dépens de celui qui avait été formé par Linné; la distinction des espèces confondues les unes avec les autres; l'exclusion des animaux qu'on avait mal à propos classés parmi les sangsues; enfin la connaissance approfondie de l'organisation et de la physiologie de ces singuliers animaux. Il a paru dans ces derniers temps plusieurs ouvrages où ces questions ont été traitées avec toute l'étendue qu'elles méritaient, et que ceux de nos lecteurs qui voudront acquérir des notions très détaillées ne peuvent se dispenser de consulter. Tels sont les mémoires sur les Annélides, insérés dans le grand ouvrage sur l'Égypte (p. 113 et suiv.), par M. Jules-César Savigny; la monographie du genre *Hirudo*, par M. Hyacinthe Carena (*Mem. della reale Acad. del Scienc. di Torino*, t. XXV, p. 273 et suiv.); l'Histoire naturelle et médicale des sangsues, par M. Derheims, Paris 1825, avec fig. ; enfin la Monographie des Hirudinées, par M. Moquin-Tandon, Montpellier 1827, avec figures. C'est ce dernier et excellent ouvrage qui nous servira de guide dans la description des es-

------

(1) Il n'est personne qui ne se rappelle ce vers si expressif qui termine le premier chant de l'Art poétique d'Horace :

Non missura cutem nisi plena cruoris hirudo.

pèces médicinales de sangsues, ainsi que dans quelques détails d'Anatomie et de Physiologie que l'importance de ces animaux nous force de ne pas omettre. Ces détails sont d'ailleurs nécessaires pour se faire une idée exacte de la succion du sang par les sangsues, fonction que l'art de guérir a su mettre si merveilleusement à profit; ils le sont également pour éclairer le lecteur sur la reproduction et la conservation des individus.

Le genre des sangsues (*Sanguisuga*, Savigny; *Hirudinis spec.*, Lamarck) est ainsi caractérisé : corps allongé un peu déprimé, obtus en arrière, rétréci graduellement en avant, composé d'un très grand nombre (98) de segmens courts, égaux, très distincts, saillans sur les côtés, présentant entre le 27e et le 28e et entre le 32e et le 33e, les orifices des organes de la génération. Ventouse orale peu concave, bilabiée, à lèvre supérieure très avancée, presque lancéolée, formée par les cinq premiers segmens. Bouche grande relativement à la ventouse orale. Mâchoires dures, très comprimées, à deux rangs de denticules nombreux très pointus et très serrés, d'autant plus gros et plus aigus qu'ils sont plus rapprochés du bord extérieur. Yeux au nombre de dix, peu saillans, disposés sur une ligne courbe; six rapprochés sur le premier segment, deux sur le troisième, et deux sur le sixième, les quatre postérieures étant les plus petits. Ventouse anale obliquement terminale, moyenne et légèrement sillonnée dans sa concavité. Anus très difficile à distinguer.

Ces caractères diffèrent un peu de ceux du genre *Hæmopis* dans lequel se place la SANGSUE DE CHEVAL ou SANGSUE NOIRE, qui ne peut être employée en Médecine, car elle ne suce point le sang des animaux vertébrés (1), quoi qu'on en ait dit de la

----

(1) **MM.** Huzard fils et Pelletier, chargés par le préfet de police de vérifier si la sangsue noire, étant substituée aux sangsues médicinales, pouvait donner lieu à des accidens dangereux, se sont assurés qu'elle ne pouvait pas même piquer le derme des animaux vertébrés, ce qui a été confirmé par les observations de M. Monquin-Tandon. Les sangsues qui s'attachent aux chevaux et aux autres animaux domestiques sont de vraies sangsues médicinales

malignité de ses morsures. Les denticules des *Hœmopis* sont émoussés et non acérés comme ceux des *Sanguisuga*.

La Sangsue officinale. *Sanguisuga officinalis*, Savigny ; Moquin-Tandon, *loc. cit.*, tab. 5, f. 1 ; *Hirudo officinalis*, Derheims, *loc. cit.*, p. 9, 11 et suiv., connue en France sous le nom vulgaire de *sangsue verte*. Elle habite les eaux douces des mares et des fossés, dans l'Europe tempérée et méridionale. C'est la plus grosse des espèces connues ; elle a ordinairement, lorsqu'elle est adulte, de 4 à 5 pouces de longueur, sur une largeur de 5 à 6 lignes ; quelques individus ont au moins 7 pouces de longueur. Son corps est allongé, déprimé, brun-verdâtre, ordinairement assez clair, tirant quelquefois sur le roussâtre ou sur le jaune sale, marqué de six bandes longitudinales couleur de rouille plus ou moins foncée. Les bandes du milieu ont une couleur assez claire, avec un très petit nombre de mouchetures noirâtres ; les intermédiaires ont ordinairement un peu plus de noir ; enfin les marginales sont à peine roussâtres, tellement les taches noires y sont foncées et rapprochées. Les segmens du corps sont très lisses ; les bords sont saillans et de couleur vert roussâtre, plus claire que celle du dos. Le ventre est olivâtre, non taché irrégulièrement de noir sur sa surface, ayant seulement deux raies longitudinales latérales formées de taches noires rapprochées. Les yeux sont fort saillans, surtout dans les plus petits individus. Les mâchoires sont très blanches, et les petites dents fort acérées, plus grosses et plus aiguës vers le côté extérieur, et au nombre d'environ 60 paires. On remarque sur le dos de cette espèce, de petits points diaphanes rangés transversalement, et correspondant aux organes de la respiration. Cette sangsue offre trois variétés : dans la première, les bandes dorsales sont interrompues d'espace en espace ; dans la seconde, elles sont réduites à des points noirâtres plus ou moins nombreux ; et dans la troisième, elles se réunissent par des mouchetures transversales.

La Sangsue médicinale, *Sanguisuga medicinalis*, Savigny ; Moquin-Tandon, l. c., tab. 5, f. 2 ; *Hirudo medicinalis* de la plupart des auteurs, nommée communément en France *sangsue grise*. Sa longueur est de 4 à 5 pouces. Elle vit dans les eaux douces de l'Europe, particulièrement dans les contrées tempérées et septentrionales. Cette espèce a beaucoup de ressemblance avec la sangsue officinale. Son dos est d'une couleur verte plus ou moins foncée, rarement sali par une teinte brunâtre, marqué de six bandes longitudinales ferrugineuses beaucoup plus claires que le fond. Les bandes médianes sont dépourvues de taches noires, ou n'en offrent que très rarement de très petites. Les bandes intermédiaires sont marquées de cinq en cinq anneaux par des taches noires irrégulièrement triangulaires ou carrées ; dans quelques variétés, ces taches noires sont tellement allongées qu'elles tendent à se confondre. Les segmens sont munis d'une multitude de petits mamelons grenus qui se manifestent ou s'effacent à la volonté de l'animal. Le ventre est vert-jaunâtre plus ou moins sale, taché de noir, bordé de deux raies longitudinales noires, tellement larges et rapprochées dans certains individus, qu'on dirait que le ventre a un fond noir taché de jaune.

Les deux espèces de sangsues dont nous venons de donner une courte description, sont les plus fréquemment employées ; mais toutes celles qui appartiennent véritablement au genre *Sanguisuga* pourraient les remplacer au besoin. D'ailleurs ces espèces n'offrent pas de grandes différences entre elles (1), et plusieurs sont confondues dans les officines avec la sangsue médicinale ou l'officinale.

Voici les caractères spécifiques des sangsues peu communes :
1°. *Sanguisuga obscura*, Moquin-Tandon, l. c., tab. 5, f. 3 :

---

(1) M. De Blainville, dans son art. SANGSUE du Dictionnaire des Sciences naturelles, admet comme espèce bien distincte, la sangsue médicinale, dans laquelle il établit cinq variétés, sous les noms de sangsue médicinale grise, sangsue médicinale verte, sangsue médicinale marquetée (Huzard), sangsue médicinale noire, et sangsue médicinale couleur de chair. Suivant ce célèbre zoologiste, la *Sanguisuga officinalis* de Savigny est la même que l'*Hirudo provincialis* de Carena, qu'il rapporte, ainsi que l'*Hirudo medicinalis* de Carena, à la variété verte de la sangsue médicinale.

corps brun foncé sur le dos ; segmens garnis sur leur contour de mamelons grenus ; ventre verdâtre, avec des atomes noirs, nombreux et peu saillans. Cette espèce vit dans les eaux du midi de la France ; elle est longue de 1 à 2 pouces.—2°. *Sanguisuga Verbana*, Moq.-Tand., tab., 6, f. 1 ; *Hirudo Verbana*, Carena, *Monogr. Hirud.*, p. 285, tab. 11, f. 6 : corps d'un vert sombre ; dos ayant des bandes brunes, transverses et parallèles, formant dans l'extension deux lignes longitudinales et interrompues ; ventre vert-jaunâtre, immaculé ou seulement marqué de très petits points noirs. Cette sangsue se trouve dans le Lac-Majeur, en Italie ; elle n'a qu'une longueur de 30 lignes sur une largeur de 3 et demie. — 3°. *Sanguisuga interrupta*, Moq.-Tand., tab. 6, f. 2 : corps verdâtre, marqué supérieurement de taches isolées ; segmens tuberculeux ; ventre jaunâtre, quelquefois largement maculé de noir, ayant sur les côtés deux bandes noires en zigzag. Cette sangsue a une longueur de 3 à 4 pouces.

Le corps des sangsues est mou, susceptible de se contracter en boule et de prendre diverses formes. Il est recouvert d'un *épiderme* lisse, mince, transparent, dont l'animal se débarrasse tous les quatre ou cinq jours, en sortant de cette sorte de fourreau à peu près à la manière des serpens. Sous l'épiderme est le *pigmentum* qui, examiné au microscope, paraît formé d'un tissu spongieux, contenant la matière colorante, et traversé par les extrémités nerveuses qui lui donnent une sensibilité très vive. Le *derme* est la partie la plus épaisse de l'enveloppe cutanée ; il se compose d'un grand nombre de fibres ayant une apparence floconneuse, recevant plusieurs petites ramifications nerveuses ainsi que de nombreuses divisions des petits vaisseaux sanguins. Ce derme s'amincit et devient peu apparent à des intervalles égaux, mais plus rapprochés aux parties antérieure et postérieure ; ces intervalles étroits et circulaires séparent les nombreux segmens ou anneaux de l'animal ; ce sont les articulations par lesquelles il exécute ses mouvemens. On trouve dans le derme une grande quantité de mamelons grenus, quelquefois fort saillans, et excrétant une humeur gluante qui lubréfie la surface extérieure de la peau.

Le canal alimentaire s'étend, sans aucune circonvolution, depuis la ventouse antérieure jusqu'à la ventouse anale. Il se compose de la bouche, de l'œsophage, des estomacs, des cœcums, du rectum et de l'anus. Nous reviendrons sur l'organisation de la bouche, en parlant de la succion.

L'appareil circulatoire se compose de vaisseaux latéraux et d'un vaisseau dorsal, pleins d'un sang qui, selon M. Derheims, peut se séparer en deux parties comme celui des Mammifères, mais dont le caillot ne contient qu'une quantité à peine appréciable de fibrine. La matière colorante, le sérum et l'albumine y sont en proportion plus considérable que dans le sang des Mammifères.

La respiration des sangsues ne s'opère pas par la bouche, ainsi que plusieurs auteurs l'ont avancé sans preuves ; elle a lieu par le moyen de vessies ou sacs membraneux dont le nombre varie de 15 à 20, situés sur les côtés de l'animal et dont la communication avec les vaisseaux pulmonaires latéraux est bien difficile à reconnaître. Les sangsues peuvent vivre plusieurs jours sans respirer. Elles restent vivantes, au moins une semaine, dans un bocal plein d'eau et hermétiquement fermé. Il paraît que la grande quantité d'organes pulmonaires dont ces animaux sont pourvus, leur donne cette faculté de résister si long-temps à l'asphyxie, la masse d'air qu'ils doivent renfermer dans ces organes étant assez considérable.

Le système nerveux se compose d'un cordon médullaire immédiatement appliqué contre le tube digestif, et qui s'étend depuis la bouche jusqu'à l'origine de la ventouse anale. On y remarque d'espace en espace des renflemens ou ganglions au nombre de 22 ou 23, qui sont placés chacun entre deux organes de la respiration. La peau des sangsues jouit d'une grande sensibilité, mais les autres sens sont très obtus ; ceux de l'odorat, de l'ouïe, du goût, et même celui de la vue, quoique ces animaux aient dix yeux, paraissent complètement nuls.

Les mouvemens de l'animal s'opèrent au moyen de muscles

dont il y a deux couches, l'une supérieure et l'autre inférieure, toutes deux formées de faisceaux plats et uniformément distribués. Quand l'animal veut faire un mouvement de progression, il fixe d'abord sa ventouse anale, en formant une sorte de coupe dont il applique parfaitement les bords ainsi que tous les points du disque sur le corps auquel il veut s'attacher ; il en fait de même avec sa ventouse orale qu'il attache à un point plus ou moins éloigné. Il détache alors sa ventouse anale pour la rapprocher de la ventouse orale, la fixer de nouveau, et ainsi de suite. L'application de ces ventouses contre les corps, même contre ceux qui sont les plus polis, est si intime qu'il est très difficile de faire lâcher prise aux sangsues en les tirant par le corps, c'est-à-dire lorsqu'on agit perpendiculairement au plan sur lequel elles reposent ; il faut alors les faire glisser en leur donnant latéralement un petit coup de pouce. La natation des sangsues, ou les mouvemens qu'elles exécutent dans l'eau, est mécaniquement semblable à leur progression sur des corps solides ; ce sont des courbes alternatives et très multipliées à raison de la multiplication des points d'appui. Ordinairement les sangsues aiment à se tenir appliquées au fond de l'eau sur les corps solides. On a observé que leurs mouvemens suivaient les variations atmosphériques ; elles s'agitent et montent à la surface de l'eau aux approches de l'orage, et les pêcheurs profitent de cette circonstance pour les prendre. Cependant on a beaucoup exagéré la constance d'un tel phénomène, et il n'y a pas une grande confiance à accorder à cette sorte de baromètre.

Les sangsues sont hermaphrodites, mais chaque individu ne peut se féconder lui-même. L'acte du coït se passe, chez ces Annélides, de la même manière que dans les Limaces. Les ouvertures des organes sexuels sont placées à la partie inférieure de l'animal, sur une même ligne, et éloignées l'une de l'autre de cinq segmens, quelquefois de trois ou d'un seulement. L'organe femelle est situé au-dessous de l'organe mâle. Les sangsues déposent leurs œufs, tantôt à la surface de la terre, tantôt dans des trous arrondis communiquant avec des galeries où l'on trouve le plus souvent une ou deux sangsues. Ces œufs sont des cocons ovoïdes dont le poids varie de 24 à 48 grains, selon leur état de vacuité ou de plénitude ; leur plus grand diamètre est de 6 à 12 lignes, leur plus petit de 5 à 8. L'enveloppe extérieure de ces œufs est une bourre de fibres ou filamens cornés, transparens, qui, d'après l'examen chimique qu'en a fait M. Boullay, peuvent être comparés à l'épiderme de la peau et qui offrent les caractères des matières cornées. L'enveloppe secondaire ou la capsule n'a point d'orifice ; on voit seulement aux extrémités de son plus grand diamètre, deux petites saillies angulaires ou mamelons qui se détruisent facilement ; ce sont des opercules qui laissent à leur place de petites ouvertures d'une demi-ligne de diamètre. La matière qui compose cette capsule est, selon M. Boullay, de nature albumineuse. A l'intérieur, on observe un mucus dans lequel les ovules sont contenus ; ceux-ci sont au nombre de 6 à 18, dans les sangsues médicinale et officinale. Un assez grand nombre de cocons sont stériles ; ils ont une densité plus grande que les cocons fécondés, et renferment une matière roussâtre qui ressemble à de la gelée tremblottante. Dès que les petits fœtus ont atteint leur développement, ils font effort contre les extrémités de chaque cocon, déterminent la chute des opercules, et s'échappent par les trous qui en résultent ; quelquefois ils s'enfoncent dans les mailles du réseau extérieur spongieux, et finissent par sortir en divers points de sa surface. Les petites sangsues sont d'abord rougeâtres et filiformes ; les vaisseaux sanguins sont visibles à l'extérieur, et le nouveau-né ne tarde pas à revêtir la livrée de ses parens.

La reproduction des sangsues par cocons n'était pas ignorée des paysans de la Bretagne et d'autres contrées de la France ; depuis un temps immémorial, ils ont la coutume de repeupler de sangsues les étangs épuisés par de nombreuses pêches, en y transportant les cocons enfouis dans la boue des étangs où il existe une grande quantité de ces animaux. Cependant, les détails dont nous ne venons d'exposer qu'un sommaire très succinct, n'avaient pas été enregistrés dans

les archives de la science (1), et ce ne fut qu'en 1821 que
M. Lenoble, médecin à l'hôpital de Versailles, les fit le premier connaître à la Société d'Agriculture du département
de Seine-et-Oise. Peu de temps après, le docteur Rayer lut un
mémoire à l'Académie de Médecine, où il présenta de nouvelles observations fort intéressantes sur les cocons de sangsues; c'est dans ce mémoire que sont consignés les résultats
des analyses chimiques faites par M. Boullay. A la même
époque, M. Rawlins Johnson publia en Angleterre le mémoire
de M. Lenoble qu'il enrichit de nouvelles observations. Enfin
plusieurs pharmaciens et médecins, parmi lesquels nous citerons MM. Charpentier de Valenciennes, Desaux de Poitiers,
Chatelain de Toulon, Derheims, Pallas, Guyon et Achard à
la Martinique, contribuèrent à éclaircir ce point d'Histoire
naturelle, et se livrèrent à divers travaux relatifs à la multiplication des sangsues dans des marais artificiels.

La pêche des sangsues se fait tantôt à la main, tantôt à
l'aide de filets de toile de crin à mailles larges, tendus sur des
cercles, tantôt en jetant dans les eaux des matières animales
auxquelles les sangsues vont s'attacher. Quelques pêcheurs se
mettent dans l'eau et s'exposent aux piqûres des sangsues,
qu'ils détachent avec promptitude.

Les sangsues ont une grande tenacité à la vie. Tout le
monde sait qu'une sangsue officinale, étant coupée par le
milieu au moment de la succion, la partie antérieure continue à pomper le sang, au moins pendant quelques minutes.

Si l'on coupe une sangsue en plusieurs tronçons, la vitalité
de chacun de ceux-ci se prolonge pendant un temps plus ou
moins considérable. M. Rayer a même conservé vivantes,
pendant l'espace de quatre mois, des sangsues auxquelles il

---

(1) Bergman avait, à la vérité, observé un semblable mode de reproduction sur l'*Hirudo octoculata*, qui est maintenant placée dans le genre *Ne-
phelis*. Mais cette observation était restée tellement ignorée de la plupart des
naturalistes, que Linné avait d'abord décrit le cocon de cette hirudinée
comme un insecte hémiptère (*Coccus aquaticus*).

avait enlevé les deux ventouses. Ces faits si extraordinaires s'expliquent assez bien par l'hypothèse de M. Moquin-Tandon, qui considère, dans la sangsue, chaque espace occupé par cinq segmens comme un animal simple (*Zoonite*), dans lequel l'individualité est fortement caractérisée, car il possède les élémens de l'existence, c'est-à-dire un petit système nerveux, un système digestif, un appareil pour la respiration, pour la circulation, etc. Cependant, malgré leur tenacité à la vie, les sangsues périssent en masses et comme par maladies épidémiques, lorsqu'on n'apporte pas beaucoup de soins dans leur conservation. La distinction des espèces n'est pas fort importante; car les véritables sangsues ne se mordent point entre elles, ainsi qu'on l'a faussement prétendu. La putréfaction est le fléau qu'elles redoutent le plus; elle est ordinairement déterminée par l'accumulation de ces animaux dans des vases étroits, et par l'élévation de température. Leurs diverses excrétions ont bientôt corrompu l'eau, au point qu'elle exhale l'odeur la plus infecte; il convient donc de changer cette eau le plus souvent possible, et de séparer toutes les sangsues qui sont mortes ou malades. Dans les pharmacies où l'on ne fait pas une grande consommation de sangsues, on les tient ordinairement dans des bocaux de verre ou dans des jarres de grès, à demi pleins d'eau, que l'on recouvre avec de la toile, et que l'on place à la cave ou dans des lieux dont la température est uniforme. Mais lorsqu'on en a un nombre immense à conserver, et qu'il est trop dispendieux et difficile de les changer d'eau fréquemment, il convient de se servir d'un appareil particulier. Voici celui qui a été proposé par M. Derheims. Dans le fond d'un bassin de marbre ou d'une pierre dure quelconque, on dispose une couche de 6 à 7 pouces de mousse, de tourbes et de charbon de bois en petits fragmens; on parsème cette couche de petits cailloux dont le poids sert à comprimer doucement la mousse. A l'une des extrémités du bassin et vers le milieu de la hauteur des parois, on assujettit une table mince de pierre, percée de petits trous, et couverte d'une couche de mousse comprimée par de petits cailloux. On met de l'eau dans le bassin jusqu'à ce qu'elle affleure la couche de mousse qui est sur la table, et l'on abrite de la lumière le bassin par une toile de crin. De cette manière, les sangsues ont un libre champ pour nager dans l'eau, se promener sur la mousse extérieure, ou s'enfoncer dans la couche, afin de s'y débarrasser des mucosités qui sont les principaux matériaux de la putréfaction (1). En Angleterre, on pratique dans la terre des fosses assez larges, que l'on muraille en mâchefer. Quelques personnes, en France, pratiquent aussi des fosses dans la terre, mais elles les enduisent d'une forte couche de terre glaise qu'elles maintiennent humide, et qu'elles abritent des accidens de la température. Ce moyen de conservation est un des mieux entendus ; les sangsues pratiquent des trous ou galeries dans l'argile, et y vivent plusieurs années.

Les sangsues sont, sans contredit, les plus utiles des animaux que la Thérapeutique met en usage, et elles ont extraordinairement acquis d'importance depuis que la majorité des praticiens s'est prononcée pour la doctrine médicale du professeur Broussais. La consommation en est si grande, qu'on a craint souvent d'en manquer pour le service des hôpitaux, et qu'on a imaginé divers moyens artificiels pour y suppléer (2). Paris en consomme annuellement plus de trois mil-

---

(1) M. Hampe (*Arch. apoth. verh. Brandes*) a indiqué un moyen de conservation, qui n'est qu'un perfectionnement de l'appareil de M. Derheims ; il consiste à tenir les sangsues dans de petites tonnes charbonnées à l'intérieur et ouvertes à l'un des bouts. Le fond est garni d'une couche de sable, sur laquelle reposent de la mousse et des morceaux de charbon, et l'on change l'eau au moyen d'un robinet placé un peu au-dessus de la couche de sable. Dans cet appareil perfectionné, nous ne voyons pas comment on peut débarrasser l'intérieur des tonnes de la grande quantité de mucus qui se forme journellement, car le trou du robinet n'est pas suffisant pour permettre leur entière évacuation, à moins qu'on ne les rince à grande eau et à plusieurs reprises ; mais alors on risque de bouleverser la couche de sable, la mousse et le charbon qui sont dessus.

(2) Le docteur Sarlandière a proposé un instrument scarificateur nommé *bdellomètre*, destiné à remplacer les sangsues ; mais on ne l'a pas mis beau-

lions, dont le prix moyen est à peu près de 5o francs le mille. En 1806, ce prix n'était que de 15 à 16 francs ; en 1815, il s'élevait déjà de 3o à 36 francs ; et, dans l'hiver de 1821, il a monté jusqu'à 2oo francs. Le commerce des sangsues est aujourd'hui un grand objet de spéculation. On les tire non-seulement de tous nos départemens du centre et du midi, mais encore de l'Italie, de l'Espagne, de la Bohême, et jusque des frontières de Turquie. Il y a environ un an qu'un spéculateur en a fait transporter en poste plusieurs voitures chargées : quoique les chaleurs en eussent détruit une grande quantité, le bénéfice qu'il en a retiré a été, dit-on, très considérable. Le transport des sangsues, lorsqu'elles n'ont pas un trop long voyage à faire, peut s'effectuer dans des sacs de toile bien serrés, que l'on maintient humides en les plaçant dans des paniers de mousse ou de paille humectés. C'est ainsi qu'on apporte à Paris celles des environs de Nantes et de Moulins. On les entasse ordinairement au nombre de 5oo ; mais quelquefois on fait des paquets beaucoup plus considérables. En 182o, M. Bourguignon, herboriste et droguiste de Paris, en reçut d'un pharmacien de Moulins 13o ooo, dans des sacs qui en contenaient chacun 14,ooo.

Les tentatives que l'on a faites dans le but de faire servir plusieurs fois les mêmes sangsues n'ont pas été couronnées d'un succès complet. M. Henry, chef de la Pharmacie centrale des hôpitaux de Paris, a pensé que ce moyen ne pouvait être mis en usage sous le point de vue économique. M. le docteur Pallas, au contraire, a voulu prouver, par de nombreuses expériences, qu'on pouvait s'en servir de nouveau en les faisant dégorger dans de l'argile humide. On sait que les sangsues dégorgent immédiatement lorsqu'on les place sur de la cendre froide. Il faut alors les replacer dans l'eau fraîche, où quelques-unes survivent ; mais on ne peut les employer derechef qu'après plusieurs mois.

---

coup en usage, non plus que l'*artificial-leach* des Anglais, qui en est une imitation.

Nous terminerons cet article, trop long peut-être si l'on a égard aux bornes imposées à cet ouvrage, trop court et trop succinct pour un animal d'une si haute importance, en donnant quelques détails sur l'emploi des sangsues et sur leur mode de succion. On les administre dans presque toutes les phlegmasies, soit pour dégorger les vaisseaux capillaires, en les posant immédiatement sur les parties enflammées, ou, ce qui est préférable, dans le voisinage de l'inflammation; soit pour agir, à la manière des saignées générales, sur les gros viscères intérieurs affectés d'inflammation. Dans ce dernier cas, on les applique sur les parties du corps où les vaisseaux veineux sont très apparens, comme la marge de l'anus, le cou, la partie interne et supérieure des cuisses, etc. Le mode d'application des sangsues est fort simple, mais il exige de l'habitude et une certaine adresse. On lave soigneusement la partie avec de l'eau tiède ou du lait, et l'on pose les sangsues en les saisissant par le dos et dirigeant la ventouse orale. Quelquefois on enferme la sangsue dans un verre à liqueur, dont on place l'orifice sur la partie où l'on veut faire mordre la sangsue. Lorsque la douleur causée par la morsure d'une sangsue est insupportable pour le malade, on la fait lâcher prise en mettant sur son dos et à la partie supérieure du corps, une substance irritante, telle que du tabac ou du sel.

Tout le monde sait que les sangsues ne peuvent plus mordre lorsqu'elles sont gorgées de sang, et l'on a remarqué qu'elles étaient également privées d'appétit à l'époque où elles changeaient de peau. Quelquefois des sangsues noires ou de cheval (*Hæmopis vorax*) sont mêlées aux vraies sangsues ; elles ne peuvent mordre la peau de l'homme, par les raisons que nous avons exposées plus haut; mais il arrive souvent que des vraies sangsues refusent de mordre, sans qu'on en puisse reconnaître la cause.

Pour se faire une idée précise de la manière dont une sangsue opère sa morsure, il faut bien connaître l'organisation de sa bouche. M. Derheims a prétendu que les mâchoires de la sangsue sont des lanières tendues, ayant une cavité intérieure, et prenant une forme conoïde pendant la succion, au moyen de l'air qui s'y introduit et qui rend ces lanières aiguës au point de pouvoir perforer la peau des animaux vertébrés. Cette explication est rejetée par la plupart des physiologistes, et particulièrement par M. Moquin-Tandon, qui, dans l'exposition du phénomène de la morsure, s'exprime ainsi : « Lorsqu'une sangsue » veut appliquer sa bouche pour faire une morsure, elle al- » longe sa ventouse orale, et contracte les deux lèvres, qui se » replient en dehors. Le petit corps tendineux qui porte les » mâchoires se raidit, et celles-ci sont portées en avant. La » sangsue fait alors entrer dans la bouche, en forme de petit » mamelon, la peau de l'animal ; elle la presse avec ses trois » mâchoires ; puis, contractant et resserrant alternativement » l'anneau musculaire et tendineux, elle parvient à déchirer » le mamelon en trois endroits. Les denticules des bords in- » térieurs commencent l'incision, et ceux qui sont placés vers » la partie extérieure, graduellement plus gros et plus aigus, » s'enfoncent successivement dans l'enveloppe cutanée. Le » point d'appui a lieu sur les anneaux de la ventouse, qui » sont alors très rapprochés, et qui sont fixés, à leur tour, » d'une manière extrêmement solide, à la peau de l'ani- » mal. » La blessure produite par les sangsues se présente sous l'aspect de trois déchirures linéaires qui s'unissent dans un centre commun, formant trois petits angles à peu près égaux et ayant un sommet commun. Cette petite plaie produit quelquefois des hémorrhagies qu'il est très difficile d'arrêter. On y parvient cependant en appliquant dessus de l'amadou ou une poudre styptique. La gomme arabique est aussi fort convenable, et offre l'avantage de pouvoir être enlevée facilement au moyen de l'eau.

On n'est pas d'accord sur la quantité de sang que peut tirer une sangsue moyenne. Quelques personnes l'ont évaluée à 1 once, et même davantage ; mais ces résultats paraissent beaucoup trop forts, si l'on ne fait attention qu'au sang pompé par la sangsue, et non à celui qui s'écoule après qu'elle a lâché prise. M. Moquin-Tandon estime qu'une sangsue officinale petite, en absorbe 5o grains, c'est-à-dire deux fois et demie son poids ; une sangsue moyenne, 8o grains ou deux fois son poids ; et une sangsue fort grosse, 8o grains ou son poids. Ces résultats approximatifs démontrent que la quantité de sang absorbée par les sangsues de diverses grosseurs n'est pas toujours proportionnelle à leur grosseur, ou pour parler plus exactement, qu'une sangsue du double plus grosse qu'une autre n'absorbe pas le double du sang qu'absorbe celle-ci. Les diverses espèces de sangsues varient aussi dans l'intensité de la force de succion. Une sangsue officinale suce comme 7 ; une sangsue interrompue, comme 6 ; une sangsue obscure, comme 1. L'auteur n'a pas déterminé la force de succion de la sangsue médicinale ; mais elle est probablement la même que celle de la sangsue officinale. D'après les différences qu'offrent les résultats obtenus par M. Moquin-Tandon, on partage volontiers les idées de ce savant sur l'inconvénient qu'il y a d'ordonner les sangsues au nombre, comme on le fait ordinairement ; car, quoique que, dans la plupart des cas, on compte plus sur la quantité de sang écoulé par les morsures après la chute des sangsues, que sur celle du sang qu'elles ont pompé, n'est-il pas des cas particuliers où l'on désire savoir, au moins approximativement, quelle est la quantité de sang sucé, et ne serait-il pas plus convenable de doser ces animaux d'après leur poids, en partant de la donnée que chaque individu de grosseur moyenne enlève une quantité de sang deux fois plus forte que son poids? Ces réflexions sont dignes, assurément, de toute l'attention des médecins.   (G...N.)

SANGUINAIRE DU CANADA. *Sanguinaria canadensis*, L. ; Lamck., *Illustr.*, tab. 449 ; Bigelow, Bot. méd. amer., t. I, p. 75, *optim.* (Famille des Papavéracées Polyandrie Monogynie, L.) Plante herbacée qui croît non-seulement au Canada, mais en plusieurs autres contrées de l'Amérique septentrionale. Elle a une souche radiciforme brune, cylindrique, oblongue, oblique ou horizontale, remplie d'un suc de couleur de sang, et garnie de fibrilles radicales très déliées. Il n'y a ordinairement qu'une feuille radicale, réniforme, incisée ou dentée au sommet à l'instar de certains figuiers, glabre, glauque en dessous. La hampe est cylindrique, plus longue que le pétiole, et ne porte qu'une fleur blanche qui double avec la plus grande facilité. Le turion ou bourgeon radical est composé d'écailles oblongues, linéaires, qui protégent la feuille et la hampe.

La souche souterraine, vulgairement considérée comme la racine de cette plante, est âcre, narcotique et même émétique. Appliquée extérieurement, elle agit comme escarrotique, et elle est souvent employée par les médecins des États-Unis de l'Amérique. Toute la plante a un suc qui teint en jaune ; c'est à raison de cette propriété que les vétérinaires, en Amérique, lui donnent le nom de *curcuma* qui est celui d'une racine tinctoriale appartenant à une plante de la famille des Cannées. *V*. Curcuma.   (G...n.)

SANGUINARINE. M. Dana, chimiste américain, a donné ce nom à un principe alcaloïde qu'il a découvert dans le *Sanguinaria canadensis* de Linnée, *Blood-root* des Américains. Voici le procédé indiqué par le chimiste étranger. On fait digérer pendant quelque temps la racine, réduite en poudre, dans de l'alcool absolu ; on verse dans la teinture filtrée de l'eau qui en précipite une matière brune rougissant le papier de curcuma. Pour obtenir cette matière dans un plus grand état de pureté, on doit, de préférence, ajouter de l'ammoniaque à la solution alcoolique pour la précipiter. On lave le précipité dans l'eau bouillante, après l'avoir mêlé avec du charbon en poudre, et l'on jette ensuite le tout sur un filtre ; le mélange resté sur le filtre est ensuite traité par l'alcool, qui dissout la sanguinarine. En faisant évaporer l'alcool, on l'obtient sous la forme d'une matière blanche perlée, d'une saveur âcre, rougissant la teinture de curcuma, et présentant toutes les propriétés des substances alcalines végétales, c'est-à-dire se combinant avec les acides et formant des sels diversement colorés en rouge. Exposée à l'air, la sanguinarine prend une teinte jaune très foncée ; elle est insoluble dans l'eau, très soluble dans l'alcool et dans l'éther. M. Dana pense que cette matière existe dans le végétal en combinaison avec un acide.   (A. C.)

SANGUINE. Ce nom a été donné à *l'argile ocreuse rouge graphique* de M. Henry.

SANICLE. *Sanicula Europæa*, L. Plante de la famille des Ombellifères et de la Pentandrie Digynie, L., qui croît dans les forêts ombragées de l'Europe. De sa racine, qui est vivace, grosse par le haut, fibreuse inférieurement, s'élèvent une ou deux tiges dressées, presque nues, hautes d'un pied environ, et portant une ombelle globuleuse et irrégulière de petites fleurs blanchâtres. Les feuilles sont radicales, nombreuses, longuement pétiolées, vertes, glabres sur les deux faces, à trois ou cinq lobes profonds, dentés ou incisés sur leurs bords.

La sanicle a été employée contre les hémorrhagies, la leucorrhée, la dyssenterie, etc. Le fait est qu'elle est légèrement astringente et tonique, mais bien certainement elle ne méritait aucunement la grande vogue dont elle a joui autrefois en Médecine.   (G...N.)

SANTAL BLANC. *Santalum album seu pallidum*, Officin. Bois d'un arbre qui croît dans l'Archipel indien et principalement dans l'île de Timor. C'est le *Santalum album*, L. — Rumph., *Herb. amboin.*, t. II, tab. 11 ; *Santalum myrtifolium*, Lamarck. (Famille des Santalacées. Tétrandrie Monogynie, L.) Ce bois est revêtu d'une écorce dure, compacte, dont l'épiderme est d'un gris brunâtre ; la partie ligneuse est fort dure, pesante, susceptible d'un très beau poli, d'une couleur blanchâtre, qui devient jaune par le brunissage, d'une odeur légère analogue à celle du santal citrin dont nous parlerons plus bas, d'une saveur un peu amère. Le santal blanc arrive en bûches tortueuses de médiocre grosseur. Il est moins estimé, pour les usages pharmaceutiques, que le santal citrin dont on le croit une simple variété.   (G...N.)

SANTAL CITRIN. *Santalum citrinum*, offic. On croit communément que ce bois est produit par le même arbre, ou du moins par une espèce très voisine de l'arbre qui fournit le santal blanc. *V.* ce mot. Cependant nous ne serions pas étonné que plusieurs arbres spécifiquement différens, mais congénères, produisissent le santal citrin ; car celui qui est si commun aux îles Sandwich, où les Européens et les Américains vont maintenant le chercher pour le vendre en Chine, est une espèce suffisamment distincte du *Santalum myrtifolium;* elle a été décrite et figurée par M. Gaudichaud, pharmacien de l'expédition de l'Uranie, sous le nom de *Santalum Freycinetianum.* Le santal citrin est en bûches d'un volume quelquefois considérable, droites, pourvues d'aubier, et plus légères que l'eau lorsqu'elles proviennent du tronc ; tortueuses, sans aubier, et plus pesantes que l'eau, quand elles ont appartenu à la racine. La dureté de ce santal est moindre que celle du santal blanc ; cependant il est susceptible d'un beau poli ; il se fend avec facilité dans le sens longitudinal. Sa couleur est le jaune clair, le fauve ou le rougeâtre ; elle est toujours plus foncée au centre qu'à la circonférence. Son odeur est très forte, agréable, analogue à celle de la rose, et persistante ; son goût légèrement amer. L'odeur de ce bois est due à une huile volatile plus pesante que l'eau, se concrétant facilement par le froid. On obtient du santal citrin un extrait résineux doué d'une saveur amère et un peu âcre.

Ce bois et celui du santal blanc étaient beaucoup plus employés autrefois en Pharmacie qu'ils ne le sont aujourd'hui. Ils entrent dans la composition du sirop de rhubarbe ou de chicorée composé, des pastilles odorantes, de la poudre des trois santaux, etc. Ils répandent en brûlant une odeur fort agréable, et l'on s'en sert pour parfumer les appartemens. Les tourneurs et les ébénistes font aujourd'hui beaucoup d'usage de ces bois ; ils en fabriquent des petits meubles, des tabatières, des boîtes à ouvrages, etc., qui ont une valeur assez considérable. (G...N.)

SANTAL ROUGE. *Santalum rubrum,* offic. Bois du *Pterocarpus santalinus,* L. fils. (Famille des Légumineuses. Diadelphie Décandrie, L.) C'est un arbre très élevé qui croît dans les Indes orientales. Le santal rouge nous est apporté en morceaux équarris, d'une couleur brune à l'extérieur, et d'un rouge de sang à l'intérieur. Sa texture est fibreuse; mais de telle sorte que lorsqu'on y passe le rabot, la surface est alternativement polie et déchirée, ce qui tient à une disposition particulière des fibres. Les parties polies offrent un grand nombre de pores allongés remplis de résine. L'odeur du santal rouge est à peu près nulle; sa saveur un peu astringente. Il contient beaucoup de résine ou de matière résinoïde colorante (*santaline*) sur laquelle M. Pelletier (*Bull. de Pharm.*, 1815, p. 453) a fait quelques essais chimiques. L'eau n'a qu'une bien faible action sur ce bois, tandis que l'alcool rectifié dissout très bien la matière colorante, sans pourtant l'épuiser entièrement. La matière résinoïde est à peine soluble dans l'eau froide; elle l'est un peu plus dans l'eau bouillante, et elle se dissout bien dans l'alcool, l'éther, l'acide acétique et les alcalis. Les huiles fixes et volatiles, excepté celles de lavande et de romarin, agissent faiblement sur cette matière colorante.

On emploie peu le santal rouge en Pharmacie; il sert seulement à colorer quelques poudres dentifrices. Comme bois tinctorial, il pourrait acquérir encore plus d'importance qu'il n'en a, mais il faudrait trouver un moyen économique de fixer, sur les tissus, sa couleur qui est très belle et surtout très vive.

(G. N.)

SANTALINE. Nom donné par M. Pelletier au principe colorant du santal rouge. Selon ce chimiste, on l'obtient en traitant à plusieurs reprises le bois de santal rouge râpé, par l'alcool bouillant, faisant ensuite évaporer l'alcool qui tient le principe en solution.

La santaline est d'un beau rouge; elle est fusible à 106°; à une température plus élevée, elle se décompose en offrant les mêmes phénomènes que les résines; peu soluble dans l'eau, elle se dissout bien dans l'alcool, l'éther, l'acide acétique, la potasse, la soude, l'ammoniaque. Elle est décolorée par le chlore, charbonnée par l'acide sulfurique et précipitée par un grand nombre de sels. (A. C.)

SANTOLINE. *Santolina Chamæcyparissus*, L. (Famille des

Synanthérées, Corymbifères de Jussieu. Syngénésie égale, L.)
Vulgairement *aurone femelle*, *citronelle*, *garde-robe*, etc.
C'est un très petit arbrisseau qui croît spontanément dans les
contrées méridionales de l'Europe. Sa tige est rameuse, dif-
fuse, garnie de feuilles tomenteuses, pinnées, dentées, à den-
telures globuleuses. Les fleurs sont jaunes, longuement pédonculées, composées de fleurons égaux, hermaphrodites.
Cette plante a une odeur forte, aromatique, assez agréable, et
une saveur très amère. Elle est stomachique et anthelmintique.

(G...N.)

SANTONICUM. Nom ancien officinal des fruits d'une espèce
d'armoise, lesquels sont plus connus sous celui de *semen
contra*. *V*. ce mot.

SAPA. *V*. Rob.

SAPHIR. Pierre précieuse qui formait autrefois partie d'une
collection des anciens, connue sous le nom des *cinq fragmens
précieux*.

SAPIN ARGENTÉ ou COMMUN. *Pinus Picea*, L. — *Abies
pectinata*, D.C., Flore française. — Rich. Bot. méd., t. I,
p. 141. (Famille des Conifères. Monoecie Monadelphie, L.)
C'est un arbre qui croît abondamment dans les localités froides
et pierreuses des montagnes de l'Europe, principalement en
France dans le Jura, les Vosges, etc. Son tronc s'élève quelquefois à plus de 100 pieds; il est droit, nu inférieurement,
garni dans sa partie supérieure de rameaux régulièrement disposés par verticilles qui lui donnent une forme pyramidale.
Ses feuilles sont étroites, planes, disposées sur deux rangées
latérales. Les cônes sont formés d'écailles minces non renflées
ni soudées jusqu'à leur sommet comme dans les pins.

Le bois du sapin, quoique tendre et peu résistant, est d'un
emploi immense dans la menuiserie en bâtimens, dans les
constructions navales, etc. L'écorce est astringente, et remplace
celle de chêne pour le tannage des peaux. Les feuilles et les
bourgeons servent, dans le nord, à aromatiser la bière. Enfin,
il découle du tronc des sapins une térébenthine connue sous
le nom de *térébenthine de Strasbourg*, et l'on retire de ces

arbres des produits résineux semblables à ceux des pins. *V.* ce mot.

Les bourgeons de sapin sont coniques, arrondis, composés de cinq à six petits bourgeons latéraux, placés autour de la base d'un bourgeon terminal, plus gros, long d'environ un pouce; ils sont revêtus d'écailles rousseâtres, droites, et contiennent beaucoup de substance résineuse aromatique qui souvent est exsudée à leur surface sous forme de larmes.

Les vrais bourgeons de sapin sont connus en Pharmacie sous le nom de *B. de sapin de Russie*, parce qu'en effet, on les tire de la Russie et des pays septentrionaux de l'Europe. Il serait pourtant beaucoup plus commode d'en faire venir des montagnes de l'Auvergne, des Vosges ou du Jura; mais on leur substitue fréquemment ceux des autres espèces de sapin, tels que de l'*Abies alba* ou sapinette blanche, du *Pinus sylvestris*, L., et de quelques autres Conifères. Les bourgeons de la sapinette sont longs d'un pouce à 18 lignes, d'une à 2 lignes de diamètre seulement, entièrement recouverts de très petites écailles jaunes imbriquées. Ceux du pin sauvage se reconnaissent à leur couleur plus foncée; ils sont plus longs et revêtus d'écailles recourbées en dehors et roulées en volutes. Tous ces bourgeons résineux et aromatiques ayant les mêmes propriétés, leur substitution mutuelle n'offre aucun inconvénient. On les administre en infusion dans les affections scorbutiques, goutteuses et rhumatismales.   (G...N.)

SAPINETTE BLANCHE. Nom vulgaire d'une espèce de sapin dont les bourgeons sont quelquefois substitués à ceux du sapin argenté. *V.* ce mot.

SAPONACÉ. Ce mot s'emploie pour indiquer un produit qui a l'apparence du savon.

SAPONAIRE. *Saponaria officinalis*, L. — Rich. Bot. méd., t. II, p. 778. (Famille des Caryophyllées. Décandrie Digynie, L.) Cette plante croît spontanément dans toute l'Europe sur le bord des champs cultivés. Ses racines sont vivaces, très profondes, longues de 2 à 3 pieds, de la grosseur du petit doigt, géniculées et divisées en ramifications opposées; l'écorce de ces racines est rougeâtre, la partie intérieure blanche et fibreuse. Les tiges sont dressées, noueuses, cylindriques, garnies de feuilles opposées, sessiles, glabres, ovales-aiguës, entières, rétrécies à leur base, marquées de cinq nervures longitudinales, dont les trois moyennes sont les plus apparentes. Les fleurs sont grandes, d'un rose pâle, disposées en une sorte de corymbe terminale.

Le suc de la saponaire, l'infusion de ses feuilles et la décoction de sa racine sont fréquemment employés comme sudorifiques, dans les affections arthritiques, cutanées et syphilitiques. Elles contiennent un principe amer et un autre principe mucilagineux qui donne à l'eau l'apparence d'une dissolution de savon. Cet extractif savonneux a été nommé *saponine* par Bucholz, qui l'a considéré comme un principe particulier, et qui a publié une analyse de la racine de saponaire, dont voici les résultats : saponine, 34,00 ; extractif, 0,25 ; gomme, 33,00 ; résine, 0,25. (G...N.)

SAPONIFICATION. On a donné ce nom au changement que les corps gras éprouvent dans l'équilibre de leurs élémens par l'action d'un alcali. *V.* SAVON.

SAPONINE. On a donné ce nom à un produit qui a été signalé par Pfaff dans les feuilles et la racine de saponaire, dans la racine de jalap, dans le polypode vulgaire ; par Wahlemberg, dans le *Gypsophila Struthium,* dans les *Sapindus Saponaria, laurifolius* et *rigidus;* enfin par Bucholz, dans l'*Arnica montana.*

On obtient la saponine en traitant l'extrait aqueux obtenu des plantes citées, par l'alcool chaud, et l'on fait ensuite évaporer à siccité la solution alcoolique. Le produit obtenu, et qui a été désigné sous le nom de saponine, est d'un brun clair, translucide, solide, inodore, d'une saveur légèrement amère, très soluble dans l'eau et dans l'alcool aqueux, insoluble dans l'alcool absolu, l'éther et les huiles volatiles. Sa dissolution aqueuse mousse fortement lorsqu'on l'agite ; mise en contact avec l'oxigène, elle absorbe ce gaz en donnant de l'acide carbonique ; la potasse, l'eau de chaux, la colorent en jaune sans la précipiter; elle précipite l'hydro-chlorate de fer; le précipité est vert olive. Ce produit n'est pas un corps simple, mais bien un extrait alcoolique. (A. C.)

SAPOTILLIER. *Achras Sapota*, L. (Famille des Sapotées. Hexandrie Monogynie, L.) C'est un arbre qui croît dans les contrées chaudes de l'Amérique, où on le cultive pour ses fruits qui sont des espèces de pommes pulpeuses contenant des noyaux comprimés, lisses, marqués latéralement d'une grande cicatrice. Ces fruits sont comestibles et fréquemment servis, dans les Antilles, comme mets de dessert. Leur saveur est douce et acidule. (G...N.)

SARCOCARPE. Les botanistes désignent sous ce nom la partie charnue de certains fruits, comme dans la pomme, la pêche, etc. *V*. Fruit.

SARCOCOLLE ou COLLE-CHAIR. *Sarcocolla*. C'est une matière que l'on a long-temps considérée comme une gomme-résine, mais qui se compose en grande partie d'une substance *sui generis*, qui a reçu le nom de *sarcocolline*, et que l'on regarde comme ayant de l'analogie avec les produits végétaux sucrés. Elle est fournie par le *Penæa Sarcocolla*, L.; Lamck., Illustr., tab. 78, f. 2, petit arbrisseau qui croît au cap de Bonne-Espérance, et qui forme aujourd'hui le type d'une petite famille nommée Pénæacées. Cet arbrisseau n'est pas le seul qui fournisse la sarcocolle; il paraît qu'elle est produite également par le *Penæa mucronata*, et par d'autres espèces du même genre, originaires de l'Éthiopie et de la Perse. La sarcocolle exsude spontanément de leurs diverses parties et surtout de celles qui avoisinent les fleurs; elle se compose tantôt de petits grains luisans, opaques ou demi-transparens, jaunâtres ou rougeâtres, et ayant l'apparence de grains de sable, tantôt en grumeaux plus gros, formés par l'agglomération des petits grains. Elle est friable, inodore, d'une saveur d'abord douceâtre, puis amère et un peu âcre. Elle se boursoufle au feu, et s'enflamme ensuite en répandant une fumée d'une odeur désagréable.

La sarcocolle a été considérée par M. Thompson comme

une substance qui tient le milieu entre la gomme et le sucre. Ce chimiste en a publié une analyse dont nous donnons ici les résultats, ainsi que de celle qui a été faite par M. Pelletier.

Analyse de M. Pelletier. (*Bulletin de Pharm.*, t. V, p. 5.)		Analyse de M. Thompson. (*Syst. chim.*, t. IV, p. 37.)	
Sarcocolle pure......	65,3o	Sarc. pure (sarcocolline).	o,8o
Gomme.............	4,6o	Fibres ligneuses.	
Matière gélatin. ayant quelque analogie avec la bassorine.......	3,3o	Substance molle ressemblant à celle qui se trouve à l'extérieur de quelques graines mucilagineuses.	0,20
Matières ligneuses, etc.	26,8o		
Total......	100,00	Subst. brune terreuse. Matière gélatineuse.	

Les anciens médecins, et surtout les arabes, prescrivaient la sarcocolle à l'intérieur comme purgative dans quelques cas graves de maladie; ils l'employaient plus fréquemment comme vulnéraire pour consolider et *coller les chairs*. Elle n'est plus usitée.   (G...n.)

SARCOCOLLINE. Thompson a donné ce nom à la sarcocolle pure; on l'extrait en traitant la sarcocolle du commerce par l'eau ou par l'alcool, faisant évaporer la solution pour chasser le liquide dissolvant.

La sarcocolle pure est brune, cassante, incristallisable; sa saveur est sucrée et un peu amère; jetée sur des charbons ardens, elle se ramollit, exhale une odeur de caramel, prend la consistance du goudron, et brûle en laissant un très léger résidu. Cette substance a beaucoup d'analogie avec le sucre de réglisse. Selon Cérioli, c'est une combinaison du principe amer, *l'amarine*, avec du sucre.   (A. C.)

SARCODERME. Partie de la graine, souvent à peine visible, qui se trouve sous le tégument externe, et dans lequel passent les vaisseaux qui, de tous les points de la superficie, viennent se rendre sous la cicatricule. Lorsque le sarcoderme est très pulpeux, les graines simulent de petites baies, et les botanistes désignent ces graines sous le nom de *Semina baccata*.

(G...N.)

SARRASIN ou BLÉ NOIR. *Polygonum Fagopyrum*, L. — Rich. Bot. méd., t. I, p. 160. (Famille des Polygonées. Octandrie Trigynie, L.) Plante annuelle originaire de l'Asie-Mineure, d'où elle fut apportée en Europe à l'époque des croisades. Sa tige est herbacée, glabre, cylindrique, rougeâtre dans sa partie inférieure, munie de feuilles alternes, distantes, cordiformes, portées sur de longs pétioles. Les fleurs sont blanches, disposées en épis axillaires, courts et serrés. Le fruit est triangulaire, de la grosseur d'un grain de chenevis, ayant le tégument ou péricarpe fragile, lisse, d'un brun cendré, renfermant un endosperme farineux et blanc. Quoique la farine du sarrasin soit inférieure à celles du blé, du seigle et d'autres céréales, elle est néanmoins d'une grande ressource pour les habitans de plusieurs contrées où elle forme la principale nourriture des paysans. On en fait des galettes, des bouillies, etc. Dans les ci-devant provinces de Bretagne, de Bresse, etc., sa culture est d'ailleurs fort avantageuse, parce que les terres les plus maigres lui conviennent, et parce qu'on peut, quand l'année est favorable, semer le sarrasin après la récolte du seigle, et obtenir ainsi une seconde récolte en septembre.

Le BLÉ NOIR DE SYBÉRIE (*Polygonum tartaricum*, L.), espèce très voisine de la précédente, lui est préférée, dans certains pays, comme étant d'un meilleur produit. Cependant sa farine est plus amère que celle de notre sarrasin, ses fruits plaisent peu à la volaille, et l'on en perd beaucoup en les récoltant, parce qu'ils ne mûrissent pas tous à la même époque. (G...N.)

SARRETTE DES TEINTURIERS. *Serratula tinctoria*, L. — D.C. Flore française, t. IV, p. 85. (Famille des Synanthérées, Cinarocéphales de Jussieu. Syngénésie égale, L.) Plante commune dans les bois ombragés de l'Europe. Ses feuilles sont presque pinnatifides, dentées en scie, la découpure terminale beaucoup plus grande que les autres ; ses fleurs sont rougeâtres, composées de fleurons tous égaux et hermaphrodites. Cette plante fournit une belle couleur jaune, plus solide que celle de la gaude ou du genêt. Cependant elle est peu employée.

(G...n.)

SARRIETTE. *Satureia hortensis*, L. — Rich. Bot. méd., t. I, p. 254. (Famille des Labiées. Didynamie Gymnospermie, L.) Plante annuelle qui croît dans l'Europe méridionale et que l'on cultive dans les jardins. Sa tige est dressée, rameuse, blanchâtre, haute d'environ un pied, munie de feuilles opposées, linéaires-lancéolées, entières, ponctuées et glanduleuses. Les fleurs sont petites, violettes, rassemblées au nombre de trois dans les aisselles des feuilles supérieures.

La sarriette a une odeur et une saveur très aromatiques, analogues à celles du thym ordinaire, ce qui la fait employer pour aromatiser certaines préparations culinaires. Elle est peu usitée comme médicament. Cependant elle possède, ainsi que ses congénères (*Satureia montana, thymbra, capitata*, etc.), des propriétés stimulantes assez énergiques.   (G...n.)

SASSAFRAS. On désigne sous ce nom la racine et le bois, munis de leurs écorces, d'un laurier originaire de l'Amérique septentrionale, et qui serait d'une culture facile sous le climat de Paris. C'est le *Laurus Sassafras*, L. — Rich. Bot. méd., t. I, p. 182. (Famille des Laurinées. Ennéandrie Monogynie, L.) Cet arbre s'élève quelquefois jusqu'à 3o ou 4o pieds, et lorsqu'il est en fleurs, il a le port d'un érable. Ses feuilles sont alternes, grandes, pubescentes, caduques, d'une forme très variée. Les fleurs sont dioïques, jaunâtres, partant par petites panicules d'un bourgeon qui renferme également les feuilles. Le fruit est une drupe violette de la grosseur d'un pois, entourée par le calice persistant.

Le sassafras nous est apporté d'Amérique en souches ou en morceaux de la grosseur du bras ; l'écorce est d'une couleur de rouille, et beaucoup plus aromatique que le bois, qui est léger, poreux et jaunâtre, quelquefois avec des veines roses. L'odeur forte et agréable du sassafras est due à une huile vo-

33..

latile plus pesante que l'eau, incolore immédiatement après son extraction, mais qui, avec le temps, se colore en jaune. Cette huile y existe en si grande quantité, que 6 livres de racine de sassafras en fournissent jusqu'à une once et demie.

On fait usage du sassafras comme sudorifique, dans les affections syphilitiques, les rhumatismes, et les inflammations chroniques de la peau. Il s'administre en infusion à la dose d'une demi-once à 2 onces pour 2 livres d'eau. Ordinairement on l'associe au gaïac, à la salsepareille et à la squine, mélange qui constitue les quatre bois sudorifiques. La teinture alcoolique et l'huile volatile de sassafras sont aussi des médicamens stimulans que l'on emploie quelquefois : la teinture, à la dose d'un demi-gros à un gros; l'huile volatile, à celle de 2 à 8 gouttes. Quant à la poudre et à l'extrait, ce sont des formes sous lesquelles on ne doit pas employer le sassafras, puisque ses propriétés résident dans un principe volatil qui disparaît par la pulvérisation et surtout par l'évaporation.

M. Lemaire-Lizancourt a présenté à l'Académie de Médecine, sous le nom de *sassafras de l'Orénoque*, l'écorce d'un arbre qui appartient également à la famille des Laurinées, et que MM. De Humboldt et Bonpland ont nommé *Ocotea cymbarum :* ce bois est plus pesant que le sassafras, dont il a l'odeur. Le bois de nagas a aussi une odeur semblable. *V.* NAGAS.

(G...N.)

SATURNE. Ce nom avait été donné au plomb par les alchimistes.

SATYRION. *Satyrium.* Ancien nom donné à diverses espèces d'orchis dont les tubercules desséchés fournissent le salep. *V.* ce mot.

SAUGE OFFICINALE. *Salvia officinalis ,* L. — Rich. Bot. méd., t. I, p. 246. (Famille des Labiées. Diandrie Monogynie, L.) C'est un petit arbuste qui croît spontanément dans l'Europe méridionale, et que l'on cultive fréquemment dans les jardins. Sa tige est quadrangulaire, pubescente, rameuse, garnie de feuilles opposées, pétiolées, ovales-lancéolées, denticulées sur leurs bords, et à surface chagrinée et grisâtre. Ses fleurs sont violacées, disposées en une sorte d'épi formé de verticilles très rapprochés. Chaque fleur est accompagnée d'une bractée cordiforme, aiguë et concave. La corolle est à deux lèvres, dont la supérieure est comprimée, échancrée, et en forme de faucille, l'inférieure trilobée. Les feuilles et les sommités fleuries de la sauge ont une odeur forte et une saveur amère, chaude et aromatique. Ces qualités sont dues à une huile volatile qui leur communique des propriétés excitantes semblables à celles des Labiées en général, mais rien de plus. Les anciens l'employaient en infusion théiforme, dans une foule de maladies, principalement contre le relâchement des viscères, la débilité après de longues maladies, la leucorrhée, etc.

La sauge fait partie de plusieurs préparations officinales, telles que l'eau de mélisse, l'eau vulnéraire, le vin aromatique, l'elixir acide de Mynsicht, les sirops de stœchas et d'érysimum composés, etc. Elle était un des ingrédiens de la poudre que les anciens employaient dans les embaumemens.

La Sauge des prés, *Salvia pratensis*, L. ; la Sauge Sclarée, *Salvia Sclarea*, L., vulgairement nommée *orvale ;* la Sauge hormin, *Salvia horminum*, L., ainsi que plusieurs autres espèces qui croissent dans les champs de l'Europe méridionale et tempérée, sont douées de propriétés analogues à celles de la sauge officinale.   (G...n.)

SAULE. *Salix.* Genre de plantes dicotylédones apétales, formant le type de la petite famille des Salicinées que plusieurs botanistes considèrent comme une tribu de celle des Amentacées de M. De Jussieu. Ce sont des arbres ou des arbrisseaux qui croissent ordinairement dans les lieux humides et aquatiques. Leurs fleurs paraissent avant les feuilles ; elles sont dioïques, disposées en chatons écailleux. Chacune des fleurs mâles offre une écaille à la base de laquelle sont attachées ordinairement cinq étamines. Un ovaire pédicellé surmonté de deux stigmates compose chacune des fleurs femelles.

Le nombre des espèces de saules est très considérable, et plusieurs d'entre elles offrent encore de nombreuses variétés. Quelques-unes sont très utiles, à raison de leurs branches

flexibles dont on fait des liens, des paniers, et une foule d'ustensiles d'économie domestique. Nous ne citerons ici que l'espèce la plus commune, dont l'écorce possède quelques propriétés médicales.

Le Saule blanc, *Salix alba*, L.; Rich. Bot. méd., t. I,
p. 149, est un arbre de 25 à 3o pieds d'élévation que l'on voit
fréquemment sur les bord des rivières et ruisseaux, et qui se
divise supérieurement en branches redressées, dont l'écorce
est lisse et d'un vert tendre. Ordinairement on l'étête, et son
tronc n'offre alors que 8 à 10 pieds de haut, couronné par un
bouquet de branches. Ses feuilles lancéolées aiguës, dentées
en scie sur les bords, glabres en dessus, blanches et soyeuses
en dessous. Dans cette espèce, les chatons se développent en
même temps que les feuilles, et les fleurs mâles n'ont que deux
étamines.

L'écorce des jeunes branches a une saveur amère fortement
astringente, et une odeur légèrement aromatique. Elle contient du tannin, un principe extractif, du gluten, et selon
M. Fontana, pharmacien italien, une substance particulière
susceptible de se combiner avec les acides, et pour laquelle il
a proposé le nom de *salicine*. Cette écorce possède des propriétés fébrifuges constatées depuis long-temps par les médecins. C'est un des meilleurs succédanés que l'on ait proposés
pour le quinquina. On l'administre en poudre à la dose d'une
demi-once à une once, et en décoction à celle d'une once à
deux.

On peut substituer sans inconvénient aux écorces du *Salix
alba*, celles du *Salix capræa*, ou saule marceau, espèce très
commune dans les bois humides de toute l'Europe.

Pallas indique le duvet ou la bourre qui entoure les graines
du saule marceau, comme susceptible de donner une matière
solide à la filature; mais il ne donne pas les résultats positifs
des essais tentés à cet effet. (G...n.)

SAURIENS. Premier ordre de la classe des Reptiles. *V.* ce
mot.

SAUVE-VIE. Un des noms vulgaires de l'*Asplenium Ruta*

muraria, L., nommé en français Doradille. *V.* ce mot.

SAVON. On a donné ce nom à des sels qui résultent de l'action des oxides alcalins sur les corps gras ou résineux. Ces sels ont été long-temps considérés comme le résultat de la combinaison des corps gras avec l'alcali ; mais, depuis des expériences dues à M. Chevreul, il est reconnu que les huiles et les graisses traitées par les oxides ou bases salifiables, éprouvent une réaction dans leurs élémens, et se transforment en acides gras, les acide margarique, oléique et stéarique, et en un principe doux. (Le principe doux signalé par Scheële.) Les acides formés s'unissent aux bases pour former des sels (margarates, oléates et stéarates) qui sont solubles ou insolubles dans l'eau, suivant que la base est elle-même soluble ou insoluble. Quelques-uns de ces sels se dissolvent dans l'alcool. On a aussi donné le nom de *savons acides* aux combinaisons des huiles grasses avec les acides, et celui de *savonules* aux produits qui résultent du traitement des huiles essentielles par les bases salifiables. Nous diviserons ici les savons en deux classes, ceux employés dans l'économie domestique et ceux usités dans la Thérapeutique.

Savons employés dans les arts et dans l'économie domestique.

Les savons employés dans l'économie domestique sont à base de potasse et à base de soude. Les premiers sont mous, les derniers acquièrent de la solidité. On prépare ces sels avec des huiles de différentes qualités, et quelquefois avec des graisses ; mais celles-ci ne jouissent pas de la propriété de se saponifier également bien. Les huiles qui se saponifient le mieux lorsqu'elles sont traitées par la soude, sont : 1°. les huiles d'olive, d'amandes douces ; 2°. le suif, la graisse, le beurre, l'huile de cheval ; 3°. l'huile de colza, celle de navette ; 4°. l'huile de faîne et l'huile de pavot (*huile d'œillette*) mêlées à de l'huile d'olive ou à des graisses animales ; 5°. les diverses huiles de poisson mêlées comme les précédentes à l'huile d'olive ; 6°. l'huile de chenevis ; 7°. l'huile de noix et celle de lin. (D'Arcet père, Lelièvre et Pelletier.)

On prépare le savon dur en mettant en contact la soude avec l'huile d'olive, etc. On chauffe dans une chaudière un mélange de lessive faible et d'huile d'olive, et l'on ajoute alternativement de l'un et l'autre de ces liquides ; on soutient l'ébullition en ajoutant en petite quantité et peu à peu de la lessive à 36° ; le savon qui se forme se sépare et vient nager à la surface du liquide ; on le traite de nouveau par de la lessive, afin qu'il soit bien saturé ; on fait écouler la lessive, et l'on obtient le savon séparé du liquide Dans cet état, ce produit est coloré par la combinaison d'une matière grasse, d'un peu de fer hydro-sulfuré et d'alumine qui se trouvent dissous dans le savon. Le savon amené à cet état peut être converti en savon blanc et en savon marbré. Pour le faire passer à l'état de savon blanc, il faut le délayer peu à peu dans des lessives faibles, en ménageant la chaleur et laissant déposer dans une chaudière couverte. Le savon alumino-ferrugineux noirâtre, qui n'est pas soluble dans l'eau, à cette température, se sépare et tombe au fond de la chaudière. On puise la pâte du savon qui est devenue parfaitement blanche, et on la coule dans des carrés nommés *mises ;* elle se prend en masse par refroidissement, elle est ensuite enlevée pour être coupée en tables ou en briques. Ce savon, connu dans le commerce sous le nom de *savon en table,* est ordinairement formé sur 100

de protoxide de sodium........... 4,6
matière grasse.................. 5o,2
eau............................ 45,2

Ce savon est employé pour le blanchissage des dentelles, la teinture et pour d'autres usages qui demandent l'emploi d'un savon pur, qui ne contienne pas un grand excès d'alcali.

Si l'on veut avoir du savon marbré, on traite la masse par une petite quantité de lessive ; il ne faut pas que cette quantité soit trop grande, sans cela toute la matière colorante se précipiterait, et l'on n'aurait que du savon blanc et un précipité. Si l'on a bien saisi les proportions d'eau, la matière bleuâtre ne tombe pas jusqu'au fond, elle se rassemble en veines bleuâtres disséminées dans le savon et qui présentent des espèces de marbrures. Lorsqu'on a ajouté au savon la quantité de lessive nécessaire pour l'amener au point convenable, on le coule dans les *mises,* on l'en retire après le refroidissement, et on le divise en briques.

Le savon marbré, contient, sur 100 :

Soude...................... 6
Matière grasse............. 64
Eau........................ 30

Ce savon est plus dur et plus constant dans ses proportions que le savon blanc ; cela est dû à ce que le fabricant, pour produire le *marbré,* n'est pas le maître, lors de la fabrication, de faire varier la quantité d'eau de laquelle dépend la *marbrure.* Le savon blanc en table peut, au contraire, recevoir autant d'eau que le fabricant le désire, et il est d'autant plus blanc qu'il en contient davantage ; d'où il suit, que le savon marbré, pour les usages domestiques, doit obtenir la préférence, puisqu'il contient moins d'eau.

Le savon est d'une pesanteur plus grande que celle de l'eau ; sa saveur est légèrement alcaline ; exposé à l'action de la chaleur, il entre promptement en fusion, se boursoufle, puis se décompose. L'air, en se renouvelant, le dessèche peu à peu et presque entièrement. Il est soluble dans l'eau froide, plus soluble dans l'eau chaude ; cette dissolution est troublée par les acides qui s'emparent de la soude et précipitent les acides gras en faisant prendre à la liqueur une apparence laiteuse. L'alcool dissout le savon plus à chaud qu'à froid ; la solution opérée à chaud se prend par refroidissement en une masse jaune qui reste transparente, même en se desséchant, si le savon dissous est formé de soude et de suif.

Les savons à base de potasse ou savons mous, sont faits : 1°. avec la potasse et les huiles de graines ; 2°. avec cet alcali et le saindoux. L'opération, dans ces deux cas, se conduit d'abord de la même manière que dans la fabrication du savon de soude, et elle est ainsi continuée jusqu'à ce que tout le corps gras soit ajouté : par ce moyen, on obtient un savon qui a la consistance d'un onguent. Ce savon contient encore un excès d'huile, et sa couleur est le blanc sale. On ménage le feu, on remue continuellement au fond de la chaudière en se servant d'une grande spatule, ensuite on ajoute peu à peu de nouvelles lessives bien caustiques et un peu plus fortes que celles ajoutées primitivement. L'huile est totalement saturée, le savon devient transparent. On continue de chauffer pour donner de la consistance au produit, et lorsqu'il est arrivé à l'état convenable, on le coule dans des tonneaux pour le livrer au commerce.

Le savon de potasse peut être transformé en savon de soude ; il suffit pour cela de le mêler, lorsqu'il est en dissolution, avec du sel marin, et de faire chauffer la liqueur : le nouveau savon formé, le savon à base de soude, se sépare, on le termine comme nous l'avons dit.

Le savon vert contient plus d'huile qu'il n'en faut pour la saturation de l'huile. C'est un savon parfait, dissous dans une lessive alcaline. Ce savon doit être bien transparent, d'une belle couleur verte. Il est formé de

> Potasse...................... 9,5
> Matière grasse............ 44
> Eau........................ 46,5

Il est un grand nombre d'autres savons utiles dans les arts ; mais il nous serait impossible d'en parler ici ; nous renverrons aux ouvrages spéciaux qui traitent de la fabrication des savons, et surtout à l'article Savon de l'Encyclopédie par ordre de matières. Cet article est dû à M. Poutet, pharmacien distingué (1).

Savons employés en Médecine.

SAVON AMMONIACAL CAMPHRÉ, *Savon de moelle de bœuf ammoniacal camphré, Baume Opodeldoch.* Ce produit,

_____

(1) Chez madame veuve Agasse, rue des Poitevins.

dont la dénomination n'est pas bien exacte, se prépare d'après diverses formules ; la suivante est celle du Codex :

Savon de moelle de bœuf bien
blanc (1)................ 64 gram. (2 onces) ;
Alcool pur à 3o degrés...... 376 gram. (11 onces 6 gros $\frac{1}{2}$) ;
Eau distillée de thym...... 64 gram. (2 onces) ;
Camphre................ 24 gram. (6 gros).

On ratisse le savon, on l'introduit dans un matras avec l'eau distillée, l'alcool et le camphre ; on ferme ce vase avec un parchemin mouillé dans lequel on pratique des trous d'épingle. On fait liquéfier au bain-marie ; lorsque tout est fondu, on passe à chaud sur un filtre ; on recueille dans un flacon bien propre la liqueur filtrée ; après quelques instans de refroidissement, on y ajoute :

Huile essentielle de romarin, 6 gram. (1 gros et demi),
de thym... 2 gram. (demi-gros),
Ammoniaque pure........ 8 gram. (2 gros).

On agite pour opérer le mélange ; on l'introduit ensuite dans des flacons cylindriques à large ouverture. Ces flacons sont connus sous le nom de *flacons à baume Opodeldoch ;* il y en a de deux sortes, des *flacons* et des *demi-flacons.* On les ferme avec un bouchon recouvert de cire blanche, afin d'éviter la coloration du bouchon. Quelques praticiens font ajouter de la teinture d'opium (laudanum) au baume Opodeldoch, au moment de couler cette préparation ; on obtient ainsi le *baume Opodeldoch opiacé.* Ce produit, au lieu d'être blanc, est jaune, et les végétations qui s'y forment ont un reflet doré.

Le savon ammoniacal camphré présente assez souvent, après son refroidissement, des rudimens de végétation qui augmentent et qui quelquefois remplissent tout le flacon. Ces végétations rendent ce produit plus agréable à l'œil. M. Fée a annoncé,

---

(1) On doit employer le savon animal récemment préparé ; si l'on n'avait pas ce soin, la quantité de savon employée serait trop considérable.

dans la *deuxième édition de la Traduction française du Codex*, que l'on pouvait obtenir du baume Opodeldoch exempt de végétations, en ajoutant l'alcali à la solution alcoolique presque froide.

Divers praticiens se sont occupés depuis peu du baume Opodeldoch et de sa préparation; de ce nombre sont MM. Delondre, Plisson et Desmarets. M. Plisson a proposé, pour cette préparation, l'emploi des acides gras. M. Delondre, qui a été chargé d'examiner le travail de M. Plisson, dit qu'il vaut mieux employer le savon fait à froid, avec de la graisse de veau ou de mouton, en prenant les proportions suivantes :

Savon animal sec	7 parties;
Camphre	1 partie;
Alcool à 36 degrés	70 parties;
Huile de romarin	un tiers de partie;
Huile de thym	un sixième de partie;
Ammoniaque liquide	2 parties.

La préparation obtenue avec ces proportions a une bonne consistance, et elle fournit de belles cristallisations; si elles étaient par trop confuses, on pourrait les obtenir très belles et distinctes en faisant fondre de nouveau, laissant refroidir lentement.

M. Desmarets, dans son travail, établit les propositions suivantes : 1°. le baume Opodeldoch ne peut être obtenu transparent qu'autant qu'on ne fait entrer dans sa composition que des substances privées d'eau; 2°. il faut, pour obtenir de belles végétations avec un degré satisfaisant de transparence, employer du savon sec, de l'alcool à 36° et de l'ammoniaque concentrée; 3°. l'oléate de soude, l'ammoniaque, le camphre, les huiles essentielles, n'influent en rien sur la transparence et la cristallisation de cette préparation; 4°. enfin la lenteur et la tranquillité du refroidissement influent singulièrement sur la beauté des végétations.

D'autres praticiens retranchent de la formule *l'eau de thym*, d'autres prescrivent de distiller l'alcool avec les essences ; ces derniers prétendent que le baume obtenu avec l'alcoolat d'huile essentielle est plus blanc (l'essai que nous avons fait à ce sujet n'a pas confirmé cette assertion).

Le baume Opodeldoch est employé avec succès contre les douleurs rhumatismales. Les orthopédistes s'en servent avec avantage dans les traitemens où ils ont pour but de corriger les difformités du corps par des moyens mécaniques ; ils le donnent en frictions comme fortifiant les parties redressées.

(A. C.)

SAVON AMYGDALIN, *Savon d'huile d'amandes douces, Savon médicinal.* Ce savon, qui est employé dans un grand nombre de cas, se prépare de la manière suivante : on prend, soude caustique à 36°, 2000 grammes (4 livres) ; huile d'amandes douces, 2100 grammes (1) (4 liv. 3 onces 1 gros). On met l'huile dans une terrine de grès bien propre, on ajoute la soude par petites portions dans un intervalle de 24 heures, en agitant presque continuellement avec une spatule de verre. On continue ensuite d'agiter jusqu'à ce que le mélange ait acquis une consistance analogue à celle du beurre ; lorsque l'huile et la soude sont parfaitement unies, on coule le mélange dans des moules de faïence, l'on porte ces vases dans une étuve légèrement chaufffée ; lorsque le savon, par son séjour dans ce lieu, s'est solidifié, on le retire du moule, on l'expose à l'air, et on le conserve pour l'usage.

L'huile d'amandes douces employée à la préparation du savon doit être claire et limpide ; on l'obtient à cet état, soit par filtration ou décantation ; on peut même lui enlever la matière colorante jaune, en la tenant pendant quelque temps avec du charbon animal pur. A l'aide de ces précautions, on obtient un savon plus blanc qui ne se colore pas, coloration due à l'action qu'exercent les alcalis caustiques sur la plupart des substances végétales. La température la plus

____

(1) Baumé préparait le savon médicinal avec l'huile d'olives.

convenable pour la préparation du savon amygdalin , est celle de 18 à 20 degrés ; on peut facilement obtenir cette température en hiver en se servant d'une petite étuve que l'on chauffe à volonté et à un degré voulu.

Les auteurs du Nouveau Codex (1818) , dans la formule qu'ils ont donnée pour la préparation du savon animal, ont augmenté la proportion d'huile d'amandes d'un vingtième. Le but qu'ils se sont proposé est d'obtenir un savon moins alcalin , ne présentant pas à sa surface des sels provenant de la combinaison de la soude en excès, avec l'acide carbonique de l'air. Malgré l'addition de cette quantité d'huile , le savon récemment préparé est toujours alcalin, et il est convenable qu'il ait été exposé à l'air pendant l'espace de 20 jours, avant de l'employer dans des préparations pharmaceutiques.

Le savon amygdalin est solide, blanc, opaque; exposé au contact de l'air, il perd une portion de l'eau qu'il contient et qui provient de la solution de soude; exposé à l'air pendant un long intervalle, il se dessèche de plus en plus, il acquiert une couleur jaune, une saveur de ranci. On évite ces altérations en tenant le savon médicinal dans des flacons ou dans des vases qui ferment bien.

Le savon est regardé comme fondant et apéritif; on le donne comme contre-poison des acides. Pour l'administrer dans ce dernier cas, on le dissout dans l'eau. Comme médicament, il est donné en pilules de 2 à 3 décigram. (4 à 6 grains). La dose de savon pour une journée est de 3 à 15 décigramm. (6 à 30 grains). (A. C.)

SAVON CALCAIRE. *V.* Liniment calcaire, t. III, p. 369.

SAVON DE CIRE, *Encaustique.* Cire jaune, 1250 gramm. (2 livres 8 onces) ; savon blanc, 165 gramm. (5 onces 1 gros) ; carbonate de potasse pur, 125 gramm. (4 onces) ; eau chaude , 2 kilogrammes (4 livres). On fait liquéfier la cire et le savon ; on ajoute ensuite peu à peu l'eau et le carbonate de potasse , et l'on forme du tout un mélange exact. Cet encaustique est employé dans les arts ; on l'étend avec un pinceau sur les parquets. (A. C.)

SAVON ÉTHÉRÉ CAMPHRE, *Éther acétique, savonneux camphré, Baume acétique camphré*. On prend,

Savon animal........   32 gram. (1 once);
Camphre...........   32 gram. (1 once);
Essence de térébenth..   (80 gouttes);
Éther acétique....... 1000 gram. (2 livres).

On fait dissoudre à la chaleur du bain-marie le savon et le camphre dans l'éther acétique ; on ajoute l'huile essentielle, on filtre et on conserve dans des flacons bien bouchés.

(A. C.)

SAVON DE MOELLE DE BOEUF. Ce savon, destiné principalement à la préparation du baume Opodeldoch, s'obtient de la manière suivante : on prend, moelle de bœuf préparée, 500 grammes (1 livre) ; soude ou lessive des savonniers à 36°, 250 grammes (8 onces) ; eau, 1000 grammes (2 livres). On fait liquéfier la moelle de bœuf, en la chauffant avec l'eau dans une capsule de porcelaine ou dans une terrine vernissée ; on y ajoute la soude caustique à plusieurs reprises, on agite avec une spatule de verre jusqu'à ce que la combinaison soit opérée ; on ajoute alors, sel marin, 100 grammes (3 onces 1 gros). Ce sel, en se dissolvant, sépare le savon formé ; ce savon vient nager à la surface ; on le laisse refroidir, on le sépare du liquide, on l'exprime, on le fait liquéfier et on le coule dans un moule.

On obtient du savon analogue en employant du suif de veau, de l'axonge récente ; on peut aussi se servir de potasse au lieu de soude, on décompose ensuite, le savon à base de potasse par l'hydro-chlorate de soude que l'on ajoute en plus grande quantité, 250 grammes au lieu de 100 grammes. Le savon à base de soude se sépare, l'on fait égoutter et liquéfier, puis on le coule dans des moules, on le retire ensuite et on l'expose à l'air.

(A. C.)

SAVONS MÉDICINAUX DE RÉSINES.

Résine de jalap.....   8 gram. (2 gros);
Savon amygdalin.... 16 gram. (4 gros);
Alcool à 32°.........   quantité suffisante.

On fait dissoudre le savon et les résines ; on fait ensuite évaporer la solution filtrée jusqu'en consistance d'extrait. i5 centigrammes (3 grains) de cette préparation contiennent 5 centigrammes (i grain) de résine. On prépare de la même manière
des savons avec toutes les résines purgatives.   (A. C.)

SAVON DE TIGLIUM. (*Formule de Caventou.*) On prend
2 parties d'huile de croton tiglium, i partie de lessive des savonniers, on mêle en remuant ; lorsque le mélange a acquis
de la consistance, on le coule dans des moules de carton ; au
bout de quelques jours, on l'enlève par tranches, et on le
conserve dans des flacons bouchés à l'émeri. io ou i5 centigr.
de ce savon divisés dans un peu d'eau, mêlés à du sucre, ou
divisés en pilules, donnent lieu à un effet purgatif analogue à
celui produit par l'emploi de l'huile de tiglium.   (A. C.)

SAVONULES. Composés imparfaits résultant de l'union
partielle des alcalis avec les huiles volatiles. Ces préparations
sont peu employées ; cependant on demande encore, dans les
officines, le savon de Starkey, alchimiste anglais. Ce savon se
prépare de la manière suivante :

Carbonate de potasse pur
    séché et pulvérisé...... ioo gram. (3 onc. i gros);
Huile volatile de térébenth. ioo gram. (3 onc. i gros);
Térébenthine fixe........ ioo gram. (3 onc. i gros).

On mêle le carbonate de potasse avec l'huile de térébenthine, en se servant d'un mortier de verre ou de porcelaine ;
on ajoute ensuite la térébenthine, on mêle. Lorsque le mélange est bien fait, on le broie par parties sur un porphyre et
jusqu'à ce que le mélange ait acquis une consistance analogue
à celle du miel.

Notre confrère M. Bonastre a reconnu que l'on pouvait former des savonules en traitant les huiles de girofle, de piment,
par la soude caustique.   (A. C.)

SAXIFRAGE GRANULÉ. *Saxifraga granulata,* L.—Rich.
Bot. méd., t. II, p. 5o3. (Famille des Saxifragées. Décandrie
Digynie, L.) Plante assez commune dans les bois de l'Europe

·où elle fleurit au mois de mai. Au collet de sa racine sont rassemblés un grand nombre de petits tubercules rougeâtres, charnus et ayant la forme de pois. Les feuilles sont presque toutes radicales, réniformes à cinq ou sept lobes obtus. Les tiges sont dressées, rameuses, munies au sommet des ramifications de fleurs dont les pétales sont d'un beau blanc de lait. Les tubercules des racines du saxifrage granulé sont amers, astringens; ils sont employés en décoction à la dose d'une demi-once par pinte d'eau. On avait autrefois une grande confiance en ce remède que l'on administrait dans les affections calculeuses. (A. R.)

SCABIEUSE DES CHAMPS. *Scabiosa arvensis*, L. — Rich. Bot. méd., t. I, p. 406. (Famille des Dipsacées. Tétrandrie Monogynie, L.) Plante commune dans les champs cultivés, dans les prés et sur le bord des chemins. Sa tige est dressée, velue, rameuse, cylindrique, haute de 1 à 2 pieds, munie de feuilles opposées réunies à la base, profondément pinnatifides. Les fleurs sont d'un violet pâle et disposées en capitules à l'extrémité des divisions de la tige.

On employait beaucoup autrefois les diverses parties de cette plante contre les maladies de la peau; elles n'ont cependant qu'une saveur légèrement amère et acerbe, une odeur herbacée; en un mot, elles sont douées de qualités qui n'annoncent pas des propriétés bien énergiques.

La SCABIEUSE SUCCISE, *Scabiosa succisa*, L., est une autre espèce qui croît dans les bois et les prés humides, et à laquelle les anciens attribuaient également des propriétés imaginaires. Ses feuilles sont entières; ses fleurs ont une couleur violacée; sa racine est blanche, cylindrique, tronquée inférieurement.

On la connaissait autrefois sous le nom de *mors du diable*.

(G...N.)

SCAMMONÉE. *Scammonium* Officin. Suc gommo-résineux obtenu par incision ou par expression des racines du *Convolvulus Scammonia*, L. — Rich. Bot. méd., t. I, p. 282, plante de la famille des Convolvulacées et de la Pentandrie Monogynie, L. D'autres plantes fournissent aussi un suc concret gommo-résineux, qui a reçu le même nom de scammonée. Ainsi le *Periploca Secamone* et le *Cynanchum monspeliacum*, qui appartiennent à la famille des Apocynées, produisent, le premier la *scammonée de Smyrne*, et le second la *scammonée de Montpellier*. Nous traiterons successivement de ces trois substances qui, malgré la diversité de leur origine, se rapprochent beaucoup par leur nature chimique et leurs propriétés médicales.

La Scammonée d'Alep est ainsi nommée parce qu'elle nous est apportée de cette ville de l'Asie-mineure, où le *Convolvulus Scammonia* croît naturellement. On en distingue deux sortes principales, savoir :

1°. La *scammonée en coquilles*, qui s'obtient en creusant la terre autour du collet de la racine, auquel on fait des incisions d'où découle un suc blanchâtre que l'on reçoit dans de petites coquilles et qui se dessèche par la chaleur du soleil. Cette scammonée, la plus pure et la plus estimée, est très rare dans le commerce. Elle se présente sous forme de petites masses souvent poreuses, quelquefois unies, d'un gris-rougeâtre ou d'un gris-blanchâtre à l'extérieur, ayant une cassure terne cireuse, jaunâtre et demi-transparente sur les bords des fragmens. Son odeur est forte et désagréable. Frottée avec de la salive, elle forme une émulsion d'un jaune verdâtre sale qui devient très poisseuse en se séchant.

2°. La *scammonée d'Alep ordinaire* paraît avoir été obtenue par expression du suc de la plante reçu dans des vases plats, et concentré par son exposition au soleil, ou évaporé à l'aide du feu, à la manière ordinaire des extraits. Ces différens modes de préparation influent nécessairement sur la qualité des produits. Ainsi, la scammonée obtenue par l'évaporation spontanée se rapproche plus de la scammonée en coquilles que celle qui a subi l'action du feu. La première est en morceaux légers, friables, quelquefois caverneux, et qui proviennent de masses plates dont l'épaisseur était de 8 à 10 lignes. Leur cassure est terne, d'un gris-noirâtre, et leurs éclats les plus minces ne sont pas dépourvus de toute transpa-

rence. Cette scammonée a une odeur forte, moins désagréable
que celle de la scammonée en coquilles. Elle est ordinairement
recouverte d'une poussière grise qui provient du frottement
des morceaux les uns avec les autres. La scammonée dont la
qualité est la plus inférieure a probablement été préparée par
l'évaporation au feu jusqu'à consistance d'extrait. Elle est en
pains orbiculaires, aplatis par le refroidissement. Elle est friable, pesante, compacte, sans cavités intérieures ; d'une cassure noire et vitreuse, transparente dans ses fragmens minces ;
d'une odeur plus faible que la précédente sorte.

La Scammonée de Smyrne est, comme nous l'avons indiqué
plus haut, produite par le *Periploca Scamone*, L., plante
qui croît en Égypte. Quelques autres espèces de *Periploca*
produisent aussi un suc gommo-résineux qui ressemble à la
scammonée, mais on n'a sur ce sujet que des données fondées
seulement sur l'analogie. Ainsi, le *Periploca græca* a un suc
laiteux doué de propriétés fort actives. Le *Periploca mauritiana*, qui se rapproche beaucoup de cette dernière plante, est
connu vulgairement sous le nom de *scammonée de Bourbon*.
Quoiqu'il en soit de son origine, la scammonée de Smyrne
offre des caractères fort variables ; elle est ordinairement
brune, pesante, dure, non caverneuse, difficile à réduire en
poudre, à cassure terne et terreuse, d'une odeur faible, mais
désagréable, d'une saveur âcre et amère ; sa solution dans
l'eau est laiteuse et d'un blanc sale. Elle est fréquemment altérée, et on l'estime beaucoup moins que la scammonée d'Alep.

La Scammonée de Montpellier ou Scammonée en galettes, se
fabrique dans le midi de la France avec le suc exprimé du
Cynanchum monspeliacum. Elle est noire, dure et compacte ;
lorsqu'on la frotte avec le doigt mouillé, elle forme un liquide d'un gris foncé, onctueux et tenace. Son odeur est
faible, désagréable ; sa saveur nauséeuse. Cette scammonée
n'est pas ordonnée par les médecins, à cause de son action irritante et cependant moins purgative que la scammonée d'A-
lep, avec laquelle les falsificateurs la mélangent quelquefois.
Il n'y a donc que la vraie scammonée d'Alep qui doive être

34..

employée en Médecine, et encore doit-on s'en servir avec circonspection, car elle purge violemment à la dose de 5 à 10
ou 15 grains pour un adulte. On l'associe ordinairement à
d'autres purgatifs, tels que le calomel, la résine de jalap, etc.
Dans le but de modifier son action purgative, les anciens lui
faisaient subir diverses préparations, et en cet état la scammonée portait le nom officinal de diagrède (*Diacrydium*).
Ils l'exposaient à la vapeur du soufre ou bien ils le mêlaient
à de l'extrait de réglisse, le faisaient évaporer après l'avoir
délayé dans du suc de coings, ce qui produisait les substances
nommées *diagrède sulfuré*, *glycirrhizé* et *cydonié*. Ces préparations sont aujourd'hui totalement oubliées.

La scammonée d'Alep fait partie de plusieurs préparations
officinales, telles que les pilules mercurielles de Belloste, la
confection Hamech, la poudre de tribus, la poudre de scammonée composée, l'eau-de-vie allemande, dont le fameux remède de Leroy n'est qu'une imitation, etc., etc.

Au surplus, cette substance est sujette à une foule d'altérations de la part des marchands, ce qui a beaucoup diminué
son emploi. Voici les résultats de l'analyse comparative des
scammonées d'Alep et de Smyrne, par MM. Bouillon-Lagrange
et Vogel (*Bulletin de Pharmacie*, t. I, p. 421) :

	Scammonée d'Alep.	Scamm. de Smyrne.
Résine....................	60	29
Gomme..................	3	8
Extrait..................	2	5
Débris de végétaux et matière terreuse................	35	58
Total......	100	100

(G...N.)

SCANDIX CEREFOLIUM. *V*. Cerfeuil.

SCAROLE ou SCARIOLE. Une des variétés de la *chicoée
endive*. *V*. ce mot à l'art. Chicorée sauvage.

SCEAU DE NOTRE-DAME ou DE LA VIERGE. Noms vulgaires du taminier commun. *V*. ce mot.

SCEAU DE SALOMON. C'est le nom vulgaire d'une plante

fort commune dans les bois de toute l'Europe, et qui a été
nommée par Linné *Convallaria Polygonatum*. Elle appartient
à la famille des Asparagées et à l'Hexandrie Monogynie. Ses
fleurs sont tournées du même côté, blanches avec une teinte
verdâtre au sommet des divisions du périanthe qui est infundibuliforme. Sa tige est garnie de feuilles alternes, ovales-
elliptiques et amplexicaules. Sa racine (*rhizome*) est longue,
grosse comme le pouce, blanche, garnie de beaucoup de radicelles, d'une saveur douceâtre un peu astringente. Cette racine avait autrefois des usages médicaux assez nombreux ; mais
elle ne figure plus dans la matière médicale des modernes.

(G...N.)

SCHOENANTHE ou **JONC ODORANT**. *Andropogon Schœ-
nanthus*, L. (Famille des Graminées. Monoecie Triandrie, L.)
C'est une plante qui croît abondamment dans l'Arabie et dans
l'Inde orientale. On l'apportait autrefois de ces contrées, et
on lui attachait beaucoup de prix, à raison des propriétés
médicales qu'on lui attribuait et qui étaient sans doute fort
exagérées ; cette plante néanmoins est douée de qualités actives qui indiquent quelques vertus. Tel qu'on le trouve encore dans quelques pharmacies, le schœnanthe est formé de
racines chevelues, blanches, assez longues, de chaumes durs,
pleins, rougeâtres vers leurs bords, garnis, surtout près de la
racine, de feuilles nombreuses, linéaires, finement striées,
un peu rudes sur les bords. Les fleurs sont petites, rougeâtres,
et forment une panicule composée d'épis rapprochés.

L'odeur du schœnanthe est aromatique un peu camphrée ;
elle réside dans toutes les parties, mais principalement dans les
feuilles. La saveur de cette plante est également aromatique et
de plus amère, approchant de celle des Labiées. Ces qualités
s'évanouissent par le temps ; ce qui fait que l'on trouve rarement du schœnanthe en bon état, l'emploi de cette plante
étant d'ailleurs peu fréquent. C'est un médicament stimulant
et tonique, à peu près comme toutes les substances végétales
riches en principes amer et aromatique. Il entrait dans un
grand nombre de préparations officinales qui, pour la plu-

part, sont tombées en désuétude. Le *vettiver*, dont on fait beaucoup d'usage dans l'Inde orientale et aux îles de France et de Bourbon, pour chasser les insectes des meubles où l'on serre le linge, à cause de son odeur forte et agréable, est une espèce d'andropogon qui a beaucoup de rapports avec le schœnanthe.

M. Vauquelin (*Annales de Chimie,* t. LXXII, p. 302) a publié une analyse du schœnanthe, dont voici les résultats : 1°. une matière résineuse d'un rouge-brun, ayant une saveur âcre et une odeur semblable à celle de la myrrhe; 2°. une matière colorante, soluble dans l'eau; 3°. un acide libre; 4°. un sel calcaire ; 5°. de l'oxide de fer en assez grande quantité ; 6°. beaucoup de substance ligneuse.   (G...n.)

SCILLE. *Scilla maritima ,* L. — Rich. Bot. méd., t. I, p. 92. (Famille des Liliacées. Hexandrie Monogynie , L.) Cette plante croît sur les plages sablonneuses de l'Océan et de la Méditerranée. Son bulbe ou oignon est très volumineux, ovoïde-arrondi, composé de tuniques serrées dont les intérieures sont blanches, charnues, les extérieures minces, d'une couleur brune-foncée. Les feuilles sont toutes radicales, luisantes, d'un vert foncé, lancéolées, aiguës et un peu ondulées. La hampe naît avant les feuilles, s'élève à 1 ou 2 pieds, et porte des fleurs blanches disposées en épi.

Les tuniques des bulbes ou oignons de scille sont la partie employée en Médecine. Celles de l'intérieur sont trop charnues et mucilagineuses, celles de la partie externe et supérieure, au contraire, trop sèches et presque dépourvues de principe âcre et amer ; on choisit donc pour les usages pharmaceutiques, les squames intermédiaires qui sont très amples, recouvertes d'un épiderme blanc rosé, épaisses et remplies d'un suc visqueux, inodore, mais doué d'une grande âcreté. Ces squames sont difficiles à sécher ; on y parvient en les coupant en lanières, et les enfilant dans des cordes que l'on suspend dans l'étuve. Lorsque la dessication est achevée, on les conserve dans un endroit sec, car elles attirent l'humidité, et elles se moisissent facilement. Le commerce fournit aux pharmaciens la scille toute desséchée ; les squames sont alors de forme oblongue, un peu transparentes et fragiles. On croyait autrefois que les pays les plus méridionaux, comme l'Espagne et les îles de la Méditerranée, fournissaient la scille de meilleure qualité ; c'était un préjugé dont on est revenu depuis long-temps, car c'est à celle qui a été desséchée et conservée avec le plus de soins, comme est la scille de nos côtes méridionales, que l'on accorde la préférence.

M. Vogel avait publié (*Annales de Chimie*, t. LXXXIII, p. 147) une analyse des bulbes de scille, dans laquelle il signalait un principe particulier nommé *scillitine*. M. Tilloy, pharmacien à Dijon, ayant fait de nouveau (*Journal de Pharmacie*, 1826, p. 625) l'analyse de ces bulbes, n'a pas obtenu absolument les mêmes principes. Au surplus, voici les résultats de ces deux analyses.

Analyse de M. Vogel.	*Analyse de M. Tilloy.*
Principe particulier très amer (*scillitine*)................. 35	Principe piquant, très fugace ;
Gomme.................. 6	Gomme ;
Tannin.................. 24	Sucre incristallisable ;
Citrate de chaux et matière sucrée............... des traces	Matière grasse ;
Fibre ligneuse............ 30	Substance très âcre et amère dans laquelle résident les propriétés de la scille.
Principe âcre qui n'a pu être isolé.	

La scille est un médicament d'un usage très fréquent, et dont l'action se porte spécialement sur les poumons et les reins. Elle agit en excitant ces organes ; conséquemment elle ne convient qu'autant qu'ils ont besoin d'être légèrement stimulés, comme, par exemple, dans les catarrhes pulmonaires des vieillards, dans les hydropisies passives et dans des cas analogues. On l'administre en poudre associée à d'autres médicamens, sous forme de bols ou de pilules, à la dose de 2 à 12 grains. Elle fait la base de plusieurs préparations officinales auxquelles elle a donné son nom, comme le vin, le vinaigre, l'oximel, la teinture et l'extrait scillitiques.

(G...N.)

SCILLITINE. Ce nom a été donné à un produit incolore friable, ayant une cassure analogue à celle des résines, et qui. administré à l'intérieur, détermine la diarrhée; la scillitine est très soluble dans l'eau froide avec laquelle elle forme une liqueur visqueuse; elle est très soluble dans l'alcool et dans le vinaigre. Le procédé suivant, à l'aide duquel on peut l'obtenir, a été donné par Vogel dans le *Journ. de Schw.*, t. VI, p. 101 : on épaissit le suc exprimé de la bulbe fraîche, et on le traite par l'alcool; on fait évaporer la solution alcoolique, on traite l'extrait par l'eau; on précipite le tannin par l'acétate de plomb, on filtre, on sépare l'excès de plomb par l'hydrogène sulfuré; on filtre de nouveau, et l'on fait évaporer la. liqueur. Le produit obtenu est la *scillitine* contenant du sucre et des traces de divers sels.

Depuis la publication du travail de M. Vogel, M. Tilloy, pharmacien à Dijon, a fait une analyse de la plante qui fournit la scillitine, et il paraît avoir isolé d'une manière plus complète le principe auquel on donne mal à propos le nom de *scillitine*. Voici le procédé de M. Tilloy : on traite de la scille par de l'alcool à 33°, après la macération, on passe avec expression à travers un tissu serré, on évapore, et l'on obtient un extrait brun; on traite cet extrait par l'alcool à 35°. La solution alcoolique est séparée, évaporée, traitée par l'éther; la partie non dissoute par l'éther a été reprise par l'eau: la solution aqueuse filtrée a une saveur ambrée. Elle fournit, par l'évaporation, une substance analogue à la scillitine de Vogel qui, selon M. Tilloy, n'est qu'un mélange du principe actif combiné à du sucre incristallisable et à de la gomme. Traitée par le charbon animal, la solution aqueuse de scillitine se décolore; dissoute dans l'alcool et additionnée d'éther, le sucre incristallisable est précipité, le principe actif reste dans l'alcool éthéré. Selon M. Tilloy, on doit répéter ce mode d'agir plusieurs fois de suite.

Nous croyons que malgré toutes ces recherches, le produit connu sous le nom de scillitine, n'est pas encore le principe actif dégagé de toutes les substances qui l'accompagnent. Il est à présumer que de nouvelles expériences donneront des résultats plus satisfaisans que ceux obtenus jusqu'à ce jour.

(A. C.)

SCILLITIQUE. On a donné le nom de scillitiques aux préparations qui contiennent de la scille.

SCINQUE. *Lacerta Scincus*, L. ; *Scincus officinalis*, Laurenti. Animal de la classe des Reptiles et de l'ordre des Sauriens, qui habite la Nubie, l'Égypte et l'Arabie. Sa longueur est de 7 à 8 pouces ; sa queue est courte, comprimée par le bout ; son corps et jaunâtre, argenté, marqué de bandes noirâtres, couvert d'écailles imbriquées et luisantes. C'est un de ces animaux qui avaient beaucoup de réputation dans la Thérapeutique des anciens, mais dont on ne fait aucun usage aujourd'hui ; aussi ne le mentionnons-nous que pour mémoire. Il entrait dans la confection de mithridate, et nos aïeux, qui employaient beaucoup les aphrodisiaques, le mettaient au rang des plus énergiques.

Pour le conserver, on en retirait les intestins que l'on remplaçait par des plantes aromatiques, et on le faisait sécher. Quelquefois on le salait, ce qui probablement lui a valu le nom de *scinque marin*.   (G...N.)

SCLARÉE. *Salvia Sclarea*. Espèce de sauge autrefois usitée en Médecine. *V*. Sauge.

SCOLOPENDRE ou LANGUE DE CERF. *Asplenium Scolopendrium*, L. ; *Scolopendrium officinale*, D.C., Flore française. C'est une plante de la famille des Fougères, qui croît dans les lieux ombragés et montueux de l'Europe. Ses frondes sont très entières, pétiolées, lancéolées, un peu échancrées en cœur à la base, très longues, munies d'une forte nervure médiane et de nervures transversales et parallèles sur lesquelles sont les organes de la fructification. La souche est brunâtre, fibreuse, et le pétiole couvert de petites écailles. Cette plante a une saveur douce, un peu astringente, une odeur faible analogue à celle du capillaire de Montpellier, dont elle possède les propriétés médicales. Elle n'est plus guère usitée en Médecine, mais elle fait encore partie de certaines préparations officinales, telles que l'électuaire lénitif, le syrop de chicorée composé, etc. (G...N.)

SCORDIUM. *Teucrium Scordium*, L. — Rich. Bot. méd., t. I, p. 250. (Famille des Labiées. Didynamie Gymnospermie, L.) Vulgairement *germandrée aquatique*. Cette plante croît abondamment dans les localités aquatiques de toute l'Europe. Elle est du même genre que la germandrée ou petit chêne, et s'en distingue par ses tiges herbacées, couvertes d'un duvet blanchâtre, par ses feuilles sessiles légèrement crêpues et dentées, et par ses fleurs rougeâtres au nombre de deux ou trois dans les aisselles des feuilles supérieures. Cette plante, froissée entre les mains, exhale une odeur aromatique tirant un peu sur celle de l'ail. Elle est en outre amère et astringente. Ses propriétés sont les mêmes que celles de la germandrée ordinaire, du marum, de l'ivette, et d'autres Labiées du même genre. Elle a donné son nom au *Diascordium*, électuaire que l'on emploie encore assez fréquemment. (A. R.)

SCORPION. *Scorpio europœus*. C'est un animal venimeux de la classe des Arachnides, qui entrait dans certaines préparations condamnées aujourd'hui à l'oubli; telle est, entre autres, l'huile de scorpions que l'on regardait comme un remède souverain contre une foule de maladies externes. (G...N.)

SCORZONÈRE. *Scorzonera hispanica*, L. — Rich. Bot. méd., t. I, p. 398. (Famille des Synanthérées, tribu des Chicoracées. Syngénésie égale, L.) Vulgairement *salsifix noir* et *salsifix d'Espagne*. Cette plante croît spontanément dans les contrées méridionales de l'Europe, mais principalement en Espagne. On la cultive dans les jardins pour les usages culinaires de sa racine. Celle-ci est allongée, pivotante, simple, noire extérieurement, blanche et charnue en dedans. Sa tige est dressée, rameuse, garnie de feuilles alternes, sessiles, lancéolées, entières ou légèrement dentées. Ses fleurs sont grandes, jaunes et terminales au sommet des ramifications de la tige. La saveur des racines de scorzonère, surtout lorsqu'elles sont cuites, est douce et sucrée, ce qui en fait un aliment agréable que l'on sert fréquemment sur les tables. On leur attribuait bien gratuitement des vertus médicales énergiques ; on les supposait sudorifiques, alexipharmaques, emménagogues, et la crédulité des vieux médecins était telle, qu'ils considéraient cette plante, si nulle par ses qualités physiques, comme propre à combattre la peste et les fièvres intermittentes.   (G...N.)

SCROPHULAIRE. *Scrophularia nodosa*, L. — Rich. Bot. méd., t. I, p. 235. (Famille des Scrophularinées. Didynamie Angiospermie, L.) Cette plante croît dans les lieux ombragés et humides. Sa racine est vivace, blanchâtre et noueuse. Sa tige est dressée, quadrangulaire, rameuse, haute d'environ 2 pieds, garnie de feuilles opposées, pétiolées, cordiformes, dentées en scie, d'un vert foncé. Les fleurs sont petites, purpurines-verdâtres, disposées en grappe terminale à la partie supérieure de la tige. L'odeur de cette plante est désagréable, ayant quelque analogie avec celle du sureau ou de la pivoine. Sa saveur est amère un peu âcre. On lui refuse aujourd'hui les propriétés qu'on lui attribuait autrefois. C'était surtout comme résolutive des tumeurs scrophuleuses, qu'elle était jadis employée, et c'était ce qui lui avait valu le nom de *scrophulaire*. On peut en dire autant des *Scrophularia aquatica* et *canina*, qui passaient pour d'excellens vulnéraires.

(A. R.)

SCROPHULARINÉES ou SCROPHULARIÉES. *Scrophularineæ*. Famille de plantes dicotylédones monopétales à étamines hypogynes, composée de plantes herbacées rarement sous-frutescentes, dont les feuilles sont tantôt alternes, tantôt opposées, la tige cylindrique ou carrée, les fleurs ordinairement disposées en épis. La corolle des fleurs est toujours irrégulière, et les étamines sont didynames, comme dans les Labiées ; mais elles se distinguent facilement de celles-ci par leurs fruits qui sont capsulaires à deux loges renfermant un grand nombre de graines. Les propriétés médicales des plantes de cette famille diffèrent beaucoup de celles des Labiées, car au lieu de médicamens simplement toniques et excitans, on y trouve des plantes douées d'un principe purgatif ou d'un principe âcre qui leur communique d'énergiques propriétés.

Aux scrophularinées appartiennent la *digitale pourprée*, la *gratiole*, la *scrophulaire*, la *pédiculaire*, la *véronique* et l'*euphraise*. *V*. ces mots.

On comprend dans cette famille toutes les plantes qui formaient autrefois les familles des *Personnées* ou *Scrophulariées proprement dites* et des *Pédiculaires* ou *Rhinanthacées*. L'organisation de leurs fleurs ne permet pas de les séparer complétement; elles ne forment au plus que deux sections de la même famille. (A. R.)

SCRUPULE. On a donné ce nom à un poids employé en Médecine, et qui étant de 24 grains fait le tiers du gros. On lui a donné, dans les ouvrages, un signe représentatif qui est le suivant, ℈. (A. C.)

SCYPHOPHORUS PYXIDATUS. *V*. Lichen pyxidé, t. III, p. 354.

SÉBACÉ. Qui est de la nature du suif.

SÉBADILLE. Pour Cévadille. *V*. ce mot.

SÉBESTES. *Fructus Sebestenæ*, Officin. Les sébestes étaient des fruits employés autrefois comme pectoraux et légèrement laxatifs. Ils sont produits par le *Cordia Sebestena*, L. et Gærtner (*de fruct.*, tab. 76), ou *Cordia Myxa*, Willd., arbre de la famille des Borraginées et de la Pentandrie Monogynie, L., qui croît dans l'Égypte, l'Arabie et les Indes orientales. Ces fruits sont des drupes très ridés à leur surface par l'effet de la dessication, de la grosseur d'une petite prune, ovales, amincis aux deux extrémités, munis à leur base du calice persistant. Ils renferment un noyau assez gros, légèrement tétragone, obtus aux deux bouts, à deux ou quatre loges. Le parenchyme est brun, mou, inodore, d'une saveur douceâtre et visqueuse.

On ne trouve plus les sébestes dans le commerce de la droguerie, parce que leur emploi est aujourd'hui complètement abandonné par les médecins. Cependant ils sont encore prescrits dans les formules de quelques préparations officinales, comme par exemple, l'électuaire lénitif. (G...N.)

SÈCHE ou SEICHE. *Sepia officinalis*, L.; Lamck., *Anim.*

sans vert., t. VII, p. 668 ; *Encycl. méth.*, pl. 76, f. 5, 6 et 7. Animal de la classe des Mollusques, et de l'ordre des Céphalopodes de MM. Cuvier et De Lamarck. Il habite les mers de l'Europe, et particulièrement la Méditerranée. Il y a été observé par Aristote et par d'autres anciens naturalistes, qui l'ont décrit d'une manière très détaillée dans leurs ouvrages. La seiche a le corps ovale, large, déprimé, bariolé en dessus de lignes onduleuses, blanches, sur un fond grisâtre ou plombé, tacheté de très petits points pourprés. Ses appendices branchiaux sont à peu près de la longueur du corps ; ses deux nageoires sont réunies en arrière. Le sépiostaire, vulgairement connu sous le nom d'*os de seiche* ou de *biscuit de mer*, est un corps de nature presque entièrement calcaire, situé sous la peau dans une vaste lacune occupant toute l'étendue du dos. Il est grand, elliptique, arrondi en avant et fortement élargi en arrière, formé de lames ou de couches appliquées les unes contre les autres, et laissant par la disposition de leurs stries, les traces de leur mode d'accroissement. Ses bords sont amincis et tranchans ; sa surface supérieure est solide ; l'inférieure, au contraire, friable. La coupe transversale de ce corps a un aspect poreux, parce que les lames qui le composent sont peu serrées ; c'est ce qui fait que sa pesanteur spécifique est peu considérable. Cet os ou coquille est employé aux mêmes usages pharmaceutiques que les coquilles d'huîtres, et autres concrétions animales composées en grande partie de carbonate de chaux. On le réduit en poudre très fine au moyen de la porphyrisation, et l'on en prépare des poudres dentifrices. L'os de seiche est mis dans les cages des petits oiseaux, afin qu'ils puissent y frotter leur bec ; c'est aujourd'hui le principal emploi de ce corps, et l'on en fait même un commerce qui n'est pas sans importance.

L'encre de la sèche compose presqu'à elle seule la couleur dont se servent les dessinateurs sous le nom de *Sepia*. Cette encre est une liqueur d'un brun noir, sécrétée par un organe particulier, glanduleux, appliqué à la partie inférieure d'une grande poche ovulaire, placée en arrière du corps au-dessous de l'organe sécréteur de la génération et communiquant au-dehors près du rectum par un long canal excréteur un peu flexueux. On ignore à quoi sert cette liqueur pour le compte de l'animal. Aristote disait que la seiche est un animal rusé qui éjacule son encre pour s'entourer comme d'un nuage épais et se soustraire ainsi à la main des pêcheurs, ou pour attraper les poissons en se rendant invisible. Ces idées sur les causes finales ne sont plus de notre siècle. M. De Blainville est porté à croire que l'encre de la seiche offre quelque identité avec la matière urinaire. Son opinion n'a pu être fixée par les expériences des chimistes qui n'ont rien publié sur la nature de cette substance. On sait seulement qu'elle est entièrement formée de grains excessivement fins, colorés en noir ou en brun foncé, et suspendus dans un véhicule aqueux.

Pendant long-temps on a cru que l'encre de la Chine était produite par une espèce de seiche (*Sepia Loligo*, L.). La manière de fabriquer cette couleur n'est pas encore bien connue en Europe; cependant on la croit formée artificiellement de noir très divisé, lié avec de la gomme et une substance aromatique inconnue.   (G...N.)

SÉDATIF. On a donné le nom de *sédatifs* aux médicamens qui modèrent une action organique augmentée. La digitale est un *sédatif* de l'action du cœur ou de la circulation. Les gommes-résines sont des *sédatifs* du système nerveux. Ce mot est un synonyme de calmant.   (A. C.)

SÉDIMENT. Par ce mot on entend le dépôt qui se forme dans divers liquides, et qui se réunit à la partie inférieure du vase.

SEDUM. *V.* Orpin.

SEIGLE CULTIVÉ. *Secale cereale*, L. — Rich. Bot. méd., t. I, p. 62. (Famille des Graminées. Triandrie Digynie, L.) Cette plante est une des Céréales les plus abondamment cultivées en Europe, parce qu'elle prospère dans les plus mauvais terrains, et elle est tellement connue de chacun, que nous nous dispenserons de la décrire.

Le pain que l'on fait avec sa farine est dense, gras, d'une

couleur brune, et d'une odeur agréable. On croit qu'il est rafraîchissant. Le seigle mélangé avec le blé donne un pain plus
substantiel, agréable au goût, et qui se conserve plus long-
temps frais.

La farine de seigle est employée en cataplasme comme résolutive. Einhof (*Gehlen's Journ.*, t. V, p. 131) a publié une
analyse de cette farine dont voici les résultats : albumine,
3,27 ; gluten non desséché, 9,48 ; mucilage, 11,09 ; amidon,
61,09 ; matière saccharine, 3,27 ; résidu ligneux, 6,38 ; perte,
5,42 ; total, 100.   (G...N.)

SEIGLE ERGOTÉ. On donne ce nom au seigle dont les
grains sont convertis en une excroissance noirâtre ou violacée
à l'extérieur, allongée, plus longue que les écailles florales,
recourbée en forme de crochet, de manière à imiter l'ergot
d'un coq. Cette production a été considérée comme l'effet
d'une maladie qui dénature la substance intérieure de la
graine du seigle. Mais quelle est la cause de cette maladie ?
Pendant long-temps cette question est restée indécise. Les uns
ont prétendu que l'ergot est déterminé par la piqûre d'un
insecte qui dépose dans l'ovaire du seigle un petit œuf ou tout
autre corps étranger irritant, et qui y produit une sorte de
galle. M. De Candolle, au contraire, regarde l'ergot comme
une végétation parasite due à une espèce de champignon qu'il
a nommée, dans la Flore française, *Sclerotium Clavus.* Enfin
une troisième opinion, intermédiaire pour ainsi dire entre
celle de M. De Candolle et celle qui considère l'ergot comme
une simple altération morbide du grain, a été exposée par
M. le docteur Léveillé neveu, dans les Annales de la Société
Linnéenne de Paris, pour 1826. Ayant observé avec beaucoup
de soins le développement de l'ergot, il l'a vu paraître, dès les
premiers temps du développement des fleurs sous la forme d'un
tubercule visqueux qui surmonte l'ovaire dont il change la
nature sans pourtant arrêter complètement son évolution. Cet
ovaire devient noirâtre, s'allonge progressivement et pousse
en dehors le tubercule qui prend aussi plus de volume et qui
laisse exsuder une matière visqueuse, se répandant sur l'ovaire

et y formant une couche mince jaunâtre. Ainsi, l'ergot se compose de deux parties, savoir : de l'ovaire altéré, et d'un tubercule ou champignon parasite pour lequel M. Léveillé propose le nom de *Sphacelia segetum*. L'ergot attaque non-seulement le seigle, mais encore plusieurs autres céréales ; il est surtout très fréquent dans les terrains maigres et humides, et lorsque l'année a été pluvieuse.

On attribue à l'usage de la farine de seigle ergoté, une maladie affreuse connue sous le nom de *gangrène sèche*, dans laquelle les articulations des membres sont sphacélées. Cette maladie s'est manifestée d'une manière horrible dans la Sologne, ce qui lui a fait donner le nom de *mal de Sologne*.

Le seigle ergoté a été employé à une très faible dose (30 grains à 1 gros en infusion dans 4 onces d'eau, ou la même dose en poudre suspendue dans un véhicule approprié) pour faciliter l'accouchement, lorsque l'utérus a besoin d'excitation pour se contracter et expulser le fœtus. On donne ce remède par cuillerées, à dix minutes d'intervalle ; quelquefois on l'administre en deux ou trois prises, à une heure d'intervalle entre chaque ; enfin, on l'a donné en lavement à la dose de 1 gros à 2 gros dans un setier d'eau. Ce médicament a été beaucoup préconisé par le docteur Prescott, médecin américain, et il a donné lieu à des observations souvent contradictoires de plusieurs praticiens, tant en France qu'en Angleterre et en Allemagne. Néanmoins, la majeure partie des médecins accoucheurs ont obtenu des résultats satisfaisans de son emploi. C'est ce qui résulte principalement des observations du docteur Chevreul d'Angers, qui a envoyé un Mémoire à ce sujet à l'Académie de Médecine. Ce médecin pense que la diversité des opinions sur les effets du seigle ergoté, vient de ce qu'on l'a employé sous des états différens. Il croit qu'on ne doit administrer cette substance qu'autant qu'elle réunit les deux corps observés par M. Léveillé, et notamment le *Sphacelia segetum*. M. Chevallier a donné dans une note (*Journal de Chim. méd.*, 1827, p. 188), l'indication des formules proposées par MM. Stearms et Dewees, médecins anglais et américains, pour l'administration, soit de la poudre, soit de l'infusion de seigle ergoté. L'infusion est additionnée d'opium, qui tempère l'action trop violente du médicament. Nous indiquerons en outre à nos lecteurs un ouvrage publié récemment par M. Villeneuve, docteur en Médecine (1), sur l'emploi et les effets de cette substance. C'est une monographie des plus utiles à consulter. M. Vauquelin a publié, dans les *Annales de Chimie et de Physique*, t. III, p. 337, une analyse du seigle ergoté, qui a fourni les résultats suivans : 1°. une matière colorante, jaune-fauve, soluble dans l'alcool; 2°. une autre matière colorante violette, insoluble dans l'alcool, analogue à l'orseille, et pouvant être employée dans la teinture ; 3°. une matière huileuse douceâtre, très abondante; 4°. un acide fixe indéterminé (probablement de l'acide phosphorique); 5°. de l'ammoniaque libre; 6°. une substance végéto-animale très abondante et facilement putrescible. (G...N.)

SELS. On a donné le nom de *sels* à des corps qui résultent de la combinaison des bases salifiables avec les acides; on appelle *base salifiable* les oxides métalliques des diverses sections, l'alcali volatil, les substances végétales nouvellement découvertes (la brucine, la cinchonine, la morphine, la quinine, la strychnine). Les sels, très nombreux, ont été divisés en genres et en espèces; ils ont reçu des noms particuliers dérivant du genre et de l'espèce. Ainsi on a donné les noms de sulfates et sulfites aux combinés formés avec les acides sulfurique et sulfureux et les oxides ; le nom de nitrates à ceux formés avec l'acide nitrique. On a distingué les sels en *sels acides, sels neutres* et sels avec *excès de base* ou *sous-sels*. Les premiers, où l'acide prédomine, rougissent le papier et la teinture de tournesol; les seconds ne doivent produire aucun effet sur le papier bleu ni sur le papier bleu rougi ; les derniers ramènent au bleu le papier de tournesol rougi par les acides.

---

(1) Mémoire historique sur l'emploi du seigle ergoté, etc., brochure in-8° de 200 pages.

On distingue encore ces combinés en *sels simples, sels doubles et sels triples*. Les sels simples résultent de la combinaison d'un acide avec une seule base, les sels doubles, de la combinaison d'un acide avec deux bases, enfin, les sels triples dans lesquels l'acide se trouve combiné à trois bases. Les principaux sels sont les sulfates, les sulfites, les nitrates, les nitrites, les hydro-chlorates, les hydriodates, les chlorates, les phosphates, les fluates, les borates, les carbonates, les oxalates, les tartrates, les acétates, etc., etc. A chacun de ces sels, nous avons fait connaître les propriétés, procédés de préparation et usages de ces combinés.

SEL D'ABSINTHE (1). *V*. Sous-carbonate de potasse.

SELS ACÉTEUX. *V*. Acétates.

SEL ACIDE DE BORAX. *V*. Acide borique.

SEL ACIDE DE TARTRE. *V*. Acide tartrique.

SEL ADMIRABLE DE GLAUBER, *Sel de Glauber*. *V*. Sulfate de soude.

SEL ADMIRABLE DE LÉMERY. *V*. Sulfate de magnésie.

SEL ADMIRABLE PERLÉ. Nom donné au phosphate acide de soude.

SELS ALCALIS, *Sels alcalins*. On a donné ce nom aux sous-carbonates alcalins et particulièrement à celui de soude.

SEL ALCALI VOLATIL. *V*. Sous-carbonate d'ammoniaque.

SEL ALEMBROTH, *Sel de sagesse*, *Sel de l'art*. Hydro-chlorate d'ammoniaque et de mercure.

SEL AMER. Hydro-chlorate de magnésie.

SEL AMER CATHARTIQUE DE GLAUBER. *V*. Sulfate de magnésie.

SEL AMER MURIATIQUE. Hydro-chlorate de magnésie.

SEL AMMONIAC. *V*. Hydro-chlorate d'ammoniaque.

SEL AMMONIAC CRAYEUX. *V*. Carbonate d'ammoniaque.

SEL AMMONIAC FIXE. *V*. Chlorure de calcium.

---

(1) La plupart des sels ayant reçu des dénominations particulières que l'on trouve encore dans les anciens ouvrages, nous avons cru devoir les faire connaître.

SEL AMMONIAC LIQUIDE. *V*. Acétate d'ammoniaque.

SEL AMMONIAC NITREUX. *V*. Nitrate d'ammoniaque.

SEL AMMONIAC SECRET DE GLAUBER. *V*. Sulfate d'ammoniaque.

SEL AMMONIACAL CUIVREUX. *V*. Sulfate de cuivre et d'ammoniaque.

SEL AMMONIACAL SÉDATIF. *V*. Borate d'ammoniaque.

SEL AMMONIACAL SPATHIQUE. Nom donné au fluate d'ammoniaque.

SEL AMMONIACAL TARTAREUX. Nom donné au tartrate d'ammoniaque.

SEL AMMONIACAL VITRIOLIQUE. *V*. Sulfate d'ammoniaque.

SEL ANGLAIS, SEL D'ANGLETERRE. *V*. Sulfate de magnésie.

SEL ANTI-ÉPILEPTIQUE DE WEISMANN. *V*. Sulfate de cuivre ammoniacal.

SEL APÉRITIF DE FRÉDÉRIC. *V*. Sulfate de soude.

SEL D'ARMOISE. Sous-carbonate de potasse provenant de l'incinération de l'armoise.

SEL ARSENICAL DE MACQUER ou SEL ARSENICAL DE POTASSE. *V*. Arseniate de potasse.

SEL ARSENICAL DE SOUDE. *V*. Arseniate de soude.

SEL DE BENJOIN. *V*. Acide benzoïque.

SELS CALCAIRES. On a désigné par ce nom, les différens sels à base de chaux.

SEL DE CANAL, SEL CATHARTIQUE AMER. *V*. Sulfate de magnésie.

SEL CHALYBÉ. *V*. Proto-sulfate de fer.

SEL DE CHELTENAM. Sel formé d'un mélange de sulfate et de muriate de soude.

SEL DE CHICORÉE. Sous-carbonate de potasse provenant de l'incinération de cette plante.

SEL DE COLCOTHAR. *V*. Per-sulfate de fer.

SEL COMMUN ou DE CUISINE. *V*. Hydro-chlorate de soude.

SEL DE CORAIL. *V*. Acétate de chaux.

SEL DE CRANE HUMAIN VOLATIL. *V*. Sous-carbonate d'ammoniaque huileux.

SEL DE CRANE HUMAIN FIXE. *V*. Phosphate de chaux.

SEL DÉPURATIF DE DUFOUR. *V*. Sulfate de potasse.

SEL DE DEROSNE. *V*. Narcotine.

SEL DE DESCROIZILLES. Remède tenu secret et qui est formé de 923 parties de sulfate de potasse, 8 parties de chlorure de fer, 4 parties d'hydro-chlorate de magnésie, et 9 parties de tripoli.

SEL DIGESTIF DE SYLVIUS ou SEL DIURÉTIQUE. *V*. Acétate de potasse.

SEL DE DUOBUS. *V*. Sulfate de potasse.

SEL D'ÉGRA, SEL D'EPSOM. *V*. Sulfate de magnésie.

SEL D'EPSOM DE LORRAINE. *V*. Sulfate de soude.

SEL ESSENTIEL DE LAIT, SEL DE LAIT. *V*. Sucre de lait.

SEL ESSENTIEL D'OPIUM, BAUMÉ. *V*. Narcotine.

SEL ESSENTIEL DE QUINQUINA. *V*. Kinate de chaux.

SEL ESSENTIEL DE TARTRE. *V*. Tartrate acidule de potasse.

SEL FÉBRIFUGE DE LÉMERY. *V*. Sulfate acide de potasse.

SEL FÉBRIFUGE DE SYLVIUS, SEL FIXE FÉBRIFUGE DE SYLVIUS. *V*. Hydro-chlorate de potasse.

SEL FIXE DE CORAIL. *V*. Hydro-chlorate de soude.

SELS FIXES DE TACHENIUS. On avait donné ce nom au sous-carbonate de potasse que l'on obtient par l'incinération des plantes, le lavage du résidu salin, et l'évaporation des parties solubles contenues dans ce résidu. On a donné au résidu alcalin ainsi obtenu les noms de sels d'armoise, de chicorée, de gayac, de quinquina, etc., selon que l'un ou l'autre de ces produits végétaux, ont été employés dans la combustion.

SEL FIXE DE TARTRE. *V*. Sous-carbonate de potasse.

SEL FIXE DE VITRIOL. *V*. Per-sulfate de fer.

SEL FOSSILE. *V*. Hydro-chlorate de soude naturel.

SEL FUSIBLE DE L'URINE. *V*. Phosphate de soude et d'ammoniaque.

SEL DE GABELLE. *V*. Hydro-chlorate de soude.

SEL DE GAYAC. Sous-carbonate de potasse obtenu par l'incinération du bois de gayac, le lavage du résidu et l'évaporation.

SEL DE GUINDRE. Mélange de 24 grammes (6 gros) de sulfate de soude effleuri à l'air, de 6 décigrammes (12 grains) de nitrate de potasse, et de 2 centigrammes et demi (un demi-grain) d'émétique. Ce mélange se prend en une seule fois, dans une pinte de bouillon aux herbes, etc.

SEL DE HOMBERG. *V*. Acide borique.

SEL INFERNAL. *V*. Nitrate de potasse.

SEL DE JUPITER. Hydro-chlorate d'étain, acétate d'étain.

SEL DE KALI. *V*. Sous-carbonate de soude.

SEL DE LAIT. *V*. Sucre de lait.

SEL MARIN. *V*. Hydro-chlorate de soude.

SEL MARIN ARGILEUX. Hydro-chlorate d'alumine.

SEL MARIN BARATIQUE ou BARYTIQUE. Hydro-chlorate de baryte.

SEL MARIN CALCAIRE. Hydro-chlorate de chaux évaporé à siccité et calciné. *V*. Chlorure de calcium.

SEL MARIN PESANT. *V*. Hydro-chlorate de baryte.

SEL MARIN RÉGÉNÉRÉ. *V*. Hydro-chlorate de potasse.

SEL DE MARS. *V*. Proto-sulfate de fer.

SEL MARTIAL ACIDE. *V*. Sulfate acide de potasse ferrugineux.

SEL MERCURIEL DES PHILOSOPHES. *V*. Hydro-chlorate d'ammoniaque.

SEL MICROSCOMIQUE. Phosphate de soude et d'ammoniaque.

SEL NARCOTIQUE. *V*. Acide borique.

SEL NARCOTIQUE DE VITRIOL. *V*. Acide borique.

SEL NATIF DE HONGRIE. *V*. Hydro-chlorate de soude.

SEL NATIF DE L'URINE. Phosphate de soude et d'ammoniaque.

SEL NEUTRE ARSENICAL DE MACQUER. Arseniate acide de potasse.

SEL DE NITRE. *V.* Nitrate de potasse.

SEL DE NORMANDIE. *V.* Hydro-chlorate de soude.

SEL D'OPIUM. *V.* Narcotine.

SEL D'OSEILLE, SEL ESSENTIEL D'OSEILLE. *V.* Oxalate acidule de potasse.

SEL PERLÉ. Phosphate acide de soude.

SEL DE PERLE. *V.* Acétate de chaux.

SEL PHOSPHORIQUE MERCURIEL. Phosphate de mercure.

SEL POLYCHRESTE DE GLASER. *V.* Sulfate de potasse.

SEL POLYCHRESTE SOLUBLE OU DE LA ROCHELLE. *V.* Tartrate de potasse et de soude.

SEL DE PRUNELLE. Nitrate de potasse mêlé d'un peu de sulfate de potasse.

SEL DE QUINQUINA. *V.* Sels fixes.

SEL RÉGALIN D'ÉTAIN. *V.* Hydro-chlorate d'étain.

SEL RÉGALIN D'OR. *V.* Hydro-chlorate d'or.

SEL DE SATURNE. *V.* Acétate de plomb.

SEL DE SCHEIDSCHUTZ. *V.* Sulfate de magnésie.

SEL SECRET DE GLAUBER. *V.* Sulfate d'ammoniaque.

SEL SÉDATIF, SEL SÉDATIF DE HOMBERG. *V.* Acide borique.

SEL SÉDATIF MERCURIEL. Sous-borate de mercure.

SEL SÉDATIF SUBLIMÉ. Acide borique sublimé avec l'eau.

SEL DE SEDLITZ. *V.* Sulfate de magnésie.

SEL DE SEIGNETTE. *V.* Tartrate de potasse et de soude.

SEL DE SENNART. *V.* Acétate de potasse.

SEL DE SOUFRE. *V.* Sulfate acide de potasse.

SEL DE SUCCIN. *V.* Acide succinique.

SEL DE TARTRE. Sous-carbonate de potasse.

SEL VÉGÉTAL. Tartrate de potasse neutre.

SEL VÉGÉTAL FIXE. Sous-carbonate de potasse.

SEL DE VINAIGRE. Sulfate de potasse cristallisé, arrosé d'acide acétique concentré.

SEL DE VITRIOL. Per-sulfate de fer.

SEL DE VITRIOL DE CHYPRE. *V.* Sulfate de cuivre.

SEL DE VITRIOL MARTIAL. *V.* Proto-sulfate de fer.

SEL VOLATIL D'ANGLETERRE. *V.* Sous-carbonate d'ammoniaque.

SEL VOLATIL D'ANGLETERRE. Mélange d'hydro-chlorate d'ammoniaque et de cendres gravelées.

SEL VOLATIL CONCRET. *V.* Sous-carbonate d'ammoniaque.

SEL VOLATIL HUILEUX ET AROMATIQUE DE SYLVIUS. Sous-carbonate d'ammoniaque associé à diverses huiles volatiles.

SEL VOLATIL DE SUCCIN. Acide succinique obtenu par distillation.

SEL VOLATIL DE VIPÈRE. Sous-carbonate d'ammoniaque huileux.

SÉLÉNITE. On a donné ce nom au sulfate de chaux naturel. On a aussi donné, aux eaux qui contiennent le sulfate de chaux, le nom d'*eaux séléniteuses*. Ces eaux, par l'évaporation, fournissent la sélénite ; elles sont impropres à la cuisson des légumes, elles les durcissent ; elles ne dissolvent pas le savon. La plupart des eaux des puits de Paris sont séléniteuses.

(A. C.)

SÉLÉNIUM. Corps combustible simple regardé comme métallique par M. Berzélius, et comme un corps simple non métallique par d'autres chimistes. Le sélénium a été découvert par le chimiste Suédois, dans le soufre retiré des pyrites de Fahlun ; il est solide, rougeâtre, volatil ; chauffé à l'air libre, il a une odeur de chou pourri ; par sa combinaison avec l'oxigène, il donne naissance à un oxide de sélénium et à l'acide sélénique. Uni à l'hydrogène, il y a formation d'un acide particulier, l'acide hydro-sélénique.

Le sélénium s'obtient de la manière suivante : on recueille sur les parois des chambres où l'on prépare l'acide sulfurique avec le soufre retiré des pyrites de Fahlun, un dépôt rouge qui est composé de sélénium, de soufre, de mercure, de plomb, d'étain, de fer, de cuivre, de zinc et d'arsenic; on verse dessus ce produit de l'acide hydro-chloro-nitrique en assez grande quantité pour former du tout une bouillie un peu claire; on expose ce mélange pendant 48 heures à une chaleur modérée, on ajoute de l'eau, on laisse déposer, et l'on filtre. On sépare, par ce moyen, du soufre et du sulfate de plomb qui restent sur le filtre, et l'on obtient une solution qui contient des acides sélénique, arsenique et sulfurique, des oxides de mercure, d'étain, de fer, de cuivre et de zinc; on fait passer dans ce liquide un courant d'hydrogène sulfuré qui détermine un précipité formé de sulfure de sélénium, de cuivre, d'étain, d'arsenic et de mercure; on sépare ce dépôt, on le traite une deuxième fois par l'acide hydro-chloro-nitrique, qui oxide ou acidifie les corps qui formaient le précipité; on filtre. On traite par une solution de potasse qui précipite la presque totalité des oxides; on filtre et l'on fait évaporer la liqueur jusqu'à siccité, qui contient le sélénium. On mêle le produit avec un excès d'hydro-chlorate d'ammoniaque; on introduit le mélange dans une cornue de verre, et l'on chauffe modérément. Pendant l'opération, il se forme du chlorure de potassium et du séléniate d'ammoniaque. Celui-ci, à une douce température, est décomposé; l'acide sélénique est réduit; on traite par l'eau qui dissout les sels solubles et qui met à nu le sélénium; on le recueille, et pour l'avoir pur, on le soumet à la distillation dans une petite cornue. Le sélénium est fusible à 106 ou 107°; il a un poids spécifique de 4,31. Jusqu'à présent il n'est pas employé.   (A. C.)

SÉLÉNIURES. Composés résultant de l'union du sélénium avec les corps combustibles.

SEMEN-CONTRA, BARBOTINE, SEMENCINE. *Santonicum seu Cina*, Offic. Ces noms servent à désigner un médicament vermifuge des plus employés, et qui se compose des fleurs non épanouies de différentes espèces d'armoise (*Artemisia*). On en distingue deux sortes principales qui n'offrent entre elles que de légères différences (1), et que nous allons décrire successivement.

Le Semen-contra du Levant, d'Alep ou d'Alexandrie, est produit par l'*Artemisia Contra*, L., plante de la famille des Synanthérées, Corymbifères de Jussieu, et de la Syngénésie superflue, L., qui croît dans les contrées orientales, principalement dans la Perse et l'Asie-Mineure. Le commerce nous l'apporte par la voie d'Alep et d'Alexandrie. Lorsqu'il est récent, il a une couleur verdâtre, et il devient un peu fauve par la vétusté. Il se compose de petites fleurs non épanouies, globuleuses, entourées chacune d'un involucre de petites folioles imbriquées, appliquées, très légèrement ciliées ; ces fleurs sont mêlées avec leurs pédoncules brisés, qui sont courts, glabres et cylindriques, et l'on y trouve de petites feuilles vertes, obtuses, carénées et glabres. L'odeur de ce semen-contra est très forte, aromatique, et se développe surtout par le frottement. Sa saveur est très amère et désagréable.

Le Semen-contra de Barbarie provient de l'*Artemisia judaïca*, L. ;—Rich. Bot. méd., t. I, p. 381, plante qui croît, comme la précédente, dans l'Orient, mais principalement en Arabie et en Judée. Il se compose de pédoncules brisés, quelquefois portant encore à leur extrémité le calice ou involucre des fleurs. Les fleurs, proprement dites, manquent ou sont réduites à de petits boutons globuleux ; l'involucre se compose de folioles très petites, linéaires, obtuses. Ces diverses parties sont couvertes d'un duvet blanchâtre, ce qui donne au *semen-*

---

(1) Nous attribuons ici, avec la plupart des auteurs, ces deux sortes de *semen-contra* aux deux espèces d'*Artemisia* mentionnées dans cet article. Néanmoins, M. Batka, de Prague, croit qu'ils proviennent encore d'une espèce rapportée d'Orient par M. Sieber, et nommée *A. glomerulata*. Nous avons aussi la preuve dans notre herbier, qu'il y a encore d'autres armoises odorantes dont les fleurs sont mêlées au *semen-contra* du commerce. C'est à M. le docteur Tcherniaiew, de Charcow en Ukraine, que nous sommes redevables de la communication de ces plantes et de plusieurs renseignemens sur leurs usages médicaux ; mais comme elles sont encore peu connues des botanistes, nous pensons qu'il n'est pas de toute utilité d'en faire mention dans ce Dictionnaire.

contra de Barbarie un aspect particulier, et fournit un moyen facile de le distinguer de celui d'Alep. Il est d'ailleurs spécifiquement plus léger et plus coloré. Il est moins cher et beaucoup plus répandu dans le commerce. Les droguistes mêlent fréquemment ces deux sortes, et ils les sophistiquent non-seulement avec les fleurs des armoises de nos champs (*Artemisia campestris*), mais encore avec la poudre d'autres plantes aromatiques et amères, telles que la tanaisie, les graines de certaines ombellifères, etc. Quelquefois ils le colorent artificiellement en vert.

Le semen-contra est d'un grand usage en Médecine, comme vermifuge, surtout pour les enfans, auxquels il est cependant difficile de le faire prendre, à cause de son odeur forte et de sa saveur amère. On l'administre à la dose d'un scrupule à un gros, en infusion ou en poudre que l'on mêle avec des confitures ou dont on fait des bols avec un sirop approprié. Ses propriétés résident dans une huile volatile que l'on peut extraire par la distillation et qui a été mise en usage dans la Thérapeutique, par M. Bouillon-Lagrange. Il est donc essentiel de choisir le semen-contra à l'état le plus frais, et de le conserver dans des bocaux bien bouchés. Le semen-contra fait la base de la poudre vermifuge du Codex.

On trouve une analyse du semen-contra du Levant, par M. Herwy, dans l'excellent ouvrage allemand que M. Nees d'Esenbeck de Bonn publie sur les plantes officinales. M. Wackenroder a aussi donné une analyse de la même substance, dans le Journal de Pharmacie de Tromsdorff, 1827, 2ᵉ cahier. Voici les résultats de ces analyses.

Analyse de M. Herwy.

1°. une matière extractive avec un peu d'acide malique; 2°. même substance avec un peu de magnésie; 3°. résine brune amère; 4°. résine balsamique rose; 5°. extractif gommeux; 6°. élémine; 7°. acide malique avec un peu de silice et de substance végétale; 8°. ligneux; 9°. matières terreuses.

Analyse de M. Wackenroder.

Principe amer, 20,25; substance brune résineuse, amère, 4,45; résine balsamique verte, âcre et aromatique, 6,65; cérine, 0,35; extractif gommeux, 15,50; ulmine, 8,60; malate acide de chaux et silice, 2; fibre ligneuse, 35,15; parties terreuses, 6,70.

(G…x.)

SEMENCE. Synonyme de graine. *V.* ce mot.

SEMENCES CARMINATIVES. On désignait ainsi les akènes de quelques ombellifères (anis, cumin, carvi, etc.) douées de la propriété d'apaiser les coliques occasionées par les flatuosités.   (G...n.)

SEMENCES FROIDES. On réunissait, sous ce nom pharmaceutique, les graines émulsives de quelques plantes, auxquelles on attribuait des vertus réfrigérantes. Les *semences froides majeures* se composaient de celles de concombres, de melons, de citrouille ou de courge ; les *semences froides mineures*, des akènes de laitue, d'endive et de chicorée sauvage. Ces espèces sont aujourd'hui inusitées.   (G...n)

SÉMENTINE ou **SEMENCINE.** Synonyme de semen-contra. *V.* ce mot.

SEMPERVIVUM TECTORUM. *V.* Joubarbe.

SÉNÉ. *Senna.* Le séné se compose des folioles de deux ou trois arbrisseaux ou arbustes qui étaient confondus par Linné en une seule espèce nommée *Cassia Senna.* Étudiés avec soin en des temps plus rapprochés de l'époque actuelle, et surtout par le professeur Delile qui faisait partie de la glorieuse expédition des Français en Égypte, les végétaux qui fournissent le séné et ses follicules sont maintenant assez bien connus sous le rapport botanique. Ils font partie du genre nombreux des Casses (*Cassia*) qui appartient au groupe de la famille des Légumineuses à corolle presque régulière, et à la Décandrie Monogynie. Nous allons présenter une esquisse des caractères qui distinguent chaque espèce, avant de donner des renseignemens détaillés sur leurs produits.

Le *Cassia acutifolia*, Delile, Flore d'Égypte, tab. 27, f. 1 ; Rich. Bot. méd., t. II, p. 573, est un petit arbuste haut de 2 à 3 pieds, dont la tige est ligneuse, dressée, rameuse, blanchâtre, portant des feuilles alternes, imparipinnées, et accompagnées à leur base de deux petites stipules subulées. Chaque feuille se compose de deux à quatre paires de folioles et d'une impaire terminale. Ces folioles sont allongées, opposées, presque sessiles, ovales-lancéolées, aiguës, entières, dépourvues de glandes à leur pétiole qui est très court, un peu obliques et inéquilatérales à leur base, d'un vert jaunâtre, finement pubescentes, surtout à leur face inférieure. Les fleurs sont jaunes et disposées en épis pédonculés et axillaires. Leurs fruits, désignés vulgairement sous le nom impropre de *follicules*, sont des gousses bivalves, planes, elliptiques, obtuses, non recourbées, glabres, d'un brun grisâtre, à six ou sept loges contenant chacune une graine dure, cendrée et presque cordiforme. Le *Cassia acutifolia* croît abondamment dans la Haute-Égypte près de Syène, dans la Nubie, le Sennaar, et dans toute la région d'Afrique, dont le climat est analogue à ces contrées. C'est cet arbrisseau qui fournit la variété de séné connue dans le commerce sous le nom de *séné d'Alexandrie* ou *de la Palthe*.

Le *Cassia obovata*, Colladon, Monographie des Casses, p. 92, tab. 15, f. a; Rich., *loc. cit.*, p. 574, est un arbuste qui se rapproche beaucoup du précédent par son port et ses caractères. Sa tige est cependant plus petite, et ne s'élève qu'à environ un pied et demi; elle est pubescente, rameuse dans sa partie supérieure, garnie de feuilles alternes, pinnées sans impaire, à folioles opposées, presque sessiles, obovales, très obtuses, quelquefois munies à leur sommet d'une petite pointe qui est le prolongement de la nervure médiane, amincies inférieurement, cunéiformes et inéquilatérales. De même que dans l'espèce précédente, les feuilles sont légèrement pubescentes et accompagnées de deux stipules subulées. Les fleurs sont d'un jaune pâle, et disposées en épis axillaires plus longs que les feuilles. Les follicules sont des gousses très comprimées, recourbées en arc, presqu'en forme de reins, plus étroites que celles du *Cassia acutifolia*, d'un brun verdâtre, couvertes d'un duvet très court que l'on aperçoit seulement avec la loupe. Cet arbuste croît en Syrie, en Égypte et au Sénégal. Sa culture a été essayée avec succès en Italie, en Espagne et dans les Antilles. Il fournit le séné connu dans le commerce sous les diverses dénominations de *séné d'Alep, de Barbarie, de Tripoli, d'Italie, du Sénégal,* etc.

Le *Cassia lanceolata* de Forskahl, *Flor. ægypt. arab.*, n° 158, est un petit arbuste rabougri qui croît dans les déserts de l'Arabie. M. De Candolle (*Prodrom. syst. veget.*, t. II, p. 492) ne le regarde pas comme suffisamment distinct du *Cassia acutifolia*, quoique, selon M. Delile, il se distingue par la présence de glandes à la base des pétiolules, par ses feuilles glabres et encore plus étroites.

Telles sont les trois espèces de casses qui fournissent le séné. On pourrait les réduire à deux ; car la dernière (*Cassia lanceolata*, Forsk.) est peut-être une simple variété du *Cassia acutifolia*, comme l'a pensé M. De Candolle ; d'ailleurs, le commerce n'en tire presque pas de séné, puisque cet arbuste croît dans des contrées désertes, parcourues par des tribus nomades, qui ne se livrent guère à l'exploitation de ce produit médicinal. Nous allons maintenant examiner les diverses sortes de séné que l'on rencontre chez les droguistes.

Séné de la Palthe. Ce nom vient d'un impôt nommé *Palthe* autrefois levé en Égypte pour le compte de la Porte-Ottomane. Il a été donné au séné d'Alexandrie (*Cassia acutifolia*) ainsi qu'au séné de Tripoli, et à des mélanges de diverses sortes. Celui qui se trouve le plus abondamment sous cette dénomination dans le commerce est un mélange de folioles, de bûchettes ou débris de pétioles, de follicules qui ont échappé au triage, de grabeaux ou débris indistincts de toutes les parties du végétal, enfin de feuilles étrangères au séné que les marchands y ont introduites frauduleusement. Les folioles appartiennent, pour la plupart, au *Cassia acutifolia*, ce qui est indiqué par leur forme que nous avons décrite plus haut. On y rencontre également des folioles de *Cassia obovata* (1), et d'autres végétaux purgatifs, particulièrement de l'arguel (*Cynanchum oleæfolium*). Dans les bonnes pharmacies, on a soin

---

(1) M. Rouyer, auquel on doit des renseignemens nombreux et intéressans sur les sénés, assure que le séné de la Palthe se compose à Boulac, du mélange suivant : *Cassia acutifolia*, 5 parties ; *Cassia obovata*, 3 parties ; et *Cynanchum oleæfolium*, 2 parties.

de trier les folioles de séné et d'en rejeter les bûchettes, le grabeau, et surtout les feuilles de végétaux étrangers au séné ; c'est ce qui constitue le *séné mondé.*

Les Follicules de la Palthe offrent la forme que nous avons indiquée dans la description du *Cassia acutifolia.*

Séné de Tripoli. Cette sorte est presque identique avec la précédente. La seule différence est que l'on n'y trouve point de follicules, ni de feuilles d'arguel, ni de séné à feuilles obovées. Les folioles sont plus petites, moins aiguës, et peut-être un peu moins épaisses. Ce séné est plus brisé que le précédent, mais il est plus pur, parce qu'on ne l'altère à dessein par aucun mélange. Il est apporté de la Nubie à Tripoli, d'où il est expédié ensuite pour l'Europe.

Séné d'Alep. Il est entièrement formé par les folioles du *Cassia obovata,* mais on l'envoie rarement en Europe à l'état de pureté ; il est ordinairement expédié pour l'Égypte où on le mélange au *Cassia acutifolia* pour la composition du séné de la palthe. Au reste, ses folioles et ses follicules sont faciles à reconnaître.

Séné de Moka ou de la pique. Ses folioles sont longues de 1 à 2 pouces, très étroites, presque subulées. Elles proviennent du *Cassia lanceolata* de Forskahl, et, comme nous l'avons dit plus haut, ce séné est très rare dans le commerce, parce qu'il ne fait pas l'objet d'une exploitation régulière. Depuis quelques années, on a importé au Havre un séné qui provient des côtes occidentales d'Afrique, et notamment de la Sénégambie. Ce séné arrive en ballots ou *fardes* du poids de 400 livres, et qui n'ont qu'environ 4 pieds cubes. Il offre une grande ressemblance avec le *séné Moka,* et nous sommes portés à croire, d'après des renseignemens authentiques, qu'il est recueilli au Sénégal, d'une espèce de *Cassia* semblable à celle d'Arabie, et qui est également indigène de la côte occidentale d'Afrique. M. Lemaire-Lisancourt (*Journ. de Pharm.,* t. VII, p. 345) a donné le nom de *séné d'Inde* à ce séné d'Afrique, et l'a attribué à une espèce qu'il a considérée comme nouvelle sous le nom de *Cassia elongata.* Indépendamment de ce séné, on trouve encore abondamment au Sénégal , le séné à feuilles obovées. *V*. plus haut la description de cet arbuste.

La récolte du séné se fait deux fois par an , dans les mois de novembre et d'avril ; mais la dernièree n'a pas toujours lieu. Les Arabes qui se livrent à cette industrie , principalement dans la vallée de Bicharié au-delà de Syène, coupent les tiges des différentes espèces de *Cassia* , et les font sécher au soleil , puis il les emballent dans des feuilles de dattiers , et les dirigent vers le Caire , à l'entrepôt général de la Palthe à Boulac. C'est là que les commis désignés par le pacha séparent les folioles et les follicules , et opèrent le mélange dont nous avons déjà parlé , puis le livrent au commerce. On estime à près de deux millions de livres pesant la totalité du séné qu'on emmagasine à Boulac, dont à peu près la sixième partie est expédiée pour les ports français du midi.

Chacun sait que le séné est un purgatif des plus usités ; on l'administre ordinairement sous forme d'infusion, à la dose de 2 à 4 gros, suivant l'âge, le tempérament et la disposition du malade. Mais comme il est sujet à occasioner des coliques et des nausées (1), on mitige son action en l'associant à la manne, à des sels purgatifs et à des substances aromatiques, telles que les graines de coriandre ou d'anis. On ne doit pas le faire bouillir long-temps, parce que la décoction prolongée diminue ses vertus purgatives en favorisant le développement d'un principe albumineux ; à plus forte raison, l'extrait de séné doit être rejeté de la Thérapeutique. La poudre de séné est un médicament désagréable à prendre, à raison du volume de la prise qu'il faut administrer lorsqu'on veut produire un effet certain. Cette poudre est cependant un des nombreux ingrédiens de quelques préparations officinales, telles que les pilules de Fuller , de scammonée et de rhubarbe, l'électuaire lénitif , le catholicum, etc.

---

(1) C'est un préjugé généralement répandu chez les gens du peuple, que les bûchettes du séné occasionent des coliques. Ces débris du végétal sont, au contraire, un peu moins actifs. Les feuilles de l'arguel, du redoul et d'autres plantes âcres, sont les seules parties étrangères que l'on doit éliminer avec soin.

On doit à MM. Lassaigne et Fenculle (*Journ. dePharm.*, t. VII, p. 548, et t. X, p. 58) les analyses du séné et des follicules de la Palthe (*Cassia acutifolia*). En voici les résultats :

Les feuilles contiennent un principe particulier, nommé *catharthine* (*V.* ce mot), qui paraît en être la partie active ; de la chlorophylle ; une huile grasse ; une huile volatile peu abondante ; de l'albumine ; un principe colorant jaune ; du mucilage ; du malate et du tartrate de chaux ; de l'acétate de potasse, et des sels minéraux. Les follicules se composent à peu près des mêmes principes, sauf la chlorophylle qui y est remplacée par une matière colorante particulière.

Le séné est falsifié, dans le pays même où on le récolte, par le mélange des feuilles de l'arguel (*Cynanchum oleæfolium*), plante de la famille des Apocynées, douée de propriétés âcres et drastiques. Non contens de cette addition frauduleuse, les marchands européens y mêlent encore les feuilles de plusieurs plantes qui ont quelques ressemblances apparentes avec celles du séné. Ainsi les feuilles du redoul (*Coriaria myrtifolia*), arbuste du midi de l'Europe, ont été reconnues par MM. Clarion et Guibourt comme étant la substance d'un faux séné qui avait occasioné des accidens assez graves, et sur lequel M. Dublanc jeune a publié une note dans le *Journ. de Chimie médicale*, t. I, p. 284, mais sans déterminer à quel végétal ce faux séné pouvait se rapporter. M. Guibourt a donné, dans son Histoire des Drogues, les moyens de distinguer le séné du redoul et de l'arguel, à l'aide des réactifs chimiques, et par les divers précipités qu'ils produisent (1). Le

---

(1) Au moment où cet article était presque achevé d'imprimer, nous recevons le numéro de novembre 1828 du Journal de Chimie médicale, contenant deux notices intéressantes de MM. Fée et Guibourt, sur les falsifications du séné par le *Coriaria myrtifolia*, et sur les moyens de les reconnaître. Comme à l'article CORIARIA il n'a pas été donné de description des feuilles de cet arbrisseau, nous croyons que c'est ici le lieu de réparer cette omission, en exposant les caractères physiques du redoul, afin qu'on puisse reconnaître facilement tout séné sophistiqué avec cette drogue. A l'état de dessication et de mélange, les feuilles du redoul sont pour la plupart brisées,

baguenaudier (*Colutea arborescens* , L.) est aussi quelquefois employé pour falsifier le séné. Cette sophistication, comme toute autre infidélité, est sans doute fort blâmable, mais elle n'a rien de dangereux , parce que les folioles du baguenaudier sont largement purgatives. On les reconnaît facilement à leur couleur plus intense, leur épaisseur moindre, à leur saveur amère, et surtout à leur forme; car, bien que très analogues aux folioles du *Cassia obovata,* elles ne sont pas, comme celles-ci, rétrécies à la base et mucronées au sommet.   (G...N.)

SÉNÉ BATARD. *V.* Coronille.

SÉNÉ D'EUROPE ou Faux séné. Noms vulgaires du baguenaudier. *V.* ce mot.

SENEÇON COMMUN. *Senecio vulgaris* , L. (Famille des Synanthérées, Corymbifères de Jussieu. Syngénésie égale, L.) Petite plante annuelle, commune dans les jardins et les lieux cultivés. Ses feuilles sont pinnatifides, lyrées, molles, vertes, d'une saveur amère et mucilagineuse. On les emploie quelquefois en cataplasmes, comme émollientes ; on en met dans les cages des oiseaux , auxquels elles plaisent beaucoup.   (G...N.)

SENEGA ou SENEKA. *V.* Polygala seneka.

SÉNEVÉ. On désignait autrefois sous ce nom la graine de moutarde. *V.* ce mot.

---

peut-être à dessein par les falsificateurs, car ce sont précisément les plus longues, les plus larges, en un mot celles qui ont moins de ressemblance avec le séné ; leur couleur est d'un gris légèrement bleuâtre ; elles sont ridées surtout à la base, marquées d'une forte nervure médiane blanche et de deux latérales qui s'effacent vers le sommet; elles ont une consistance raide, et elles sont très fragiles. Ces caractères sont souvent insuffisans pour reconnaître leur présence dans le grabeau de séné, quand cet article de commerce est en fragmens très divisés. C'est alors qu'il faut avoir recours aux essais chimiques. Voici le résumé des expériences de M. Guibourt, dont le mémoire sera très utile à consulter si l'on veut approfondir ce sujet. On peut considérer comme falsifié tout séné qui, traité par 10 parties d'eau distillée bouillante, donnera les résultats suivans : 1°. un résidu sec, vert, non mucilagineux; 2°. un infusum peu coloré, amer ou astringent; 3°. un précipité blanc par la gélatine ainsi que par l'émétique et le sublimé corrosif; 4°. un précipité bleu par le sulfate de fer; 5°. un précipité noir par le nitrate d'argent; 6°. un précipité noirâtre instantané par le chlorure d'or; 7°. et un précipité gélatineux par la potasse caustique.

SEPTONE. L'un des noms employés pour désigner l'azote.

SEPIA OFFICINALIS. *V.* Sèche.

SERICUM. *V.* Soie.

SERPENS. C'est le nom vulgaire des animaux de l'ordre des Ophidiens dans la classe des Reptiles. *V.* ce mot.

SERPENTAIRE COMMUNE ou **ARUM SERPENTAIRE.** *Arum Dracunculus*, L. (Famille des Aroïdées. Gynandrie Polyandrie, L.) Plante qui croît dans les provinces méridionales de l'Europe, et dont la racine était autrefois usitée en Médecine. Elle possède les mêmes propriétés que la racine d'*Arum vulgare* ou gouet maculé. *V.* Arum. On l'envoie toute mondée et séchée du midi de la France. Elle est en morceaux orbiculaires, plus gros que celle de l'arum commun, blancs à l'intérieur, et d'une saveur âcre et amère. Elle contient beaucoup d'amidon.   (G...N.)

SERPENTAIRE DE VIRGINIE. *Aristolochia Serpentaria*, L. — Rich. Bot. méd., t. I, p. 122. (Famille des Aristolochiées. Gynandrie Hexandrie, L.) Cette plante croît dans les lieux montueux de l'Amérique septentrionale, principalement dans la Caroline et dans la Virginie. Sa racine est vivace, rampante, composée d'un grand nombre de radicelles grises ou jaunâtres, allongées, grêles, ayant une odeur forte et camphrée, une saveur amère également camphrée. La tige est grêle, un peu flexueuse, haute de 8 à 10 pouces, garnie de feuilles alternes, cordiformes, aiguës, entières, un peu pubescentes et légèrement ciliées sur les bords. Les fleurs sont petites, d'un rouge brunâtre, et situées à la partie inférieure de la tige.

La racine de cette plante est la seule partie employée. On l'envoie de l'Amérique, en balles de 2 à 3 cents livres pesant, et en cet état, elle est formée d'un petit corps allongé, garni d'une chevelure de fibres entrelacées et très fines. Elle conserve long-temps son odeur camphrée, qui réside particulièrement dans les fibres radicellaires; c'est pourquoi il est convenable de monder cette racine des portions de la tige qui la surmontent et qui n'ont pas les mêmes propriétés.

Analysée par M. Chevallier (*Journal de Pharm.*, t. VI, p. 565), la racine de Serpentaire de Virginie a donné les résultats suivans : une huile volatile ; une matière jaune amère, soluble dans l'eau et dans l'alcool ; une matière résineuse ; de la gomme ; de l'amidon ; de l'albumine ; et divers sels.

Bucholz, d'un autre côté, en a ainsi déterminé la composition chimique : huile volatile, 0,05 ; résine jaune-verdâtre, 2,85 ; matière extractive, 1,07 ; extrait gommeux, 18,01 ; fibre ligneuse, 62,04 ; eau, 14,45.

Cette racine a une grande réputation dans son pays natal, comme antidote contre les morsures des serpens venimeux. Nous l'employons fréquemment en Europe, associée au quinquina, dans les fièvres ataxiques ou adynamiques, exanthémateuses, et généralement dans les maladies où l'usage des stimulans est indiqué. On lui attribue généralement une vertu diaphorétique. Ses qualités dépendent de l'huile volatile et de la matière jaune amère, soluble dans les divers véhicules. On l'administre en infusion dans l'eau ou le vin, à la dose de 2 à 4 gros pour 2 livres de liquide, et en poudre, à celle d'un à 2 scrupules.

Les racines de serpentaire de Virginie sont quelquefois falsifiées avec celles de l'*Asarum virginicum*, qui se reconnaissent à leur couleur noire et à leur odeur non aromatique. On dit aussi que l'on y mêle les racines du *Collinsonia prœcox*, plante de la famille des Labiées, douée de propriétés analogues. *V*. Collinsonia.   (G...n.)

SERPENTIN. *V*. Alambic, t. I, p. 210.

SERPOLET. *Thymus Serpillum*, L. — Rich. Bot. méd., t. I, p. 263. (Famille des Labiées. Didynamie Gymnospermie, L.) Petite plante extrêmement abondante dans les bois, sur les pelouses exposées au soleil. Sa tige est un peu ligneuse à la base, divisée en un grand nombre de rameaux couchés sur la terre, redressés vers leur sommet, et garnis de feuilles petites, opposées, ovales, obtuses, entières, et rétrécies inférieurement. Les fleurs sont purpurines, blanches dans une variété, et disposées en verticilles nombreux qui forment des épis au sommet des ramifications de la tige. Cette plante est douée d'une odeur aromatique et d'une saveur amère légèrement camphrée ; elle jouit des propriétés communes à la plupart des Labiées, et on l'emploie dans les mêmes circonstances que le thym, la mélisse, l'origan, et une foule d'autres végétaux de la même famille. (G...N.)

SÉRUM. *V*. Petit-lait, t. IV, p. 157.

SÉSAME. *Sesamum orientale*, L. (Famille des Bignoniacées de M. de Jussieu. Sésamées de M. R. Brown. Didynamie Angiospermie, L.) Plante vulgairement nommée *Jugoline* par les Européens, et *Semsem* par les Arabes. Elle croît dans les contrées orientales, particulièrement en Égypte, où elle est cultivée en grand ; dans la Perse et dans l'Inde. Elle a des tiges droites, herbacées, velues, hautes d'environ 2 pieds, garnies de feuilles ovales, oblongues, opposées, entières ou légèrement dentées. Les fleurs sont solitaires dans les aisselles des feuilles ; il leur succède des capsules oblongues, un peu comprimées, sillonnées, renfermant des graines ovales, petites, jaunâtres, d'une saveur douce et inodore. Ces graines fournissent une huile fixe douce, très usitée en Orient, de la plus haute antiquité ; car, selon Hérodote, cette huile était fort estimée des Babyloniens. Les Arabes la préfèrent à l'huile d'olives, et préparent avec son marc, auquel on ajoute du miel et du jus de citron, un ragoût nommé *tahiné* qui a paru détestable aux Européens qui en ont mangé. Les médecins égyptiens emploient l'huile de sésame contre les ophthalmies ; mais ce médicament n'a pas de vertus plus marquées que dans toutes les autres huiles douces et récentes. C'est aussi un cosmétique en vogue chez les femmes d'Orient, pour leur donner un embonpoint qui les fait ressembler à la *pleine lune*, suivant l'expression de leurs poètes, et pour entretenir la souplesse de leur peau et de leur chevelure. Les feuilles de sésame servent à préparer des cataplasmes émolliens. (G...N.)

SESELI DE MARSEILLE. *V*. Fenouil tortu.

SÈVE ou LYMPHE DES VÉGÉTAUX. Suc aqueux, légèrement visqueux, destiné à être élaboré par les organes nutritifs des plantes, et circulant depuis les extrémités de leurs racines jusqu'à celles de leurs feuilles ou parties supérieures terminales. La sève des végétaux contient en général du mucilage, et des sels dont les proportions varient selon l'espèce du végétal, et même selon la saison où on la recueille. Ainsi, M. Vauquelin a trouvé quelques différences, légères à la vérité, entre la sève de l'orme prise au mois de mai, et celle prise au mois de novembre. *V.* Orme.

La sève de la vigne, que l'on nomme vulgairement *pleurs de la vigne*, est fort abondante au printemps, et a une force d'ascension très considérable, sur laquelle Hales a fait des expériences fort intéressantes.

Les sèves de bouleau, de charme, de hêtre et de marronnier ont été aussi soumises à l'analyse par divers chimistes. *V.* ces mots.   (G...n.)

SIALAGOGUES. Médicamens propres à exciter la sécrétion de la salive. On emploie comme sialagogues, les racines de pyrèthre, d'impératoire, d'angélique, de ptarmique.   (A. C.)

SILEX. On a donné ce nom à un genre de pierres entièrement formées de silice.

SILICE, *Oxide de silicium*. La silice est un oxide métallique, solide, blanc, insipide, rude au toucher, infusible au feu de forge le plus violent. Il est sans action sur les fluides impondérables, sur l'oxigène, l'air atmosphérique, et sur tous les corps combustibles non métalliques.

La silice se rencontre dans la nature en très grandes masses· tantôt elle est à l'état de pureté, comme dans le cristal de roche, tantôt elle est mêlée ou combinée à l'alumine, au fer, au manganèse, à la chaux, à la soude, à la potasse, etc.; elle est de la plus grande pureté dans le quartz hyalin que l'on rencontre cristallisé en prismes à six pans terminés par des pyramides à six faces. La silice constitue les grès, les sables; elle fait partie de l'agathe, de la cornaline, du silex de l'opale, de la pierre meulière, etc. Cet oxide se trouve en dissolution dans les eaux minérales; il existe dans presque tous les végétaux.

La silice se prépare dans nos laboratoires, de la manière

suivante : on prend du *grès* ou du *sablon*, une partie, on réduit en poudre fine, on mêle la poudre obtenue avec deux parties de potasse et une petite quantité d'eau ; on chauffe ce mélange dans un creuset d'argent, en ayant soin de le faire doucement d'abord, puis d'élever la température jusqu'au rouge ; on tient pendant long-temps le mélange à cette température. Pendant l'opération la masse se boursoufle, elle entre en fusion ; on la retire, et on la coule sur un marbre. Lorsqu'elle est refroidie, on la traite par une petite quantité d'eau, à l'aide de la chaleur ; ce liquide dissout la plus grande partie du produit ; on filtre la liqueur, on la traite par l'acide hydro-chlorique, qui donne lieu à un dégagement d'acide carbonique, en se combinant avec l'alcali pour former un sel à base de potasse, soluble dans l'eau. La silice tenue en solution par la potasse se précipite à l'état d'hydrate de silice ; on laisse reposer, on décante la liqueur claire, on lave le précipité, et quand il a été lavé à plusieurs reprises, on le recueille sur un filtre, et on le fait sécher ; on calcine jusqu'au rouge, et on conserve pour l'usage.

Si l'on redissolvait la potasse silicée dans une grande quantité d'eau, il ne se formerait pas de précipité par l'addition d'un acide ; il faudrait alors faire évaporer la liqueur jusqu'à siccité, en remuant sur la fin, traiter ensuite le résidu par l'eau, jeter sur le filtre la partie non dissoute ; la laver, la faire sécher et la calciner.

La silice est connue de toute antiquité ; les anciens chimistes lui avaient donné le nom de *terre vitrifiable*, parce qu'elle entre dans la composition du verre. (A. C.)

SILICIUM. On a donné ce nom au métal obtenu par la désoxigénation de la silice. M. Berzelius a obtenu ce corps simple métallique entièrement isolé de l'oxigène. Nous renverrons nos lecteurs, pour connaître ce qui a été dit sur ce métal plus curieux qu'utile, aux *Annales de Chimie et de Physique*, t. XXVII, p. 341. (A. C.)

SILIQUE et SILICULE. On désigne sous ces noms les fruits capsulaires, bivalves et à deux loges séparées par une

cloison, portant des graines sur l'une et l'autre suture. Cette
forme de fruits est un des principaux caractères de la famille
des Crucifères ; cependant on trouve des siliques dans les ché-
lidoines qui appartiennent aux Papavéracées, et dans quelques
Capparidées. *V.* les articles FRUITS et CRUCIFÈRES.   (G...N.)

SIMAROUBA. *Quassia Simaruba,* L. — *Simaruba amara,*
Aubl. — *Simaruba officinalis*, D.C. — *Simaruba Guyanensis,*
Rich., Bot. méd., t. 2, p. 764. (Famille des Simaroubées.
Décandrie Monogynie, L.) Arbre très élevé, qui croît dans
les localités sablonneuses de la Guyane et des Antilles, particulièrement à Saint-Domingue et à la Jamaïque. Son tronc est
droit, et a souvent 2 pieds de diamètre ; ses feuilles sont alternes, glabres, pinnées, à folioles au nombre de 10 à 16,
oblongues, arrondies, très obtuses, un peu échancrées,
épaisses, coriaces et sans nervures apparentes ; ses fleurs sont
dioïques, petites, blanchâtres, et disposées en une très grande
pannicule rameuse.

L'écorce de cet arbre est la partie depuis long-temps
employée, par les habitans de la Guyane, dans le traitement
de leurs maladies. Elle a eu aussi beaucoup de vogue, en
Europe, contre les dyssenteries ; mais on est aujourd'hui généralement d'accord sur la valeur de ce médicament, qui ne
l'emporte pas sur une foule d'autres substances excessivement
amères et astringentes. L'écorce de simarouba serait celle
de la racine et non du tronc, selon l'opinion de M. Fée,
qui n'a point rencontré de cryptogames parasites sur l'épiderme. Cette écorce est en plaques longues roulées ou repliées sur elles-mêmes, légères, grisâtres, très fibreuses,
flexibles, blanchâtres intérieurement, sillonnées transversalement, d'un rouge brun ou jaunâtre à l'extérieur, verru-
queuses, revêtues d'un épiderme plus pâle. L'odeur du simarouba est nulle ; mais il a une saveur excessivement amère.

D'après l'analyse publiée par M. Morin (*Journal de Pharmacie,* t. VIII, p. 67), cette écorce contient les principes suivans : une matière résineuse ; une huile volatile
ayant l'odeur du benjoin ; de l'acide malique ; des traces

d'acide gallique ; de la quassine ; de l'albumine ; du ligneux ; de l'acétate de potasse ; un sel ammoniacal ; du malate et de l'acétate de potasse, ainsi que divers autres sels ; de la silice et de l'oxide de fer. C'est certainement dans la quassine que résident principalement les propriétés médicales du simarouba. On administre ce médicament en infusion ou en décoction, à la dose d'une once pour une pinte d'eau. L'infusion est plus amère que la décoction ; celle-ci se trouble par le refroidissement, à cause de la matière résineuse qui se précipite. On en prépare un extrait et une poudre qui se donnent sous la forme de bols ou d'électuaires.

M. Aug. de Saint-Hilaire (Plantes usuelles des Brésiliens, tabl. V) a fait connaître une nouvelle espèce de simarouba, qu'il a nommée *versicolor*, et que l'on connaît au Brésil sous le nom vulgaire de *Paraïba*. Ce simarouba possède des propriétés semblables à celles du simarouba de Cayenne.   (G...N.)

SIMILOR. Alliage de zinc et de cuivre.

SIMPLE. Cet adjectif est employé pour désigner ce qui n'est pas composé ; ainsi on dit : corps simple, substance simple, poudre simple, sirop simple, etc. Le mot *simples*, au substantif, est pris comme synonyme de *plantes médicinales*. Le vulgaire appelle *simples* toutes les parties des plantes qui n'ont pas subi d'autres préparations que la dessication.   (A. C.)

SINAPISME. On a donné ce nom à un cataplasme dont la moutarde fait la base : ce cataplasme est employé pour déterminer la rubéfaction, produire une excitation générale ou une révulsion. On prépare le sinapisme en mêlant intimement de la poudre de moutarde fraîche et du vinaigre très fort, en quantité suffisante pour former une pâte d'une consistance molle, qu'on place sur la partie indiquée. Des praticiens ont indiqué la préparation du sinapisme avec l'eau seulement ; ils assurent que le sinapisme ainsi préparé est plus actif. Voici les proportions indiquées par MM. Henry et Guibourt :

Farine de moutarde pure..... 8 onces ;
Eau commune............. 8 onces.

On doit prendre de la farine de moutarde très bonne ; et, ce qui vaut mieux encore, la farine de moutarde privée d'huile : celle-ci nuit à l'action de la matière rubéfiante   (A. C.)

SIPHON. Instrument à l'aide duquel on peut transvaser les liquides. Ces instrumens sont en verre ou en métal ; ceux employés dans les laboratoires sont en verre, et consistent, tantôt dans un tube courbé, de manière à former un angle dont les branches sont d'une inégale longueur ; tantôt dans un tube courbé de la même manière, mais qui est soudé à un second tube destiné à attirer le liquide dans la branche la plus longue. Dans le premier cas, on a un siphon simple ; dans le deuxième, un siphon composé.

On se sert du siphon simple pour décanter les liquides qui surnagent divers corps plus pesans que le liquide. A cet effet, on plonge la branche la plus courte du siphon, rempli d'avance avec de l'eau, dans le liquide à décanter, puis on laisse couler ce liquide, qui est remplacé par d'autre, et successivement. Le siphon double est plus facile à mettre en usage : on ferme l'extrémité de la branche la plus longue avec le doigt ; on opère une succion dans le second tube destiné à cet effet. Lorsque les branches sont remplies de liquide, on le laisse couler. (*V*. les planches.)   (A. C.)

SIROPS. Les sirops sont des médicamens officinaux, liquides, visqueux, formés par une solution concentrée de sucre, 1°. dans de l'eau pure ; 2°. dans le même liquide chargé par infusion, décoction ou par distillation, des principes actifs d'une ou de plusieurs substances ; 3°. dans les sucs exprimés des plantes ; 4°. dans les sucs fermentés des fruits ; 5°. dans le vin ; 6°. dans le vinaigre ; 7°. dans les sucs émulsifs. La matière sucrée destinée à faire le sirop n'est pas toujours la même ; ainsi l'on peut employer divers sucres, le miel, etc. , quelquefois même on se sert tout-à-la-fois du sucre et du miel. Le sirop fait avec le miel se nomme *mellite* ; celui dont le véhicule est le vinaigre, *oximellite*. La quantité de sucre qui doit entrer dans la préparation des sirops n'est pas toujours la même ; elle dépend de la nature du véhicule. Lorsque celui-ci est bien chargé de principes extractifs, il faut 2 parties de sucre sur une partie de ce liquide; lorsque le véhicule est un suc acide, du vin, du vinaigre, 28 à 30 onces de sucre suffisent pour une livre de ces derniers liquides; il y aurait quelquefois de l'inconvénient à en mettre une plus grande quantité, par la raison que les acides végétaux font éprouver au sucre contenu dans un sirop trop cuit, une modification qui donne au sucre de canne des propriétés analogues au sucre de raisin.

Si l'on réfléchit sur la nature des sirops, on verra que, dans ces préparations, le sucre n'est employé que pour conserver les substances qu'on lui associe et qui jouissent de propriétés médicales. On doit donc, dans la préparation des sirops, remplir les indications suivantes : 1°. employer un liquide chargé le plus possible des principes actifs destinés à donner de l'efficacité aux sirops; 2°. éviter que le liquide ne soit altéré par son mélange avec le sucre. On remplit la première de ces indications en employant pour l'extraction du liquide un mode de manipulation proportionné à la nature du corps sur lequel on agit, et à la nature des principes que l'on veut en retirer, c'est-à-dire en employant l'infusion, si l'on veut obtenir les principes volatils et les principes fixes, les plus facilement solubles; en se servant de la décoction, si l'on veut épuiser le corps des principes qui offrent le plus de résistance à l'action dissolvante des liquides; enfin de l'expression et quelquefois même de la fermentation, si l'on agit sur des sucs végétaux. Pour remplir la deuxième indication, il faut, 1°. si le liquide est volatil et s'il contient des principes que l'action de la chaleur peut dissiper, y fondre à froid ou à l'aide d'une douce chaleur, la quantité convenable de sucre; 2°. si la chaleur n'est pas capable d'altérer le liquide, y fondre le sucre, le clarifier par ébullition, et ramener par évaporation le sirop à la consistance voulue; 3°. enfin si dans le même sirop on veut conserver les principes fixes et les principes volatils, employer, pour y dissoudre le sucre, les deux manipulations précédentes.

C'est d'après le procédé employé pour dissoudre le sucre qu'est fondée la classification actuelle des sirops, en sirops *par solution*, sirops *par ébullition*, et sirops *par solution* et *ébullition*. Cette classification est préférable à celle de sirop *par infusion*, *par distillation*, *par expression*, *par fermentation*, *par percussion*, termes empruntés aux opérations préliminaires employées pour l'extraction du liquide, et non pour la préparation du sirop.

On a aussi classé les sirops en trois ordres: le premier renferme le *sirop simple* ou *sirop de sucre;* le deuxième, les *sirops monoïamiques*, contenant un seul médicament outre le sucre et le dissolvant; le troisième ordre renferme les *sirops polyamiques*, sirops qui contiennent les principes de plusieurs substances médicamenteuses.

Les sirops monoïamiques peuvent se diviser en cinq sections.

1°. Les sirops formés par l'addition directe d'une substance médicamentense à du sirop de sucre.

2°. Sirops formés par l'addition d'un soluté aqueux, soit à du sirop simple, soit à du sucre. Dans le premier cas, il suffit d'enlever, à l'aide de l'évaporation, l'eau en excès; quelquefois cette soustraction est superflue; dans le deuxième cas, il faut joindre la clarification.

3°. Sirops préparés avec les eaux distillées des plantes aromatiques.

4°. Sirops préparés avec le suc d'un végétal.

5°. Sirops préparés avec le suc d'un fruit.

Les sirops polyamiques se divisent en deux sections, suivant que leur préparation se complique ou non d'une distillation.

Toutes ces classifications et celles que l'on pourrait encore ajouter, ne sont pas d'une grande utilité pour la préparation et la conservation des sirops; nous suivrons donc la marche qui nous est indiquée par le titre de cet ouvrage, c'est-à-dire l'ordre alphabétique.

Il ne suffit pas, lors de la préparation des sirops, de savoir que l'on peut obtenir un sirop en faisant fondre, à l'aide de la chaleur, deux parties de sucre dans une de liquide ; il faut encore, 1°. apprécier les qualités du sucre ; 2°. varier les proportions de ce corps à employer, selon la nature du liquide à réduire en sirop ; 3°. connaître les soins qu'exige la clarification ; 4°. conduire le feu d'une manière convenable ; 5°. connaître les signes qui indiquent la cuite du sirop ; 6°. prévoir les causes qui tendent à la détérioration de ces médicamens, expliquer les phénomènes qui en résultent ; 7°. n'ignorer aucune des précautions à prendre pour leur conservation.

Choix du sucre.

Les diverses espèces de sucre que l'on trouve dans le commerce ne sont pas également convenables à la préparation des sirops. Le *sucre de l'Inde* se clarifie mal, il fournit un sirop qui ne cristallise que difficilement, mais il conserve une saveur particulière qui a quelque chose de désagréable. Ce sucre peut entrer dans les sirops destinés aux électuaires et dans les médicamens très chargés de principes extractifs. Le *sucre Martinique* ou *Saint-Domingue*, que l'on désigne sous le nom de *cassonade des îles*, est préférable en ce qu'elle donne, par la clarification, un sirop d'une transparence parfaite, exempt de toute saveur étrangère. Le *sucre dit des quatre cassons* fournit un sirop de bonne qualité. On doit, pour tous les sirops par solution, employer le sucre en pain pafaitement raffiné. On doit rejeter les sucres qui ont une couleur azurée : ces sucres, ainsi que nous l'a fait connaître notre compatriote M. Bougueret, pharmacien distingué de Langres, contiennent du bleu d'azur, produit résultant de la vitrification du safre (oxide de cobalt arseniqué) avec de la silice. Pour reconnaître la présence de ce produit, on dissout le sucre dans une grande quantité d'eau, laissant déposer. Le dépôt, examiné à la loupe, présente des molécules vitreuses ; traité par la potasse et par les acides, ce produit fournit une solution qui, amenée à siccité, puis dissoute dans l'eau, donne une encre de sympathie : cette encre, étendue sur du papier, fournit par la chaleur des traits de couleur verte.

Les sucres contiennent quelquefois de la chaux ; lorsqu'on se sert dè ce produit pour faire des sirops qui doivent leurs couleurs à des infusions de fleurs (ex. l'infusum de violettes), la présence de cet oxide alcalin donne lieu à un changement de couleur (du bleu au vert) qui ne permet pas d'employer le sirop préparé avec ce sucre. Pour reconnaître et apprécier la quantité de chaux, on brûle un poids donné de sucre, on traite le résidu réduit en poudre fine, par l'acide nitrique affaibli ; on filtre la solution acide, on la précipite par l'oxalate d'ammoniaque, on recueille le précipité, on le lave, on le fait sécher, et on le calcine fortement ; le résidu de la calcination est l'oxide de calcium (la chaux), dont on peut prendre le poids.

La cassonade se trouve quelquefois mêlée à du sucre de lait. M. Planche a donné le moyen suivant pour reconnaître la quantité de ce sucre, mêlé au sucre de canne. On prend 4 grammes (1 gros) de la cassonade à essayer, on l'introduit dans une fiole à médecine, on y ajoute une cuillerée d'alcool faible à 20°, et l'on agite : si le sucre est pur, la solution est complète et limpide ; dans le cas contraire, la liqueur devient louche et laisse déposer le sucre de lait. On laisse déposer, on décante, on lave avec un peu d'eau froide, on fait sécher, et l'on pèse. Au poids du sucre de lait obtenu, on connaît les proportions dans lesquelles entrent les deux espèces de sucre ; dans ce cas, il faut toujours faire déduction de la petite quantité d'eau que retient le sucre mis en expérience.

La falsification du sucre de canne par le sucre de lait n'est pas la seule ; on connaît encore celle du même produit par l'amidon. Cette falsification s'exerce sur le sucre blanc, et l'on a vendu, à Paris, sous le nom de *fleur de sucre,* un mélange de fécule et de sucre. Pour reconnaître les proportions dans lesquelles ce mélange est fait, on en prend une quantité donnée, et on le mêle à l'eau froide, on agite : le sucre se dissout dans l'eau, la fécule reste indissoute ; on laisse reposer, on décante, on lave avec de nouvelle eau, puis on jette le résidu sur un filtre ; on le fait sécher, et on le pèse ; on examine ensuite, à l'aide de la teinture d'iode, si le résidu est formé d'amidon.

Clarification des sirops.

La clarification et la décoloration des sirops s'opère à l'aide de plusieurs procédés :

1°. Par solution à froid et filtration de la solution ;

2°. Par solution et édulcoration faite à froid à l'aide du charbon animal ;

3°. Par solution et clarification à l'aide de la chaleur et de l'albumine ;

4°. Par clarification et édulcoration à chaud, par l'emploi du charbon animal.

A l'article SIROP DE SUCRE nous donnerons des détails sur ces divers moyens de clarification.

Conduite du feu dans la préparation des sirops.

L'action du calorique appliquée à la *cuite* des sirops étant prolongée, elle donne lieu à des sirops colorés, et qui ne sont pas susceptibles de cristalliser. On a cherché à obvier à ces inconvéniens : pour cela, on fait cuire les liquides à un feu vif et à gros bouillons. On doit cependant avoir soin de modérer l'ébullition pour ne pas faire passer le sirop sur les bords de la bassine ; cet accident forcerait le manipulateur à ajouter de l'eau qu'il faudrait ensuite faire évaporer. Cette manipulation vicieuse donnerait lieu à la coloration du sirop, que l'on cherche à éviter.

Des moyens de reconnaître la cuite des sirops.

Divers modes d'agir ont été prescrits pour la cuite des sirops ; on a proposé, 1°. l'emploi de l'aréomètre ; 2°. celui du thermomètre ; 3°. l'examen comparatif de la densité, d'un volume égal d'eau et de sirop. L'emploi de l'aréomètre est fondé sur ce que la densité du sirop est d'autant plus considérable que la quantité d'eau soustraite par l'évaporation est plus grande ; le sirop cuit et privé de l'eau superflue doit marquer

3o° à l'aréomètre de Baumé, et 35° lorsqu'il est refroidi. L'emploi du thermomètre est fondé sur ce principe, que le degré de température qu'un liquide exige pour entrer en ébullition, est en raison directe de sa densité. Le sirop cuit bouillant doit élever le mercure à 1o5°. Enfin, on sait qu'un flacon qui contient 32 gram. (1 once) d'eau, doit contenir 4o gram. 3 décigram. (1o gros 6 grains) de sirop bien cuit. D'autres moyens sont encore mis en usage ; ainsi on emploie de petites ampoules de verre ou de métal, lestées de manière à ce que leur pesanteur spécifique soit un peu plus faible que la pesanteur fixée pour la cuite du sirop, 1,26o. Tant que le sirop n'est pas en consistance convenable, ces petits instrumens restent au fond du sirop ; mais aussitôt que le liquide acquiert cette densité de 1,261, ils montent à la surface, c'est le moment de retirer le sirop du feu.

Dans quelques laboratoires, on agit de la manière suivante, qui n'est pas des plus exactes : on pèse la bassine pleine de sirop à faire cuire ; on soustrait le poids qu'elle avait étant vide, on porte sur le feu ; on fait évaporer : lorsque le poids total est seulement d'un tiers plus fort que celui du sucre employé, on arrête l'évaporation ; c'est ainsi qu'avec 2o livres de sucre on prépare 3o livres de sirop cuit. Il est évident que cette manière d'opérer n'est pas sans inconvénient et doit donner un sirop qui n'est pas assez cuit : en effet, le sucre employé, quelque beau qu'il soit, éprouve par la clarification une perte compensée par de l'eau qui nuit à la conservation du sirop.

Il est des signes physiques qui ne trompent pas le manipulateur exercé à la confection des sirops. Ces signes sont : 1°. la lenteur avec laquelle se rapprochent sur eux-mêmes les bords écartés d'une goûte de sirop mise sur le dos d'une assiette et sur laquelle on a passé le dos de la cuillère ; 2°. de la viscosité avec laquelle le sirop se détache d'une cuillère qui en est imprégnée ; 3°. du retrait que prend la dernière goutte qui se détache de l'écumoire. Mais la connaissance de ces signes ne s'acquiert que par de nombreuses manipulations ; il vaut donc mieux avoir recours à l'aréomètre en ayant soin de prendre pour point de cuisson 3o° bien couverts dans la saison où la température est modérée, et 3o° et demi couverts dans les chaleurs de l'été.

Le sirop trop cuit laisse apercevoir à sa surface, lors de son refroidissement, une petite pellicule; cette pellicule est due à la réunion de petits cristaux dont le repos favorise l'accroissement, et qui se déposent au bout de peu de jours, si le liquide est aqueux.

Altérations des sirops.

Les sirops éprouvent diverses altérations. Ces altérations varient selon la nature du sirop: 1°. les sirops acides, lorsqu'ils sont trop cuits, laissent précipiter, peu de temps après leur préparation, une substance sucrée qui occupe quelquefois une partie des vases, qui d'autres fois remplit presque toute la bouteille. Cette substance a été considérée comme du sucre de raisin. On rend au sirop qui a subi ce changement sa liquidité première en l'exposant à une douce chaleur.

2°· Les sirops aqueux laissent quelquefois déposer des cristaux réguliers qui sont du sucre pur et cristallisé; ce sucre, par la cristallisation, est isolé des matières muqueuses, extractives et colorantes. Les sirops qui ont perdu une partie du principe conservateur (le sucre), présentent assez souvent une moisissure à leur surface, ils éprouvent la fermentation qui peut être due, 1°. à ce qu'ils n'ont pas été bien clarifiés; 2°. à ce qu'ils ont été enfermés lorsqu'ils étaient encore chauds; 3°. à ce qu'on s'est servi de vases humides pour les renfermer; 4°. au degré de la *cuite* qui avait été mal saisi; 5°. à ce qu'ils sont renfermés dans des bouteilles mal bouchées. La clarification mal opérée laisse dans le sirop une certaine quantité de matières mucilagineuses fournies par le sucre ou le liquide. Ces substances servent de ferment et elles facilitent la décomposition des sirops. Si le degré de cuite est trop faible, la fermentation est déterminée par la raison que le sucre n'est pas en proportion convenable, relativement au liquide. Si le sirop est trop cuit, le sirop s'altère, parce que le sucre en excès dans le sirop cristallise, les cristaux formés attirent peu à peu une portion du sucre contenu dans le sirop, ils grossissent aux dépens du sucre nécessaire à la conservation du sirop. Le liquide devenant aqueux, le reste du sucre subit alors la fermentation. Si l'on met en bouteille et que l'on bouche les sirops avant qu'ils soient refroidis, la vapeur d'eau qui s'élève de la masse de sirop ne pouvant se volatiliser, se condense à la partie supérieure de la bouteille, et décuit une couche supérieure de sirop; alors l'équilibre est détruit, l'altération commence. Le même phénomène a lieu si le vase employé est humide : l'eau, moins dense que le sirop, se rassemble à la surface et donne lieu au même effet. Si on laisse le sirop dans des lieux où la température est un peu élevée, et dans des vases qui ne sont pas entièrement pleins, la fermentation a lieu plus promptement encore que dans les cas précédens; l'air, la chaleur et l'humidité sont les agens qui déterminent cette altération.

Si l'on considère, 1°. que les matières extractives fournies par les substances organiques qui entrent dans la composition des sirops sont susceptibles de jouer le rôle de ferment; 2°. que dans nos pharmacies ces médicamens sont toujours exposés à un certain degré de température; 3°. qu'il est presque impossible de les abriter entièrement du contact de l'air; 4°. enfin, qu'ils contiennent du sucre, de l'eau et des matières organiques, on verra que ces préparations présentent toutes les conditions nécessaires pour déterminer la fermentation spiritueuse; aussi donnent-elles les mêmes produits et présentent-elles les mêmes phénomènes lors de leur décomposition. En effet, on voit qu'il se forme de l'acide carbonique qui traverse le sirop, le soulève en écume, fait quelquefois partir le bouchon avec bruit, et jette une partie du liquide hors du vase. Le sirop qui a subi cette altération devient acide, sa couleur s'altère; si elle est rouge, elle devient plus claire; peu à peu la fermentation s'apaise par la présence de l'alcool qui s'est formé; mais le sirop a une saveur et une odeur vineuses; sa consistance est moins grande, etc. Si le sirop qui a éprouvé ces modifications renferme des principes aromatiques ou volatils, il est entièrement perdu ; s'il renferme des principes fixes, il est possible de lui restituer ses qualités premières en le chauffant : à l'aide de cette opération, on en dégage l'acide carbonique et l'alcool formés ; il est cependant plus convenable de le clarifier de nouveau et de le faire évaporer en consistance convenable. Les sirops qui ont subi cette seconde clarification sont susceptibles d'une longue conservation, ce qui résulte de ce que la fermentation a détruit tout le principe fermentescible. Nous avons souvent vu que des sirops chargés d'extractifs, sirops auxquels il avait été impossible de donner de suite une limpidité parfaite, acquéraient cette propriété par une deuxième clarification opérée après quelques mois de repos.

Conservation des sirops.

Les sirops préparés avec le *décoctum* de substances animales s'altèrent plus facilement que les autres. Les sirops chargés de mucilage sont d'une conservation plus difficile ; ils se liquéfient, et il y a dégagement d'une grande quantité d'acide carbonique ; on a conseillé de leur donner une consistance à l'aide d'une ébullition rapide, afin que leur grande densité empêchât l'air de les pénétrer ; mais le meilleur moyen de conserver les sirops est de les enfermer dans des bouteilles bouchées avec soin, placées à la cave. On doit en préparer peu à la fois, afin de les renouveler plus souvent.

Les règles générales pour la préparation des sirops sont les suivantes : 1°. le sucre à employer doit être très pur ; 2°. on doit varier la quantité de sucre selon la nature du liquide ; 3°. la clarification doit être parfaite ; 4°. l'évaporation du sirop doit se faire rapidement et à gros bouillons ; 5°. les sirops doivent être toujours cuits au même degré, 30° de l'aréomètre de Baumé, et 30° ½ dans la saison où la température est plus élevée ; 6°. ne renfermer les sirops que lorsqu'ils sont complètement froids, et dans des vases bien secs ; 7°. les conserver dans des endroits frais, dans des vaisseaux toujours pleins et bien bouchés. Ces règles peuvent être appliquées à la préparation des divers sirops.

Sirop d'absinthe. Sommités de grande et de petite absinthe séchés et mondées, de chaque, 96 grammes (3 onces); eau bouillante, 1500 gram. (3 livres). On verse l'eau bouillante sur les plantes, on laisse infuser pendant 6 heures, on passe l'infusum, on ajoute à la liqueur le double de son poids de sucre, et l'on fait un sirop à vase clos. MM. Guibourt et Henry ont indiqué le procédé suivant: on prend, feuilles mondées de grande absinthe, 64 grammes (2 onces); eau bouillante, 640 grammes (20 onces); sirop de sucre, 1000 gram. (2 livres); eau distillée d'absinthe, 64 grammes (2 onces). On prépare avec l'absinthe une infusion en laissant en contact le liquide avec les feuilles, pendant 24 heures. Après ce temps, on passe avec expression, on filtre la liqueur, on la mêle au sirop, et l'on fait cuire rapidement jusqu'au 31me degré de l'aréomètre; on ajoute l'eau distillée d'absinthe qui ramène le sirop au degré voulu (30° bouillant). On prépare de la même manière les sirops d'Armoise, d'Hyssope, de Lierre terrestre.

Sirop d'acétate de morphine. Sirop de sucre incolore, 128 gramm. (4 onces); acétate de morphine, 2 décigrammes (4 grains). On dissout l'acétate de morphine dans une petite quantité d'eau acidulée avec une goutte de vinaigre pur, on mêle au sirop, et l'on filtre. Ce sirop est souvent employé pour remplacer le sirop d'opium; il contient un grain d'acétate de morphine par once de sirop.

Sirop d'acide citrique. Sirop de sucre blanc, 1000 grammes (2 liv.); acide citrique pur, 20 gram. (5 gros); eau, 40 grammes, (10 gros); zestes récens de citrons, n° 1. On fait dissoudre l'acide dans l'eau en se servant d'une fiole à médecine, en s'aidant d'une douce chaleur; on ajoute ensuite la solution au sirop, qui a été versé bouillant sur le zeste de citron que l'on a divisé en petits morceaux; on laisse refroidir et l'on passe.

On prépare de la même manière le Sirop d'acide tartrique. Les sirops citrique et tartrique ainsi préparés sont employés comme rafraîchissans; on les fait entrer dans quelques potions et surtout dans les tisanes; la dose est de 64 à 128 grammes (de 2 à 4 onces).

Sirop d'acide hydro-cyanique. Sirop de sucre pur, 128 gram. (4 onc.); acide hydro-cyanique au quart, 8 décigrammes (16 grains). L'acide hydro-cyanique employé pour préparer ce sirop s'obtient en mêlant une partie d'acide anhydre (préparé par la méthode de Gay-Lussac) avec 3 parties d'eau. De là il résulte que l'once de sirop contient exactement un grain d'acide. Ce sirop ne doit pas faire partie des médicamens officinaux; l'acide hydro-cyanique qui entre dans ce mélange étant susceptible de se décomposer, on ne doit le préparer qu'au moment de s'en servir; sans cela, on emploierait un médicament infidèle. On ne doit le donner que d'après l'ordonnance du médecin. Nous ne savons si l'on tire un grand parti de la médication à l'aide de l'acide hydro-cyanique; mais il serait à désirer que les formules pour l'emploi de ce médicament fussent arrêtées d'une manière uniforme, et qu'il en fût de même du procédé à suivre pour obtenir l'acide.

Sirop d'acide hydro-cyanique

DU CODEX, *Sirop d'acide prussique.* Sirop simple, 9 parties ; acide hydro-cyanique préparé selon la méthode de Vauquelin, 1 partie. On mêle exactement, et l'on conserve dans un flacon fermé avec soin. Ce sirop ne doit être donné qu'à la dose de quelques gouttes. M. Magendie dit qu'à la dose d'une once, et même moins, il causerait la mort. Cette assertion est exacte.

SIROP D'ACIDE HYDRO-CYANIQUE MAGENDIE. Sirop de sucre blanc, 500 grammes (1 livre) ; acide prussique médicinal, 4 gramm. (1 gros). Mêlez. On ne doit, autant que possible, préparer tous ces sirops qu'au moment de les employer. L'acide prussique médicinal de Magendie s'obtient en étendant de six fois son volume d'eau l'acide obtenu par le procédé de M. Gay-Lussac.

SIROP D'ACIDE PHOSPHORIQUE. Sirop simple pur, 1000 gram. (2 livres); acide phosphorique pur et liquide marquant 45° au pèse-acide, 16 gram. (4 gros). Mêlez exactement. L'acide phosphorique à 45° contient la moitié de son poids d'acide anhydre. La dose d'acide étendu indiquée ici est suffisante pour avoir un sirop d'une acidité marquée.

SIROP D'ACIDE TARTRIQUE, *Sirop tartareux. V. Sirop d'acide citrique.*

SIROP D'AIL. (*Formule de la Pharmacopée polonaise.*) Bulbes d'ail cultivé, 192 grammes (6 onces); eau bouillante, 384 grammes (12 onces).

On laisse en macération pendant 12 heures dans un vase de porcelaine bien fermé ; on passe ensuite sans exprimer, et l'on fait dissoudre dans la colature, le double de son poids de sucre blanc pulvérisé. On laisse refroidir, on enlève une petite couche qui s'est formée à la surface du sirop, et on le conserve dans des bouteilles bien fermées. Ce sirop est regardé comme anthelmintique et anti-scorbutique. On le donne à la dose de 16 à 24 gram. (4 à 6 gros).

SIROP D'AMANDES, *Sirop d'orgeat.* Divers modes ont été indiqués pour la préparation du sirop d'orgeat, le suivant est celui du *Codex.* On prend, amandes douces mondées, 500 gram. (1 livre) ; amandes amères mondées, 250 grammes (8 onces); sucre très blanc, 875 gram. (1 livre 12 onces). On pile les amandes avec le sucre dans un mortier de marbre, en ajoutant eau commune, 128 gram. (4 onces), continuant de piler jusqu'à ce qu'on ait une masse molle et bien homogène (on peut activer ce broiement en se servant d'une pierre et d'un cylindre de fer poli, comme pour le chocolat). Lorsque la masse est bien homogène dans toutes ses parties, on la délaie dans, eau commune (1), 1875 grammes (3 livres 12 onces), pour obtenir une émulsion ; on passe en exprimant ; on ajoute à la colature, sucre blanc, 2500 gram. (5 livres). On fait chauffer à la chaleur du bain-marie, agitant jusqu'à ce que le sucre soit dissous; on retire du feu, on passe à la chausse, et l'on ajoute,

---

(1) On peut faire tiédir l'eau destinée à faire l'émulsion ; elle est alors plus facile à obtenir.

avant le refroidissement complet du sirop, eau de fleurs d'oranger, 96 grammes (3 onces), ou, selon la demande de quelques personnes, teinture d'écorces de citrons, 16 gram. (4 gros). On conserve ensuite dans des bouteilles sèches, propres et bien fermées. Le sirop d'amandes est sujet à se séparer par le repos. Quelques personnes, pour obvier à cet inconvénient, ont indiqué l'emploi d'une certaine quantité de gomme à la dose de 32 à 64 grammes pour les quantités d'amandes et de sucre indiquées dans la formule que nous avons rapportée.

D'autres procédés ont été indiqués par MM. Oulès, Pellerin, Gruel. Le procédé de M. Oulès est le suivant : on prend, amandes douces mondées, 1000 grammes (2 livres); amandes amères, 500 grammes (1 livre); eau pure, 3000 grammes (6 livres); sucre pur, 5000 grammes (10 livres); eau distillée de fleurs d'oranger, 160 gram. (5 onces); essence de citron, 6 gouttes. On monde les amandes, on pile avec un quart du sucre, et sans eau jusqu'à ce que l'huile sorte ; alors on fait l'émulsion, puis le sirop. Les auteurs ne sont pas d'accord sur la valeur de ce procédé : les uns disent qu'en le suivant, on est sûr d'obtenir un sirop homogène ; d'autres, que l'emploi de ce moyen peut chauffer l'huile et lui donner de la disposition à rancir et à fournir un sirop qui acquiert un goût désagréable au bout de quelques temps. Le procédé de M. Gruel, qui consiste à diviser la masse pour la faire entrer en plus grande quantité est, suivant M. Henry fils, défectueux, en ce que ce sirop doit fermenter plus promptement. Le procédé de M. Pellerin consiste à piler les amandes avec beaucoup de su-

ere et par petites portions, afin de faciliter l'union de l'huile avec le sucre ; à former une émulsion qu'il passe deux fois, et enfin à former le sirop. Suivant M. Guibourt, ce procédé a quelques inconvéniens qui sont : 1°. la trop grande division du parenchyme qui passe plus ou moins avec l'émulsion, selon que la pression est plus ou moins forte ; 2°. la séparation d'une partie de l'huile qui, isolée du mucilage, ne s'y mêle plus exactement et donne une apparence grasse au sirop.

Le sirop d'orgeat est employé comme adoucissant ; on le fait entrer dans des potions, des tisanes. On trouve dans le commerce, et surtout chez la plupart des épiciers et herboristes, un sirop appelé d'*orgeat* : ce sirop, vendu à bas prix, est d'une couleur jaune, et il ne contient pas la quantité d'émulsion voulue. C'est mal à propos qu'on a donné ce nom à une semblable préparation, qui n'a de ressemblance avec le sirop du pharmacien, que par le nom.

Sɪʀᴏᴘ ᴅ'ᴀᴍᴀɴᴅᴇꜱ ɢᴏᴍᴍᴇ́ ᴇᴛ ᴠᴀɴɪʟʟᴇ́. Nous avons donné ce nom à un sirop très agréable, résultant du mélange de sirop d'amandes, 4 parties; sirop de gomme, 4 parties; sirop de vanille, 4 parties. Mélant exactement. Ce sirop, mis avec de l'eau en quantité convenable, fournit une boisson des plus agréables.

Sɪʀᴏᴘ ᴀɴᴛɪ-ꜱᴄᴏʀʙᴜᴛɪQᴜᴇ, *Sirop de raifort composé*, *du Codex*. Racine de raifort sauvage, feuilles fraîches de trèfle d'eau, feuilles fraîches de cochléaria, oranges amères, de chaque, 500 grammes (1 livre); écorce de cannelle, 48 grammes (1 once et demie). On introduit dans la cucurbite d'étain d'un alambic les herbes hachées, les racines, les oranges coupées, et la cannelle concassée ; on verse dessus, vin blanc généreux, 2000 grammes (4 livres). On adapte le chapiteau à la cucurbite, on lute, on laisse en macération pendant 2 jours, on distille au bain-marie pour retirer 500 grammes (1 livre) de liqueur alcoolique aromatique à laquelle on ajoute, sucre blanc, 1000 grammes (2 livres). On fait, au bain-marie avec la liqueur filtrée et dans un vase clos, un sirop d'une consistance convenable ; on passe ensuite sans expression la liqueur qui reste dans la cucurbite. On la laisse déposer, on tire à clair, on décante, et l'on y ajoute, sucre blanc, 1000 grammes (2 livres), on fait cuire, on clarifie avec l'albumine, on passe, puis on mêle ensuite les deux sirops lorsqu'ils sont presque froids. Quand le sirop résultant du mélange est entièrement refroidi, on le conserve dans des bouteilles bien bouchées. Lors de la préparation du sirop anti-scorbutique, on remarque que les vases métalliques employés sont fortement noircis : cet effet est dû à la présence du soufre qui existe dans les plantes anti-scorbutiques, et qui, selon MM. Henry et Garot, constitue un acide particulier. Ces chimistes ont nommé cet acide *sulfo-sinapique*. On doit avoir soin, lorsque l'on prépare le sirop avec la liqueur aromatique, de filtrer cette liqueur. Quelques auteurs ont recommandé de laisser déposer avant de l'employer ; mais ce moyen n'est pas sans inconvénient : le liquide décanté retient de l'huile volatile en suspension ; celle-ci, âcre, piquante, entraîne souvent avec elle une petite quantité de plomb sulfuré provenant du serpentin, qui lui donne une couleur noire.

Le sirop anti-scorbutique se donne comme dépuratif : la dose est de 16 à 48 gram. et plus (de 4 gros à 1 once et demie).

Sirop anti scorbutique de Portal. Racine de gentiane, 32 grammes (1 once) ; racine de raifort sauvage, 32 grammes (1 once) ; racine de garance, 16 grammes (4 gros) ; écorce de quinquina, 16 grammes (4 gros) ; cresson de fontaine, 128 grammes (4 onces) ; cochléaria, 128 grammes (4 onces) ; sucre, 750 grammes (1 liv. 8 onces). On prépare une décoction avec les racines de gentiane, de garance et l'écorce de quinquina, et l'on fait, avec cette infusion, un sirop que l'on fait cuire à 30°. On prépare ensuite, avec la racine de raifort, le cochléaria et le cresson, un suc qui, lorsqu'il est filtré, est converti en sirop à une douce chaleur ; ce sirop est passé, puis mêlé au précédent lorsqu'il est refroidi.

On ajoute au sirop de Portal, 5 centigram. (1 grain) de per-chlorure de mercure dissous dans l'alcool ; mais il est probable que ce per-chlorure est décomposé en partie et converti en sulfure à l'aide du soufre contenu dans les plantes anti-scorbutiques. Quelques praticiens, au lieu de traiter les racines et l'écorce de quinquina par infusion, font une décoction dont ils se servent pour faire le sirop. Le sirop de Portal est encore administré à la dose de 32 à 64 gram. (1 à 2 onces).

Sirop d'armoise. Se prépare de même que le sirop d'absinthe. *V.* ce mot.

Sirop d'armoise composé, *Sirop aromatique*, *Sirop d'armoise et de sabine*. Racines d'aunée, de livèche, de fenouil, de chaque, 16 grammes

(4 gros); sommités fleuries d'armoise, 192 grammes (6 onces); herbe de pouillot, de cataire, de sabine, de chaque, 192 gramm. (6 onces); sommités de marjolaine, d'hyssope, de matricaire, de rue, de basilic, de chaque, 112 gram. (3 onces 4 gros); semences d'anis, écorce de cannelle, de chaque, 36 grammes (9 gros). On pile légèrement toutes ces substances, puis on les fait macérer pendant trois jours dans, hydromel, 9 kilogrammes (18 livres). Après ce temps, on soumet à la distillation pour obtenir 250 grammes (8 onces) de liqueur aromatique. On mêle cette liqueur avec 500 grammes (1 livre) de sucre, et l'on fait un sirop à vase clos; on prend le résidu de la distillation qui est resté dans la cucurbite de l'alambic; on passe en exprimant légèrement, on fait cuire la liqueur passée et tirée à clair avec sucre, 2000 grammes (4 livres). Lorsque le sirop est clarifié et cuit convenablement, on le laisse refroidir; on ajoute alors le sirop aromatique, on mêle, et l'on conserve. Ce sirop est considéré comme emménagogue : on le donne à la dose de 16 à 48 grammes (de 4 gros à 1 once et demie).

Sirop de baume de Tolu On prend, baume de Tolu choisi et concassé, 500 grammes (1 livre); eau commune, 1000 grammes (2 livres). On fait digérer au bain-marie pendant 12 heures à vase clos, en ayant soin de remuer de temps en temps; on décante la liqueur, on filtre et l'on y ajoute le double de son poids de sucre blanc, on fait un sirop que l'on filtre et que l'on conserve dans des flacons bien bouchés.

Le procédé suivant a été indiqué dans un excellent ouvrage; ce procédé demanderait peut-être de légères modifications? En effet, dans ce procédé on a retranché la quantité de baume indiquée dans le *Codex*, par la raison qu'une partie de l'acide benzoïque dissous cristallise par le refroidissement des deux liqueurs réunies, ce qui indique qu'elles sont suffisamment saturées d'acide; mais ne peut-on pas penser qu'outre l'acide dissous et qui doit entrer dans la composition du sirop, il est d'autres principes susceptibles d'agir sur l'économie animale, principes qui ne se trouvent pas dans le sirop préparé avec une moindre quantité de baume. On prend, baume de Tolu pur, 128 gram. (4 onces); eau pure, 532 grammes (17 onces). On concasse le baume, on le met dans un pot de faïence couvert avec une partie de l'eau, on tient à la température de l'eau bouillante pendant une heure, en agitant très souvent avec une spatule, puis refermant le vase; on décante l'eau qui a agi, on en remet de nouvelle, et l'on agit de la même manière; on réunit les deux liqueurs dans un matras, on y fait fondre à froid du sucre concassé, et l'on filtre à travers un papier. On conserve ensuite convenablement. D'autres procédés pour la préparation du sirop de Tolu ont été proposés par divers praticiens : les uns prescrivent de précipiter la teinture de Tolu par l'eau, de filtrer et de faire un sirop avec la liqueur claire; d'autres, de dissoudre le baume de Tolu dans de l'alcool à 30°, et de triturer une partie de cette solution avec du sirop de sucre mêlé à de l'eau albumineuse, de faire bouillir un moment, et de passer. D'autres, enfin, ont indiqué de faire digérer le baume avec de l'eau et une partie du sucre, de filtrer le produit de la digestion, d'y ajouter le reste du sucre, puis de filtrer le sirop au papier.

Le sirop de Tolu est un tonique ; on l'ordonne dans les maladies de poitrine : la dose est de 32 à 96 gram. (1 à 3 onces). On prépare de la même manière le sirop de BENJOIN.

SIROP DE BELLET, *Sirop mercuriel*. Ce sirop, qui est encore ordonné de nos jours, se prépare par plusieurs procédés, et il serait à désirer que les praticiens s'entendissent pour adopter une seule formule donnant un médicament toujours constant dans sa préparation et jouissant de propriétés qui pussent être appréciées par le praticien. Les formules proposées pour la préparation du sirop de Bellet sont les suivantes : 1°. on faisait dissoudre 96 gramm. (3 onces) de mercure dans 750 grammes (1 livre 8 onces) d'acide nitrique ; on mêlait la dissolution avec une pinte et demie d'esprit-de-vin, on distillait pour obtenir une liqueur nitrique éthérée qui ne contient pas de mercure. On mêlait 2 onces de ce liquide à un sirop préparé avec squine, 8 grammes (2 gros) ; colle de poisson, 16 gram. (4 gros) ; sucre, 750 gram. (1 livre 8 onces) ; eau, quantité suffisante. Ce sirop, comme on le voit, ne contenait pas de sels de mercure ; on en ajoutait 2 décigrammes (4 grains) pour toute la dose de sirop indiqué. Avant d'ajouter le sel, on le faisait dissoudre dans 6 décigram. (12 grains) d'acide nitrique. La totalité du sirop obtenu de cette manière était de 1128 gramm. (36 onces), et 32 gram. (1 once) de ce médicament ne contenaient qu'un neuvième de grain de sel mercuriel. 2°. On faisait dissoudre à froid 128 grammes (4 onces) d'oxide (obtenu en précipitant une solution

mercurielle par la potasse) dans 250 gram. (8 onces) d'acide nitrique affaibli (l'eau forte) ; on mêlait cette dissolution à 6 pintes de vinaigre distillé et à 16 kilogramm. (32 livres) d'acide nitrique alcoolisé. De ce mélange résultait un liquide contenant 25 décigramm. (50 grains) de sel mercuriel pour 500 grammes (1 livre) ; mais bientôt ce sel se précipitait presque entièrement. Lorsque cette liqueur dite fondamentale était éclaircie, on en prenait 2250 gram. (4 liv. et demie) pour les mêler à 8 kilogram. (16 livres) de sirop de sucre très cuit. Il en résultait un sirop qui ne contenait pas sensiblement de mercure. Cette formule fut abandonnée pour la suivante :

3°. On fait un mélange de 16 kilogram. (32 liv.) d'alcool nitrique et de 3 pintes de vinaigre distillé, et dans une bouteille d'une capacité de 8 pintes, on versait 1500 grammes de cette liqueur fondamentale, et l'on remplissait ensuite avec du sirop simple préparé avec du sucre blanc. Ce sirop ne contenant plus de mercure, on ajoutait 6 décigrammes (12 grains) de sublimé corrosif à 1000 grammes (2 livres) de sirop, lorsque ce médicament était prescrit sous le nom de *sirop mercuriel de Bellet* ; il contenait alors trois huitièmes de grain de sel mercuriel par once.

4°. La formule suivante est due à M. Portal : on fait dissoudre 16 gram. (4 gros) de mercure dans 32 grammes (1 once) d'acide nitrique pur ; on ajoute 250 grammes (8 onces) d'esprit-de-vin rectifié ; on fait digérer dans un matras pendant un jour ou deux ; on ajoute 500 grammes (1 livre) de sucre dissous dans suffisante quantité d'eau, et l'on fait évaporer jusqu'à consistance convenable. Ce sirop, comme ceux préparés d'après les formules citées plus haut, ne contient plus ou presque plus de mercure. Il est donc inutile de préparer à grands frais ce sirop, pour ne donner que du sirop simple, ou une préparation analogue.

5°. La formule suivante a été publiée dans le *Journal des pharmaciens de Paris*, p. 377. Sirop de sucre, 500 grammes (1 livre); nitrate de mercure pur, 6 grammes 2 décigramm. (112 grains); éther nitrique, 2 grammes (36 grains). Faites dissoudre à froid le sel de mercure dans l'eau distillée, ajoutez le soluté et l'éther au sirop, et mêlez.

Ce sirop, dont la formule se trouve consignée dans le *Formulaire de Cadet*, contient, lorsqu'il est récemment préparé, 3 décigram. (6 grains) de nitrate de mercure par once de sirop (1); il peut être des plus dangereux et causer des empoisonnemens (2). Le fait suivant, qui confirme cette idée, mérite d'être rapporté. M. D...., professeur à l'École de Commerce, me remit, il y a quelque temps, du sirop qui, administré à petite dose à un enfant, avait donné lieu à des accidens simulant l'empoisonnement. L'examen de ce sirop nous a fait reconnaître qu'il était déjà en partie décomposé. En effet, on y remarquait un précipité noir qui fut séparé du liquide. Le mercure en partie revivifié et celui qui entrait encore à l'état salin dans le sirop fut séparé, converti en nitrate de mercure sec; on reconnut qu'il y en avait 4 décigrammes (8 grains), ce qui donne 2 décigrammes (4 grains) pour chaque once de sirop, quantité moins considérable que celle indiquée dans le sirop dont la formule a été indiquée dans le *Journal des pharmaciens de Paris* et dans le *Formulaire de Cadet*, dernière édition. Dans cette dernière édition, ce sirop est indiqué sous le nom de sirop de Bellet réformé par Bouillon-Lagrange, et il n'y a que 6 grammes (1 gros et demi) de nitrate de mercure de prescrit.

6°. La formule que l'on peut employer avec plus de sécurité est la suivante : elle fournit un sirop qui doit être préparé magistralement, car il se conserve tout au plus pendant l'espace d'un mois sans subir d'altération : sirop de sucre incolore, 128 grammes (4 onces); deuto-chlorure de mercure, 5 centigr. (1 grain); éther nitrique alcoolisé, 4 grammes (1 gros). On dissout le sublimé corrosif dans 2 gram. (36 grains) d'eau, on verse le soluté dans le sirop, on ajoute l'éther, on agite pour opérer le mélange; chaque once de sirop contient un quart de grain de per-chlorure de mercure. On administre ce sirop à la dose d'une cuillère à bouche le matin à jeun dans un demi-verre d'eau.

Sirop de benjoin. *V. Sirop de baume de Tolu.*

(1) Déduction faite du sous-nitrate insoluble qui, selon M. Guibourt, est de 16 pour 112, reste 96.

(2) Si les accidens qui peuvent résulter de l'administration de ce sirop sont rares, c'est que, dans le sirop préparé depuis long-temps d'après cette formule, il y a décomposition du sel mercuriel.

SIROP DE BERBÉRIS, *Sirop d'épine-vinette.* Suc clarifié d'épine-vinette, 1000 grammes (2 livres); sucre blanc concassé, 1750 gram. (3 liv. 8 onces). On fait fondre à une douce chaleur dans un vase de verre, de faïence ou d'argent (1), et l'on amène à l'état de sirop. Lorsque ce sirop est refroidi, on le conserve dans des bouteilles bien bouchées. On prépare de la même manière les sirops de CERISES, de COINGS, de GRENADES, de SUC DE CITRON, de SUC D'ORANGES et de VERJUS.

SIROP DE BOURRACHE. On prend, suc de bourrache clarifié et passé, 1500 grammes (3 livres); sucre blanc, 1500 grammes (3 livres). On fait cuire jusqu'à consistance sirupeuse, à une douce chaleur. On passe, on laisse refroidir et on le conserve dans des bouteilles bien sèches et bien fermées. On peut aussi préparer ce sirop en ajoutant le suc à du sucre cuit convenablement pour former, au moment du mélange, un sirop convenablement cuit. On prépare de la même manière les sirops de FUMETERRE, de MÉNYANTHE, d'ORTIE, et de toutes les autres plantes aqueuses et qui fournissent des sucs non odorans.

SIROP DE CACHOU. Cachou pulvérisé, 32 grammes (1 once); eau bouillante, 250 grammes (8 onces); sirop de sucre, 1 kilogramme (2 livres). On verse l'eau bouillante sur le cachou; après 12 heures d'infusion, on filtre, on ajoute le sirop de sucre, et l'on fait cuire jusqu'à ce que le sirop marque, bouillant, 30°. Le sirop de cachou est astringent : on le donne contre la diarrhée, l'hémoptysie : la dose est de 32 à 64 grammes (1 à 2 onces) seul par petites cuillerées ou dans des tisanes. Le sirop ainsi préparé contient pour 32 grammes (1 once) la matière soluble fournie par 9 décigrammes (18 grains) de cachou. On peut préparer par le même procédé des sirops avec le SUC D'ACACIA, la GOMME KINO.

SIROP DE CAMOMILLE. On prend, fleurs de camomille récentes, 500 gram. (1 livre); eau bouillante, 1125 gram. (2 liv. 4 onc.); sucre pur, 1875 gram. (3 liv. 12 onc.). On monde les fleurs, on les prive, à l'aide du crible, de la poussière et des insectes qu'elles peuvent retenir, on les place dans un vase de terre ou de faïence, on verse dessus l'eau bouillante; on remue de temps en temps pendant 24 heures, on passe en exprimant légèrement, on filtre l'infusion, on la mêle avec le sucre, et l'on porte à l'ébullition; lorsque le sirop est cuit, on passe, on laisse refroidir et l'on conserve convenablement.

On prépare de la même manière les sirops de CHÈVREFEUILLE, de NÉNUPHAR, d'ŒILLET ROUGE, de PIVOINE et de TUSSILAGE (avec les fleurs récentes).

SIROP DE CANNELLE. Eau distillée de cannelle, 1 kilogramme (2 livres); sucre pur, 2 kilogrammes (4 livres). Mêlez et faites, à l'aide d'une douce chaleur et à vase clos, un sirop que vous conserverez convenablement.

---

(1) On ne doit pas se servir de vase d'étain pour préparer des sirops avec les sucs colorés en rouge, ces sirops passent au violet.

On peut préparer ce sirop par le mode suivant: eau distillée de cannelle, 1 kilogramme (2 livres); sirop de sucre blanc, 3 kilogram. (6 livres). On fait cuire le sirop au *boule*, on ajoute ensuite la totalité de l'eau distillée; lorsque le sirop est fait, on passe.

On prépare de la même manière le sirop de FLEURS D'ORANGER avec l'eau distillée.

SIROP DE CAPILLAIRE. Feuilles de capillaire du Canada, 128 grammes (4 onces); eau bouillante, 3 kilogram. (6 livres). Faites infuser pendant 2 heures, passez; ajoutez, sucre blanc, 2000 grammes (4 livres). Faites cuire en consistance de sirop que vous verserez bouillant sur des feuilles de capillaire mondées, 64 gram. (2 onces). On laisse infuser pendant 2 heures à vase clos, on passe, et l'on aromatise si l'on veut en ajoutant au sirop une petite quantité d'eau de fleurs d'oranger.

On prépare de la même manière le SIROP DE CAPILLAIRE, avec les feuilles de l'*Adianthum capillus veneris*.

SIROP DE CAPSULES DE PAVOT BLANC, *Sirop de pavot blanc*. Ce sirop, qui doit être distingué du sirop *diacode* préparé avec l'extrait gommeux d'opium, s'obtient en agissant de la manière suivante : on prend, têtes de pavots blancs, mûres et sèches, séparées des graines, 500 gram. (1 liv.). On les lave dans l'eau froide, on les coupe en petits morceaux, on contuse; lorsqu'elles sont contusées, on verse dessus, eau commune à 75° centigrades (60° R.), 4000 grammes (8 livres). On laisse en digestion pendant 12 heures, on réduit ensuite à moitié au bain-marie; on laisse re-

poser la liqueur, on décante, et l'on ajoute au produit de la décantation, sucre blanc, 2000 grammes (4 livres); on amène en consistance de sirop, on conserve convenablement. Le sirop de pavot blanc préparé par le procédé que nous venons d'indiquer est un sédatif meilleur et plus convenable que le sirop préparé avec l'extrait d'opium. On peut encore préparer le sirop de têtes de pavots en se servant de *l'extrait obtenu des têtes de pavots*, prenant 20 gram. (5 gros) de cet extrait, les faisant dissoudre dans un peu d'eau et ajoutant la solution à 1500 gramm. (3 livres) de sirop simple.

Il est bon d'employer de l'extrait préparé à une douce chaleur et évaporé à une basse température dans un vase présentant une grande surface.

SIROP DE CASCARILLE. *V. Sirop de quinquina.*

SIROP DE CERFEUIL. *V. Sirop de cochléaria.*

SIROP DE CERISES. *V. Sirop de berbéris.*

SIROP CHALYBÉ. Ce sirop, tonique et astringent, se prépare de la manière suivante : on prend, sucre blanc, 500 grammes (1 livre); eau bouillante, 250 grammes (8 onces). On fait dissoudre, on filtre et l'on ajoute, gomme arabique, 64 gramm. (2 onces); proto-sulfate de fer, 32 gram. (1 once). Ce sirop se prend à la dose de 32 à 64 grammes (1 à 2 onces).

SIROP DE CHÈVREFEUILLE. *V. Sirop de camomille.*

SIROP DE CHOU ROUGE. Chou rouge coupé en petits morceaux, 1000 gram.

(2 livres); eau commune, 500 gram. (1 livre). Faites cuire à un feu modéré dans un vase fermé, et jusqu'à ce que le chou soit ramolli; passez le liquide, et ajoutez à la colature le double de sucre; écumez avec soin. Faites cuire en consistance convenable, laissez refroidir et conservez.

SIROP DE CITRON. Se prépare de la même manière que le sirop de berbéris. *V.* ce mot.

SIROP DE COCHLÉARIA. Suc de cochléaria dépuré, 500 gram. (1 livre); sucre blanc, 1 kilogramme (2 livres). Faites un sirop au bain-marie dans un vase clos; lorsqu'il est refroidi, passez à la chausse et conservez. On prépare de la même manière les sirops de CRESSON, de CERFEUIL.

SIROP DE COINGS. Se prépare de la même manière que le sirop de berbéris. *V.* ce mot.

SIROP DE COQUELICOTS. Pétales de coquelicots desséchés et mondés, 128 gram. (4 onces); eau bouillante, 1250 grammes (2 livres 8 onces); sirop de sucre, 2 kilogrammes (4 livres). On met les pétales en contact avec l'eau bouillante, on laisse infuser pendant 12 heures; on passe avec expression, on filtre au papier l'infusé, on le mêle au sirop, et l'on fait cuire en consistance convenable; on conserve. On prépare de la même manière et avec les pétales secs, à défaut de fleurs récentes, les sirops de NÉNUPHAR, de PIVOINE, de TUSSILAGE, avec les fleurs entières.

SIROP DE CRESSON. Se prépare de la même manière que le sirop de cochléaria.

SIROP DE CUISINIER, *Sirop de salsepareille composé.* Salsepareille coupée et contusée, 2 kilogrammes (4 livres); feuilles de séné, fleurs de bourrache, fleurs de roses pâles, semences d'anis, de chaque, 128 gram. (4 onces); sucre, 2 kilogram. (4 liv.); miel, 2 kilogrammes (4 livres). On fait, avec la salsepareille et deux litres d'eau, une infusion que l'on sépare totalement de la racine en se servant de la presse; on fait ensuite deux nouvelles infusions avec la même salsepareille et 4 litres d'eau en suivant le même mode d'agir; on fait évaporer le liquide provenant de la première infusion, et l'on fait chauffer les deux autres *infusés*, afin de les verser sur l'anis, le séné et les fleurs, en ayant soin de faire deux infusions; on réunit alors ces *infusés* avec le produit qui a été évaporé en partie; on les laisse en repos, on les tire à clair, on les concentre par l'évaporation; on ajoute le sucre et le miel, et lorsque le sirop marque 24°, on le clarifie en y mêlant quatre blancs d'œufs battus avec un litre d'eau. Lorsque la clarification est opérée, on passe à travers un blanchet, on achève de faire cuire; quand le sirop bouillant marque 32°, on coule à travers une étamine. Ce sirop est très coloré, a une saveur assez agréable; il est souvent, d'après l'ordonnance des médecins, additionné de 3, 4, 5 et même 6 décigr. (6, 8, 10 et 12 grains) de per-chlorure de mercure pour 1 kilogram. (2 livres) de sirop; mais ce mélange ne doit être fait que sur la présentation de l'ordonnance, le per-chlorure éprouvant, par son contact avec le sirop, une décomposition qui a été signalée par le docteur Chaussier, et plus récemment par M. Guibourt, *Bulletin de Pharmacie*, 1811, p. 193.

Le sirop de Cuisinier, sans addition, se donne comme sudorifique à la dose de 32 à 128 gram. (1 à 4 onces) dans une journée. (Quelques praticiens pensent que ce sirop peut être employé avec autant de succès que le rob anti-syphilitique.) Le sirop additionné se prend à la dose indiquée par le praticien, qui juge quelles sont les quantités de per-chlorure que peut prendre le malade. On doit, lorsque le sirop est additionné, avoir soin de le remuer chaque fois que l'on doit en administrer une dose.

SIROP DE CYNOGLOSSE. *V. Sirop de guimauve.*

SIROP D'ÉCORCES DE CITRONS. Zestes de citrons secs et divisés, 160 gramm. (5 onces); eau bouillante, 1 kilogram. (2 livres). On fait infuser à vase clos pendant 12 heures, on passe sans exprimer; on filtre la liqueur, on y ajoute le double de son poids de sucre, et l'on amène au bain-marie en consistance de sirop. Il sera plus aromatique si l'on y ajoute, lorsqu'il est refroidi, un oléo-saccharum de citrons. Le sirop d'écorces de citrons peut aussi se préparer avec les zestes récens : on prend 6 onces de zestes au lieu de 5. On peut aussi modifier l'opération en employant du sirop au lieu de sucre; 6 livres de sirop sont les doses recommandées pour 6 onces de zestes récens infusés dans 1 kilogram. d'eau.

On prépare de la même manière les sirops d'ÉCORCE D'ORANGE DOUCE, d'ÉCORCE DE GRENADE. Pour obtenir le SIROP D'ÉCORCES D'ORANGES AMÈRES, on emploie l'*écorce sèche d'orange amère* qui est connue sous le nom de curaçao de Hollande.

SIROP D'ÉRYSIMUM COMPOSÉ, *Sirop de velar composé.* Orge mondé, raisins secs, réglisse ratissée et contusée, de chaque, 64 gram. (2 onc.); feuilles sèches de bourrache, feuilles sèches de chicorée, de chaque, 96 gram. (3 onces); eau bouillante, 6 litres, (12 livres). On met l'orge dans l'eau; on fait bouillir jusqu'à ce qu'il soit crevé; on y ajoute les raisins, la racine de réglisse, les feuilles de bourrache et de chicorée; on fait jeter quelques bouillons, on passe avec expression, et l'on jette le décoctum encore bouillant sur les substances suivantes, placées dans un bain-marie d'étain : vélar récent pilé dans un mortier, 1500 grammes (3 livres); racine d'aunée contusée, 128 grammes (4 onces); capillaire du Canada, 32 gramm. (1 once); sommités sèches de romarin, fleurs de stœchas, de chaque, 16 gram. (4 gros); semences d'anis, 24 grammes (6 gros). On laisse macérer pendant 24 heures; on distille au bain-marie pour retirer 250 gram. (8 onces) de liquide aromatique, dans lequel on fait fondre 500 grammes (1 livre) de sucre blanc. On continue l'opération pour obtenir un sirop que l'on met de côté.

D'une autre part, on passe avec une légère expression le mélange resté dans la cucurbite; on le laisse déposer, on ajoute à la colature, sucre, 1500 gram. (3 livres); miel, 500 gram. (1 livre). On clarifie et l'on fait cuire à 31° bouillant; on retire du feu, on laisse tiédir, puis on ajoute le sirop aromatique.

Le sirop d'érysimum, regardé comme sudorifique, pourrait être considéré comme anti-scorbutique. On le prescrit dans les cas d'enrouemens : la dose est de 16 à 64 grammes (4 gros à 2 onces).

Sirop d'éther, *Sirop d'éther sul-furique.* Sucre très pur, 1 kilogram. (2 livres); eau distillée, 500 grammes (1 livre). On concasse le sucre, on le mêle à l'eau, on le fait fondre à froid; lorsque la solution est opérée, on filtre, on introduit le sirop dans un flacon à deux tubulures, l'une sur la partie supérieure, l'autre sur le côté et à la partie inférieure. La première de ces tubulures se ferme à l'aide d'un bouchon, la deuxième à l'aide d'un robinet; lorsque le sirop est introduit dans le flacon, on y ajoute, éther sulfurique, 48 gram. (1 once et demie). On agite à plusieurs reprises pendant la journée, et l'on continue pendant plusieurs jours d'agiter; on porte ensuite le sirop au frais, on laisse en repos, et lorsque le sirop est bien éclairci, on l'obtient en ouvrant le robinet, et séparant tout le sirop qui est saturé d'éther. Le sirop d'éther se conserve dans des flacons à l'émeri, de 1 à 4 onces; on a soin de les tenir pleins.

La formule de ce sirop est due à M. Boullay. On le prépare ordinairement dans un lieu frais (à la cave). Porté dans un lieu où la température est plus élevée, il se trouble quelquefois; ce trouble est dû à la séparation d'une quantité d'éther tenue en dissolution à une basse température, qui se sépare à une température plus élevée. Si l'on verse le sirop d'un flacon dans un autre, le trouble disparaît, l'éther qui le formait se volatilisant pendant l'opération.

On prépare par le même procédé les sirops d'ÉTHER ACÉTIQUE et HYDRO-CHLORIQUE.

Le sirop d'éther est une préparation qui mérite d'être recommandée; elle permet de faire prendre l'éther d'une manière commode et qui n'a rien de désagréable. On administre ce sirop par petites cuillerées à café, et on le fait entrer dans les potions à la dose de 16 à 64 grammes (4 gros à 2 onces).

Sirop d'extrait d'opium. Sirop de sucre, 500 grammes (1 livre); extrait d'opium préparé, 16 décigram. (32 grains); eau, 32 gramm. (1 once). On divise l'extrait d'opium, on le met en contact avec l'eau dans une fiole à médecine, on place sur des cendres chaudes; on a soin d'agiter de temps en temps; lorsque l'extrait est dissous, on ajoute la solution au sirop, on fait jeter un bouillon et l'on passe. Ce sirop, dont la formule a été donnée dans le *Codex*, contient 1 décigramme (2 grains) d'extrait d'opium par once de sirop. On a modifié cette formule en retranchant la moitié de l'extrait d'opium employé, et en préparant un sirop qui ne contient que 5 centigrammes. (1 grain) d'extrait par once. Cette manière de procéder nous paraît blâmable; elle peut induire en erreur et avoir de graves conséquences. En effet, si un médecin ordonne le sirop d'extrait d'opium sans donner d'autre indication, le pharmacien se trouvera dans l'embarras pour savoir s'il donnera le sirop préparé d'après la formule du *Codex*, ou le sirop obtenu d'après la formule modifiée. Enfin, si le sirop avait été déjà administré et qu'on l'eût pris dans une pharmacie où la formule du *Codex* a été suivie, que l'on donne ensuite du sirop préparé d'après la formule modifiée, le médecin n'obtient pas les effets sur lesquels il a le droit de compter. Si, d'autre part, à du sirop à 1 grain par once on fait succéder du sirop à 2 grains pour la même quantité, il peut en résulter des accidens d'une certaine gravité. Il serait donc à désirer qu'il n'y eût qu'un seul mode de préparer le sirop d'extrait d'opium. Le sirop du *Codex* peut être dosé aussi facilement que le sirop modifié ; en effet, 16 gram. (4 gros) de ce sirop contiennent 5 centigramm. (1 grain) d'extrait ; 8 gram. (2 gros) en tiennent 2 centigrammes et demi (un demi-grain) ; 4 grammes (1 gros) 1 centigramme, un quart (un quart de grain); 2 grammes (un demi-gros), un huitième de grain, etc.

SIROP DE FLEURS D'ORANGER. Se prépare de la même manière que le *sirop de cannelle*. (*V*. ce mot.)

SIROP DE FLEURS DE PÊCHER. Fleurs de pêcher récentes, 2 kilogr. (4 livres) ; eau bouillante, 6 kilogram. (12 livres). On fait infuser à vase clos sur les cendres chaudes pendant 12 heures ; on passe en exprimant légèrement, on laisse reposer la colature, on y ajoute, sucre blanc, 8 kilogrammes 500 grammes (17 livres). On fait cuire en consistance de sirop. La quantité d'eau et de sucre paraît considérable par rapport aux autres formules qui avaient été indiquées pour la préparation de ce sirop. Le mode de préparer ce sirop a changé. Autrefois, on l'obtenait, selon l'ancien *Codex*, en faisant trois infusions successives de 2 kilogramm. (4 livres) de fleurs dans 4 kilogramm. (8 livres) de la même eau, ajoutant à l'infusion 2 kilogram. et demi (5 livres) de sucre, et continuant le sirop.

Baumé avait prescrit de faire une seule infusion de 2 kilogram. (4 liv.) de fleurs dans 6 kilogram. (12 livres) d'eau, clarifiant, et faisant cuire avec 2 livres 8 onces de sucre.

M. Boullay a proposé de préparer le sirop par distillation ; on prend 5 kilogrammes (10 livres) de fleurs de pêcher, et suffisante quantité d'eau pour obtenir 2 kilogrammes et demi (5 livres) d'eau distillée aromatique, dans laquelle on fait fondre 5 kilogr. (10 livres) de sucre ; on passe, le décocté reste dans l'alambic ; on le clarifie après l'avoir mis avec 15 kilogrammes (30 livres) de sucre. On mêle ensuite les deux sirops.

MM. Guibourt et Henry ont proposé les proportions suivantes : fleurs de pêcher, 4 kilogrammes (8 livres) ; eau bouillante, 6 kilogr. (12 livres); sucre blanc, 4 kilogramm. (8 livres). On compte encore un procédé de Lémery, qui, selon ces auteurs, mérite la préférence. Voici ce procédé : on prend 4 kilogram. (8 livres) de fleurs de pêcher bien mondées d'impuretés et secouées sur un crible ; on les pile dans un mortier de marbre, on soumet à la presse ; on jette le suc obtenu sur deux filtres : la quantité de ce suc est ordinairement de 1628 grammes (3 livres 4 onces), dans lequel on fait fondre, au bain-marie fermé, 3 kilogrammes (6 livres) de sucre ; on passe au blanchet Ce sirop est transparent, d'une couleur rose, d'un goût très aromatique.

Le sirop de fleurs de pêcher est purgatif vermifuge : on le donne à la dose de 16 à 64 grammes (de 4 gros à 2 onces).

SIROP DE FRAMBOISES. Framboises prises avant leur maturité complète, 2 kilogrammes (4 livres) ; sucre blanc, 2 kilogrammes (4 livres). On réduit le sucre en poudre grossière, on jette les fruits dans une bassine d'argent, on ajoute le sucre, on mêle; on fait bouillir en remuant avec une écumoire ; on continue jusqu'à ce que le sirop marque 30° bouillant ; on passe à travers un blanchet ou à travers un tamis de soie fine ; on laisse refroidir et l'on conserve pour l'usage. Le sirop de framboises est rafraîchissant : on le fait entrer dans des tisanes à la dose de 32 à 64 gram. (1 à 2 onces). Il est aussi souvent employé en gargarismes.

On prépare de la même manière les Sirops de fraises et de mures.

Sirop de fumeterre. *V. Sirop de bourrache.*

Sirop de gélatine. Colle de poisson, 32 grammes (1 once); eau pure, 12 kilogrammes (24 livres); sirop de sucre blanc, 4 kilogrammes (8 livres). On divise la colle, on la fait tremper pendant 24 heures; on chauffe au bain-marie pour opérer la solution; on passe à travers un linge fin, on ajoute au sirop, et l'on amène à 30° à l'aide de la chaleur. Lorsque ce sirop est froid, on l'aromatise avec 32 gram. (1 once) d'eau de fleurs d'oranger.

On prépare un sirop analogue avec la gélatine des os; on emploie alors 64 gramm. (2 onces) de cette gélatine, qui fournit un sirop moins agréable. Le sirop de gélatine est un adoucissant : il est nutritif; on le donne à la dose de 32 à 128 grammes (1 à 4 onc.) dans des tisanes.

Sirop de gentiane. Racine sèche de gentiane, 32 grammes (1 once); eau bouillante, 250 gram. (8 onces); sirop de sucre, 1 kilogram. (2 livres). On verse l'eau bouillante sur la racine coupée en tranches minces, on laisse infuser pendant 24 heures; on passe avec expression; on filtre la liqueur à travers un papier, on y ajoute le sirop de sucre, et l'on fait cuire en consistance ; on passe à travers une étamine. Le sirop de gentiane est un tonique amer : on le donne aux enfans, à la dose de 8 à 16 grammes (2 à 4 gros), et aux adultes, à la dose de 32 à 64 grammes (1 à 2 onces).

Sirop de gentianin. Sirop de sucre très cuit, 500 gramm. (1 livre); gentianin, 8 décigrammes (4 grains). On fait dissoudre le gentianin dans une très petite quantité d'eau, et on l'ajoute au sirop.

Sirop de gomme arabique. (*Procédé du Codex.*) Gomme arabique blanche mondée et concassée, 500 gram. (1 livre); eau commune, 500 gram. (1 livre); sirop simple, 2 kilogram. (4 livres). On fait dissoudre la gomme dans l'eau à l'aide de la chaleur; on ajoute le sirop à la solution, on fait bouillir pendant 2 à 3 minutes, on écume, on laisse refroidir, on passe à la chausse, puis on conserve convenablement. Des modifications à ce procédé ont été proposées par M. Vaudin de Laon, et par d'autres pharmaciens. D'autres modifications sont encore portées dans diverses officines pour la préparation de ce sirop.

Le procédé proposé par M. Vaudin consiste à employer la solution de gomme préparée à froid : cette gomme doit d'avance avoir été lavée; le sirop qu'on obtient est beaucoup plus beau.

La quantité de gomme indiquée dans la formule du *Codex* a été diminuée dans d'autres formules. Ainsi, on a prescrit d'employer, gomme arabique lavée, 500 grammes (1 livre) pour sirop de sucre, 4 kilogrammes (8 liv.); dissolvant la gomme à froid, ajoutant la solution, faisant cuire jusqu'à 29° bouillant; passant ensuite le sirop, et le conservant convenablement. Ce sirop contient 4 grammes (1 gros) de gomme pour 32 grammes (1 once) de sirop.

D'autres pharmaciens emploient la gomme en poudre, et le sirop de sucre très blanc ; ils agissent de la manière suivante : on prend de la poudre de gomme très pure, on la délaie avec une petite quantité du sirop ; lorsque le mélange est bien fait, on ajoute le reste du sirop, on porte sur le feu, on fait jeter un bouillon ; on laisse refroidir, puis on enlève la pellicule qui s'est formée à la surface du sirop.

Le sirop de gomme est un adoucissant nutritif ; dans ce siècle, on le donne en très grande quantité : la dose ordinaire pour une pinte (2 livres) de tisane est de 64 à 128 grammes (de 2 à 4 onces).

Le sirop de gomme devrait être préparé par le pharmacien seulement, pour que le praticien pût l'employer avec certitude d'en obtenir de bons effets ; mais la préparation de ce médicament est faite par une foule de gens de professions diverses, qui le donnent à des prix tels, qu'il est impossible de l'obtenir à ce prix en suivant les formules indiquées. Les sophisticateurs usent de plusieurs moyens pour arriver à ce but : 1°. ils emploient des cassonades ; 2°. ils suppriment une grande partie de la gomme ; 3°. ils donnent au sirop un goût agréable à l'aide d'une petite quantité de fleurs d'oranger ; mais toutes ces modifications ont pour but de tromper l'acheteur, et elles peuvent avoir de graves conséquences, puisque le médecin croit administrer un médicament, et qu'il perd un temps précieux en donnant ou un sirop inactif, ou qui ne jouit pas de toutes les propriétés désirables. La fraude paraît tellement être à l'ordre du jour, que nous avons vu préparer du sirop de gomme avec un mélange de cassonade et de miel, et qu'il existe, à Paris, une maison qui fait fabriquer exprès des petites bouteilles (demi et grandes bouteilles) pour la vente des sirops. On peut s'assurer que le sirop de gomme contient de ce produit, en le mêlant à de l'esprit-de-vin qui précipite la gomme. Nous bornerons là cet article, en désirant qu'une loi sévère réprime ces fraudes qui nuisent à la santé des malades, déprécient un état honorable, et conduisent à l'habitude de tromper.

Sirop de groseilles. Plusieurs procédés ont été proposés pour préparer le sirop de groseilles : le premier est le même que celui indiqué pour obtenir le sirop de berbéris ; le deuxième, consigné dans la Pharmacopée raisonnée, est le suivant : on prend, groseilles rouges, 4500 gram. (9 livres) ; cerises aigres, 500 gram. (1 livre). On monde les groseilles de leurs rafles et les cerises de leurs noyaux ; on les écrase ensemble dans une terrine de grès, on les porte à la cave et on les y laisse séjourner pendant 24 heures (1) ; alors on les jette sur un blanchet pour en faire écouler le suc ; on prend 500 gram. (1 livre) de ce suc, 942 grammes (30 onces) de sucre, et l'on en fait un sirop, soit au bain-marie dans un matras, soit à

____

(1) Le suc fermenté avec les enveloppes a une couleur rouge plus marquée ; il est aussi plus aromatique.

un feu doux dans une bassine d'argent ou de cuivre rouge ; on passe à travers un blanchet, on laisse refroidir, et l'on conserve.

Lorsqu'on veut obtenir un sirop plus agréable, pour quelques personnes, on l'aromatise en ajoutant à 1 kilogramme (2 livres) de ce sirop, 64 grammes (2 onces) de sirop de framboises. On a donné à ce mélange le nom de *sirop de groseilles framboisé.*

Le troisième procédé, dû à notre savant confrère M. Robinet, est le suivant : on prend, groseilles, 50 kilogrammes (100 livres); on sépare les rafles, on les met dans une bassine, on chauffe en agitant continuellement et jusqu'à ce qu'elles soient décolorées; on verse alors sur un tamis de crin et l'on force le suc à passer au travers à l'aide d'une spatule. On ajoute alors, cerises aigres privées de leurs noyaux et écrasées, 2 kilogrammes et demi (5 livres). On mêle; on porte dans une cave fraîche ; 36 heures après, on divise le caillot à l'aide d'un balai d'osier, on verse sur une toile, on agite de temps en temps pour faciliter l'écoulement du suc qui se trouve pese environ 20 kilogrammes (40 livres). Le suc ainsi obtenu doit, pour fournir un bon sirop, être mis avec du sucre, dans les proportions de 896 gram. (28 onces), pour 500 gram. (1 livre) de suc de groseilles.

Le sirop préparé par ce moyen est d'une belle couleur rouge, sa saveur est agréable, et son odeur est bien marquée.

Le quatrième procédé, qui peut être mis en pratique dans les diverses saisons, consiste à employer le suc de groseilles, clarifié ou non, et qui a été conservé par diverses méthodes,

à le faire coaguler s'il n'a pas été dépuré avant de le convertir en sirop, ou, si le suc est dépuré, à le mêler au sucre pour le convertir en sirop.

Les sirops préparés par ce dernier moyen sont moins agréables que ceux obtenus par d'autres procédés.

Le *sirop de groseilles simple* et le *sirop de groseilles framboisé* sont rafraîchissans; on les fait entrer dans des tisanes : la dose est de 32 à 128 gram. (de 1 à 4 onces) par pinte de liquide.

SIROP DE GRANDE CONSOUDE. *V. Sirop de guimauve.*

SIROP DE GUIMAUVE. (*Procédé de M. Chéreau.*) Racine de guimauve sèche bien blanche et mondée, 250 gram. (8 onces) ; eau , 1500 gram. (3 livres) ; sirop de sucre, 8 kilogram. (16 livres). On met la racine de guimauve en contact avec l'eau ; on laisse macérer pendant 12 heures ; on passe à travers un blanchet sans exprimer, on ajoute le sirop simple, et à l'aide de l'ébullition on amène à 30o bouillant. Ce sirop , entièrement privé d'amidon, est une bonne préparation, et quoiqu'il contienne la partie mucilagineuse de la guimauve, il est susceptible de se conserver.

On peut préparer de la même manière les sirops de GRANDE CONSOUDE, de CINOGLOSSE. On emploie les racines sèches coupées et privées de poussière.

Le sirop de guimauve est un adoucissant : on le prend à la dose de 64 à 128 grammes (de 2 à 4 onces).

SIROP HYDRO-CYANIQUE. *V. Sirop d'acide hydro-cyanique.*

SIROP D'HYSOPE. On le prépare de la même manière que le sirop d'absinthe. *V.* ce mot.

Sirop d'ipécacuanha. (*Procédé du Codex.*) Racine d'ipécacuanha gris, concassée, 250 gram. (8 onces); eau, 3500 grammes (7 livres). Faites bouillir dans un vase couvert jusqu'à ce qu'il ne reste que 3 kilogrammes (6 liv.) de liqueur. On laisse reposer, on décante, on filtre; à la liqueur filtrée on ajoute, sucre, 6 kilogram. (12 livres). On fait cuire jusqu'en consistance de sirop.

L'ébullition dissolvant une certaine quantité d'amidon et de gomme provenant de l'ipécacuanha, la présence de ces substances dans le sirop en détermine souvent l'altération; elle donne moins d'activité à la partie active qui fait la base de cette préparation. Plusieurs procédés ont été proposés pour préparer un sirop n'ayant pas ces inconvéniens. Le premier, dû à M. Boullay, consiste à traiter trois fois de suite, pendant 24 heures, l'ipécacuanha réduit en poudre, par de l'eau froide, à filtrer les eaux provenant de ce traitement, puis à y faire fondre le sucre à l'aide d'une douce chaleur. Selon quelques praticiens, le sirop ainsi obtenu n'est pas aussi actif. Le second, proposé par M. Jéromel, consiste à traiter l'ipécacuanha grossièrement pulvérisé, 1°. par de l'alcool à 37°, 2°. par le même liquide à 22, 3°. par de l'eau chaude; à mêler les trois infusions, à séparer le précipité qui se forme, à soumettre à la distillation, à ajouter une petite quantité d'alcool au résidu pour le conserver, et à mêler la teinture qui en résulte avec du sucre en quantité déterminée. (*V. Journ. de Pharm.*, t. IX.) La méthode suivie par M. Jéromel a été blâmée par quelques praticiens qui la trouvent trop compliquée, et qui reprochent à son auteur de n'avoir pas fixé la quantité de teinture à obtenir d'une dose d'ipécacuanha employée, et d'introduire dans le sirop une certaine quantité d'alcool.

Le troisième procédé, dû à M. Robinet, est le suivant : on fait une légère décoction de racine d'ipécacuanha, on la traite par l'alcool qui précipite la gomme et l'amidon; on sépare le liquide du précipité, on soumet à la distillation pour retirer l'alcool; on prend le résidu de la distillation, on le mêle à la quantité de sirop de sucre bouillant, cuit convenablement. Ce procédé, que nous avons mis en usage, fournit un sirop actif qui ne s'altère pas.

Un quatrième procédé est dû à MM. Henry et Guibourt. On prend, poudre d'ipécacuanha, 128 grammes (4 onces); alcool à 22°, 1 kilogramm. (2 livres). On fait digérer au bain-marie pendant 12 heures; on passe à travers un linge, on exprime le résidu qui doit subir une seconde digestion avec une nouvelle quantité d'alcool. On filtre les liqueurs réunies, et l'on distille pour retirer l'alcool; on fait évaporer le résidu à siccité dans une capsule et au bain-marie, on y verse une livre d'eau, on chauffe pendant quelques instans; on filtre à froid, et l'on ajoute à la liqueur, sirop de sucre clarifié, 4 kilogram. et demi (9 liv.). On fait bouillir pour amener à 30° de l'aréomètre. Le sirop ainsi obtenu contient, par once, les parties actives de 8 décigrammes (16 grains) de poudre d'ipécacuanha.

Le sirop d'ipécacuanha est très usité. On le donne par petites cuillerées à bouche. Quelquefois on porte la dose au point de produire le vomissement.

Sirop de jalap. Jalap en poudre fine, 40 grammes (10 gros); semences de coriandre, 2 grammes (demi-gros); semences de fenouil, 2 gram. (demi-gros); eau, 400 gram. (12 onc. 4 gros); sucre, 800 grammes (25 onces). On met les semences et le jalap avec l'eau dans une bouteille assez grande, on place cette bouteille au bain-marie, on fait bouillir pendant 20 minutes; on laisse tomber le feu, et on laisse refroidir par degrés. On retire alors la bouteille; au bout de 24 heures, on décante la liqueur, on la soumet à la filtration. On ajoute le sucre, on le fait fondre à la chaleur du bain-marie pour obtenir un sirop.

Le sirop de jalap est purgatif, et la proportion du jalap employé pour le faire est de 10 décigramm. (20 grains) pour une once de sirop; mais on conçoit que l'eau ne dissolvant pas la matière résineuse purgative, l'action du sirop n'est pas à comparer à celle de la poudre.

On peut préparer de la même manière le **Sirop de rhubarbe.**

Sirop de karabé, *Sirop narcotique de succin de Lémery.* Sirop d'extrait d'opium préparé selon le *Codex,* 500 grammes (1 livre); esprit de succin, 24 décigr. (48 grains). Mêlez. Ce sirop contient 1 décigram. (2 grains) d'extrait d'opium par once de sirop.

Sirop de lichen. Lichen d'Islande, 32 grammes (1 once); sirop de sucre, 1 kilogramme (2 livres). On lave le lichen à l'eau froide et à plusieurs reprises; on prépare ensuite une décoction avec 1 kilogr. (2 livres) d'eau; on passe sans expression à travers un blanchet; on ajoute au *décocté* le sirop de sucre, et l'on fait cuire jusqu'à ce que le liquide marque 30° bouillant.

Ce sirop, qui contient du mucilage, ne se conserve pas bien; cet effet est dû à la séparation d'une partie de ce corps. Le sirop affaibli devient liquide; il éprouve alors une décomposition qui ne permet pas de l'employer.

Le sirop de lichen, récemment préparé, est adoucissant et nutritif; on l'emploie avec succès contre les maladies de poitrine : la dose est de 64 à 128 grammes (2 à 4 onces) dans une tisane pectorale.

On prépare de même des sirops avec le *Lichen pixidé* et le *Lichen pulmonaire.*

Sirop de lierre terrestre. Il se prépare de la même manière que le sirop d'absinthe. *V.* ce mot.

Sirop de limaçons. Plusieurs procédés ont été proposés pour préparer ce sirop. Le premier, qu'on trouve dans la Pharmacopée de Quincy, consiste à laver les limaçons entiers, à les sortir de leur coquille, à les mêler avec du sucre en poudre, à les enfermer dans un tissu clair, et à suspendre le mélange à la cave, au-dessus d'un vase; le liquide qui découle des limaçons, dissout du sucre, il forme un sirop plus ou moins chargé de sucre, et par conséquent plus ou moins altérable; ce sirop tombe dans le vase destiné à le recueillir. Ce procédé ne peut nullement être mis en usage.

Le deuxième est dû à M. Boudet; il est consigné dans le Ier vol. du *Bulletin de Pharmacie,* page 26. Voici ce procédé.

On prend 100 limaçons de vigne, on les lave à l'eau froide, continuant de le faire jusqu'à ce que le liquide qui sert au lavage cesse d'être louche ; on retire l'animal des coquilles, on les coupe par morceaux (après avoir enlevé les intestins), on les fait cuire, avec suffisante quantité d'eau, et à petit feu, dans un vase couvert. Ce vase doit être en terre non vernissée ; on passe ensuite à travers un linge neuf, en exprimant fortement ; on décante la colature, et l'on y ajoute, sucre blanc, 1 kilogramme (2 livres) ; vin blanc généreux, 500 grammes (1 livre). On clarifie avec une petite quantité d'eau albumineuse, on fait cuire en consistance un peu forte, puis on passe à travers un blanchet, et l'on conserve convenablement.

Ce procédé a été le sujet de critiques qui portent, 1°. sur le grand nombre de limaçons (100 pour 2 livres de sucre). Cette critique nous a paru injuste, par la raison que le sirop (c'est l'opinion de plusieurs habiles praticiens) qui contient le plus de parties provenant des limaçons est le plus efficace dans les cas où on l'administre ; 2°. sur ce que l'auteur a omis de prescrire d'enlever les intestins, ce qu'il ne manque pas de faire ; mais ce qu'il a oublié d'énoncer ; 3°. sur l'emploi du vin blanc. Ici, nous répondrons que le vin blanc serait nuisible par l'alcool qu'il contient, si cet alcool ne se volatilisait pas par la chaleur ; en se volatilisant, il ne laisse qu'un extrait légèrement acide et astringent, qui ne peut nuire dans le cas où le sirop est ordonné. Nous croyons qu'on ne peut jamais blâmer ou louer une préparation, s[i] ce n'est après avoir étudié les phénomènes qu'elle présente lors de son administration.

Le troisième procédé, dû à MM. Henry et Guibourt, est le suivant : limaçons de vigne, 100 ; sucre, 3 kilogrammes (6 livres). Choisissez les limaçons vers la fin de l'automne (1), lorsque les premiers froids ont fait clorre leur coquille ; jetez-les dans de l'eau presque bouillante, et remuez-les avec une écumoire jusqu'à ce qu'ils soient morts, ce qu'on reconnaît lorsqu'en les piquant avec un poinçon et les tirant hors des coquilles, ils s'en détachent facilement ; versez-les alots dans une passoire, et sortez-les des coquilles ; rejetez-en les intestins (la partie noire et postérieure), lavez la partie blanche et musculeuse dans l'eau tiède ; coupez-la par morceaux, et faites une décoction un peu prolongée dans une quantité convenable d'eau ; passez à travers un linge, exprimez ; ajoutez le sucre, clarifiez au blanc d'œuf, et cuisez à 30° bouillant. On peut aromatiser ce sirop en y ajoutant 64 gram. (2 onces) d'eau de fleurs d'oranger. Par cette addition, on masque le goût un peu fade de ce sirop.

Ce sirop est admininistré comme pectoral : la dose est de 32 à 128 gram. (de 1 à 4 onces).

Sɪʀᴏᴘ ᴅᴇ ʟᴏɴɢᴜᴇ ᴠɪᴇ. *V. Mellite de mercuriale composée.*

Sɪʀᴏᴘ ᴅᴇ ʟᴜᴘᴜʟɪɴᴇ. Teinture de lupuline, 32 grammes (1 once) ; sirop

---

(1) Il est probable qu'à cette époque les animaux ne jouissent pas de propriétés plus actives qu'aux autres époques de l'année.

de sucre, 224 grammes (7 onces). Mêlez.

SIROP DE MALOET. *V. Sirop de mou de veau.*

SIROP DE MARRUBE. Se prépare de la même manière que le sirop d'absinthe. Depuis quelque temps on le donne contre la phthisie : la dose est de 32 à 64 grammes (1 à 2 onces).

SIROP DE MENTHE POIVRÉE (*avec l'eau distillée*). *V. Sirop de cannelle.*

SIROP DE MENTHE (*avec les sommités*). Se prépare de la même manière que le sirop d'absinthe.

SIROP DE MÉNYANTHE, ou de trèfle d'eau. Se prépare de la même manière que le sirop de fumeterre. *V.* ce mot.

SIROP DE MIEL. *V. Mellite.*

SIROP DE MILLEFEUILLE. Il se prépare de même que le sirop d'absinthe. *V.* ce mot.

SIROP DE MORPHINE. *V. Sirop d'acétate de morphine.*

SIROP DE MOU DE VEAU. Poumon de veau frais, 1 kilogramme (2 livres); dattes, 160 grammes (5 onces); jujubes, 176 grammes (5 onces, 4 gros); raisins secs, 176 grammes (5 onces 4 gros); racine de réglisse, 32 gramm. (1 once); racine de grande consoude, 32 grammes (1 once); feuilles de pulmonaire, 176 gram. (5 onces 4 gros); sucre candi (1), 2 kilogram. (4 livres); eau de rivière, 1250 grammes (2 liv.

8 onces). On coupe les poumons en morceaux très menus, on les lave dans de l'eau froide pour enlever le sang et les mucosités, on les met ensuite avec l'eau, les racines, les fruits et les herbes, dans un vase d'étain couvert; on place celui-ci au bain-marie; on fait bouillir le bain pendant une heure; on laisse en repos la liqueur; on décante, on passe; on met le liquide dans une bassine propre avec du sucre, et l'on fait un sirop que l'on clarifie avec du blanc d'œuf.

Le sirop de mou de veau est administré comme adoucissant. On le donne à la dose de 32 à 96 grammes (1 à 3 onces), dans le cours de la journée.

Le sirop de mou de veau a été recommandé par un grand nombre de praticiens contre les catarrhes pulmonaires, les rhumes. La formule pour la préparation d'un sirop analogue, connu par quelques personnes sous le nom de sirop de Maloet, est la suivante. Jujubes, dattes, raisins de Corinthe, de chaque, 32 gramm. (1 once); réglisse, 8 grammes (2 gros); capillaire, 16 grammes (4 gros); extrait d'opium, 3 décigrammes (6 grains); cassonade blanche, 1 kilogramme (2 livres). Faites selon l'art.

SIROP DE MURES. Se prépare de même que le sirop de framboises. (*V.* ce mot.)

SIROP DE MYRTHE. Se prépare de même que le sirop d'absinthe. (*V.* ce mot.)

SIROP DE NAVETS. Navets récens,

---

(1) Le sucre candi peut, sans inconvéniens, être remplacé par du sucre blanc.

500 grammes (1 livre); eau , 2 kilog. (4 livres); sucre blanc, 1 kilogramme (2 livres). On enlève l'épiderme des navets, on les coupe par tranches, et on les fait bouillir dans l'eau jusqu'à ce qu'ils soient cuits; on passe la liqueur sans exprimer, on la mêle au sucre, on clarifie à l'albumine, et on amène à 30° bouillant.

Ce sirop est regardé comme pectoral. On le donne à la dose de 32 à 96 grammes (1 à 3 onces). ,

SIROP DE NÉNUPHAR, *Sirop de Nymphæa.* Se prépare de la même manière que le *sirop de violettes.* *V.* ce mot.

SIROP DE NERPRUNS. Suc dépuré de nerpruns, sucre blanc, de chaque 2 kilogrammes (4 livres); faites cuire en consistance de sirop, et passez à travers un blanchet. MM. Guibourt et Henry, dans leur ouvrage, ont indiqué l'emploi du sirop, et ont donné les doses suivantes. Suc dépuré, 4 kilogram. (8 livres); sirop de sucre, 6 kilogrammes (12 livres), amenant en consistance et passant au blanchet. Le sirop de nerpruns est un très bon purgatif: on le donne à la dose de 32 à 64 grammes (1 à 2 onces). On le fait particulièrement entrer dans les lavemens.

SIROP D'ŒILLET. *V* pour le mode de préparation de ce sirop, celui employé pour le sirop de violettes.

SIROP D'OIGNONS. Oignons blancs, 250 grammes (8 onces); eau pure, 1 kilogramme (2 livres); sirop de sucre, 1 kilogramme (2 livres). On monde les oignons de leur pellicule externe, on les coupe en rouelles, on les fait cuire dans l'eau; on passe la liqueur à travers un blanchet; on y ajoute le sirop, et l'on fait cuire à 30° bouillant.

Ce sirop est regardé comme adoucissant. On le donne à la dose de 32 à 64 grammes (1 à 2 onces).

SIROP D'OPIUM. *V. Sirop d'extrait d'opium.*

SIROP D'ORGEAT. *V. Sirop d'amandes.*

SIROP DE PAVOT BLANC. *V. Sirop de capsules de pavot blanc.*

SIROP DE PIVOINE. Se prépare de la même manière que le sirop de coquelicot.

SIROP DE POMMES. *V. Sirop de séné composé.*

SIROP DE PAS D'ANE, *Sirop de tussilage.* On l'obtient en suivant le procédé employé pour faire le sirop de violettes.

SIROP DE QUINQUINA (*à l'eau*). Écorce de quinquina gris, 128 gram. (4 onces); eau pure, 1250 grammes (2 livres 8 onces). Faites bouillir ensemble dans un vase couvert pendant un quart d'heure, et passez; faites ensuite évaporer la colature trouble à un feu doux jusqu'à ce qu'elle soit réduite à peu près à moitié, ajoutez, sucre blanc, 500 grammes (1 livre) ; faites cuire en consistance sirupeuse. Le procédé que nous venons de décrire est celui du *Codex.* MM. Guibourt et Henry prescrivent : 1°. l'emploi du quinquina jaune; 2°. de pulvériser le quinquina, de faire infuser pendant trente-six heures, de passer avec expression , de filtrer l'*infusé*, d'y ajouter du sirop de sucre, et de faire cuire jusqu'à consistance convenable. Ces habiles praticiens ont indiqué les quantités suivantes : quinquina, 384 grammes (12 onces); eau, 3 kilogrammes (6 livres); sirop de sucre, 3 kilogrammes (6 livres).

Le sirop de quinquina est un tonique. On le donne à la dose de 16 à 48 grammes (4 gros à 1 once et demie).

SIROP DE QUINQUINA AU VIN. Écorce de quinquina gris concassée, 64 grammes (2 onces); extrait de quinquina, 24 grammes (6 gros); vin blanc de Lunel, 500 gramm. (1 liv.); alcool à 22°, 32 grammes (1 once); sucre blanc, 750 grammes (1 livre 8 onces); pilez le quinquina dans un mortier en ajoutant peu à peu l'alcool pour faire, avec les parties les plus divisées, une masse de consistance molle; on introduit cette masse dans un vase, et l'on y ajoute le vin blanc; on laisse en macération pendant deux jours en agitant de temps en temps; on passe, on fait dissoudre l'extrait dans la colature, on y fait ensuite fondre le sucre à la chaleur du bain-marie. MM. Henry et Guibourt indiquent de faire macérer pendant quatre jours. Ils pensent qu'on pourrait obtenir un sirop analogue en dissolvant 32 grammes (1 once) d'extrait sec de quinquina dans 500 grammes (1 livre) de vin de Lunel, filtrant, ajoutant à la solution vineuse, 24 onc. de sucre, faisant fondre et amenant en consistance de sirop. Ce sirop est tonique et s'administre comme le précédent.

SIROP DES RACINES APÉRITIVES, *Sirop des cinq racines.* Racines d'ache, de fenouil, de persil, de chaque, 160 grammes (5 onces); divisez-les en morceaux, et faites-les infuser dans 1250 grammes (2 livres 8 onces)

d'eau bouillante; passez sans exprimer. D'un autre côté, prenez, racines mondées d'asperge, de petit houx, de chaque, 160 grammes (5 onces). Coupez en morceaux, faites infuser dans eau commune, 3 kilogrammes ¾ (7 livres); faites réduire à moitié en ajoutant sur le feu ce qui reste de l'infusion précédente; faites bouillir pendant quelques minutes, passez, mêlez les deux liqueurs ensemble; ajoutez, sucre blanc, 3 kilogrammes (6 livres); clarifiez, et faites cuire jusqu'à consistance sirupeuse. Le procédé indiqué par MM. Henry et Guibourt nous paraît préférable. Voici quel est ce procédé. On prend, racines sèches d'ache, de persil, de fenouil, d'asperge, de petit houx, de chaque, 500 grammes (1 livre); on divise les racines, on les fait infuser pendant vingt-quatre heures dans 10 kilogram. (20 livres) d'eau; on passe avec une forte expression, on filtre. La liqueur obtenue, on l'ajoute au sirop de sucre, qu'on a fait cuire d'avance au boulé; on achève de faire cuire jusqu'à 30°; on conserve convenablement.

SIROP DE RAIFORT COMPOSÉ. *V. Sirop anti-scorbutique.*

SIROP DE RHUBARBE. Il se prépare de la même manière que le sirop de jalap. *V.* cette indication.

SIROP DE RHUBARBE COMPOSÉ, *Sirop de chicorée composé.* Racines de chicorée sauvage, 192 gram. (6 onces); feuilles de chicorée sauvage, 288 gram. (9 onces); feuilles de fumeterre et de scolopendre, de chaque, 96 grammes (3 onces); baies d'alkekenge, 64 gram. (2 onces). On divise les racines et les feuilles, on ouvre les baies, et l'on fait bouillir le tout avec 7 kilogramm.

(14 livres) d'eau commune; on continue l'ébullition jusqu'à ce qu'il ne reste plus que 6 kilogram. (12 livres) de liquide; on passe, et l'on ajoute à la colature, sucre blanc, 2 kilogr. et demi; on clarifie, et l'on fait cuire à une douce chaleur, jusqu'en consistance de sirop épais; on prend d'une autre part, eau commune, 4 kilogrammes (8 livres); racine de rhubarbe choisie et concassée, 192 gram. (6 onces); santal citrin, 16 gram. (4 gros); cannelle, 16 grammes (4 gros). On fait infuser pendant vingt-quatre heures dans un vase clos. La liqueur passée, on exprime légèrement; on l'ajoute au sirop préparé précédemment, on fait cuire, et l'on verse bouillant sur les substances suivantes : cannelle et santal citrin, de chaque, 16 gram. (4 gros). On fait infuser pendant 6 heures, puis on passe.

M. Bosson, pharmacien à Mantes, a proposé les modifications suivantes : 1°. faire cuire les substances prescrites pendant un quart d'heure, et infuser ensuite pendant 2 heures dans 5 kilogrammes (10 livres) d'eau; passer, décanter et faire, avec 2 kilogrammes et demi (5 livres) de sucre, un sirop cuit à 36°; 2°. préparer la veille un *maceratum* avec la rhubarbe, les aromates et 1500 grammes (3 livres) d'eau; ajouter 8 grammes (2 gros) de sous-carbonate de potasse, afin de faciliter l'épuisement des parties solubles de la rhubarbe; passer le macéré sans expression, mêler au sirop, que l'on fait recuire, au be-

soin, puis jeter cette préparation bouillante sur la cannelle et le santal citrin.

Le sirop de chicorée composé est un purgatif doux; on l'administre aux enfans à la dose de 8 à 32 gramm. (2 gros à 1 once). On croit qu'il agit tout-à-la-fois comme tonique et comme purgatif?

SIROP DE ROSES ROUGES. Pétales secs de roses rouges, 128 grammes (4 onces); eau bouillante, 750 gramm. (1 livre 8 onces); sirop de sucre, 1 kilogramme (2 livres). On fait infuser pendant 24 heures, on met à la presse, on filtre la liqueur au papier, on la mêle au sirop de sucre, et l'on amène en consistance de sirop. Ce sirop est tonique, astringent : on le donne à la dose de 16 à 48 grammes (de 4 gros à 1 once et demie).

SIROP DE SAFRAN. Safran, 32 gram. (1 once); vin de Malaga, 500 gram. (1 livre). On fait macérer le safran dans le vin pendant 2 jours; on passe avec expression, on laisse reposer, on décante, on filtre; on ajoute à la liqueur filtrée, sucre blanc, 820 gram. (1 livre 10 onces). Faites un sirop cuit convenablement.

Ce sirop est emménagogue : on le donne à la dose de 32 à 128 grammes (1 à 4 onces) dans les tisanes.

SIROP DE SALSEPAREILLE. Racine de salsepareille mondée et fendue (1), 1500 grammes (3 livres); sucre blanc, 4 kilogrammes (8 livres). On coupe la salsepareille en petits mor-

---

(1) La salsepareille doit être mondée de ses souches qui ne fournissent pas autant de principes que la racine. Ce fait vient d'être prouvé par les expériences de M. Deleschamps, élève en pharmacie, qui a fait sur ce

ceaux, on la crible pour en séparer la poussière ; on la pile ensuite dans un mortier de fer, de manière à l'écraser entièrement : lorsqu'elle est ainsi pilée, on la met dans un vase d'étain, on l'immerge avec 9 litres (18 livres) d'eau chauffée à 80° centigrades ; on agite de temps en temps, pendant 24 heures ; on passe à travers un linge clair ; on soumet le marc à la presse ; on fait une deuxième infusion pareille à la première. On réunit les liqueurs, on les laisse reposer, on décante, on passe au blanchet, et on les fait évaporer jusqu'à ce qu'il n'en reste plus que 3 ou 4 litres. On y fait fondre le sucre, et l'on fait cuire rapidement jusqu'au 25e degré de l'aréomètre. Lorsqu'on est arrivé à ce degré, on ajoute 4 blancs d'œufs battus dans 2 litres (4 liv.) d'eau ; on agite le tout avec une spatule, on cesse de remuer, on fait chauffer jusqu'à l'ébullition, on examine le sirop, pour voir s'il est clair, et s'il présente des flocons bruns bien séparés et nageant dans le liquide, on laisse refroidir un instant, et l'on jette sur un blanchet ; on recueille les premières portions de sirop qui passent, pour les repasser une deuxième fois ; on remet le sirop ainsi clarifié sur le feu, et on le fait cuire jusqu'à ce qu'il marque 31° bouillant ; on le coule alors à travers une étamine. La quantité de sirop obtenu en agissant ainsi est de 6 kilogrammes (12 livres). Le sirop de salsepareille est sudorifique : on le donne à la dose de 32 à 128 grammes (de 1 à 4 onces), dans le cours de la journée. 128 grammes (4 onces) de ce composé représentent 32 grammes (1 once) de salsepareille, ou bien 7 gram. (1 gros 54 grains d'extrait).

SIROP DE SALSEPAREILLE COMPOSÉ. *V. Sirop de Cuisinier.*

SIROP DE SCAMMONÉE. Scammonée en poudre, 16 grammes (4 gros) ; sucre blanc, 128 grammes (4 onces) ; alcool à 22°, 256 grammes (8 onces). On met le tout dans une bassine d'argent sur le feu, et dès que la masse est un peu échauffée, on y met le feu ; on retire de dessus le feu et l'on agite, continuant de le faire jusqu'à ce que la flamme s'éteigne ; on laisse refroidir le sirop, on le passe à la chausse, puis on y ajoute, sirop de violettes, 128 grammes (4 onces). Ce sirop est purgatif ; il contient pour 32 grammes (1 once), 1 gramme (18 grains) d'extrait de scammonée.

SIROP DE SCORDIUM. On le prépare de la même manière que le sirop d'absinthe.

SIROP DE SÉNÉ COMPOSÉ, *Sirop de pommes composé.* Feuilles mondées de séné, 250 grammes (8 onces) ; semences de fenouil, 32 gram. (1 once) ; clous de girofle, 4 grammes (1 gros). On fait infuser ces substances dans 2 kilogrammes (4 livres) d'eau ; après 24 heures de contact, on passe, on exprime et l'on filtre. D'une autre part, on prend 2 kilogram. (4 livres) de

---

sujet un travail, qui lui a démontré que 100 parties de racine de salsepareille fournissent 15 d'extrait, tandis que les souches et les tiges n'en fournissaient que de 8,50 à 9.

suc non dépuré de pommes de reinettes ; 1500 grammes. (3 livres) de suc de bourrache ; 1500 grammes (3 livres) de suc de buglose : mêlez, chauffez au bain-marie pour opérer la coagulation de l'albumine; filtrez, réunissez ensuite à l'infusé; faites évaporer à moitié; ajoutez , sucre, 2 kilogram. (4 livres); faites cuire jusqu'en consistance de sirop, que vous verserez encore chaud sur les substances suivantes, renfermées dans un nouet , semences de fenouil, 6 grammes (1 gros et demi); clous de girofles, 6 grammes (1 gros et demi) : laissez digérer pendant 6 heures.

On préparait autrefois un sirop de pommes elléboré, en agissant de la manière suivante. On prend : ellébore noir, 32 grammes (1 once); carbonate de potasse, 4 grammes (1 gros); eau bouillante, quantité suffisante; sirop de séné composé, 1 kilogramm. (2 livres); teinture de safran, 2 gram. (un demi-gros). On concasse la racine, on la fait infuser avec l'eau, dans laquelle on a fait dissoudre le sous-carbonate de potasse; on passe, on fait rapprocher au bain-marie, en consistance de sirop épais, on mêle au sirop tiède ; on ajoute ensuite la teinture du safran.

Sirop simple. *V. Sirop de sucre.*

Sirop de stœchas. Se prépare de la même manière que le sirop d'absinthe.

Sirop de stœchas composé. Épis secs de stœchas, 96 gram. (3 onces); sommités fleuries et sèches de thym, 144 gramm. (4 onces et demie); sommités de sauge, 24 grammes (6 gros); sommités de romarin, 24 grammes (6 gros); semences de rue, 18 gramm. (4 gros et demi); cannelle, gingem-bre, calamus aromaticus, de chaque 8 grammes (2 gros). On incise toutes ces substances et on les met en macération pendant deux jours avec eau commune , 4 kilogrammes (8 livres); on soumet alors à la distillation, pour obtenir 250 grammes (8 onces) d'une liqueur aromatique, avec laquelle on prépare un sirop à vase clos, en ajoutant 500 grammes (1 livre) de sucre blanc. On passe avec expression le résidu de la distillation, on y fait fondre 2 kilogrammes (4 livres) de sucre, et l'on fait un sirop que l'on laisse refroidir à demi, et que l'on mêle au premier.

Sirop de suc de citrons. Il se prépare par le même procédé que le sirop de berbéris.

Sirop de suc de limons. *V. Sirop de berbéris.*

Sirop de sucre, *Sirop simple.* Ce sirop, qui est d'une très grande utilité pour la préparation d'une foule de sirops médicamenteux, s'obtient à l'aide de plusieurs procédés, qui fournissent également des produits de bonne qualité. Le premier de ces procédés, à l'aide duquel on obtient du sirop préparé par solution à froid, est le suivant. On prend, sucre en pain très blanc , 10 kilogram. (20 livres); eau pure, 5 kilogram. (10 livres); on pulvérise le tout dans un mortier de marbre, on le met en contact avec l'eau dans un vase de verre fermé à l'aide d'un bouchon; on agite de temps en temps et jusqu'à ce que le sucre soit dissous; quand le sucre est totalement fondu , on filtre le sirop, en se servant d'un papier blanc et d'un entonnoir de verre. Ce sirop sert à préparer les sirops d'éther, de morphine, de quinine.

Le second procédé, à l'aide duquel on opère la solution et la décoloration du sucre à froid, est dû à notre collègue M. Durozier, pharmacien de Paris; il fournit de très bons résultats. On prend, sucre ordinaire, dit des 4 cassons, 10 kilogrammes (20 livres); eau pure, 5 kilogrammes et demi (11 livres); charbon animal lavé, 500 grammes (1 livre). On place les pains de sucre entiers dans un vase cylindrique et profond, en cuivre étamé, on y verse l'eau et l'on ferme le vase; le lendemain on trouve le sucre réduit en pâte; il occupe le fond du vase et il est surnagé par le liquide; on agite de temps en temps, jusqu'à ce que tout soit fondu; on ajoute alors le charbon animal lavé; on agite souvent pendant l'espace de 24 heures, et l'on verse le tout sur plusieurs filtres de papier. Lorsque le sirop est passé, on lave le vase de cuivre et les filtres, et l'on conserve les eaux des lavages pour opérer une nouvelle dissolution.

Le troisième procédé a pour résultat la préparation du sirop, en employant la clarification à l'aide de la chaleur et de l'albumine. On prend, sucre en pain, 20 kilogrammes (40 livres); eau pure, 12 kilogrammes et demi (25 livres); blancs d'œufs, 2 ou 3. On met le sucre dans une bassine de cuivre étamée; on ajoute peu à peu, 10 kilogrammes (20 livres) d'eau, arrosant le pain de manière à faire tomber l'eau sur toutes les parties extérieures, et à l'amener, par ce travail, en un magma grenu; on porte la bassine sur un fourneau, et à l'aide d'un feu vif, on opère la fusion; pendant ce temps, on bat les blancs d'œufs et leurs coquilles brisées, dans 2 kilogrammes (4 livres)

d'eau. Lorsque le sirop bout et qu'il commence à monter, on y verse de hauteur un demi-litre environ d'eau albumineuse; par cette immersion, le sirop s'affaisse, pour remonter ensuite; on y verse alors une nouvelle quantité de la même eau, et l'on arrête le feu en fermant la porte du cendrier. Le sirop s'affaisse entièrement, l'écume acquiert plus de consistance; on l'enlève à l'aide d'une écumoire; on ouvre la porte du cendrier pour redonner de l'activité au feu; on entretient le sirop à une ébullition bien soutenue, et l'on y verse en deux ou trois fois le reste de l'eau albumineuse, ayant soin de toujours la jeter de hauteur, et d'enlever l'écume; enfin, en dernier lieu, on verse, au lieu d'eau albumineuse, un demi-litre d'eau froide clarifiée, et l'on examine l'état du sirop. S'il est assez transparent pour qu'on aperçoive le fond de la bassine, et s'il est assez cuit, c'est-à-dire s'il porte, étant encore bouillant, 30° à l'aréomètre de Baumé, on le passe à travers un blanchet et on le conserve convenablement. On peut obtenir ce degré en une demi-heure, en prenant les quantités d'eau et de sucre que nous avons indiquées. Si cependant le sirop n'était pas assez cuit, il faudrait le laisser sur le feu jusqu'à ce qu'il ait acquis le degré convenable; s'il était trop cuit et qu'il marquât un degré supérieur à 30°, il faudrait le décuire en ajoutant la quantité d'eau nécessaire pour le ramener à ce degré. On l'écumerait ensuite, et on le jetterait sur le blanchet.

Ce procédé peut être appliqué à la clarification des sucres bruts; mais il faut alors employer un plus grand nombre d'œufs, en raison de la pureté plus ou moins grande des sucres que l'on traite ; on obtient aussi une plus ou moins grande quantité de sirop, ce que nous avons démontré dans un travail publié dans le *Journal de Chimie médicale*, travail dont les résultats sont mentionnés à l'art. SUCRE.

Le quatrième procédé, dû à M. Blondeau, pharmacien distingué de Paris, a pour but la clarification et la décoloration du sucre par le charbon animal, à l'aide de la chaleur. Voici le procédé donné par M. Blondeau. On prend, sucre en pains, 30 kilogrammes (60 livres) ; eau, 17 kilogram. et demi (35 livres) ; charbon animal lavé, 1875 grammes (3 livres 12 onces) ; blancs d'œufs, 6. On met dans une terrine de grès du charbon animal, on y ajoute une certaine quantité d'eau, pour en former une pâte ; on arrose cette pâte avec de l'acide hydro-chlorique concentré, 240 grammes (7 onces 4 gros); on agite pour que le mélange soit exact ; après une heure de contact, on remplit la terrine d'eau bouillante, on laisse reposer un instant et l'on décante l'eau qui surnage ; on réitère quatre fois ce lavage, et l'on fait égoutter le charbon ; on divise alors les 6 blancs d'œufs dans la quantité d'eau prescrite ; on pulvérise grossièrement le sucre, on y mêle le charbon animal et l'eau albumineuse, à la réserve de 2 litres qui doivent servir pour la clarification. On chauffe promptement ; lorsque le sirop bout, on y verse, en deux ou trois fois, l'eau réservée ; on donne un dernier bouillon, et l'on retire du feu. Après quelque temps de repos, on enlève l'écume, on verse la totalité du sirop sur une chausse de laine. On repasse les premières portions, qui contiennent du charbon très divisé, et l'on reçoit le sirop parfaitement clair dans un nouveau récipient. Lorsque le sirop est passé, on lave le charbon qui reste sur la chausse, avec de l'eau bouillante ; on recueille les eaux de lavage, on les fait évaporer pour les amener en consistance de sirop : on se sert de ce produit, dans les cas où l'on doit employer des sirops colorés.

Un cinquième procédé est dû à M. Grammaire ; le voici. On prend, sucre blanc, 10 kilogrammes (20 livres); eau, 5 kilogrammes (10 livres) ; blancs d'œufs, 3. On fouette les blancs d'œufs avec l'eau, on ajoute le sucre, on met le tout dans un autoclave qu'on laisse sur le feu pendant 15 minutes ; on retire le sirop clarifié ; il n'a besoin que d'être jeté sur le blanchet. Ce sirop est d'une consistance convenable.

Le sirop de sucre pourrait être employé à un grand nombre d'usages économiques ; il peut servir à sucrer l'eau, le lait ; aromatisé avec l'eau de fleurs d'oranger, il peut servir à préparer à l'instant de l'eau sucrée, etc., etc.

SIROP DE SULFATE DE QUININE. Ce sirop, qu'on désigne aussi sous le nom de *sirop de quinine*, se prépare de la manière suivante. On prend, sirop simple, 1 kilogramme (2 livres); sulfate de quinine, 3 grammes 5 décigrammes (54 grains). On fait dissoudre le sirop dans une très petite quantité d'eau acidulée à l'aide de quelques gouttes d'acide sulfurique faible, et l'on mêle le soluté au sirop. Ce sirop contient 1 décigram. (2 grains) de sulfate par once.

SIROP DE SULFURE DE POTASSE.
(D'après la méthode proposée par le docteur Chaussier, *Codex.*) Sulfure de potasse, 16 grammes (4 gros) ; eau distillée d'hyssope, ou de fenouil, 250 grammes (8 onces) ; sucre pur, 480 gram. (15 onces). On fait dissoudre le sulfure à froid dans l'eau distillée aromatique, on ajoute le sucre grossièrement pulvérisé à la solution, et l'on fait fondre au bain-marie. Ce sirop contient, pour 32 gram. (1 once), 6 décigrammes et demi (13 grains) de sulfure. On doit le conserver dans de petits flacons bien remplis et couverts de papier noir, afin qu'il ne puisse pas être traversé par la lumière.

Procédé de M. Guibourt. On prend, sirop de sucre, 32 grammes (1 once) ; sulfure de potasse liquide saturé de soufre et marquant 39° (1), 8 décigrammes (16 grains) : mêlez. Ce sirop, d'après l'auteur de la formule, contient 4 décigram. (8 grains) de sulfure solide, ou 5 centigrammes (1 grain) par gros.

Le sirop de sulfure de potasse et celui de soude doivent être employés avec précaution. Ces sirops, donnés à de trop fortes doses, pourraient causer des accidens.

SIROP DE SULFURE DE SOUDE. (*Procédé de M. Guibourt.*) Sulfure de soude liquide saturé de soufre et marquant 30°,5 au pèse-sel de Baumé, 12 décigrammes (24 grains) ; sirop de sucre, 32 grammes (1 once) : mêlez. Le sulfure de soude liquide, préparé comme l'indique l'auteur de la formule, contient le tiers de son poids de sulfure sec. Ce sirop, comme le précédent, contient 4 décigrammes (8 grains) de sulfure par once de sirop. La substitution du sirop de sulfure de soude au sirop de sulfure de potasse, a été proposée par MM. Planche et Boullay, qui ont aussi donné des formules pour la préparation d'un sirop analogue ; elles sont consignées dans le t. V du *Bulletin de Pharmacie*, p. 529. Le même volume contient les formules données par Bateus, Willisii, Boerhaave et Chaussier, pour la préparation du sirop de sulfure de potasse.

SIROP DE TRÈFLE D'EAU. *V. Sirop de ményanthe.*

SIROP DE TRIDACE. Suc récent des tiges de laitues dépouillées de leurs feuilles dans l'époque de la floraison, 500 grammes (1 livre) ; sucre blanc, 1 kilogramme (2 livres). On fait fondre à froid, on filtre, et l'on conserve pour l'usage. Ce sirop se donne à la dose de 32 à 96 grammes (1 à 3 onces). Ce sirop est un bon sédatif.

SIROP DE TUSSILAGE. *V. Sirop de pas d'âne.*

SIROP DE VALÉRIANE. Racine de valériane, 128 grammes (4 onces) ; sirop simple, 1 kilogramme (2 livres) ; eau distillée de valériane, 64 gramm. (2 onces). On concasse la racine de valériane, on la fait infuser pendant 24 heures dans 2 livres d'eau à 60°, on passe avec expression ; on filtre au papier la colature, on ajoute le sirop et l'on fait cuire jusqu'à 32° ; à cette

---

(1) Le sulfure de potasse liquide saturé de soufre et marquant 39° au pèse-sel de Baumé, contient exactement la moitié de son poids de sulfure de potasse à l'alcool fondue, et de soufre.

époque, on ajoute l'eau distillée de valériane, et l'on passe.

Sirop de Velar composé. *V. Sirop d'érysimum.*

Sirop de verjus. Se prépare de la même manière que le sirop de berbéris. *V.* ce mot.

Sirop de vinaigre. Vinaigre, 500 grammes (1 livre); sucre blanc, 960 grammes (30 onces). Faites fondre à une douce chaleur et passez. Ce sirop, qui est peu usité, est rafraîchissant; on le donne à la dose de 32 à 64 grammes (2 à 4 onces) dans une pinte de liquide.

Sirop de vinaigre framboisé. Se prépare de la même manière : on emploie, au lieu de vinaigre simple, le *vinaigre framboisé*; il se donne aux mêmes doses, il jouit des mêmes propriétés, et son goût est plus agréable.

Sirop de violettes. Ce sirop, dont la préparation a été le sujet de quelques travaux assez intéressans, se prépare de la manière suivante. On prend, pétales de violettes mondés et récens, 2 kilogrammes (4 livres); eau bouillante, 4 kilogrammes (8 livres); on met les pétales dans un vase d'étain bien net, on ajoute l'eau bouillante, et l'on fait infuser à vase clos pendant douze heures; après cet espace de temps, on passe avec légère expression, on laisse la colature en repos, on tire à clair; on ajoute ensuite à ce liquide le double de son poids de sucre pur, que l'on y fait fondre à la chaleur du bain-marie. Le sirop de violettes est un sirop des plus agréables : on le fait entrer dans diverses boissons d'agrément, et dans quelques tisanes, à la dose de 32 à 96 grammes (1 à 3 onces).

La formule suivante, pour la préparation de ce sirop, est due à MM. Guibourt et Henry.

Pétales de violettes, récens et mondés, 500 grammes (1 livre); eau bouillante, suffisante quantité pour obtenir 1064 grammes (2 livres 2 onces) d'infusé; sucre très pur, 2 kilogram. (4 livres).

On met les violettes dans un bain-marie en étain, on y verse 3 litres d'eau chauffée à 40° centigrades; on agite avec une spatule pendant une minute; on jette sur un linge propre, et l'on exprime; on pèse les violettes pour reconnaître la quantité d'eau qu'elles retiennent, et l'on verse la quantité d'eau bouillante nécessaire pour compléter 1 kilogramme (2 livr.) d'eau (ou le double de la fleur employée); on laisse infuser pendant douze heures, en ayant soin d'agiter plusieurs fois; on passe à travers le linge; on met à la presse; on laisse reposer l'infusé, et on le passe à travers un blanchet. On obtient ou on complète 1064 grammes (2 livres 2 onces) de liquide nécessaire à la confection du sirop; on met cet infusé dans le bain-marie avec 2 kilogramm. (4 livres) de sucre pulvérisé; on agite souvent pendant l'espace de douze heures; on termine la préparation en chauffant le vase fermé au bain-marie bouillant; on passe le sirop chaud à travers un blanchet.

Les conditions convenables pour obtenir un sirop de violettes bien préparé, sont les suivantes : 1°. choisir de préférence les violettes simples cultivées aux violettes qui viennent à la campagne, et qui ont une couleur rougeâtre; 2°. employer de préférence celles qui fleurissent au printemps, et qui sont plus odorantes; 3°. préparer l'infusé aussitôt que les fleurs sont mondées ; 4°. employer pour faire cet infusé un vase d'étain bien propre ; 5°. prendre du sucre exempt de chaux qui ferait virer au vert la couleur de l'infusé. Nous bornerons-là nos remarques sur la préparation du sirop de violettes et sur celle des autres sirops. Nous renverrons, pour les sirops que nous aurions pu omettre, aux formules qui font partie de cet article, et qui sont assez nombreuses pour qu'on y puisse trouver celles qui se rapporteraient à la préparation de ces sirops.

(A. C.)

SISON AMMI. *V.* Ammi.

SISON FAUX AMOME. *Sison Amomum*, L. (Famille des Ombellifères, Pentandrie Digynie, L.) Plante de la famille des Ombellifères, commune dans les haies de l'Europe méridionale et tempérée ; ses fruits sont ovoïdes, striés, on y aperçoit facilement les vaisseaux de sucs propres nommés bandelettes (*vittæ*) par les botanistes modernes. Leur odeur est forte, agréable et analogue à celle de l'amome. Ces fruits faisaient partie des semences carminatives mineures. (G...N.)

SISYMBRIUM NASTURTIUM. *V.* Cresson de fontaine.

SMILAX CHINA. *V.* Squine.

SMILAX SALSAPARILLA. *V.* Salsepareille.

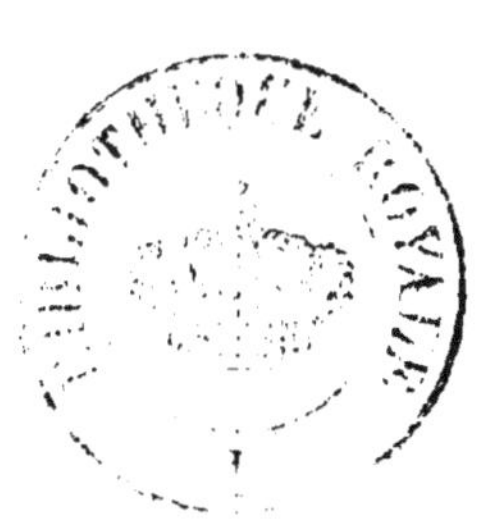